AF368882

Cette bibliothèque est destinée avant tout, comme son nom l'indique, aux étudiants en médecine : elle renferme toutes les matières qui, au point de vue théorique et pratique, font l'objet de nos cinq examens de doctorat.

Les volumes sont publiés dans le format in-18 colombier (grand in-18), avec cartonnage toile et tranches de couleur. Ils comporteront de 400 à 1.000 pages et seront illustrés de nombreuses figures en noir ou en couleurs.

Le prix des volumes variera de 6 à 12 francs.

La Nouvelle Bibliothèque de l'Étudiant en Médecine comprend actuellement (le nombre pourra en être augmenté dans la suite) cinquante-trois volumes, qui se répartissent comme suit :

PREMIER ET DEUXIÈME EXAMENS

Précis d'Anatomie descriptive, par L. TESTUT, professeur d'anatomie à la Faculté de médecine de Lyon. 3ᵉ édit., 1 vol. de 820 p. .   8 fr.

Précis d'Histologie, par F. TOURNEUX, professeur d'histologie à la Faculté de médecine de Toulouse, 1 volume de 1.000 pages avec 489 figures dont 87 en couleurs dans le texte. . . . . . . 12 fr.

Précis d'Embryologie, par F. TOURNEUX, professeur d'histologie à la Faculté de médecine de Toulouse, 1 volume de 450 pages, avec 156 figures dans le texte, dont 35 tirées en couleurs. . . . 7 fr.

Précis de Technique histologique et embryologique (Guide de l'étudiant aux travaux pratiques d'histologie), par L. VIALLETON, professeur d'histologie à la Faculté de médecine de Montpellier, 1 vol. de 440 p., avec 118 fig. dans le texte, dont 35 tirées en couleurs. 8 fr.

Précis de Physiologie, par E. HÉDON, professeur de physiologie à la Faculté de médecine de Montpellier, 4ᵉ édition, 1 volume de 680 pages, avec 191 figures dans le texte. . . . . 8 fr.

Précis de Chimie physiologique et pathologique, par L. HUGOUNENQ, professeur de chimie à la Faculté de médecine de Lyon, 2ᵉ édit. 1 volume de 612 pages, avec 111 figures dans le texte, dont 14 tirées en couleurs, et 6 planches chromolithographiques hors texte. 9 fr.

Précis de Physique biologique, par H. BORDIER, professeur agrégé à la Faculté de médecine de Lyon, 2ᵉ édit. 1 volume de 650 pages, avec 288 figures dans le texte, dont 20 tirées en couleurs, et une planche chromolithographique hors texte. . . . . 8 fr.

Précis de Manipulations de physique biologique (Guide de l'étudiant aux travaux pratiques), par H. BORDIER, 1 volume de 325 pages, avec 82 figures dans le texte . . . . 5 fr.

TROISIÈME ET CINQUIÈME EXAMENS

Précis de Pathologie générale, par J. COURMONT, professeur à la Faculté de médecine de Lyon, médecin des hôpitaux. . 1 vol.

Précis de Pathologie externe, par E. Forgue, professeur de clinique chirurgicale à la Faculté de médecine de Montpellier. 2ᵉ édition, 2 volumes formant 1.950 pages, avec 500 figures dans le texte.   20 fr.

Précis d'Anatomie topographique, par L. Testut, professeur d'anatomie à la Faculté de médecine de Lyon. . . . .   1 vol.

Précis de Médecine opératoire (Manuel de l'Amphithéâtre), par M. Pollosson, professeur de médecine opératoire à la Faculté de médecine de Lyon, 2ᵉ édition, 1 volume de 410 pages, avec 144 figures dans le texte . . . . 6 fr.

Précis de Chirurgie opératoire. par T. Jeanbrau, professeur agrégé à la Faculté de médecine de Montpellier. . . . .   1 vol.

Précis de Thérapeutique chirurgicale, par L. Imbert, professeur de clinique chirurgicale à la Faculté de médecine de Marseille. 1 volume de 950 pages avec 292 figures dans le texte . .   10 fr.

Précis de Pathologie chirurgicale générale, par M. Vallas, professeur agrégé à la Faculté de médecine de Lyon, chirurgien des hôpitaux . . . . 1 vol.

Précis de Pathologie interne, par F.-J. Collet, professeur agrégé à la Faculté de médecine de Lyon, médecin des hôpitaux, 4ᵉ édition, 2 volumes formant 1.500 pages, avec 190 figures dans le texte, dont 32 tirées en couleurs. . . . .   16 fr.

Précis de Pathologie exotique, par A. Le Dantec, professeur de pathologie exotique à la Faculté de médecine de Bordeaux, 2ᵉ édition entièrement revisée. 1 volume de 1.300 pages, avec 162 figures dont une partie en couleurs dans le texte. et 2 planches en chromolithographie hors texte. . . . .   12 fr.

Précis de Chirurgie d'armée, par J. Toubert, professeur agrégé au Val-de-Grâce, 1 volume de 550 pages, avec 234 graphiques ou figures dans le texte, dont 104 tirés en couleurs . . . . . . 8 fr.

Précis d'Auscultation et de Percussion, par E. Cassaët, professeur agrégé à la Faculté de médecine de Bordeaux, médecin des hôpitaux, 2ᵉ édition. (*Sous presse.*)

Précis d'Anatomie pathologique, par G. Herrmann, professeur à la Faculté de médecine de Toulouse . . . .   1 vol.

Précis de Diagnostic médical, par Paviot, professeur agrégé à la Faculté de médecine de Lyon. . . . .   1 vol.

Précis des Opérations d'urgence, par M. Gangolphe, professeur agrégé à la Faculté de médecine de Lyon, chirurgien en chef de l'Hôtel-Dieu. 1 volume de 450 pages, avec 138 figures en noir et en couleurs dans le texte. . . . .   7 fr.

Précis de Bactériologie, par J. COURMONT, professeur d'hygiène, à la Faculté de médecine de Lyon, médecin des hôpitaux, 2⁰ édition. 1 volume de 900 pages, avec 374 figures en noir et en couleurs dans le texte . . . . 10 fr.

Précis de Parasitologie humaine (parasites animaux et végétaux, bactéries exceptées), par VERDUN, professeur de parasitologie à la Faculté de Médecine de Lille . . . . 1 vol.

Précis de Dermatologie, par W. DUBREUILH, professeur agrégé à la Faculté de médecine de Bordeaux, médecin des hôpitaux, 2⁰ édition. 1 volume de 525 pages, avec figures dans le texte. . . . . 7 fr.

Précis des Maladies vénériennes, par V. AUGAGNEUR, professeur à la Faculté de médecine de Lyon, chirurgien en chef de l'Antiquaille. (*Sous presse.*). 1 vol.

Précis d'Ophtalmologie, par F. LAGRANGE, professeur agrégé à la Faculté de médecine de Bordeaux, chirurgien des hôpitaux, 2⁰ édit. 1 vol. de 800 pages, avec 286 figures en noir et en couleurs dans le texte et 5 planches en chromolithographie hors texte. . 9 fr.

Précis des Maladies du larynx, du nez et des oreilles, par R. LANNOIS, professeur agrégé à la Faculté de médecine de Lyon, médecin des hôpitaux . . . . 1 vol.

Précis des Maladies du foie, par Ch. MONGOUR, professeur agrégé à la Faculté de médecine de Bordeaux. 1 volume de 636 pages avec 75 figures dans le texte. . . . . 8 fr.

Précis des Maladies des voies urinaires, par A. POUSSON, professeur agrégé à la Faculté de médecine de Bordeaux, chirurgien des hôpitaux, chargé du cours complémentaire des maladies des voies urinaires, 2⁰ édition, 1 volume de 1.000 pages, avec 253 figures dans le texte dont 25 tirées en couleurs . . . . 10 fr.

Précis de Médecine infantile, par E. WEILL, professeur de clinique des maladies des enfants à la Faculté de médecine de Lyon, médecin des hôpitaux, 2⁰ édition 1 vol. de 964 pages avec 81 figures dans le texte et 8 planches en chromolithographie hors texte. 10 fr.

Précis de Chirurgie infantile, par T. PIÉCHAUD, professeur de clinique des maladies des enfants à la Faculté de médecine de Bordeaux, chirurgien des hôpitaux, 1 volume de 850 pages, avec 224 figures originales dans le texte et 2 planches en chromolithographie hors texte . . . . 9 fr.

Précis des Maladies des vieillards, par A. PIC, professeur agrégé de la Faculté de médecine de Lyon, médecin des hôpitaux. 1 vol.

Précis des Maladies du système nerveux, par ABADIE, professeur agrégé à la Faculté de médecine de Bordeaux. . . . . 2 vol.

Précis d'Obstétrique, par CH. MAYGRIER, professeur agrégé à la Faculté de médecine de Paris, accoucheur de la Charité . 1 vol.

Précis de Gynécologie, par A. Boursier, professeur de clinique des maladies des femmes à la Faculté de médecine de Bordeaux, chirurgien des hôpitaux, 1 vol. de 1.050 pages, avec 286 figures dans le texte . . . . 10 fr.

Précis d'Hydrologie médicale, par A. Florence, professeur à la Faculté de médecine de Lyon . . . . 1 vol.

Précis des Maladies des Dents et de la Bouche, par J. Tellier, ancien chef de clinique de la Faculté de médecine de Lyon. 1 vol.

Précis d'Hématologie et de Cytologie, par M. Sabrazès, professeur agrégé à la Faculté de médecine de Bordeaux. . . . . . . 1 vol.

Précis d'Orthopédie, par Nové-Josserand, professeur agrégé à la Faculté de médecine de Lyon, chirurgien des hôpitaux 1 vol. de 600 pages avec 266 figures dans le texte et 8 planches en photogravure hors texte . . . . 8 fr.

Précis des Maladies des reins, par Carles, médecin des hôpitaux de Bordeaux . . . . 1 vol.

QUATRIÈME EXAMEN

Précis de Thérapeutique, par X. Arnozan, professeur de thérapeutique à la Faculté de médecine de Bordeaux, médecin des hôpitaux. 2ᵉ édit., 2 vol. formant 1.250 pages, avec fig. dans le texte. 15 fr.

Précis de Thérapeutique clinique, par A. Pic, professeur agrégé à la Faculté de médecine de Lyon, médecin des hôpitaux. 1 vol.

Précis d'Hygiéne publique et privée, par J.-P. Langlois, professeur agrégé à la Faculté de médecine de Paris, 3ᵉ édition, 1 volume de 650 pages, avec 78 figures dans le texte. . . . . 8 fr.

Précis de Médecine légale, par L. Lande, professeur agrégé et chef des travaux de médecine légale à la Faculté de médecine de Bordeaux, médecin expert des tribunaux. . . . . 1 vol.

Précis de Matiére médicale, par de Nabias, professeur de matière médicale à la Faculté de médecine de Bordeaux . . . . . 1 vol.

Précis de Déontologie médicale, par L. Thoinot, professeur agrégé à la Faculté de médecine de Paris . . . . 1 vol.

Précis d'Anthropologie, par G. Papillault, professeur à l'École d'anthropologie de Paris. . . . . 1 vol.

Précis de Législation et d'Administration militaires, par le docteur A. Boisson, médecin major à l'Ecole du service de santé militaire à Lyon, 1 volume de 672 pages, avec 26 figures dans le texte et une planche chromolithographique hors texte. . .   8 fr.

Les volumes pour lesquels il n'y a pas d'indication de prix ne sont pas parus, mais sont en cours de rédaction ou d'impression (juillet 1905).

NOUVELLE BIBLIOTHÈQUE

DE

L'ÉTUDIANT EN MÉDECINE

PUBLIÉE SOUS LA DIRECTION DE

L. TESTUT

Professeur à la Faculté de Médecine de Lyon.

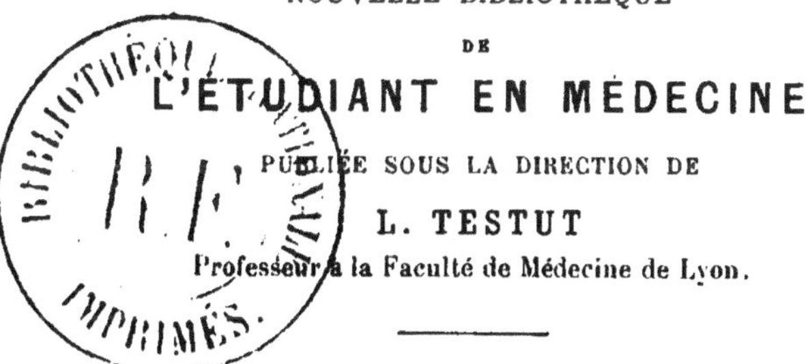

MALADIES DU FOIE

ET

DES VOIES BILIAIRES

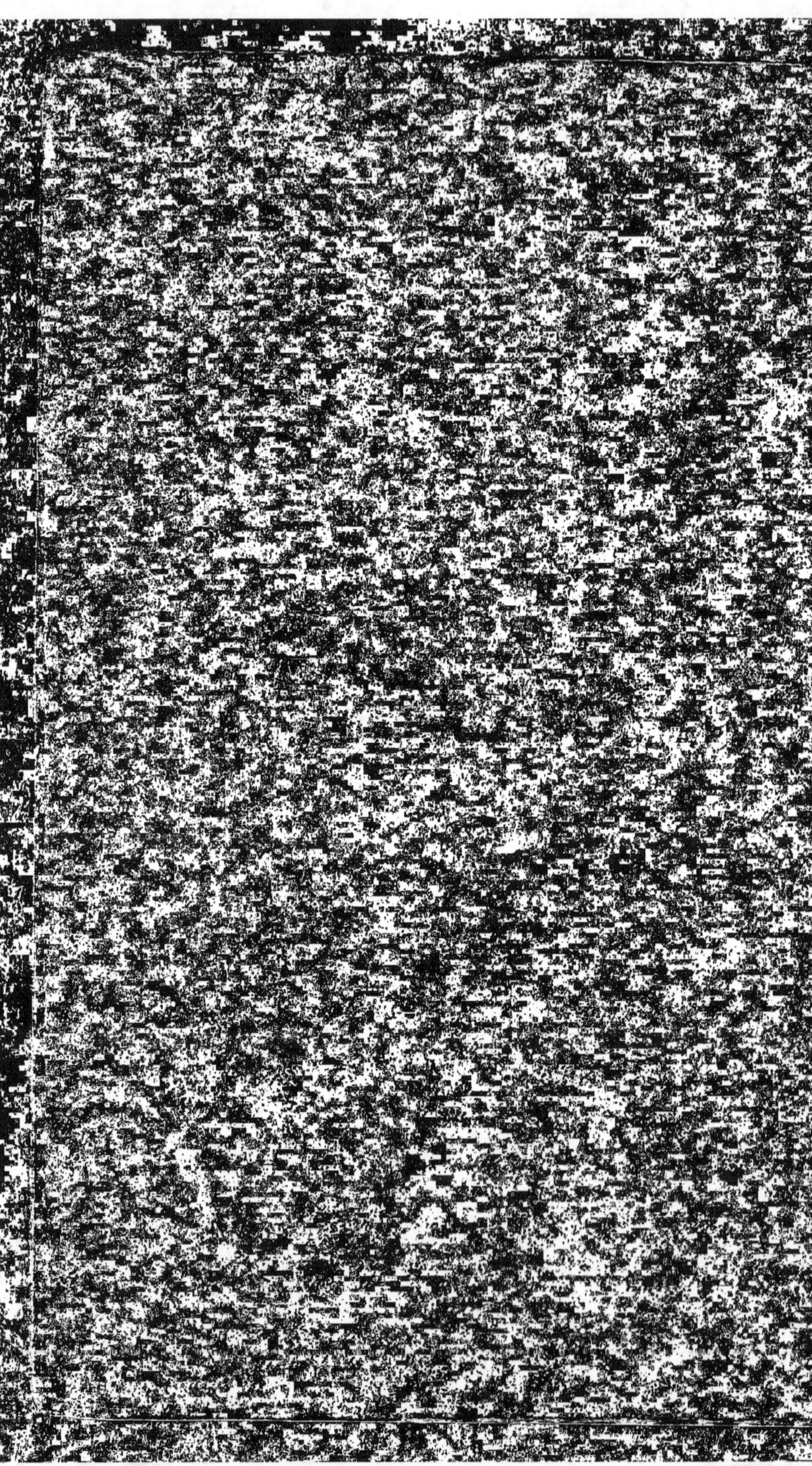

PRÉCIS

DES

MALADIES DU FOIE

ET

DES VOIES BILIAIRES

PAR

Ch. MONGOUR

Professeur agrégé à la Faculté de Médecine de l'Université de Bordeaux
Médecin des Hôpitaux.

AVEC 75 FIGURES DANS LE TEXTE

PARIS

OCTAVE DOIN, ÉDITEUR

8, PLACE DE L'ODÉON, 8

1905

INTRODUCTION

Organe formateur et destructeur de poisons et de globules rouges, source de chaleur, accumulateur et dispen-
sateur d'énergie, le foie doit au nombre de ses destinées
biologiques la place prépondérante qu'il occupe en médecine. Le clinicien trouve dans cette complication fonctionnelle l'origine de difficultés sans nombre et d'erreurs qu'il
ne compte plus. Au prix de ses efforts et de ses déceptions,
la joie lui est-elle offerte, quelquefois au moins, de triom-
pher du mal en organisant une défense utile? La réponse
n'est pas douteuse. Oui, le médecin doit avoir confiance
dans l'efficacité de son intervention qui s'affirmera aussi
bien dans la prophylaxie que dans la thérapeutique des
maladies du foie. En hépatologie et dans les différentes
branches de l'art de guérir, il est faux que la Médecine
se traîne dans l'ornière des doctrines, sans cesse défaillante
à sa mission.

Moins dramatique ou moins dramatisée qu'un acte opératoire, plus conservatrice, ne disposant pas d'une instru-
mentation compliquée, la médecine supportera toujours la
peine de sa discrétion et de son effacement.

Trop nombreux sont les médecins qui acceptent, sans
protester, le discrédit que les gens du monde et les autres
répandent sur leur art par snobisme et par ignorance. Une

telle indifférence est préjudiciable aux intérêts des malades qui, assistés sans confiance, ne bénéficient pas dans toute la mesure du possible des ressources thérapeutiques dont nous disposons. Nous avons beaucoup à apprendre, c'est incontestable ; aussi notre devoir est-il de douter souvent. Mais, de la masse des incertitudes qui nous étreignent se détachent cependant des connaissances élémentaires qui nous guident dans la voie d'une thérapeutique efficace et rationnelle.

La pathologie hépatique a certainement bénéficié des conquêtes bactériologiques et des travaux de laboratoire. Mais, bien avant l'ère expérimentale, le rôle du foie dans la genèse des états morbides avait été prévu et cliniquement démontré. La médecine galénique avait exagéré l'importance de ce rôle en raison même des multiples fonctions souvent abstraites qu'elle attribuait à la glande hépatique. Aussi, victime des doctrines mal assises et trop compliquées, le foie déchut de son rôle en pathologie et par une réaction fatale on ne considéra plus comme maladies du foie que les altérations grossières de cet organe, le cancer, les cirrhoses, la tuberculose, les dégénérescences massives ; au point de vue thérapeutique une telle conception aboutissait aux pires conséquences.

Actuellement le foie a reconquis sa place ; son rôle dans la constitution des diathèses n'est plus discuté ; grâce surtout à une méthode d'examen plus perfectionnée, nous saisissons les phénomènes initiaux qui précèdent la formation des lésions définitives ; nous sommes avertis du travail morbide qui s'opère à l'heure où notre intervention peut être véritablement efficace.

J'ai beaucoup insisté sur la description de ces troubles

avertisseurs, du signal-symptôme. Ce que nous en savons, nous le devons surtout à l'observation patiente du malade. Aussi m'a-t-il semblé que la meilleure classification devait être aussi clinique que possible ; du reste, basée exclusivement sur l'étiologie ou l'anatomie pathologique, elle s'éloignait trop de la réalité.

On a beaucoup critiqué la méthode clinique parce qu'elle échappe au contrôle rigoureux de l'expérimentation provoquée tout à l'aise. Trop subjective, elle comporte évidemment un coefficient d'erreur personnelle considérable, outre que la créature en état de mutations constantes est difficilement comparable à elle même dans le temps et dans l'espace et que la maladie se transforme sans cesse avec l'être. Cependant il serait injuste de nier la valeur de l'observation clinique ; dans la découverte des grands problèmes vitaux, elle a souvent précédé la méthode expérimentale. Toutefois ce serait agrandir volontairement le champ de nos erreurs, que de négliger systématiquement les autres méthodes d'examen et de contrôle. La médecine doit marcher avec la science : actuellement il serait aussi ridicule pour un médecin de prétendre se soustraire au contrôle de la physique, de la chimie, de la bactériologie, que pour un physicien, pour un chimiste ou un bactériologiste de prétendre édifier la médecine sans malades. Aussi, j'ai cru devoir placer en tête de ce Précis une étude complète des méthodes d'examen du foie ; toutes n'ont pas une égale valeur, mais toutes présentent leurs applications déterminées.

Plus encore que les autres sciences, l'anatomie et la physiologie sont indispensables pour aborder l'étude de la pathologie du foie. Je me suis borné à l'exposé des notions essentielles dont le clinicien ne peut jamais se dispenser. Je dois à mon cher et fidèle ami, le professeur agrégé GENTES, la rédaction intégrale des deux chapitres d'anatomie et d'embryologie. Je le remercie de ce grand témoignage d'affection.

J'ai fait de mon mieux pour être complet, précis et clair. Ne m'étant pas dissimulé les difficultés de la tâche, je ne serais pas surpris de l'infériorité de l'œuvre.

CH. MONGOUR

Bordeaux, 28 août 1904.

PRÉCIS

DES

MALADIES DU FOIE

ET DES VOIES BILIAIRES

CHAPITRE PREMIER

ANATOMIE DU FOIE

§ 1. — CONSIDÉRATIONS GÉNÉRALES

Le foie est une glande volumineuse placée sur le trajet de la veine porte qui lui amène le sang de l'intestin et de ses annexes. Il est chargé de deux sécrétions importantes, l'une externe ou biliaire qui joue un rôle dans la digestion ; l'autre interne, qui correspond essentiellement à la glycogénie de CL. BERNARD.

1° Situation. — Le foie est placé dans l'étage supérieur de la cavité abdominale, immédiatement au-dessous du diaphragme qui moule sur lui sa courbure en dôme, au-dessus de l'estomac et de l'intestin sur lesquels il repose. Si, primitivement, il est symétrique et divisé en deux parties égales par la ligne médiane, il n'en est plus de même chez l'adulte. La moitié droite du corps contient, en effet, les trois quarts de la masse hépatique qui remplit tout l'hypochondre droit, une grande partie de l'épigastre et une partie de l'hypochondre gauche.

Nous verrons ultérieurement, grâce à quels moyens de fixité, le foie reste dans sa situation.

2° Poids. — Le foie est le plus lourd de tous les viscères : complètement développé, il pèse, en effet, de 1.400 à 1.500 grammes.

D'ailleurs, un grand nombre de facteurs interviennent pour faire varier ce chiffre, et souvent dans des proportions considérables.

C'est en premier lieu, l'état de sa circulation.

Le foie est une véritable éponge qui peut emmagasiner des quantités énormes de sang. Sur le vivant, il en contient 500 grammes. Aussi, ce que l'on peut appeler *son poids physiologique* (Sappey) est de 2.000 grammes environ.

Au point de vue pathologique, c'est tout d'abord sur le foie que se font sentir les effets de la surcharge du cœur droit : dans certains cas, le poids du foie cardiaque peut devenir énorme.

Jusqu'à l'âge de cinquante ans, la glande hépatique augmente progressivement de poids absolu, pour décroître ensuite comme tous les autres organes. Il est à noter que l'influence de l'*âge*, se fait particulièrement sentir sur le foie ; en effet, l'*atrophie sénile* est chez lui plus rapide que dans les autres viscères.

Le foie de la femme, pèse en moyenne 80 grammes de moins que celui de l'homme : les *variations sexuelles* sont donc peu importantes.

Pendant la *période digestive*, la glande hépatique augmente momentanément de volume et de poids ; l'*inanition* agit en sens inverse.

La *grossesse* produit aussi l'hypertrophie de l'organe.

Enfin, il faut tenir compte des *variations individuelles* qui souvent modifient le poids du foie du simple au double. Le Dr Maurel a eu l'idée de le comparer à la surface totale, qui elle aussi, proportionnellement au poids, va en diminuant au fur et à mesure que l'animal avance vers l'état adulte ; or ces comparaisons l'ont conduit à ces constatations :

1° Que pour la même espèce animale, le rapport du poids à la surface totale reste constant ;

2° Qu'il en est de même pour les variétés d'une même espèce, même quand ces variétés affectent de grandes différences de volume ;

3° Que ces lois se vérifient aussi bien pour les carnivores que pour les herbivores et les granivores, mais que la quantité de foie est plus élevée chez les premiers.

3° Densité. — Le foie est plus dense que les viscères avec lesquels il est en rapport. Son poids spécifique serait, en effet, de 1,0625 à 1,0853 d'après KRAUSE, et seulement de 1,0467 d'après SAPPEY.

4° Volume. — Il varie dans les mêmes conditions et les mêmes proportions que le poids lui-même.

Grâce au rôle actif que joue la glande hépatique pendant la vie embryonnaire, son *volume relatif*, c'est-à-dire le rapport de son volume à celui du reste de l'organisme, atteint son maximum dans les premiers stades du développement. Il diminue ensuite, mais reste cependant très important jusqu'à la naissance. Bien qu'il continue ensuite à augmenter au point de vue absolu, les proportions se modifient et l'importance du foie vis-à-vis du reste du corps diminue progressivement.

Le diamètre transversal du foie adulte oscille entre 24 et 28 centimètres ; son diamètre antéro-postérieur entre 18 et 20 centimètres ; son diamètre vertical entre 6 et 8 centimètres.

On conçoit facilement que ces dimensions varient sous les mêmes influences que le poids et le volume.

Leur rapport réciproque est modifié chez la femme, par l'habitude du corset (TESTUT). Dans ces conditions, en effet, le diamètre antéro-postérieur peut égaler ou même surpasser chez elle le diamètre transversal.

5° Couleur. — Elle est normalement rouge brun : mais elle varie suivant l'état de la circulation hépatique et aussi sous l'influence des états pathologiques.

À un examen grossier, la coloration paraît uniforme : si, au contraire, on regarde avec attention la surface ou la coupe de l'organe, on y voit de petits grains dont tantôt le centre et tantôt la périphérie sont plus rouges et qui correspondent aux lobules hépatiques.

Au point de vue pathologique, la couleur du tissu hépatique est très diverse : verte quand il est imprégné par la bile, jaune dans la dégénérescence graisseuse, parsemée de points violacés dans le foie cardiaque.

6° Consistance. — Le tissu hépatique est essentiellement malléable et se laisse imposer sa configuration par les organes qui l'entourent : le foie épouse, pour ainsi dire, la forme de l'espace qui le contient. C'est ce qui explique qu'il porte l'empreinte des viscères voisins (capsules surrénales, rein, côlon) ou qu'il soit artificiellement déformé par le corset et déprimé en sillons par les côtes.

His a nié cependant jusqu'à un certain point cette *plasticité* ou cette facilité du tissu hépatique à se modeler sur les organes qui le compriment. Pour lui, si le foie cède ou au contraire résiste aux pressions, cela tient a ce que ses vaisseaux sont vides ou au contraire gorgés de sang.

Pour His, le foie n'est pas à proprement parler un *organe plastique*, mais simplement *compressible*.

§ 2. — CONFIGURATION EXTÉRIEURE ET RAPPORTS

La forme du foie est très irrégulière, d'abord parce que sa symétrie primitive a disparu en raison du développement plus grand du lobe droit et du déplacement de la ligne de séparation interlobaire, ensuite parce qu'il se modifie quand on l'examine séparé du reste du corps. Il est nécessaire, en effet, quand on veut l'étudier isolé de le durcir préalablement par une injection d'acide chromique (His) ou mieux encore de l'observer en place après une injection générale du sujet au formol.

GLISSON comparait le foie à un ovoïde dont la grosse extrémité est à droite et dont la partie gauche et inférieure a été enlevée.

Avec les classiques, nous avons à considérer successivement dans le foie :

1° Deux faces, l'une supérieure ou plutôt antéro-supérieure, l'autre inférieure ou plutôt postéro-inférieure ; 2° deux bords, l'un antérieur, l'autre postérieur ; 3° deux extrémités, l'une droite et l'autre gauche.

1° Face antéro-supérieure. — Elle est divisée par l'insertion du ligament suspenseur en deux parties dont chacune correspond à un lobe du foie. Cette face est convexe dans sa totalité : elle est lisse et unie, recouverte par le péritoine : La partie droite est beaucoup plus étendue et beaucoup plus saillante : c'est le point le plus élevé du foie. On y voit assez fréquemment, chez la femme, des sillons dus à l'impression des côtes dans le tissu hépatique sous l'influence de la constriction du corset. Le lobe gauche, très variable dans ses dimensions, est beaucoup plus petit : il est moins élevé que le droit et on le voit souvent déprimé par ce que l'on appelle l'empreinte cardiaque.

Les rapports de la face antéro-supérieure, très importants, peuvent être divisés en deux groupes suivant qu'ils sont immédiats ou qu'ils s'établissent, au contraire, à distance.

a. *Rapports immédiats.* — Par sa face supérieure, le foie est presque dans toute son étendue, au contact direct de la coupole diaphragmatique qui se moule exactement sur lui : les relations sont si intimes que LUSCHKA a voulu y voir une véritable articulation.

Une petite portion vient se mettre en rapport avec la paroi abdominale antérieure. Chez l'embryon, quand le foie remplit presque complètement la cavité de l'abdomen, ces relations s'établissent sur une grande surface : Mais celle-ci diminue progressivement, et en définitive chez l'adulte, le foie ne correspond plus qu'à la région épigastrique : sa limite inférieure correspond à une ligne oblique qui relierait la 9e côte droite au 7e cartilage costal gauche. Naturellement, le contact avec la paroi abdominale devient plus étendu dans le cas d'hépatoptose ou d'hypertrophie hépatique.

b. *Rapports médiats.* — A travers le diaphragme, la face convexe du foie répond à la base des deux poumons, à gauche sur une toute petite étendue, à droite sur une très grande surface. Le poumon se moule sur la convexité hépatique et c'est pour cela que sa face inférieure est concave.

Au niveau du lobe gauche, la face supérieure est placée au-dessous du cœur qui s'appuie sur elle, à travers le péricarde et le centre phrénique, par une partie de sa face inférieure et de sa pointe : il en résulte sur le lobe gauche, une dépression qui porte le nom d'empreinte cardiaque. Ces rapports expliquent aussi, la propagation des bruits du cœur à la région épigastrique par l'intermédiaire de la masse hépatique.

À leur limite commune et en raison même de l'existence de la coupole diaphragmatique à convexité supérieure, les deux cavités abdominale et thoracique pénètrent l'une dans l'autre. Aussi, la dernière déborde-t-elle périphériquement les organes qui, comme le foie, occupent la partie la plus élevée de l'abdomen. C'est grâce à cette disposition que se constitue le sinus costo-diaphragmatique et que par son intermédiaire le foie est en rapport avec une partie de la paroi thoracique. Il est recouvert, en effet, par les sept dernières côtes et leurs cartilages qui forment l'hypochondre droit.

Dans le décubitus dorsal et sur un sujet en expiration, un plan tangent à la convexité du foie passe par la cinquième côte droite, tandis que le plan qui le limite en bas, correspond sensiblement au rebord des fausses côtes. Pendant l'inspiration, le foie descend dans des proportions variables.

Les rapports de la face supérieure avec le poumon et la paroi thoracique s'établissent à travers la cavité pleurale. Ils nous expliquent l'irruption possible des abcès ou des kystes hydatiques suppurés de la convexité dans la plèvre, ou bien s'il s'est produit des adhérences préalables dans le poumon, et l'élimination possible du pus d'origine hépatique par vomique. On comprend aussi l'abaissement du foie par les épanchements pleuraux abondants du côté droit.

Ces rapports sont nécessaires à connaître si l'on veut se rendre compte du trajet des plaies pénétrantes de poitrine qui siègent au niveau des derniers espaces intercostaux et du chemin que suit le chirurgien quand il opère les abcès de la convexité du foie par la voie thoracique et transpleurale.

Enfin, la pénétration du foie dans la partie inférieure du thorax explique la difficulté que présente parfois le diagnostic de ses affections avec celles du poumon ou de la plèvre.

2° Face postéro-inférieure. — On a cette face sous les yeux quand on examine le foie isolé reposant sur sa convexité. Elle diffère, dans son aspect général de la précédente en ce qu'elle est plane ou plus exactement légèrement concave dans son ensemble, et surtout plus accidentée. Elle correspond, en effet, au hile de l'organe et l'on y rencontre avec les canaux excréteurs, les vaisseaux afférents de la circulation définitive en même temps que des vestiges des vaisseaux de la circulation fœtale.

Deux sillons, tous les deux antéro-postérieurs et sensiblement parallèles, vont du bord antérieur au bord postérieur et décomposent la face inférieure en trois zones distinctes : une moyenne et deux latérales (TESTUT).

A. ZONE MOYENNE. — Elle est placée entre les deux sillons antéro-postérieurs qui la limitent latéralement.

a. *Sillon gauche.* — Le sillon gauche ou principal représente sur la face inférieure la ligne de séparation des deux lobes du foie : il est, en effet, sensiblement dans le même plan vertical que le ligament suspenseur. Il n'est parcouru, chez l'adulte que par des vestiges embryonnaires. En effet, la partie antérieure loge le cordon fibreux de la veine ombilicale compris entre les deux feuillets du ligament suspenseur, tandis que dans sa partie postérieure il contient le vaisseau qui réunissait chez le fœtus la veine ombilicale et la branche gauche de la veine porte à la veine cave inférieure, le canal d'Aranzi ou d'Arantius.

Le sillon gauche est rarement continu d'une extrémité à l'autre : le plus habituellement, un pont de substance hépatique le transforme en canal complet à sa partie moyenne.

Il mérite le nom de *sillon de la veine ombilicale* et du canal *d'Arantius*

b. *Sillon droit.* — Le sillon droit n'a pas la valeur du précédent. Il est formé comme lui de deux parties séparées par un pont de tissu hépatique, mais ses deux portions sont indépendantes l'une de l'autre. La plus antérieure loge la vésicule biliaire : c'est la fossette cystique. La postérieure sert de gouttière à la veine cave inférieure, d'où le nom de *sillon de la vésicule biliaire et de la veine cave* qu'on lui a donné. Les deux gouttières antéro-postérieures sont réunies par une dépression transversale ou sillon transverse.

c. *Sillon transverse.* — Il correspond au hile du foie. On y rencontre en allant d'arrière en avant : le tronc porte et ses deux branches de bifurcation : l'artère hépatique et ses branches de division entourées de réseaux nerveux : enfin les canaux hépatiques. Des ganglions lymphatiques susceptibles, quand ils sont hypertrophiés, de comprimer les organes précédents, sont aussi logés à ce niveau. Sur chacune des lèvres s'insère le feuillet correspondant de l'épiploon gastro-hépatique.

Le sillon transverse décompose la zone moyenne, en deux régions secondaires.

d. *Lobe carré.* — On nomme ainsi la partie de la zone moyenne qui est placée en avant du hile : de forme habituellement régulière, elle a reçu aussi le nom d'*éminence porte antérieure.*

e. *Lobe de Spigel.* — Il porte aussi le nom d'*éminence porte postérieure,* car il est placé en arrière du sillon transverse. Beaucoup plus variable dans sa forme que le lobe carré, il émet un prolongement postérieur qui se met en rapport avec la veine cave inférieure pour l'entourer plus ou moins complètement, et un prolongement antérieur ou lobule coudé de Haller. On tend aujourd'hui à décrire le lobe de Spigel avec le bord postérieur du foie considéré comme face.

f. *Rapports de la zone moyenne.* — Le lobe carré est placé en avant de l'épiploon gastro-hépatique : il répond donc à la grande cavité du péritoine et est directement recouvert par un feuillet séreux viscéral.

Par l'intermédiaire de la cavité du péritoine, il est en rapport avec le pylore, la portion toute voisine de l'estomac et la première portion du duodénum.

Les rapports du lobe de Spigel sont plus complexes. Situé en arrière de l'épiploon gastro-hépatique dont le feuillet postérieur après s'être inséré sur sa partie la plus antérieure s'étale sur lui, il fait saillie dans l'arrière-cavité des épiploons dont il contribue à former la voûte. Nous avons vu ses relations avec la veine cave inférieure, il répond en outre : en arrière aux piliers du diaphragme, à gauche à l'œsophage, en avant à l'épiploon gastro-hépatique qui le sépare de la cavité péritonéale générale, en bas enfin au tronc cœliaque, au plexus solaire et à la petite courbure de l'estomac.

B. ZONE DROITE. — Elle porte la trace de la pression exercée sur le foie par un certain nombre d'organes sous-jacents. En effet on trouve sur la portion de la face inférieure placée à droite du sillon de la vésicule biliaire et de la veine cave, quatre facettes distinctes séparées les unes des autres par des crêtes. La plus antérieure et en même temps la plus inférieure en raison de la direction oblique du foie répond à l'angle droit du côlon : c'est l'*empreinte colique*. En arrière d'elle, s'étale, beaucoup plus étendue, la surface de contact avec la partie supérieure de la face antérieure du rein droit. C'est du bord postérieur de cette *empreinte rénale* que part le repli du péritonéal qui va du ligament coronaire au rein ou ligament hépato-rénal.

La facette la plus élevée en même temps que la plus postérieure, est due au contact de la capsule surrénale droite ; c'est l'*empreinte surrénale*.

Enfin His a décrit entre le col de la vésicule biliaire et la facette rénale, une dépression qui répond à l'angle que fait la première partie du duodénum avec sa portion descendante ; elle mérite le nom d'*empreinte duodénale*.

C. ZONE GAUCHE. — Elle présente une vaste dépression qui occupe presque complètement la face inférieure du lobe gauche. Or, cette disposition concave tient à ce que le lobe gauche se moule exactement sur la grosse tubérosité de l'estomac quand celui-ci est vide et sur la face antérieure du même organe à l'état de distension. Elle a reçu le nom d'*empreinte gastrique*. Exceptionnellement, l'extrémité gauche du foie peut atteindre la rate et se déprimer à son contact ; c'est ainsi qu'on trouve parfois en arrière de la dépression gastrique une *empreinte splénique*.

Les organes de la cavité abdominale que nous avons vus en rapport avec la face inférieure du foie supportent en partie le

1.

poids de la glande hépatique et doivent contribuer à sa fixation. Nous verrons en effet qu'ils contribuent à former un appareil de soutien. Certains de ces organes, tels que le rein, peuvent même être victimes de leur rôle dans la fixation du foie, et la prédominance de la néphroptose à droite, s'explique au moins en partie, par l'action exercée par la masse hépatique sur le rein sous-jacent.

3° Bord antérieur. — Le bord tranchant du foie est obliquement dirigé de bas en haut et de droite à gauche. Après avoir suivi le rebord costal jusqu'à l'extrémité de la huitième côte droite, il traverse la région épigastrique et disparait sous la septième côte gauche.

Il présente deux incisures qui correspondent chacune à l'extrémité d'un des sillons antéro-postérieurs du foie : la plus profonde est l'*échancrure ombilicale* qui loge le cordon de la veine ombilicale et le ligament suspenseur : l'autre, moins accentuée mérite le nom d'*échancrure cystique* car elle répond à la vésicule biliaire. Ces accidents du bord antérieur sont importants au point de vue clinique, car ils peuvent servir de points de repère dans l'exploration du foie.

Dans la station verticale, le foie déborde toujours les fausses côtes, sur les sujets ayant moins de quinze ans (PAULET.)

Il en serait de même chez l'adulte : en effet si, sur un cadavre placé dans la station verticale, on enfonce des aiguilles tangentes au rebord des fausses côtes, celles-ci pénètrent dans le parenchyme à 3, 5 et même parfois 8 centimètres au-dessus du bord tranchant (FAURE).

Sa situation n'est pas d'ailleurs fixe : il s'abaisse avec tout le foie pendant l'inspiration pour remonter pendant l'expiration ; dans les cas d'hypertrophie de l'organe on le voit également descendre plus ou moins bas au-dessous du rebord costal.

4° Bord postérieur. — Quand le foie a été extirpé sans fixation préalable, il s'affaise, et en arrière, on ne trouve qu'un bord, mousse il est vrai, et beaucoup plus épais que l'antérieur ; c'est le bord postéro-supérieur du foie.

Mais si, comme His, on injecte préalablement sur le cadavre une substance, telle que l'acide chromique, qui fixe et durcit les organes, ce bord devient très étendu dans le sens vertical et prend les proportions d'une véritable face. Celle-ci s'agrandit aux dépens d'une portion de la face inférieure que nous avons étudiée. C'est ainsi qu'on rattache à la face postérieure, le lobule de Spigel, l'empreinte surrénale, la gouttière de la veine cave et celle du canal veineux d'Arantius.

Nous continuerons cependant à décrire sous le nom de bord postérieur, cette portion bien individualisée de la circonférence du foie qui est comprise entre les deux feuillets du ligament coronaire. Cette partie se caractérise, en effet, en ce qu'elle est nue, complètement dépourvue de péritoine et en rapport direct par conséquent avec les organes voisins. A ce niveau le foie répond au diaphragme auquel il est uni par du tissu cellulaire.

Sur la ligne médiane, la saillie des corps vertébraux, échancre profondément le bord postérieur du foie, c'est à ce niveau qu'il répond à l'œsophage accompagnée des deux pneumogastriques, à l'aorte et à la veine cave inférieure. C'est ce dernier rapport qui est le plus important. La veine cave est logée dans une gouttière qui continue celle de la face inférieure et elle est intimement unie au parenchyme hépatique, ainsi que nous le verrons à propos des veines sus-hépatiques et des moyens de fixité du foie.

5° Extrémités. — Les deux extrémités du foie sont très inégales : la droite, volumineuse : la gauche, au contraire très réduite. Elles répondent l'une et l'autre au diaphragme auquel elles sont reliées chacune par le ligament triangulaire correspondant.

§ 3. — MOYENS DE FIXITÉ DU FOIE

Le foie est le plus lourd de toutes les viscères : isolé, il pèse 1.500 grammes : mais on peut estimer son poids sur le vivant, quand il est gorgé de sang à 2 kilogrammes. De plus, il occupe la portion la plus élevée de la cavité abdominale, et il est placé entre deux organes mobiles, le diaphragme au-dessus et l'intestin au-dessous.

Des organes placés dans son voisinage, rein et masse intestinale cependant bien moins lourds que lui se déplacent fréquemment. Et cependant, malgré ces conditions défavorables, le foie présente une stabilité remarquable. Il le doit à un appareil de fixation très complexe et très puissant et qu'il faut bien connaître au point de vue anatomique, si l'on veut avoir des notions exactes sur l'hépatoptose et sur les conditions où elle se produit.

Au point de vue didactique, il est bon de diviser les moyens de fixité du foie en deux groupes distincts : les uns, sus-hépatiques, grâce auxquels le foie est suspendu dans la cavité abdominale ; leur ensemble constituera l'*appareil de suspension :* les autres, sous-hépatiques, comprenant les organes sur lesquels repose la glande hépatique et qui formeront ce que l'on peut appeler : l'*appareil de soutien.*

1° Appareil de suspension. — Il est essentiellement représenté par ce que l'on appelle les *ligaments du foie.* Cette dénomination n'a d'ailleurs qu'une valeur physiologique. Au point de vue de leur signification, ce sont des *replis du péritoine* analogues aux mésos et aux épiploons que l'on trouve au niveau des autres viscères.

Si la disposition de la séreuse péritonéale est plus compliquée au niveau du foie, cela tient à ce que cette glande est abordée par un grand nombre de vaisseaux compris chacun dans un repli séreux.

A la veine cave inférieure correspond le *ligament coronaire* avec ses dépendances : les deux *ligaments triangulaires ;* à la veine ombilicale : le *ligament suspenseur du foie ;* à la veine porte : l'*épiploon gastro-hépatique.*

a. *Ligament coronaire et ligaments triangulaires* (Ligament de la veine cave inférieure). — Le ligament coronaire est une cloison transversale qui s'étend du bord postéro-supérieur du foie au diaphragme. Il suit fidèlement la courbure de la glande hépatique sur laquelle il s'insère par son bord antérieur. Aussi revêt-il dans son ensemble la forme d'une demi-couronne à concavité antérieure, ce qui lui a valu son nom.

Il est constitué par deux feuillets, l'un supérieur, l'autre inférieur séparés par un intervalle relativement considérable. Arrivé au niveau du bord postéro-supérieur du foie, le péritoine qui tapisse de bas en haut la paroi abdominale postérieure, change de direction, devient horizontal et se dirige en avant pour aller recouvrir la face inférieure du foie : la portion de séreuse, d'ailleurs très courte, interposée entre le péritoine pariétal et le péritoine viscéral forme le feuillet inférieur du ligament coronaire. De même, le feuillet supérieur est constitué par la réflexion du péritoine diaphragmatique sur la face supérieure, convexe du foie.

La hauteur du ligament coronaire représentée par la distance phréno-hépatique est nulle au niveau de sa partie moyenne ; elle augmente progressivement de chaque côté à partir de ce point pour atteindre son maximum aux extrémités latérales. Avant d'atteindre ces limites extrêmes, il change de nom et devient *ligament triangulaire*. Son épaisseur, c'est-à-dire la distance qui sépare ses deux feuillets, est variable suivant les points, mais on la trouve partout considérable. Entre ces deux feuillets, en effet, s'interpose une surface hépatique étendue, rugueuse et nue qui entrera par conséquent en rapport immédiat avec le diaphragme. La portion ainsi dépourvue de péritoine a la forme d'une ellipse à grand axe transversal.

Nous avons rattaché le ligament coronaire à la veine cave inférieure : en effet celle-ci occupe l'intervalle compris entre les deux feuillets du ligament ; elle est en relation directe avec le tissu hépatique, tout près de l'extrémité gauche de la portion extra-péritonéale du foie.

Aux deux extrémités du ligament coronaire, les deux feuillets qui le constituent n'étant plus séparés par du tissu hépatique viennent au contact et forment un véritable méso ; ils se continuent bientôt l'un avec l'autre et le ligament se termine ainsi en forme de triangle à base externe libre. On appelle *ligament triangulaire droit* et *gauche* les portions extrêmes qui se rattachent au ligament coronaire dont ils ont la signification et les fonctions.

b. *Ligament suspenseur (ligament de la veine ombilicale)*. — En allant du bord supérieur de l'ombilic au bord antérieur du foie, la veine ombilicale s'écarte de la paroi abdominale en repoussant au-devant d'elle le péritoine et en se créant ainsi un véritable méso. C'est la même disposition mais plus accentuée que celle que l'on rencontre au niveau de l'ouraque et des artères ombilicales. Par analogie, on a donc raison de dénommer le repli péritonéal la *grande faux du péritoine*, nom qu'il mérite d'ailleurs aussi en raison de sa forme. Si l'on tient compte de la dépendance étroite de ce ligament vis-à-vis de la veine ombilicale, on peut l'appeler aussi *ligament de la veine ombilicale*.

Seule, la dénomination physiologique de *ligament suspenseur* ne lui convient pas. En effet, dans les conditions ordinaires, la convexité du foie est au contact direct de la concavité du diaphragme et la hauteur du ligament qui les réunit est nulle. Ce n'est que lorsque l'on érigne le foie en bas ou qu'il s'abaisse spontanément dans l'hépatoptose, que le ligament devient réel, entre en tension, contribue à empêcher une descente plus accentuée du foie et se place dans un plan sagittal. Il rappelle alors par sa forme la faux du cerveau à laquelle on l'a comparé, et comme elle il possède une base, deux faces, deux bords et un sommet.

La base, libre dans la cavité abdominale, contient le cordon fibreux de la veine ombilicale et s'étend de l'ombilic au sillon gauche du foie. Des deux faces, toutes deux verticales, l'une est droite et l'autre gauche. Son bord supérieur, convexe, s'insère sur la plus grande partie de son étendue, sur le diaphragme ; puis, au-dessous de ce dernier, il répond à la paroi abdominale antérieure jusqu'à l'ombilic.

Le bord inférieur concave, repose sur la convexité du foie, qu'il partage tout à fait superficiellement, en ses deux lobes droit et gauche.

Enfin, son sommet qui est postérieur, vient se terminer sur la face antérieure de la veine cave inférieure. C'est à ce niveau que le ligament suspenseur antéro-postérieur et vertical et le ligament coronaire transversal et horizontal se rencontrent en donnant naissance à une disposition cruciale dont le carrefour est occupé par la veine cave.

Dans les conditions habituelles, quand le foie et le diaphragme sont au contact l'un de l'autre, le ligament est plissé et flasque : il s'incline suivant un plan très oblique, presque horizontal, de telle sorte que sa face gauche devient inférieure et s'applique contre le foie, tandis que sa face droite devenue supérieure touche le diaphragme. Le ligament suspenseur est constitué par deux feuillets comprenant dans leur intervalle une petite quantité de tissu cellulaire dans lequel baignent la veine ombilicale (5) ou le cordon fibreux qui la remplace au niveau de la base, des veinules qui représentent un des groupes de veines portes accessoires et quelques artérioles. Il est intermédiaire au péritoine pariétal qui recouvre le diaphragme et la portion sus-ombilicale de la paroi abdominale et au péritoine viscéral qui recouvre la face convexe du foie.

c. *Ligament de la veine porte ou épiploon gastro-hépatique.* — Il a la même signification que le ligament suspenseur, puisqu'il représente la portion rétro-hépatique du mésentère ventral, tandis que le ligament suspenseur en est la partie préhépatique. Mais leur continuité a cessé d'apparaître chez l'adulte par l'interposition entre les deux feuillets du mésentère de l'énorme masse du foie.

Au point de vue physiologique, il est encore moins important que le ligament suspenseur. Il ne contribue, en effet, en rien à la fixation du foie, d'abord en raison de sa situation sous-hépatique, et ensuite de son peu de résistance, car il a l'aspect d'un voile transparent. Il s'étend de la petite courbure de l'estomac et du bord supérieur de la première portion du duodénum au sillon transverse du foie. Il sépare la grande cavité péritonéale de l'arrière-cavité des épiploons. A droite, les deux feuillets qui le forment se continuent l'un avec l'autre et constituent le bord libre de l'épiploon gastro-hépatique qui limite en avant l'hiatus de Winslow. Entre les deux lames séreuses sont contenus les vaisseaux afférents du foie, veine porte et artère hépatique et ses voies d'excrétion. En haut, au niveau du hile du foie, les deux feuillets se jettent chacun sur la lèvre correspondante du sillon transverse et se continuent avec le péritoine viscéral de la face inférieure du foie.

d. *Veine cave inférieure*. — Les classiques français qui insistent longuement sur l'importance des ligaments péritonéaux pour la fixation du foie, signalent à peine ou passent même sous silence le rôle de la veine cave inférieure. Il est cependant capital, ainsi que l'ont bien mis en lumière LANDAU et FAURE.

Pour que la veine cave puisse contribuer à la suspension du foie, deux conditions sont nécessaires : d'abord, qu'elle présente des connexions étroites avec l'organe qu'elle est destinée à supporter, et en second lieu qu'elle soit elle-même assez solidement fixée pour résister à la traction de la masse hépatique.

Or le foie est uni à la veine cave inférieure principalement par les veines sus-hépatiques grandes et petites qui s'enfoncent et se divisent dans le parenchyme hépatique et prennent leur origine dans l'élément même du foie, le lobule.

De plus, la veine cave est elle-même fixée, accessoirement par l'atmosphère cellulaire qui l'entoure et les veines pariétales qu'elle reçoit, et principalement par la continuité de sa tunique externe avec l'orifice fibreux du centre phrénique qu'elle traverse.

2° Appareil de soutien. — Il est représenté par un certain nombre d'organes placés au-dessous du foie et qui, plus ou moins fixés eux-mêmes, contribuent à supporter la masse hépatique qui pèse sur eux.

Le *ligament ombilical* joue, chez l'adulte, ce rôle de soutien. Il est formé de deux segments placés bout à bout et résultant de l'oblitération l'un de la veine ombilicale, l'autre du canal d'Aranzi. En réalité, il constitue un cordon fibreux unique qui passe en écharpe sous le foie et dont les extrémités s'insèrent, l'antérieure sur le rebord supérieur de l'anneau ombilical, la postérieure sur la veine cave inférieure. Son rôle doit être accessoire.

Le *rein* et la *capsule surrénale* du côté droit impriment leur trace sur la face inférieure du lobe correspondant du foie. Cette intimité de contact permet de penser que le rein contribue à soutenir la glande hépatique et ce qui le démontre c'est l'influence du poids du foie sur la néphroptose: cependant cette action doit être peu importante, si l'on considère que les deux organes peuvent glisser facilement l'un sur l'autre en raison de leur situation respective et des deux feuillets séreux qui les séparent.

Toute la portion sous-hépatique de la cavité abdominale est occupée par la *masse intestinale* ; celle-ci représente le plus important de tous les moyens de soutien.

L'étude anatomique des divers moyens de fixité du foie ne nous renseigne pas d'une façon complète sur leur valeur relative au point de vue physiologique ; les auteurs sont d'ailleurs en désaccord et tandis que les uns regardent comme prépondérant le rôle de l'appareil de soutien, les autres attribuent la plus grande importance aux moyens de suspension.

3° Théorie de la prédominance de l'appareil de soutien. — Pour un grand nombre d'auteurs (Landau, Symington, etc.), la masse intestinale qui comprend l'estomac, l'intestin grêle et le gros intestin, joue le rôle capital dans la fixation du foie : C'est un coussinet élastique sur lequel repose la masse hépatique et qui suffirait à lui seul pour supporter tout le poids de l'organe et le maintenir en place. Tous les autres moyens sont accessoires ; l'action des ligaments n'est en jeu qu'exceptionnellement, lorsque le foie est tiré en bas et perd le contact du diaphragme.

Mais la masse intestinale est molle et mobile : elle a une tendance marquée à se déplacer et à fuir par conséquent sous le foie qui la comprime. Aussi est-il nécessaire qu'elle soit elle-même soutenue par la tension de la paroi de l'abdomen.

L'intestin sert donc d'intermédiaire entre le foie et la paroi abdominale qui devient ainsi, en dernière analyse le principal soutien du foie. Dans ces conditions, il est facile de comprendre par quel mécanisme le relâchement de la paroi, qui explique la chute de l'intestin, favorise aussi l'hépatoptose.

4° Théorie de la prédominance de l'appareil de suspension. — Parmi les replis péritonéaux qui se jettent sur le foie, il en est qui, comme l'*épiploon gastro-hépatique* ne jouent jamais un rôle utile en raison de leur situation et de leur faible résistance. Dans les conditions habituelles, quand la glande hépatique est accolée au diaphragme, le *ligament suspenseur* complètement relâché est inactif. Il n'entre en tension que lorsque le foie perd le contact de la coupole diaphragmatique.

En revanche, le *ligament coronaire* court et résistant retient fortement le bord postéro-supérieur du foie accolé à la paroi abdominale postérieure.

Mais c'est surtout la *veine cave inférieure* qui contribue à la suspension du foie (LANDAU).

FAURE a démontré expérimentalement combien est important le rôle de la veine cave inférieure.

Sur un sujet dont la masse intestinale a été enlevée et après section de tous les ligaments, lorsque par conséquent le foie n'est plus rattaché qu'à la veine cave, il faut ajouter à la masse hépatique un poids de 27 kilogrammes pour qu'elle se détache du diaphragme. Mais dans les conditions précitées, il se produit une rotation du foie autour d'un axe transversal.

Selon GLÉNARD, les connexions de la veine cave inférieure ne soutiennent le foie que par son bord postérieur et seulement par la partie moyenne de ce bord.

L'action de la veine cave et celle des ligaments hépatiques est étroitement solidaire, car la veine occupe le carrefour où se rencontrent les ligaments coronaire et suspenseur.

Il résulte des connexions intimes qui relient la veine cave au pourtour de l'orifice du centre phrénique que toute traction exercée sur le vaisseau se transmet au diaphragme. Pour résister à l'abaissement, il est nécessaire que ce dernier soit solidement fixé dans sa forme de dôme à concavité inférieure. Or, cette forme est due en grande partie au vide pleural, et c'est par ce mécanisme, que la pression atmosphérique intervient dans la fixation du foie (LUCHSKA). C'est la partie tendineuse du diaphragme qui supportera par la veine cave tout le poids de la masse hépatique : mais elle est fortement soulevée et immobilisée grâce à l'insertion du péricarde à ce niveau. En dernière analyse, ce seront le péricarde fibreux, tendon creux du diaphragme, et les gros vaisseaux de la base du cœur qui seront les points d'appui pour la suspension du foie.

En résumé, la glande hépatique est maintenue en position par un appareil de suspension dont la partie essentielle est la veine cave inférieure. Accessoirement, ce système est soulagé par la masse intestinale, sorte de coussin de caoutchouc gonflé sur lequel repose le foie, et soutenue elle-même par la paroi abdominale.

§ 4. — CONSTITUTION ANATOMIQUE

La constitution anatomique du foie comprend l'étude de deux parties distinctes : 1° Les *enveloppes* de l'organe ; 2° le *lobule hépatique sanguin* ; 3° le *lobule hépatique biliaire*.

A. — ENVELOPPES DU FOIE

Il en existe deux, l'une superficielle ou séreuse, l'autre profonde ou fibreuse.

1° Membrane séreuse. — Elle nous est connue en grande partie, car les ligaments que nous avons décrits à propos des moyens de fixité ne sont que des replis péritonéaux unissant le foie à la paroi abdominale ou aux viscères voisins.

Rappelons simplement que chacun de ces replis est formé de deux feuillets qui, lorsqu'ils abordent le foie divergent et se continuent avec le péritoine viscéral. Les deux lames peuvent être rapprochées l'une de l'autre ou au contraire relativement écartées, comme pour le ligament coronaire. Il en résulte que si la plus grande partie de la surface du foie est recouverte par la séreuse, il en est certaines, telles que le bord postéro-supérieur qui correspond au ligament coronaire, qui en sont dépourvues.

2° Enveloppe fibreuse. — Elle est analogue à celle qu'on rencontre à la périphérie des autres viscères. Comme la capsule de Malpighi de la rate ou la capsule fibreuse du rein, elle n'est qu'une condensation du tissu conjonctif autour du foie.

Au niveau du hile, au lieu de se laisser perforer par les vaisseaux qui entrent dans le foie, elle est refoulée par eux : elle forme ainsi des tubes intra-hépatiques qui contiennent les branches de la veine porte, de l'artère hépatique et des conduits biliaires. On voit les gaines fibreuses se diviser en même temps que les canaux qu'elles contiennent. On donne, à la portion intra-hépatique du tissu fibreux du foie le nom de capsule de Glisson.

Le tissu fibreux péri et intra-hépatique a la même origine : il dérive en totalité de ce que nous apprendrons à connaître en embryologie sous le nom d'ébauche conjonctive du foie.

B. — LOBULE HÉPATIQUE SANGUIN

1° Considérations générales. — La cellule hépatique est un élément glandulaire complexe chargé simultanément de deux sécrétions, l'une externe ou biliaire, l'autre interne ou glycogénique. Suivant les espèces animales, il semble que ce soit l'une ou l'autre qui prenne plus d'importance. Or, cette prédominance de l'une des deux fonctions imprime au foie des caractères particuliers qui font varier sa texture ; la cellule hépatique s'oriente suivant les cas vers le conduit excréteur externe représenté par les voies biliaires, ou vers la voie efférente interne, c'est-à-dire vers les vaisseaux.

Dès que l'on connut la nature glandulaire du foie, on voulut y trouver des divisions comme dans une glande ordinaire, et c'est pour cela que chez les mammifères, on s'adressa comme sujet d'étude au foie le plus divisé, celui du porc : c'est sur ce foie que KIERNAN fit ses recherches. Chacun des organites ainsi séparé des voisins constitue un lobule. Ce lobule peut être pris comme type de description, à condition de faire voir ensuite quelles différences le séparent de celui du foie humain.

Le foie est composé de lobules juxtaposés et tous semblables entre eux : en connaître un dans tous ses détails, c'est avoir une notion complète sur la structure de l'organe hépatique.

Envisagé isolément, le lobule a la forme d'un polyèdre qui présente deux extrémités et dont la périphérie est divisée en facettes. Celles-ci résultent de la pression qu'exercent les lobules les uns sur les autres ; leur nombre, assez fixe, est en général de 5 ou 6 : elles sont séparées par des arêtes mousses. Des deux extrémités, l'une, plus renflée et complètement libre, forme la base ; l'autre, plus effilée, se continue par un rameau veineux qui a pris naissance à l'intérieur du lobule et qui va se jeter dans les veines sus-hépatiques, suspendant ainsi le lobule. Chacune des racines des veines sus-hépatiques sert ainsi de pédicule à un lobule du foie.

Le nombre des lobules que Sappey a essayé d'évaluer est considérable, 1.000.000 à 1.200.000 environ. Leurs dimensions varient avec les espèces animales : chez l'homme la hauteur serait de 1 centimètre et le diamètre transversal de 1 millimètre.

2° Topographie du lobule. — Il est nécessaire, pour en avoir une idée nette, de l'étudier successivement sur une coupe transversale et sur une coupe longitudinale.

a. *Coupe transversale* (figure 1). — Nous allons supposer qu'elle a intéressé la partie moyenne d'un certain nombre de lobules de porc que nous avons pris comme type : l'examen à un faible grossissement permet de déterminer les rapports des lobules les uns avec les autres. Chacun d'eux a la forme d'un polygone à cinq ou six côtés et se met en relation avec un nombre égal de lobules. Ils sont complètement indépendants les uns des autres : car une bande conjonctive entoure complètement chacun d'eux et le sépare ainsi des voisins. Ce tissu conjonctif interlobulaire n'a pas partout la même importance. Dans les points où les lobules se

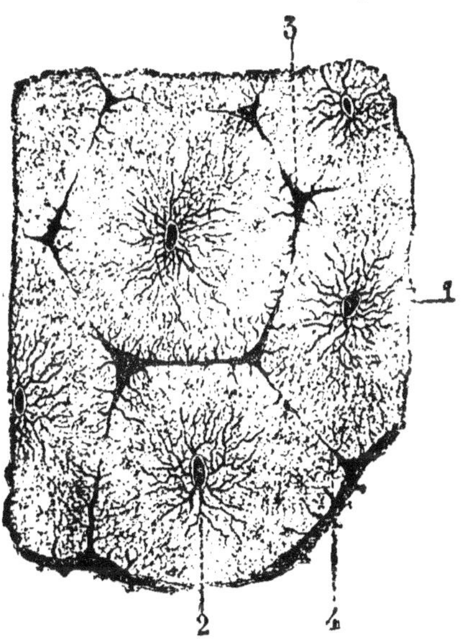

Fig. 1.

Coupe du foie pour montrer sa constitution lobulaire.

1, lobule hépatique. — 2, veine intralobulaire, coupée en travers. — 3, espaces de Kiernan. — 4, fissures de Kiernan et vaisseaux interlobulaires.

regardent par leurs angles, l'espace qui les sépare est plus considérable. Aussi, au niveau de ces élargissements qui ont habituellement l'aspect triangulaire parce qu'ils sont placés au carrefour de trois lobules, le tissu conjonctif interlobulaire présente une

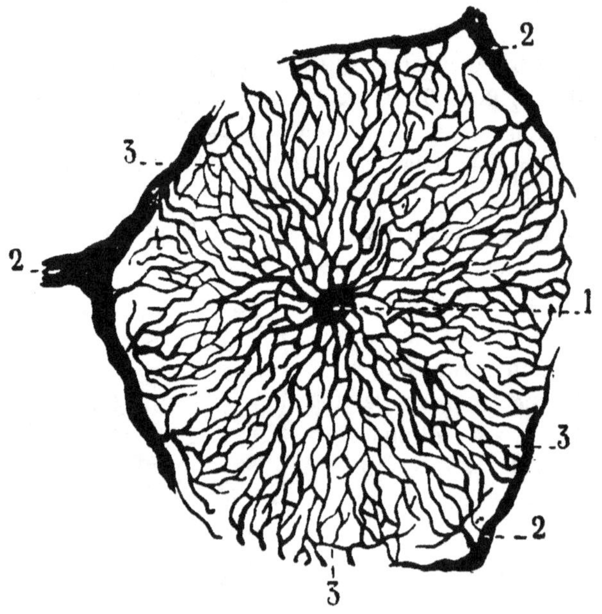

Fig. 2.

Reseau veineux du lobule vu sur une coupe longitudinale
(d'après Testut).

1, veine centrale ou intralobulaire. — 2, 2, 2, veines interlobulaires. — 3, 3, 3 capillaires radiés.

masse plus considérable : ce sont les *espaces de Kiernan*. Ils se continuent avec les portions plus rétrécies de bande conjonctive qui correspond à ce que l'on appelle les *fissures de Kiernan*.

Le tissu conjonctif qui remplit chaque espace de Kiernan peut être considéré comme l'épanouissement terminal d'une gaine glissonienne ; aussi y voit-on la coupe transversale des organes contenus dans cette gaine : c'est-à-dire d'une branche de la veine porte reconnaissable à son grand calibre et à la minceur de sa parci plus ou moins revenue sur elle-même, d'un rameau de l'artère hépatique et d'un conduit biliaire à épithélium cylindrique : quelques nerfs et lymphatiques ont été également intéressés par la coupe. La présence au niveau de l'espace de Kiernan de ces organes justifie le nom *d'espace porto* ou *porto-biliaire* de Charcot qu'on lui donne encore.

Chez l'homme, la division en lobules est moins nette. En effet, si les espaces portes existent avec tous leurs caractères, ils ne se rejoignent plus les uns les autres par l'intermédiaire des fissures de Kiernan, l'enveloppe conjonctive périlobulaire est discontinue : le parenchyme hépatique n'est plus indépendant de lobule à lobule ; tout le tissu hépatique forme une seule masse dans laquelle se voient de distance en distance des pertes de substance correspondant aux espaces porto-biliaires. Ainsi, le lobule du foie de l'homme est beaucoup moins individualisé que celui du porc.

L'examen rapide de la surface de section du lobule lui-même permet de voir un certain nombre de détails intéressants. Le centre est occupé par la coupe d'une veine, engainée par une légère lame de, tissu conjonctif et qui par sa situation mérite bien le nom de *veine centrale du lobule* (fig. 2). Elle est toujours béante : cela tient à ce que par sa surface externe, elle est intimement unie au parenchyme voisin. Entre elle et la périphérie, les éléments constitutifs du lobule sont disposés dans un sens radiaire.

b. *Coupe longitudinale.* — La plus instructive des coupes faites dans ce sens est celle qui intéresse dans toute son étendue l'axe du lobule. On voit immédiatement que la veine pédiculaire pénètre dans l'intérieur du lobule et en occupe l'axe même. En fait, c'est près de l'extrémité libre que cette veine a pris naissance ; le long de sa route axiale, elle reçoit comme affluents des capillaires parallèles entre eux qui l'abordent obliquement et entre lesquels sont rangées en colonnes les cellules hépatiques. Elle arrive ainsi au sommet où, se dégageant du lobule, elle constitue la veine sus-lobulaire.

3° Structure du lobule. — La partie essentielle du lobule

est l'élément glandulaire qu'il renferme, la cellule hépatique
qui résume à elle seule, au point de vue physiologique, tout le
foie. Le reste est tout à fait accessoire et les divers conduits
vasculaires ou biliaires que nous y rencontrons ne sont que des
satellites de la cellule hépatique dont ils constituent les voies
d'excrétion.

A. CELLULE HÉPATIQUE. — Dans les travées de Remak, les cellules hépatiques ne sont pas indépendantes les unes des autres ;
elles sont soudées entre elles par un ciment qui s'imprègne par le nitrate d'ar-
gent et qui disparaît spontanément quelques heures
après la mort comme celui
des épithéliums.

On décrivait autrefois la
cellule hépatique comme un
polyèdre régulier présentant
toujours dix faces : c'est
cette disposition qui lui avait
fait donner le nom de *cellule
à réverbère*. En réalité, il
est exact que l'élément du
foie (fig. 3) représente une
petite masse polyédrique
mais dont le nombre des
faces est variable, six à huit
ordinairement.

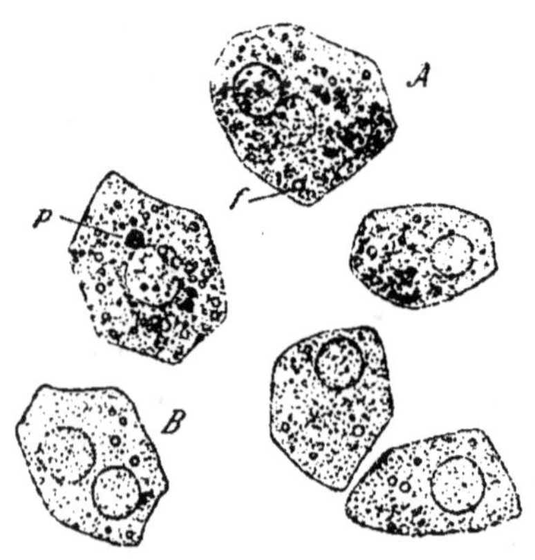

Fig. 3.

Cellules hépatiques à l'état d'isole-
ment (d'après VON EBNER).

A et B, deux cellules, chacune avec deux
noyaux ; les autres sont à noyau unique. —
f, globules graisseux. — *p*, granulations pigmentaires.

La cellule hépatique est l'élément glandulaire par excellence,
le plus hautement différencié de l'organisme : aussi ne faut-il
pas nous étonner si, comme les autres cellules glandulaires, elle
se présente sous des aspects divers, suivant l'état physiologique
où elle a été surprise par la fixation. Une étude histo-physiolo-
gique même sommaire, doit envisager l'élément glandulaire à
trois stades différents : à l'état de repos, à l'état d'activité complète et enfin dans les divers états intermédiaires.

a. *Cellule hépatique au repos.* — Il faut entendre par là la cellule complètement vide et ne contenant pas dans son intérieur la moindre trace de produit de sécrétion.

Le centre de l'élément est occupé par un noyau arrondi et vésiculeux, renfermant un ou deux nucléoles, et qui se colore faiblement par l'hématoxyline et la purpurine comme les noyaux des éléments hautement différenciés (RENAUT).

La disposition du protoplasma est toute particulière : le noyau est enveloppé d'une mince lame protoplasmique de la périphérie de laquelle partent des cloisons qui se dirigent radiairement vers la partie externe de la cellule : là elles viennent se jeter et se confondre dans une couche de protoplasma marginale, qui a la valeur d'un ectoplasme mais non celle d'une membrane d'enveloppe : car, la cellule hépatique est nue. Les travées protoplasmiques qui unissent la couche péri-nucléaire à la zone marginale, circonscrivent entre elles des espaces ou vacuoles : ce sont ces deux parties, cloisons de protoplasma et cavités qu'elles circonscrivent, qui vont contenir les divers produits de sécrétion de la cellule hépatique : c'est pour cela que cette sorte de squelette de l'élément du foie était utile à connaître.

b. *Cellule hépatique en activité.* — Tout différent est l'aspect de la cellule hépatique gorgée des divers produits de son activité glandulaire.

Si l'on fait agir sur l'élément parvenu à cet état de turgescence du sérum iodé ou la liqueur iodo-iodurée, on colore en brun, dans son intérieur, une substance qui n'est autre que du glycogène.

α) *Glycogène.* — CL. BERNARD qui fixait le foie par l'alcool fort l'avait décrit sous la forme de petits grains solides. En réalité, il se présente sous l'aspect d'une substance sirupeuse, dont l'abondance est maxima douze heures après le repas : il diminue ensuite mais pour ne disparaître complètement de la cellule, chez le rat, qu'après un jeûne de quarante-huit heures (RANVIER).

Le glycogène n'occupe jamais l'épaisseur des travées protoplasmiques, ni la zone marginale. Il remplit au contraire les vacuoles que nous avons vues interposées entre les cloisons.

Ainsi que le fait remarquer Renaut, ces cavités ne sont pas vides en l'absence du glycogène : celui-ci, au moment de sa formation, ne fait que prendre la place d'une substance incolore ou liquide vacuolaire qui est vraisemblablement destiné à le dissoudre : la cellule hépatique devient ainsi une cellule séreuse, en même temps que glycogénique et ces deux fonctions ont une relation évidente entre elles.

Après la mort, le glycogène qui, dans l'élément vivant, avait l'apparence d'un liquide épais, prend la forme de grains qui se réunissent pour sortir de la cellule tous au même point.

β) *Eléments de la bile.* — Dans la cellule hépatique on peut trouver des éléments constitutifs de la bile, sauf la cholestérine produit des voies d'excrétion.

Cependant d'après Renaut, on ne trouve jamais à l'état normal, dans la cellule hépatique, ni coloration, ni pigment biliaire : ces éléments n'y deviennent évidents que dans le cas d'ictère.

γ) *Graisse.* — La cellule hépatique peut être dans certains cas pathologiques et quelquefois physiologiques (lactation) envahie par la graisse : elle est alors remplie par une énorme goutte graisseuse qui a rejeté à la périphérie protoplasma et noyau et elle devient ainsi une véritable vésicule adipeuse : c'est ce qui se passe dans le foie gras.

Les globules graisseux occupent toujours l'épaisseur des travées protoplasmiques, séparés ainsi du glycogène qui, nous l'avons vu, se loge dans les vacuoles intertrabéculaires.

δ) *Autres éléments.* — Mac Callum a montré qu'il existe, dans la cellule soit à l'état diffus, soit à l'état de granulations, des substances qui donnent les réactions micro-chimiques du fer : ces pigments ferriques sont en relation avec la fonction martiale du foie.

Enfin, la cellule hépatique renferme un certain nombre de ferments dont la plupart ne doivent pas être décelables au microscope. Cependant Schlater[1] a pu colorer dans les espaces intertrabéculaires de petites granulations fuchsinophiles qui sont vraisemblablement de nature zymogène.

---

[1] Schlater. *Zur Histologie der Leber*, Anat. Anzeiger, 1897.

c. Cellule hépatique dans les états intermédiaires. — Les variations des éléments intra-cellulaires suivant l'état physiologique
qui doivent exister pour toutes les substances dont nous venons
de nous occuper, ne sont guère connues en détail que pour le
glycogène.

Les granulations glycogéniques commencent à s'accumuler
dans la cellule hépatique vers la quatrième heure après le repas :
A la dixième heure, les grains se sont réunis pour former des
blocs de glycogène : celui-ci qui a atteint à ce moment sa plus grande im-
portance, diminue en-
suite progressivement
dans les heures qui sui-
vent et la cellule revient
à son état primitif, pour
repasser par les mêmes
phases à la digestion suivante.

*d. Rapports des cellules
hépatiques entre elles.* —
Elles ne présentent pas
vis-à-vis les unes des
autres, les relations simples des cellules des glandes ordinaires. On ne
voit pas ici les éléments
rangés côte à côte, en
couche simple ou mul-

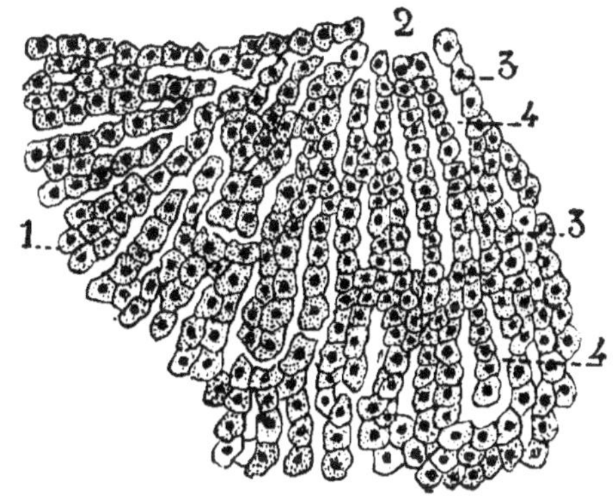

Fig. 4.

Mode d'agencement des cellules hépatiques, vu sur une coupe transversale du lobule, dont les vaisseaux ne
sont pas représentés (d'après TESTUT).

1, périphérie du lobule. — 2, espace circulaire
occupé par la veine intra-lobulaire. — 3, 3, travées de Remak, disposées en sens radiaire. — 4, 4,
espaces également radiaires, occupés par les capillaires.

tiple, autour d'une cavité acineuse ou tubulaire : ou plus exactement, ainsi que nous le verrons plus loin, cette disposition n'est
réalisée que dans le foie des animaux inférieurs et dans les
premiers stades des animaux plus élevés en organisation.

Chez ceux ci, en raison de bouleversements et de perturbations
que nous apprendrons à connaître, l'architecture primitive est
totalement modifiée. En attendant d'expliquer les faits, conten-
tons-nous de les exposer sommairement.

Les cellules hépatiques, comme tous les éléments du lobule, sont disposées dans un sens radiaire (fig. 4).

Aussi les voit-on, sur une coupe transversale se placer bout à bout, de façon à donner naissance à des rangées cellulaires qui vont de la périphérie du lobule à la veine centrale : on les appelle les *colonnes de Remak*. Chaque colonne peut ne renfermer qu'une ligne de cellules : mais souvent celles-ci se disposent en rangée double, si bien que sur une coupe transversale, on voit deux éléments de front.

Les colonnes, en convergeant toutes vers le centre du lobule, ne restent pas sans relations entre elles : au contraire, on voit celles qui sont sur un même plan échanger des travées d'union et donner ainsi naissance à un réseau. En même temps, les rangées cellulaires s'anastomosent avec les colonnes placées dans les plans sus et sous-jacents. Le lobule hépatique renferme une masse de cellules hépatiques discontinue qui semble coulée dans les mailles d'une éponge qui est formée par les autres éléments du lobule, vaisseaux et voies biliaires.

B. Vaisseaux sanguins du lobule. — Les vaisseaux sanguins du lobule hépatique sont intermédiaires à deux systèmes, l'un afférent, l'autre efférent que nous étudierons à propos des vaisseaux du foie. La voie d'apport est elle-même double, représentée par un vaisseau fonctionnel, la veine porte, et un vaisseau nourricier l'artère hépatique : la voie efférente est réduite à l'unité et correspond aux veines sus-hépatiques. A propos des vaisseaux du lobule, nous aurons à étudier la terminaison du système afférent et l'origine des voies de départ.

L'étude de la topographie du lobule nous a montré que, sur une coupe transversale, à chacun de ses angles correspond un espace porte : on en rencontre quatre ou cinq sur le pourtour d'un lobule. La branche de la veine porte qui occupe chacun d'eux a été intéressée par la coupe au point où elle allait pénétrer dans le lobule. Elle fournit un bouquet terminal dont les divers rameaux se rendent à plusieurs lobules : son territoire d'irrigation englobe les portions voisines de tous les lobules qui limitent l'espace de Kiernan correspondant. A son tour, chaque

lobule est irrigué par autant de branches portales qu'il existe
d'espace porto-biliaires à sa périphérie.

Émanés de sources multiples, les divers rameaux veineux destinés au même lobule, s'anastomosent entre eux avant de pénétrer dans son intérieur et forment un *réseau péri-lobulaire*.

Les branches terminales de l'artère hépatique se comportent

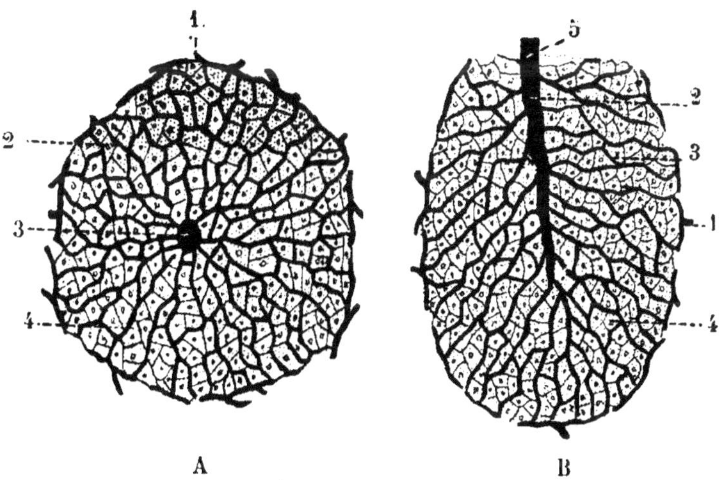

Fig. 5.

Le lobule hépatique après injection des vaisseaux : A, vu en coupe
transversale (perpendiculairement à son axe); B, vu en coupe
longitudinale (parallèlement à son axe) d'après TESTUT).

1, lobule hépatique. — 2, veine intralobulaire. — 3, capillaires veineux avec leurs
anastomoses réciproques. — 4, cordons de cellules hépatiques formant les travées
de Remak. — 5, veine sus-lobulaire.

de la même manière et un anneau anastomotique artériel
enserre également chaque lobule.

De ces deux réseaux partent des *veinules* et *artérioles lobulaires*
qui s'enfoncent dans le lobule et qui, dès qu'elles ont atteint sa
périphérie, se résolvent en capillaires.

Bien qu'ils aient une double origine, artérielle et veineuse,
ils se fusionnent pour former un seul et unique réseau. Aussi, dès
la périphérie du lobule, la circulation nutritive et la circulation fonctionnelle sont intimement confondues. Les auteurs ne

s'entendent pas sur la limite respective des territoires correspondant aux deux vaisseaux afférents.

Comme les autres éléments du lobule, les capillaires sanguins sont disposés dans un sens radiaire : ils convergent tous vers la veine centrale du lobule dans laquelle ils se jettent plus ou moins obliquement (fig. 5). Sur un même plan, les capillaires communiquent entre eux par des anastomoses qui donnent ainsi l'apparence d'un réseau. Comme pour les colonnes de Remak, l'union s'établit aussi entre capillaires placés dans des plans différents : le système capillaire d'un lobule forme ainsi un tout dont toutes les parties se tiennent et communiquent entre elles.

Quand le parenchyme hépatique se continue d'un lobule à l'autre, comme c'est le cas pour le foie de l'homme, les capillaires sanguins s'anastomosent de lobule à lobule.

Les rapports des capillaires avec la cellule hépatique sont très importants à connaître au point de vue anatomique et surtout physiologique.

Les cellules glandulaires du foie sont disposées tout autour des capillaires du lobule, comme dans une glande ordinaire. les cellules épithéliales autour des voies d'excrétion.

C'est toujours le long des arêtes de la cellule hépatique, parallèlement et en contact direct avec elles que courent les canalicules sanguins.

Chaque élément glandulaire du foie est ainsi entouré à sa périphérie par un nombre de capillaires égal à celui de ses arêtes. Mais ils ne lui appartiennent pour ainsi dire pas en propre, car, sur une coupe transversale, on voit chacun de ces petits vaisseaux placés au niveau d'un carrefour où se rencontrent les angles de quatre ou cinq cellules hépatiques.

Entre le capillaire et la cellule glandulaire s'établissent les relations les plus intimes. Quand le premier est gorgé de sang, il déprime l'élément hépatique : la gouttière disparaît et le protoplasma, très élastique, revient à sa forme primitive dès que le capillaire est vide. Il existe entre eux une véritable fusion : quand on veut isoler les cellules glandulaires, elles arrachent et emportent avec elles un lambeau du vaisseau (RENAUT).

Quand, à l'aide de la méthode de l'argent, on cherche à imprégner le ciment intercellulaire au niveau de la paroi des capillaires radiés pour mettre en évidence le réseau endothélial habituel, on arrive toujours à un résultat négatif. C'est qu'en effet, leur structure est toute différente de celle des capillaires ordinaires. Leur paroi n'est pas formée par des cellules endothéliales juxtaposées par leurs bords et complètement distinctes, mais simplement par une lame protoplasmique indivise, parsemée de distance en distance de noyaux, sans que chacun de ces derniers ait individualisé autour de lui une petite masse de protoplasma. C'est là la structure qui caractérise les capillaires pendant la vie embryonnaire. Alors que dans presque tous les autres organes, ils deviennent ensuite adultes, ils sont restés dans le foie *indéfiniment embryonnaires.*

Les échanges doivent se faire d'une façon active entre la cellule hépatique et le sang contenu dans le capillaire radié, et la dialyse à travers la paroi de ce dernier se fait dans les deux sens, de dedans en dehors pour les substances que le sang nutritif et le sang fonctionnel apportent à l'élément glandulaire, de dehors en dedans pour les produits de sa sécrétion interne que la cellule déverse dans le vaisseau. Or, ce passage ininterrompu est singulièrement favorisé par la structure plasmodiale de la paroi vasculaire. La cellule hépatique étant en relation avec plusieurs capillaires sanguins, séparés les uns des autres, il existe autant de zones linéaires de contact. Si nous les réunissons par la pensée, nous verrons que le *contact cellulo-sanguin* se fait sur une certaine surface.

Celle-ci, au point de vue physiologique, correspond à un des pôles de la cellule hépatique, à celui où s'effectue la sortie de son produit de sécrétion interne, du glycogène.

C. CANALICULES BILIAIRES. — La cellule hépatique orientée vers les capillaires sanguins où elle déverse son produit de sécrétion interne, reste en rapport pour le second de ses pôles avec l'origine des voies biliaires représentée par les conduits auxquels on donne le nom de capillaires ou canalicules biliaires.

Or, ceux-ci possèdent une telle ténuité qu'il est nécessaire pour les apercevoir d'avoir recours à certains procédés (méthode de Chrzonczsrewsky, de Golgi).

a. *Réseau biliaire.* — Par ces différentes méthodes, on fait apparaître dans le lobule, un réseau dont les mailles sont plus ou moins étroites : Ainsi, les canalicules biliaires prennent l'aspect réticulé comme les autres éléments du lobule hépatique.

D'après Retzius[1], le réticulum biliaire n'est qu'une apparence : les petits conduits s'entre-croisent, mais au niveau des points nodaux, ils ne sont que superposés et contigus, jamais fusionnés.

Contrairement à cette opinion, il est bon de faire remarquer que les capillaires biliaires occupant exactement l'axe des travées de Remak, doivent s'anastomoser comme ces dernières. D'ailleurs, la méthode de Golgi rend indiscutable la réalité des relations anastomotiques entre canalicules.

Les divers canalicules biliaires d'un même lobule deviennent ainsi solidaires les uns des autres. Quand le parenchyme hépatique communique d'un lobule à l'autre, comme cela existe pour le foie de l'homme, il en est de même du réseau canaliculaire. Au contraire, ce dernier est indépendant et ne dépasse pas la limite du lobule quand celui-ci, comme chez le porc, est complètement isolé.

Sur les mailles du réticulum biliaire se branchent de distance en distance des conduits qui se terminent en cæcums : ils sont longs ou courts et ont une signification différente. Les premiers représentent un canalicule borgne creusé dans un bourgeon hépatique qui a poussé d'une travée de Remak, mais qui ne s'est pas anastomosé avec une travée voisine et a conservé une extrémité libre (Renaut). Quant aux appendices courts, ils paraissent être en relations avec l'origine des canalicules biliaires ainsi que nous le verrons plus loin.

b. *Rapports des canalicules biliaires avec les cellules hépatiques.* — Le canalicule biliaire est un tube glandulaire de dimensions très réduites, dont la paroi est habituellement formée de deux cellules hépatiques accolées. Exceptionnellement, la

---

[1] Retzius, *Ueber die Gallen Capillaren, u. den drüsenbau der Leber* (Biologische Untersuchungen 1892, 1898).

bordure épithéliale comprend trois éléments et alors le canalicule correspond à la ligne de rencontre de leurs arêtes. Mais, dans la disposition ordinaire, chez les animaux supérieurs et chez l'homme, le capillaire biliaire est creusé entre les faces des éléments couplés qui le limitent. Chacune des cellules bordantes possède sur le milieu d'une de ses faces une gouttière, placée à égale distance de deux arêtes et qui en s'accolant avec une gouttière exactement correspondante creusée dans l'autre, constitue un conduit complet. Une coupe transversale qui intéresse une travée composée de deux rangées cellulaires, fait très bien voir que la canalicule correspond exactement à l'axe de la colonne.

c. *Origine des canalicules biliaires.* — L'imprégnation par le chromate d'argent permet d'apercevoir de courts prolongements qui se branchent sur le réseau canaliculaire ; ils occupent l'aire circonscrite par une maille où ils se terminent par une extrémité libre, habituellement renflée. Si le réticulum est très étroit et si chacun de ses anneaux ne renferme qu'une seule cellule hépatique, les petits appendices occupent la même place que l'élément cellulaire lui-même et doivent vraisemblablement s'enfoncer dans son intérieur.

Il s'ensuit que l'extrême origine des voies biliaires est, non pas intercellulaire comme l'admettent les classiques, mais intracellulaire. Les canalicules proprement dits ne représentent que le deuxième segment des voies d'excrétion de la bile.

d. *Rapports des canalicules biliaires et des capillaires sanguins.* — Les capillaires sanguins courent le long des arêtes de la cellule hépatique, tandis que les canalicules biliaires correspondent au milieu de ses faces. Il s'ensuit que les deux réseaux biliaire et sanguin, bien qu'ils s'enchevêtrent, sont toujours placés à distance et ne communiquent jamais entre eux.

Cette indépendance et cette séparation absolue des deux systèmes est clairement exprimée par la loi d'ANDREJEVIC[1].

Les canalicules biliaires ne sont jamais en rapport avec les capil-

---

[1] ANDREJEVIC, *Sitzungsbericht der Wiener Akademie der Wissench* (1861).

laires sanguins : ils en sont toujours séparés par une épaisseur ou une demi-épaisseur de cellule hépatique.

e. *Structure et signification du canalicule biliaire.* — La connaissance exacte de la valeur du canalicule biliaire doit immédiatement écarter toute idée de structure de sa paroi.

Il n'est plus possible d'admettre l'existence de la canalicule d'Eberth et à plus forte raison de la couche endothéliale qui d'après Legros formait au canalicule, une paroi indépendante des cellules hépatiques qui le limitent.

Logiquement, l'étude des canalicules biliaires dans le foie lobulé devrait être précédée de celle des mêmes conduits dans le foie tubulé. Dans ces conditions, il est facile de voir que les uns et les autres ont la même signification : ils représentent un simple espace inter-cellulaire bordé dans un cas par un certain nombre d'éléments glandulaires, dans l'autre par deux seulement.

L'existence du canalicule biliaire est donc sous la dépendance étroite des cellules entre lesquelles il est situé. Si celles-ci disparaissent ou sont simplement séparées l'une de l'autre, il est lui-même supprimé : il ne représente qu'un espace intercellulaire. Aussi est-il parfaitement juste de dire avec Ranvier. « Le canalicule biliaire n'étant purement et simplement qu'une lumière glandulaire, il n'y a pas lieu de considérer une enveloppe quelconque à ce canalicule, pas plus qu'il n'y a à chercher une enveloppe à la lumière des acini pancréatiques ou des glandes de Brunner. »

f. *Contact cellulo-biliaire et pôle biliaire.* — Si nous réunissons par la pensée les différents canalicules en rapport avec une même cellule hépatique, nous voyons que le contact cellulo-biliaire représente une certaine surface qui correspond au pôle par lequel se déverse son produit de sécrétion externe, le liquide biliaire.

g. *Origine des voies d'excrétion : passages de Hering.* — Les canalicules biliaires disposés en réseau parcourent le lobule dans un sens centrifuge et s'échappent de sa périphérie au niveau des espaces de Kiernan ; là, comme les vaisseaux sanguins, ils forment un réseau périlobulaire pour se jeter ensuite dans le conduit extra-lobulaire dont nous avons vu la coupe au niveau de l'espace porte, en compagnie d'une branche de la veine porte et d'une branche de l'artère hépatique. Ce conduit représente le canal excréteur du lobule de Sabourin, car il résulte de la convergence des canalicules biliaires d'un segment de chacun des lobules qui limitent l'espace de Kiernan qui le contient. Quand le canalicule sort du lobule, il change brusquement de signification et aussi de structure. Dans son trajet intralobulaire, il est entouré par deux cellules sécrétantes qui ne sont autres que les cellules hépatiques. Celles-ci cessent d'exister à la périphérie du lobule : chacune d'elles est brusquement remplacée par une cellule épithéliale plate ayant la même valeur morphologique et la même origine embryologique que la cellule hépatique, mais ayant une fonction toute différente. Le calibre du canal devient subitement plus grand parce que les éléments qui le limitent sont beaucoup moins élevés.

Le canalicule biliaire, cavité de sécrétion, a fait place au conduit biliaire qui constitue l'origine des voies d'excrétion proprement dites. Le point où s'opère la transformation brusque et sans transition de la paroi et de la lumière, porte le nom de *passage de Hering*.

D. Tissu conjonctif du lobule. — Le tissu conjonctif du lobule nous offre à considérer : 1° les *fibres en treillis* ; 2° les *cellules étoilées*.

a. *Fibres en treillis*. — Le foie, dans son ensemble, est entouré par du tissu conjonctif condensé à sa périphérie et qui fait partie de la capsule de Glisson. Celle-ci envoie dans l'intérieur du foie des prolongements arborescents qui aboutissent au tissu conjonctif des espaces de Kiernan. Dans les foies nettement lobulés, comme celui du porc, le lobule baigne complétement dans une atmosphère de tissu conjonctif. Mais celui-ci va-t-il plus loin ? On peut se demander si les vaisseaux qui ont entraîné avec eux dans l'intérieur du foie les prolongements de la capsule de Glisson, ne vont pas être accompagnés d'une gaine conjonctive quand ils pénétreront dans le lobule. Dans toutes les glandes, les culs-de-sac baignent dans le tissu conjonctif. Pourquoi n'en serait-il pas de même du tissu glandulaire du foie ?

WAGNER (1860) puis FREY signalent la présence de fibrilles conjonctives dans l'intérieur du lobule hépatique.

Tandis que RANVIER nie complètement leur existence, elles représenteraient pour RENAUT, les pointes d'accroissement des capillaires.

Et cependant WAGNER, KÖLLIKER, HENLE, FRENKEL (1892) ont pu mettre en évidence un réticulum fibrillaire par le procédé du pinceautage. Ce réseau s'imprègne avec la plus grande facilité par la méthode de Golgi, rappelant des dispositions analogues qui existent dans la rate au niveau des corpuscules de Malpighi. Quand il est bien mis en évidence par le chromate d'argent, le réticulum parait constitué par deux ordres de fibres, les *fibres radiées* (OPPEL), qui vont du centre du lobule à sa périphérie, et les *fibres enlaçantes* ou *péri-vasculaires* qui s'anastomosent entre elles pour former un riche réseau.

Ces fibrilles qui s'imprègnent par le chromate d'argent seraient de nature nerveuse (LAHOUSSE), analogues à la névroglie (PESZK), élastiques (ASP), conjonctives (FLEISCHL, KÜHNE, FRENKEL, EWALD, MALL, HANSEN etc.). Il vaut peut-être mieux se contenter de les désigner avec Oppel sous le nom de fibres en treillis (GITTERFASERN).

b) *Cellules étoilées.* — Quand on traite le foie de la plupart des mammifères par le chlorure d'or, on colore en rouge violacé, des éléments cellulaires du lobule qui paraissent être en relation avec le réticulum. Dites étoilées en raison de leur forme, ces cellules sont en connexion étroite avec les capillaires sanguins autour desquels elles se disposent. Leur nature est aussi discutée que celle des fibrilles. Considérées d'abord comme cellules nerveuses, elles ne seraient qu'une variété de MASTZELLEN d'après EHRLICH, de cellules plasmatiques d'après WALDEYER. Beaucoup les regardent comme des éléments conjonctifs. Selon FRENKEL, elles augmentent de nombre avec l'âge.

D'après KUPFFER enfin (1899), on s'explique facilement que ces cellules se trouvent toujours au voisinage des capillaires. C'est qu'en effet, elles ne sont pas extérieures à la paroi du vaisseau, s'interposant comme une barrière entre celui-ci et la cellule hépatique. Elles font partie intégrante du capillaire porte dont elles forment l'endothélium. Kupffer a montré de plus que ces cellules ont un véritable pouvoir *phagocytaire*. Elles ont la propriété de s'emparer des substances étrangères telles que les débris de globule rouge.

Ces cellules étoilées, de signification endothéliale, interposées entre le sang et la cellule hépatique doivent jouer un rôle actif dans leurs échanges.

C. — Lobule biliaire de Sabourin

L'élément glandulaire du foie est bipolaire et possède un contact cellulo-sanguin et un contact cellulo-biliaire.

A la conception classique du lobule sanguin qui ne tient compte que du pôle vasculaire, Sabourin[1] a essayé d'en substituer une autre au moins aussi incomplète que la première et dans laquelle l'élément fondamental du foie prend le nom de lobule biliaire.

Voici comment (fig. 6) on peut théoriquement construire le nouveau lobule. Une coupe transversale a intéressé trois lobules sanguins ainsi que l'espace de Kiernan qui se trouve à leur point de rencontre. Réunissons par la pensée et à l'aide de lignes droites les trois veines centrales et nous obtenons ainsi un triangle dont les côtés sont taillés en plein lobule sanguin, tandis que ses angles sont occupés chacun par une veine centrale.

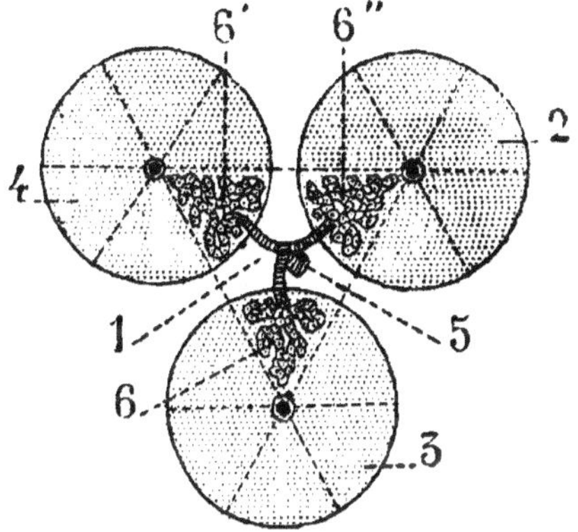

Fig. 6.

Schéma d'un lobule biliaire, d'après la conception de Sabourin (Testut).

1, espace de Kiernan avec 2, 3, 4, les trois lobules qui le circonscrivent. — 3, conduit biliaire interlobulaire se divisant en trois branches, pour se porter dans le secteur correspondant des trois lobules précités. — 6, 6', 6", trois acini biliaires constituant dans leur ensemble le lobule biliaire.

[1] Sabourin, *Recherches sur l'anatomie normale et pathologique de la glande biliaire de l'homme* (Paris, Alcan, 1888).

La surface comprend deux parties différentes, l'une périphérique,
discontinue, formée par autant de fragments de parenchyme hépatique qu'il y a de lobules sanguins intéressés, c'est-à-dire 3, ou
plus exactement 4, d'après Sabourin, car un lobule sanguin sus
ou sous-jacent, a été respecté par la coupe ; l'autre centrale,
complètement entourée par la précédente et qui correspond à
l'espace de Kiernan. L'ensemble constitue un véritable acinus
glandulaire, à sécrétion externe ou biliaire, dont la partie sécrétante est représentée par les cellules hépatiques orientées vers
les canalicules biliaires. Cet acinus possède un canal excréteur
unique qui réunit ainsi et solidarise les divers fragments du
lobule et qui n'est autre que le conduit biliaire, dont on trouve
la coupe au niveau de l'espace porte correspondant.

Chaque lobule biliaire possède son pédicule qui est formé par
le canal excréteur et par deux branches vasculaires qui viennent
l'une de la veine porte, l'autre de l'artère hépatique. Il ne semble
pas qu'il s'agisse là d'une simple vue de l'esprit, car il est possible d'apporter, à l'existence du *lobule interverti*, trois ordres
de preuves : *embryologiques*, *zoologiques* et *pathologiques*.

La théorie de Sabourin est trop exclusive. Elle ne tient compte
en effet que du contact cellulo-biliaire, tandis que la conception
classique n'envisage que le pôle vasculaire. Loin de se combattre,
elles se complètent l'une l'autre. Le foie peut être divisé en segments qui se rapprochent du type biliaire chez les animaux
inférieurs et pendant la vie embryonnaire. Quand il est au contraire très différencié et que la sécrétion interne devient prédominante par rapport à la fonction biliaire, il tend à réaliser le
type du lobule sanguin. A tout prendre, et puisque nous nous
occupons du foie de l'homme complètement formé, c'est encore
la théorie du lobule sanguin qui est la plus légitime.

§ 5. — VAISSEAUX DU FOIE

1° Veine porte. — Le système porte prend ses origines dans
toute la portion sous-diaphragmatique du tube digestif (estomac,
intestin grêle et gros intestin) et dans les glandes annexes (pancréas, rate) ; il se termine dans le foie et ces deux systèmes capil-

laires sont réunis par un tronc intermédiaire dit *tronc de la veine porte*.

Les capillaires originels correspondent aux terminaisons de cinq artères afférentes, toutes branches de l'aorte abdominale : le tronc cœliaque qui se divise en coronaire stomachique, hépatique et splénique, la mésentérique supérieure et la mésentérique inférieure.

Nous nous occuperons exclusivement de la veine porte intra-hépatique.

A. VEINE PORTE INTRA-HÉPATIQUE. — Arrivé au niveau du hile du foie, le tronc de la veine porte se divise en **T**, à l'extrémité droite du sillon transverse ; les deux branches de bifurcation sont placées sur le prolongement l'une de l'autre et sont perpendiculaires au tronc qui leur a donné naissance : elles forment un gros canal veineux horizontal ou *sinus porte*, couché dans la partie la plus reculée du sillon transverse : celui-ci renferme, en effet, en allant d'avant en arrière, le canal hépatique, l'artère hépatique et le sinus porte.

La branche droite, courte et de très fort calibre, se partage peu après sa pénétration dans le parenchyme hépatique en trois rameaux : l'un d'eux, le plus volumineux, se rend au lobe droit : les deux autres, beaucoup moins importants, sont destinés au lobe carré et au lobe de Spigel.

La branche gauche, plus longue, mais aussi plus grêle, tient sous sa dépendance le lobe gauche et une petite partie des deux lobes médians. Elle s'unit, à l'extrémité gauche du sillon transverse avec le cordon fibreux de la veine ombilicale.

D'une manière générale les branches intra-hépatiques ont une direction transversale : elles sont plus rapprochées de la face inférieure que de la face convexe du foie.

Leur mode de division est d'abord *monopodique*, et il ne devient régulier et *dichotomique* que vers leur terminaison. Il n'existe pas de rapport immédiat entre les branches portales et le parenchyme du foie : elles en sont en effet toujours séparées par un tube fibreux qui est une dépendance de la capsule de Glisson. Cette gaine glissonienne prend une disposition arborescente, car elle se divise en même temps que les organes qu'elle contient : les rameaux de la veine porte ne sont pas en effet isolés dans son intérieur ; toujours, on trouve juxtaposés dans la même gaine un rameau de l'artère hépatique et une ramification biliaire, en compagnie d'une branche portale ; celle ci est habituellement épartérielle. Par sa périphérie, la gaine glissonienne est intimement unie au tissu hépatique ; mais sa face interne n'est reliée aux canaux qu'elle renferme que par du tissu conjonctif lâche : les rameaux de la veine porte sont ainsi complètement indépendants du parenchyme du foie ; ils peuvent revenir sur eux-mêmes quand ils sont vides. Sur une coupe, ces caractères permettent de distinguer une branche portale d'une branche sus-hépatique.

Les ramifications de la veine porte ne s'anastomosent pas entre elles dans leur trajet. Chacune d'elles possède son territoire d'irrigation particulier complètement indépendant des territoires voisins.

Autrement dit, elles possèdent le caractère terminal.

Cependant celui-ci est bien relatif si l'on songe qu'au niveau de l'espace de Kiernan, les veines périlobulaires, nées de branches portales différentes, s'anastomosent largement entre elles.

Les divisions ultimes de la veine porte pénètrent dans le lobule où nous les avons vues se résoudre en capillaires qui les séparent des veines sus-hépatiques.

B. Indépendance vasculaire des lobes du foie (fig. 7). — Le sang des branches d'origine de la veine porte, grande mésaraïque, petite mésaraïque et splénique, paraît devoir se mélanger dans le tronc porte. Dans ces conditions, il semble naturel de supposer que le sang venu d'une portion quelconque du territoire originel de la veine porte se rende dans une partie quelconque de son territoire terminal dans le foie.

Or, il n'en est rien, ainsi que le prouvent les belles recherches faites dans le laboratoire du professeur Jolyet, par le Dr Sérégé[1] de Vichy.

[1] Sérégé, *Étude sur l'indépendance anatomique et physiologique*

Sérégé a, en effet, démontré qu'au triple point de vue anato-

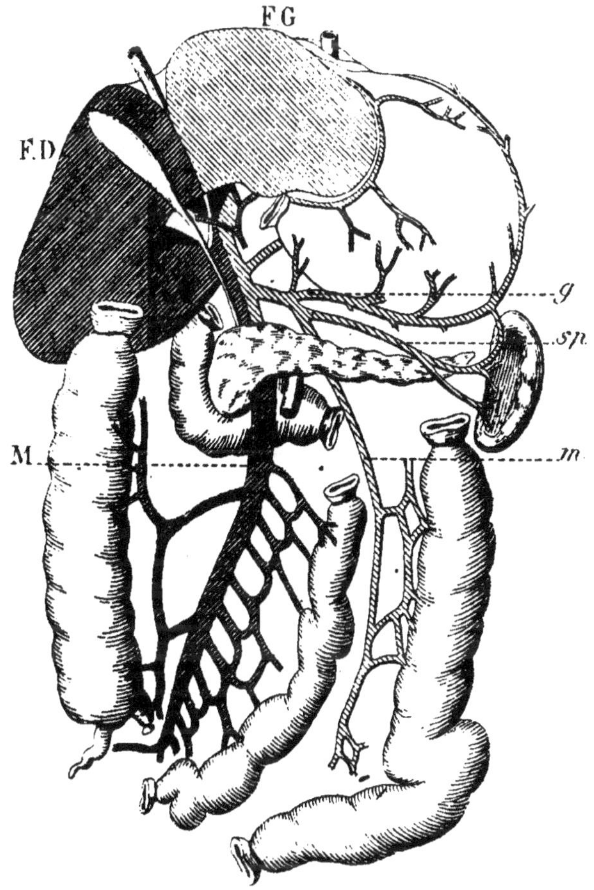

Fig. 7.

Schéma de la double circulation hépatique (d'après VIAULT et JOLYET.)

mique, physiologique et pathologique, les deux lobes du foie sont indépendants l'un de l'autre.

des lobes du foie; 6ᵉ Congrès de médecine interne (Toulouse, 1902). et Société d'anatomie de Bordeaux et *Journal de médecine de Bordeaux*, 1902).

Par l'intermédiaire de la veine porte, chacun d'eux est accouplé à une portion bien déterminée du territoire originel porte et par conséquent à certains organes.

« L'accouplement gastro-hépatique gauche met spécialement en rapport l'estomac et la rate avec le lobe gauche.

« L'accouplement entéro-pancréatico-hépatique droit met en rapport l'intestin et le pancréas avec le lobe droit. »

C. ANASTOMOSES PORTO-CAVES. — Les capillaires hépatiques et même les conduits porto-sus-hépatiques de Sabourin, ne représentent pas la seule voie de communication entre le système porte et la circulation générale. En effet, il existe des relations plus directes par l'intermédiaire d'anastomoses qui réunissent la veine porte aux deux territoires caves supérieur et inférieur.

a. *Anastomoses de la veine porte et de la veine cave inférieure.* — On les rencontre en deux régions différentes : au niveau du rectum et du péritoine. — *Au niveau du rectum*, les veines hémorrhoïdales supérieures, rameaux d'origine de la petite mésaraïque, s'anastomosent avec les hémorrhoïdales moyennes et inférieures qui se rendent directement dans la veine hypogastrique ou indirectement, par l'intermédiaire de la honteuse interne, mais qui, dans tous les cas sont tributaires du système cave inférieur. — *Au niveau du péritoine*, les anastomoses de la veine porte avec la veine cave inférieure (*Veines de Retzius*) sont représentées par des veinules nées dans les parois de l'intestin et qui se rendent aux branches de la veine cave. On les rencontre plus particulièrement dans les régions où le tube intestinal est fixé à la paroi abdominale postérieure ; aussi ces anastomoses sont-elles surtout remarquables au niveau du duodénum et des côlons ascendant et descendant.

b. *Anastomoses de la veine porte et de la veine cave supérieure.* — Comme les précédents, elles font communiquer les deux systèmes par leurs extrémités radiculaires : elles siègent dans la partie toute supérieure du tube digestif sous-diaphragmatique, au niveau de la partie inférieure de l'œsophage. Ce sont les *anastomoses œsophagiennes*. Elles font entrer en relation la coronaire stomachique, branche de la veine porte avec les veines œsophagiennes tributaires du territoire cave supérieur.

c. *Anastomoses mixtes.* — On peut les appeler ainsi parce qu'elles relient la veine porte simultanément aux deux systèmes caves.

Elles sont placées dans le ligament suspenseur, le long du cordon fibreux de la veine ombilicale. Sous le nom de *parombilicales*, on les considère aussi comme constituant des veines portes accessoires.

Ce qu'il y a de certain, c'est que le sang venant de la veine porte peut les traverser et se diriger vers la région de l'ombilic. Là, elles s'anastomosent sur deux plans avec les origines de veines appartenant aux deux systèmes caves : dans un plan profond, avec les mammaires internes qui se rendent dans la veine cave supérieure et avec les épigastriques tributaires de la veine cave inférieure ; dans un plan superficiel avec les sous-cutanées abdominales, affluents de la veine fémorale, et par conséquent du système cave inférieur.

d. *Anastomoses anormales de Schmidel.* — Existant très exceptionnellement et constituant ainsi de véritables anomalies, elles constituent des voies de dérivation importantes : on a décrit ainsi des anastomoses porto-rénales, porto-spermatiques, porto-utérines, porto-prostatiques, porto-uretériques, etc.

Dans les conditions habituelles, quand la circulation s'effectue normalement dans le système porte, toutes ces branches anastomotiques sont très grêles. Elles forment des voies de dérivations préformées, mais qui ne sont utilisées que quand un obstacle siège sur le tronc porte ou sur ses branches de division dans le foie. Elles subissent alors une hypertrophie considérable et assurent le retour du sang porte dans la circulation générale. Elles deviennent turgescentes et forment de véritables varices. Ce sont elles qui donnent naissance dans la cirrhose atrophique aux dilatations veineuses de la paroi abdominale, aux hémorrhoïdes et aux varices œsophagiennes. Dans certains cas, on a essayé de multiplier artificiellement ces anastomoses porto-caves par l'omento-fixation.

2° Veines portes accessoires. — Outre la veine porte abdominale, il existe d'autres veines de plus petit calibre, qui, comme elles, se capillarisent dans le foie. Sappey les a divisées en cinq groupes.

a. *Groupe de l'épiploon gastro-hépatique.* — Les veinules qui en font partie sont issues de la petite courbure de l'estomac et de la graisse comprise entre les deux feuillets du petit épiploon. Parfois la veine pylorique est indépendante et elle forme alors le vaisseau le plus important de ce groupe.

b. *Groupe des veines de la vésicule biliaire.* — Il comprend douze à quinze veinules qui prennent naissance dans les parois de la vésicule et se rendent dans la partie du parenchyme qui borde la fossette cystique.

c. *Groupes des veines glissoniennes.* — Elles naissent au niveau des canaux contenus dans les ramifications tubuleuses qui forment la capsule de Glisson, c'est-à-dire des branches de la veine porte, de l'artère hépatique, et des conduits biliaires.

d. *Groupe du ligament suspenseur.* — Elles occupent l'intervalle des deux feuillets de ce ligament et se rendent du diaphragme au foie.

e. *Groupe des veines parombilicales.* — Nous en avons parlé à propos des anastomoses porto-caves. C'est qu'en effet, les veines des derniers groupes sont moins des veines portes accessoires que des voies de communication entre la veine porte principale et les deux systèmes caves supérieur et inférieur.

Aux cinq groupes de Sappey, il faut en ajouter un sixième, formé par des veines comprises entre les deux feuillets du ligament coronaire et qui abordent le foie par la partie de sa surface dépourvue de péritoine, au niveau de son bord postéro-supérieur. On peut lui donner le nom de *groupe du ligament coronaire.*

3° Artère hépatique. — L'artère hépatique, vaisseau nourricier du foie, est une branche du tronc cœliaque et vient, par son intermédiaire, de l'aorte abdominale. Dans son trajet, elle fournit à l'estomac deux artères importantes, la pylorique et la gastro-épiploïque droite. Elle se place ensuite entre les deux feuillets de l'épiploon gastro-hépatique, le long de son bord libre, à droite de la veine porte qui la sépare du cholédoque. Au niveau du sillon transverse, le tronc artériel se divise en deux branches terminales l'une droite, l'autre gauche, qui se placent entre les canaux biliaires qui sont en avant et les branches de la veine porte qui sont en arrière.

La première, courte et volumineuse, fournit l'artère cystique avant de s'engager dans le lobe droit du foie.

La branche gauche, plus longue et plus grêle, se résout en trois rameaux dont l'un, de fort calibre, est destiné au lobe gauche, tandis que les deux autres, moins importants, se rendent respectivement au lobe carré et au lobe de Spigel.

Dès qu'elles ont pénétré dans la masse hépatique, les branches artérielles s'engagent dans les gaines glissoniennes qu'elles parcourent toujours en compagnie des divisions de la veine porte et des canaux biliaires. Sur une section transversale, chaque tube glissonien montre la coupe d'un conduit biliaire, d'un rameau portal et d'un rameau artériel : cependant au niveau des dernières divisions, on rencontre habituellement deux artérioles pour une veinule.

Dans son trajet intra-glandulaire, l'artère hépatique fournit des rameaux collatéraux et des rameaux terminaux.

a. *Rameaux collatéraux.* — Ils comprennent les artérioles destinées aux vaisseaux, aux conduits biliaires et à la capsule fibreuse du foie. — Les *rameaux vasculaires* naissent à différents niveaux et se terminent dans les réseaux capillaires des parois vasculaires, portales, sus-hépatiques ou même artérielles ; ils ont, par conséquent, la valeur et la signification de *vasa vasorum.* — Les *rameaux des conduits biliaires* sont nombreux et grêles : l'arbre biliaire tout entier est irrigué par l'artère hépatique. — Les *rameaux capsulaires* se rendent à la capsule et à ses prolongements ; on comprend souvent sous ce nom les artérioles destinées aux organes contenus dans la capsule de Glisson et aux gaines fibreuses elles-mêmes : mais on peut faire entrer aussi, sous cette dénomination, les rameaux perforants qui arrivent à la superficie du foie : là chacun d'eux se divise en cinq ou six ramuscules qui rayonnant d'un point central, donnent l'aspect d'une étoile. En s'anastomosant entre eux, ces ramuscules

forment un réseau compris entre la capsule fibreuse et le parenchyme sous-jacent.

b. *Rameaux terminaux.* — Il en existe deux sortes qui ont une
valeur toute différente. — Les *rameaux lobulaires* proprement
dits naissent sur des artérioles très grêles au niveau des espaces
de Kiernan. Leur caractéristique est de se rendre directement au
lobule, à la périphérie duquel ils se jettent dans les capillaires
radiés intra-lobulaires. Ces artérioles apportent à la cellule
hépatique du sang artériel pur, qui n'a encore traversé aucun
capillaire et n'a été au contact d'aucun autre élément. Mais
elles sont peu nombreuses et de très faible calibre. — Les
rameaux biliaires forment un riche réseau autour de la partie
originelle des voies d'excrétion jusqu'au niveau des passages de
Héring : le sang qui vient de passer par les capillaires se rend au
lobule hépatique par les *veines radiculaires portes de Ferrein.*

D'ailleurs tout le sang de l'artère hépatique est destiné à traverser le lobule. Les branches collatérales extra-glandulaires,
pylorique, gastro-épiploïque droite, cystique, se terminent au
niveau de l'estomac et de la vésicule biliaire dans des capillaires
qui font partie des origines de la veine porte. De même, les
collatérales intra-hépatiques correspondent à des réseaux capillaires qui donnent naissance à des veines portes accessoires. Mais
presque tout le sang qui parvient ainsi au lobule est déjà veineux et a traversé un premier réseau capillaire. Seules, les
branches terminales lobulaires, dont nous avons parlé, apportent
à la cellule hépatique un sang complètement oxygéné.

Chez le fœtus, pendant la période de la plus grande activité
du foie, cet organe reçoit par la veine ombilicale une grande
quantité de sang riche en oxygène. Au contraire, après la naissance, une très faible partie seulement du sang de l'artère hépatique lui arrive à l'état pur.

Il en résulte que la nutrition de la cellule hépatique est peu
active et que les éléments du foie sont très sensibles à l'*anoxémie*
(RENAUT). — C'est pour cela que dans l'intoxication par l'oxyde
de carbone ou par le phosphore blanc, la stéatose commence
toujours au niveau du foie ; il en existe déjà dans cet organe,
alors que tous les autres en sont encore indemnes (RENAUT).

4° Veines sus-hépatiques. — Le sang fonctionnel et le sang nourricier séparés jusqu'au lobule, se réunissent et se confondent dans le réseau capillaire mixte intra-lobulaire. Aussi la voie efférente sera-t-elle unique et le sang qui vient d'être au contact de la cellule hépatique qui l'a enrichi de ses divers produits de sécrétion interne, ne suivra pour rentrer dans la circulation générale qu'une seule voie, celle de l'arbre sus-hépatique. Celui-ci a autant de racines qu'il existe de lobules dans le foie. En effet, son extrémité originelle correspond à la veine centrale qui, en suivant l'axe du lobule, reçoit les capillaires radiés. Ces derniers n'abordent pas directement leur canal collecteur commun : vers le centre du lobule, ils perdent leur individualité et se réunissant par petits groupes, ils forment une sorte de conduit collecteur collectif et de plus fort calibre par l'intermédiaire duquel ils se déversent dans la veine centrale. Cette disposition donne lieu vers la base du lobule où elle existe particulièrement, à une figure radiée qui a reçu le nom d'*étoile de Hering*.

La veine axiale émerge au niveau du sommet du lobule dont elle a recueilli tout le sang et auquel elle forme un pédicule : elle s'appelle alors la *veine sus-lobulaire*. Bientôt elle se réunit à angle aigu avec les vaisseaux homologues venant des lobules voisins : grâce à cette tendance à la réunion, les ramuscules forment des rameaux ; ceux-ci donnent naissance aux branches qui, en se fusionnant, deviennent des troncs *sus-hépatiques*.

Mais la convergence est loin d'être régulière et rigoureusement dichotomique. On en acquiert rapidement la conviction par l'examen de la face interne d'une veine volumineuse ouverte et étalée : des orifices énormes coexistent avec des trous de calibre infime : le tronc hépatique reçoit des branches de fort calibre en même temps des veinules sus-lobulaires.

Au point de vue de leur direction, les gros rameaux sus-hépatiques sont antéro-postérieurs ; ils vont du bord tranchant du foie vers le bord diaphragmatique où se trouve leur canal collecteur commun, la veine-cave inférieure. Il s'ensuit qu'ils croisent à peu près à angle droit les branches de division de la veine porte qui sont transversales. Ils occupent d'ailleurs un plan plus élevé. Les *veines sus-hépatiques* sont plus rapprochées de la face convexe du foie que de sa face inférieure. Leurs relations avec le parenchyme hépatique sont intimes. Déjà, dans l'intérieur du lobule, la veine axiale est étroitement unie par sa périphérie au tissu lobulaire par les capillaires radiés qui tirent pour ainsi dire sur elle, excentriquement. C'est pour cela que sa lumière est toujours très apparente sur les coupes. De même, les veines sus-hépatiques de plus fort calibre sont comme fusionnées par leur face externe avec le parenchyme du foie dont rien ne les sépare; quand on veut les isoler, on arrache en même temps des lambeaux de tissu hépatique. C'est là le principal caractère qui permet de les différencier des branches de la veine porte. Sans doute, la direction et la situation ne sont pas identiques : le calibre est plus petit pour les veines sus-hépatiques : la structure de la paroi n'est pas la même ; mais la différence la plus caractéristique réside dans l'aspect qu'elles présentent sur les coupes. Tandis que les branches portales sont lâchement unies à la gaine glissonienne et reviennent sur elles-mêmes à l'état de vacuité, les veines sus-hépatiques restent constamment béantes.

C'est cette particularité qui explique la facilité avec laquelle se produit la circulation rétrograde dans le cas du foie cardiaque. La stase, dans le cas d'obstacle à la circulation veineuse se fait sentir jusque dans les racines de l'arbre sus-hépatique. C'est grâce à la béance des veines efférentes de la glande hépatique que le foie devient pulsatile quand la valvule tricuspide a été forcée, qu'il représente une véritable éponge régulatrice placée sur le cours du sang, qu'il varie de volume dans des proportions considérables et souvent dans un temps très court.

L'ondée rétrograde dans l'arbre sus-hépatique est d'ailleurs favorisée par l'absence habituelle de valvules : quand, par exception, celles-ci existent, elles sont rares et toujours incomplètes et insuffisantes.

Au point de vue de leur structure, les veines sus-hépatiques sont remarquables par l'épaisseur de leur tunique musculaire. La totalité du sang efférent du foie rentre dans la circulation générale par l'intermédiaire de la veine-cave inférieure.

Nous avons déjà vu que le tronc veineux cave correspond au bord postéro-supérieur du foie sur une hauteur de 5 centimètres environ. Dans cette portion de son trajet, le vaisseau est en rapport intime avec le parenchyme hépatique, non seulement parce qu'il s'y creuse une gouttière et que sa tunique externe se continue avec le tissu conjonctif périlobulaire, mais encore parce qu'il reçoit un nombre considérable de petites veines sus-hépatiques.

En effet, quand on ouvre par sa face postérieure, le segment juxta-hépatique de la veine cave inférieure, on voit la face interne de la portion de sa paroi qui est en contact direct avec le foie, criblée de petits orifices dont chacun représente l'embouchure d'une veine sus-hépatique de petit calibre.

Les parties du parenchyme placées au voisinage de la veine cave envoient leurs vaisseaux se jeter directement dans ce tronc veineux sans emprunter la voie du grand arbre sus-hépatique. Ces veinules directes et indépendantes n'ont pas de trajet extra-glandulaire ; elles forment les *petites veines sus-hépatiques* ou le *groupe inférieur des veines sus-hépatiques.*

Au point de vue anatomique et physiologique, leur importance est minime et la plus grande partie du sang du foie passe par les *grandes veines sus-hépatiques.*

Celles-ci sont au nombre de deux, l'une gauche et l'autre droite. Chacune d'elles est formée par la réunion, en dehors du foie, de deux ou trois branches qui restent indépendantes jusqu'au voisinage de la veine cave.

La *veine sus-hépatique gauche*, ordinairement plus grêle, reçoit le sang du lobe gauche et des deux lobes moyens. Parfois, le vaisseau qui vient du lobule de Spigel et de l'éminence porte antérieure, reste indépendant sur tout son trajet et se jette directement dans la veine cave en constituant une troisième veine, la *sus-hépatique moyenne.*

La *veine sus-hépatique droite* qui correspond au lobe droit du foie est plus volumineuse. Fréquemment, avant d'atteindre la veine cave, elle est grossie par la veine phrénique droite.

Les deux troncs sus-hépatiques, ou groupe supérieur, ont un parcours extra-glandulaire réduit ; ils se jettent tous les deux dans la partie libre de la veine cave comprise entre le foie et le diaphragme, à des niveaux différents ; l'embouchure de la veine droite est ordinairement plus élevée.

La quantité de sang amenée par les veines sus-hépatiques est tellement considérable qu'immédiatement au-dessus du point où il les reçoit le tronc cave présente une brusque dilatation ampullaire.

C'est surtout par l'intermédiaire des veines sus-hépatiques que la veine cave inférieure dans laquelle elles se jettent, supporte le poids de la masse hépatique.

Tout récemment, Sérégé de Vichy (Réunion biol. de Bordeaux, 6 décembre 1904) a insisté sur la disposition des veines sus-hépatiques au niveau de leur abouchement dans la veine cave. En raison des conséquences thérapeutiques que Sérégé a tirées de cette disposition, nous croyons devoir donner *in extenso* le compte rendu de cette communication.

Chez le chien, le lobe principal et le lobe accessoire droits sont comme appendus à la veine cave inférieure. Les veines sus-hépatiques qu'ils fournissent ne présentent aucun trajet extra-hépatique et l'angle qu'elles forment avec la veine cave est très aigu. La veine sus-hépatique issue du lobe médian droit s'ouvre ou directement dans la veine cave en faisant également avec elle un angle très aigu, ou dans le tronc commun des veines sus-hépatiques gauches très près de son embouchure dans la veine cave. En résumé les angles formés par les veines des lobes droits ont une valeur d'autant moindre qu'on s'éloigne du lobe principal (dont la valeur maxima ne dépasse pas 30 degrés) pour se rapprocher du lobe médian. Les veines sus-hépatiques issues des lobes gauches ne présentent pas une disposition équivalente. Celles du lobe principal et du lobe accessoire gauche convergent vers un même point pour former un tronc commun extra-hépatique de 2, 3, 4 centimètres de long et qui se jette dans la veine cave inférieure en faisant un angle de 90 degrés à 110 degrés. Un peu avant son embouchure il reçoit la veine fournie par la partie gauche du lobe médian.

Chez l'homme la veine sus-hépatique droite est formée par

la réunion, tout près de son abouchement dans la veine cave, de trois veines : une petite (*veine du lobe principal droit du chien*) provenant de la partie supérieure du foie et faisant avec la veine cave un angle de 30 degrés environ ; une deuxième (*veine du lobe accessoire droit du chien*), la principale, collectant le sang de la plus grande partie de l'organe, se jette dans la veine cave sous un angle excessivement aigu. Si, en effet, du cœur, on cherche à pénétrer dans le foie par la veine cave, avec une sonde, celle-ci s'enfonce directement dans cette veine jusqu'à la partie inférieure de l'organe. Une troisième veine enfin (*veine de la partie droite du lobe médian du chien*) vient de la partie du foie située à droite de la vésicule biliaire, faisant à son tour avec la veine cave un angle de 20 degrés environ.

La veine sus-hépatique gauche ne présente pas de trajet extra-hépatique comme chez le chien, mais est formée aussi par la réunion de trois veines dont deux prennent contact dans le foie à 2 ou 3 centimètres de l'abouchement de la veine sus-hépatique dans la veine cave pour former un tronc commun dans lequel se jette 1 ou 2 centimètres plus loin la troisième de ces veines. La première (*veine du lobe principal gauche du chien*) vient du lobe épigastrique faisant avec la veine cave un angle que nous avons pu parfois évaluer à 115 degrés ; la seconde (*veine du lobe accessoire gauche du chien*) est fournie par la partie du foie située à gauche du ligament suspenseur, son angle est de 95 degrés environ ; la troisième enfin (*veine de la partie gauche du lobe médian du chien*) est issue de la région vésiculaire gauche et fait un angle de 75 degrés environ. La valeur de ces angles indique suffisamment l'impossibilité pour une sonde, partie du cœur, de pénétrer dans le foie gauche.

L'analogie entre le foie de l'homme et celui du chien est donc frappante. Le mode d'origine des veines sus-hépatiques étant identique dans les deux cas, on peut volontiers pousser plus loin le parallélisme et reconnaître chez l'homme la lobulation du foie du chien. Quoi qu'il en soit, ces conditions anatomiques sont suffisantes pour légitimer la division clinique que GLENARD a donnée du foie humain en trois lobes, le lobe épigastrique, le lobe médian ou biliaire et le lobe droit.

Les angles faits par chacune de ces veines sus-hépatiques avec l'axe de la veine cave présentent donc des valeurs notablement différentes, celles fournies par le foie gauche dépassant de beaucoup celle du foie droit. Si, d'un autre côté, on se rappelle que la veine porte droite est courte, volumineuse, se bifurquant d'une manière précoce, une de ses branches semblant être la continuation du tronc porte lui-même ; si on se rappelle aussi que la veine porte gauche est, au contraire, de calibre réduit, deux ou trois fois plus longue que la précédente ; si, enfin nous rapprochons ces dispositions anatomiques de celles des veines sus-hépatiques que nous venons d'étudier, la question suivante vient naturellement à notre esprit : le foie droit et le foie gauche présentent-ils les mêmes conditions de circulation ? L'aspiration thoracique réglant la circulation dans le foie, il est aisé de penser que cette action ne se fera également et uniformément sentir dans le foie droit et dans le foie gauche qu'autant que les angles formés par chaque veine sus-hépatique avec la veine cave auront une égale valeur. Si au contraire, comme c'est le cas, ils présentent des valeurs très inégales ne peut-on légitimement penser à l'existence de circulations non identiques pour chaque foie ? A droite, nous l'avons vu, les angles fournis par les veines sus-hépatiques, étant très minimes, l'aspiration thoracique peut se faire sentir directement, favorisant ainsi la déplétion rapide de l'organe en lui permettant une circulation très active. Doit-il en être de même à gauche où ces mêmes angles sont obtus ? Sérégé ne le pense pas ; car l'aspiration thoracique ne peut agir qu'indirectement.

5° Vaisseaux communiquants porto-sus-hépatiques. — Nous avons supposé jusqu'ici que les dernières ramifications de la veine porte et de l'artère hépatique communiquent avec les racines des veines sus-hépatiques, exclusivement par l'intermédiaire du réseau capillaire du lobule. En réalité, il existerait aussi, au moins d'après certains auteurs, des relations plus directes entre les vaisseaux afférents et efférents du foie.

Dans d'autres parties de l'organisme, les artérioles sont réunies aux veinules par des conduits de calibre relativement considérable et qui coexistent avec les capillaires : ce sont les *conduits dérivatifs* (SUCQUET, BOURCERET). Les organes qui les renferment possèdent deux circulations, l'une nutritive et l'autre fonctionnelle.

Ces anastomoses artério-veineuses ont été rencontrées au niveau de la paume des mains, de la plante des pieds, de la pie-mère, de la capsule fibreuse du rein (GEBERG).

CL. BERNARD a décrit dans le foie du cheval des anastomoses directes entre la veine porte et la veine cave : ces vaisseaux de communication naissent des branches portales dans le sillon transverse et se jettent dans le tronc cave, après avoir parcouru un court trajet dans le tissu hépatique.

A son tour SABOURIN [1] a insisté sur la présence dans l'intérieur du foie de vaisseaux communiquants porto-sus-hépatiques. Bien que l'existence de ces relations directes ait été mise en doute par SAPPEY, CHAUVEAU et ARLOING, RATTONE et MONDINO, il semble qu'il faille les admettre au point de vue anatomique. SABOURIN en fournit de nombreux schémas dans ses divers mémoires.

Leur importance physiologique serait assez considérable.

Quand le foie est au repos fonctionnel, la faible quantité de sang qu'il reçoit par la veine porte, gagne directement la circulation générale pour les anastomoses porto-sus-hépatiques, sans traverser le lobule : c'est la *circulation mécanique* de CL. BERNARD ou circulation de repos.

Pendant la période digestive, quand le sang portal arrive au foie en grande abondance, la voie directe devient insuffisante : la voie capillaire, plus résistante est forcée et le sang vient au contact de la cellule hépatique : c'est la *circulation chimique* de CL. BERNARD ou circulation d'activité.

Régime circulatoire du foie d'après Géraudel. — Pour cet auteur (*Soc. Biol.*, 4 février 1905), il convient de préciser ainsi le domaine respectif de l'artère hépatique et de la veine porte :

1° L'artère hépatique, qu'il faudrait mieux nommer *A. biliaire*,

---

[1] SABOURIN, *Les vaisseaux communiquants porto-sus-hépatiques* (*Progrès médical*, 1883 ; *les racines glissoniennes des veines sus-hépatiques* (*Progrès médical*, 1884 ; *les veines sus-hépato-glissoniennes : leur rôle dans la topographie des lésions systématiques du foie* (*Revue de médecine*, 1884 et 1900).

fournit exclusivement à la portion biliaire de la glande hépatique (voies biliaires intra ou extra-hépatiques, de l'ampoule de Vater aux passages de Hering). Elle ne donne rien aux lobules.

2º La veine porte assure exclusivement la nutrition de la portion proprement hépatique de la glande, ou lobule. Elle ne donne rien aux voies biliaires.

L'auteur souligne le parallélisme absolu de l'artère « biliaire » et de l'artère bronchique d'une part, de la veine porte et de l'artère pulmonaire d'autre part. Un double régime circulatoire dans les deux cas, correspond à la double différenciation qui, dans ces deux cas, a fait de l'invagination endodermique ici, des canaux bronchiques, puis un parenchyme pulmonaire ; là, des canaux biliaires, puis un parenchyme hépatique.

6º Lymphatiques du foie. — Le trajet des lymphatiques du foie et les groupes ganglionnaires dans lesquels ils se rendent, sont bien connus depuis Sappey, mais il n'en est pas de même de leur origine dans le parenchyme.

Pour les uns (Zuckerkandl, Toldt), le système lymphatique. a son origine dans le lobule hépatique, est représenté par de simples fissures remplies de lymphe où baignent les capillaires : ceux-ci sont ainsi séparées des cellules glandulaires et c'est par l'intermédiaire de la lymphe interposée que se feraient les échanges.

Pour les autres (Mac Gillavry, Asp, Budge, Disse) les lymphatiques péri-capillaires sont fermés et constituent de véritables gaines péri-vasculaires : ils seraient limités à leur périphérie soit par l'endothélium lymphatique habituel, soit pour les cellules étoilées de Kupfer.

Ces capillaires lymphatiques peuvent se diriger dans deux sens opposés. S'ils sont centripètes, ils rejoignent la veine centrale du lobule et accompagnent ensuite les branches des veines sus-hépatiques. Au niveau du bord postérieur du foie, quand les veines sus-hépatiques se jettent dans la veine cave inférieure, ils deviennent satellites de celle-ci, traversent avec elle le diaphragme, et viennent, réduits à cinq ou six troncs volumineux, se jeter dans les ganglions sus-diaphragmatiques. Les lymphatiques centrifuges émergent de la périphérie du lobule et se rendent dans les espaces de Kiernan*: là, du moins chez le porc, ils se mettent en relation avec des follicules lymphatiques (CHRONCKZSZEWSKI et KISSELEW 1869). Ils sont satellites des branches de la veine porte : aussi s'engagent-ils avec elles dans les gaines glissoniennes et aboutissent-ils au hile du foie pour se jeter dans les ganglions situés à ce niveau.

L'ensemble des troncs lymphatiques contenus ainsi dans l'épaisseur du foie et orientés vers les veines sus-hépatiques ou portales, constitue le système des *lymphatiques profonds de Sappey*.

Mais il en est d'autres qui courent immédiatement au-dessous du péritoine, en formant un réseau sur les faces supérieure et inférieure du foie : ce sont les *lymphatiques superficiels*.

Ils aboutissent à trois groupes ganglionnaires distincts :

Aux ganglions sus-diaphragmatiques en passant entre les deux feuillets du ligament suspenseur ;

Aux ganglions sus-pancréatiques, en suivant le ligament coronaire ; enfin aux ganglions du hile.

§ 6. — NERFS DU FOIE

Les nerfs destinés au parenchyme hépatique renfermant deux ordres d'éléments ; des fibres du système cérébro-spinal, entourées de myéline, rares, et des fibres du système sympathique, beaucoup plus nombreuses. Aussi, ont-ils une double origine.

1° Origines. — Le *plexus solaire* fournit les fibres sympathiques. Suivant la règle générale, lorsque le tronc cœliaque se divise en ses trois branches terminales, le plexus nerveux qui l'entoure se ramifie en autant de plexus secondaires : l'un d'eux accompagne, en l'entourant d'un réseau, l'artère hépatique (*plexus de l'artère hépatique*) et s'enfonce avec elle dans le foie. Quelques fibres sympathiques se jettent aussi sur la veine porte pour la suivre jusqu'à sa terminaison (*plexus de la veine porte*).

Les *fibres à myéline* ont vraisemblablement des origines multiples. La plupart sont fournies par le pneumogastrique gauche :

elles naissent du tronc de ce nerf au-dessous du diaphragme, s'engagent entre les deux feuillets de l'épiploon gastro-hépatique et gagnent le sillon transverse du foie en suivant le trajet de la veine porte.

La part que prennent les deux nerfs phréniques dans l'innervation du foie est difficile à établir. D'après Cruveilhier [1], le phrénique gauche fournirait des fibres à myéline, mais qui n'arriveraient au foie que très indirectement après avoir traversé le plexus solaire.

Quant au phrénique droit, il enverrait dans le parenchyme hépatique quelques filets directs qui aborderaient l'organe par son bord postérieur, en passant entre les deux feuillets du ligament coronaire : mais c'est là un fait qui est encore discuté.

Les terminaisons nerveuses dans le foie ont été étudiées par Kölliker, Retzius, Ranvier, Mac Callum (1887). En 1893 Korolkow par la méthode de Dogiel a mis en évidence dans le foie du pigeon un réseau intra-lobulaire dont les mailles entourent les cellules hépatiques ; il n'a jamais pu voir de terminaisons libres à la surface des éléments glandulaires. Il doit en être ainsi chez l'homme.

Enfin en 1893 et 1894, Berkley [1] à l'aide de la méthode de Golgi-Cajal arrive à des résultats analogues. Pour lui, à l'inverse de ce qu'avait vu Ranvier et ainsi que le lui a montré la méthode de Pal, il n'existe aucune fibre à myéline : Berkley insiste sur la richesse du plexus péri-vasculaire et signale des amas de cellules nerveuses dont l'existence pourrait avoir une certaine importance physiologique.

2° Filets nerveux péri-vasculaires. — En résumé, dans le lobule hépatique, les plexus nerveux sont surtout en connexions avec les vaisseaux. Les réseaux péri-cellulaires sont moins importants et leurs relations avec les éléments épithéliaux plus difficiles à déterminer.

---

[1] Cruveilhier, *Traité d'anatomie descriptive*, 1865.

[2] Berkley, *Studies in the Histology of the Liver* (Anat. Anzeiger, 1893 et The Johns Hopkins Hospital Reports, 1894).

Il est intéressant de constater que ces données histologiques concordent avec les données physiologiques.

3° Pas de nerfs glandulaires. — En effet, le foie ne possède pas de nerfs glandulaires. Si, avec PICARD on énerve cet organe chez le chien vivant, on constate que rien n'est changé au point de vue de la fonction glycogénique qui s'accomplit exactement dans les mêmes conditions qu'avant l'expérience. D'ailleurs, les foies ainsi énervés, examinés par le professeur RENAUT au point de vue histologique, ont été trouvés normaux.

De même, la section des nerfs du foie n'influence en rien la fonction biliaire. Ce qui importe, c'est l'activité circulatoire de la glande : la bile est sécrétée avec le maximum d'abondance au moment de la congestion hépatique. C'est ainsi qu'apparait l'importance des réseaux péri-vasculaires.

§ 7. — VOIES BILIAIRES

Comme dans les glandes volumineuses, l'appareil excréteur du foie comprend deux parties bien distinctes. L'une, qui répond à des conduits multiples et de faible calibre est placée dans l'épaisseur du parenchyme glandulaire. Elle forme les *voies biliaires intra-hépatiques*. L'autre, qui fait suite à la précédente, est tout entière en dehors du foie ; elle comprend plusieurs segments dont l'ensemble, s'étendant du foie au duodénum, constitue les *voies biliaires extra-hépatiques*.

A. — VOIES BILIAIRES INTRA-HÉPATIQUES

1° Origine. — C'est au niveau du passage de Héring, que la cavité de sécrétion représentée par le canalicule biliaire se raccorde et se continue avec la voie d'excrétion qui prend le nom de conduit biliaire.

Dès sa sortie du lobule hépatique, le conduit biliaire gagne l'espace porte voisin : là, les canaux homologues issus des divers lobules qui limitent l'espace de Kiernan, se réunissent en un seul dont on trouve la coupe ainsi que nous l'avons vu, en compagnie d'une branche de la veine porte et d'une branche de l'artère hépatique. Ce conduit biliaire interlobulaire qui collecte ainsi la bile venue d'un segment de chacun des lobules limitants, a la signification du canal excréteur du lobule de Sabourin.

2° Trajet dans le foie. — Les conduits biliaires suivent, comme les rameaux de la veine porte et de l'artère hépatique, mais en sens inverse, les gaines tubuleuses de la capsule de Glisson. Leurs anastomoses, très nombreuses chez certains animaux, existent aussi, mais moins fréquentes, dans le foie de l'homme.

Suivant la règle générale, ils convergent les uns vers les autres et donnent ainsi naissance, au fur et à mesure qu'ils s'approchent du hile, à des canaux de moins en moins nombreux, mais de volume de plus en plus considérable. En dernière analyse, quand ils émergent du foie au niveau du sillon transverse, ils sont réduits à deux gros conduits dont chacun représente la voie d'excrétion d'un lobe hépatique.

Parmi les canaux intra-hépatiques, il en est de très curieux qui sont branchés sur l'ensemble de l'appareil excréteur, mais qui se caractérisent en ce qu'ils ne sont pas en relation avec des canalicules biliaires et des cellules hépatiques. Ils se terminent, en effet, par des extrémités en cul-de-sac, formant ainsi un système de tubes aberrants ou vasa aberrantia. Grâce à leurs anastomoses multiples, ils sont disposés en réseau. Ils n'existent pas chez le fœtus ni probablement chez l'enfant ; on ne les voit apparaître que pendant l'âge adulte, et ils acquièrent leur plus grande importance dans la vieillesse. Ils se rencontrent de préférence dans certaines parties du foie, au niveau du ligament triangulaire gauche, près de la vésicule biliaire, dans les ponts de tissu hépatique qui passent au-dessus des sillons de la face inférieure. Leur existence tient à une atrophie réelle et locale du foie : les éléments glandulaires régressent et disparaissent, tandis que les conduits biliaires, bien que n'ayant plus aucun rôle excréteur à jouer, persistent indéfiniment.

B. — VOIES BILIAIRES EXTRA-HÉPATIQUES

Les deux conduits biliaires en convergeant l'un vers l'autre, réduisent à l'unité la voie d'excrétion biliaire. Le canal qui résulte de leur fusion se rend directement à l'intestin : mais, en cours de route, un réservoir s'interpose sur son trajet et se branche sur le conduit principal. Il est ainsi divisé en deux segments : l'un, supérieur, placé au-dessus de l'embouchure du réservoir ou *vésicule biliaire :* il porte le nom de *canal hépatique :* l'artère inférieure, sous-cystique, ou *canal cholédoque.*

Nous allons étudier successivement ces diverses parties.

1° Canal hépatique. — a. *Origine.* — Ainsi que nous l'avons déjà vu, il résulte de la réunion des deux conduits excréteurs lobaires. Ceux-ci, qui sont l'un droit et l'autre gauche, sont couchés à peu près horizontalement dans le sillon transverse, dans le plan le plus antérieur, au-devant des branches de l'artère hépatique. Comme pour les deux vaisseaux afférents, la branche droite est plus courte et plus volumineuse; en revanche la gauche, plus grêle, reçoit sur son trajet plus de conduits secondaires.

b. *Dimensions.* — Le diamètre du canal hépatique est de 4 à 5 millimètres.

Quant à sa longueur elle est très variable. Il est compris, en effet, entre le point de fusion des deux conduits lobaires et l'embouchure du canal de la vésicule biliaire. Or, ces deux points ne sont pas fixes; les deux branches d'origine peuvent rester longtemps indépendantes et ne se rencontrer que très bas : le canal hépatique est alors court. Le résultat sera le même, si l'abouchement du canal cystique est très élevé. On conçoit quelle doit être, suivant les cas, l'influence de ces deux facteurs qui agissent tantôt dans le même sens et tantôt en sens inverse.

La longueur moyenne peut cependant être évaluée à 3 centimètres.

c. *Rapports.* — Dès sa formation, le canal hépatique croise, en passant au-devant d'elles, la branche droite de la veine porte et celle de l'artère hépatique, et s'engage entre les deux feuillets de l'épiploon gastro-épiploïque, qu'il parcourt le long de son bord droit ou libre. Dans son trajet, il est parallèle au tronc porte qui est à sa gauche et un peu en arrière, et à l'artère hépatique dont le sépare le vaisseau précédent. Il baigne dans du tissu cellulaire qui contient des filets nerveux, des conduits et des ganglions lymphatiques.

2° Vésicule biliaire. — La vésicule biliaire ou *cholécyste* est un réservoir musculo-membraneux en rapport avec le canal excréteur de la bile, auquel elle est unie par le canal cystique. Elle constitue une annexe des voies d'excrétion, non seulement au point de vue anatomique, mais encore au point de vue physiologique et embryologique.

A. SITUATION. — Elle occupe cette dépression large et peu profonde qui forme la partie antérieure du sillon droit de la face inférieure du foie, et mérite le nom de *fossette cystique*. Le lobe carré la limite à gauche; à sa droite, se placent les facettes colique et rénale : en avant, le bord tranchant du foie; en arrière, le sillon transverse. La vésicule est fortement appliquée contre la face inférieure du lobe droit par le péritoine viscéral qu'elle sépare à son niveau du parenchyme hépatique.

B. FORME. — Elle peut être très différente suivant les cas : néanmoins, elle revêt habituellement l'aspect d'une poire dont la portion renflée se dirige en bas et en avant, tandis que sa petite extrémité regarde en arrière et en dedans.

C. DIRECTION. — Le grand axe de la vésicule est oblique de bas en haut, d'avant en arrière, et de gauche à droite : la grosse extrémité est aussi la plus rapprochée de la ligne médiane.

D. DIMENSIONS. — D'après TESTUT, la *longueur* de la vésicule biliaire est de 7 à 8 centimètres ; sa *largeur* de 25 à 30 millimètres ; sa *capacité* de 150 à 250 centimètres cubes en moyenne; mais celle-ci est très variable. En raison de l'extensibilité de sa paroi, on a pu voir dans certains cas signalés par CRUVEILHIER la vésicule contenir plusieurs litres de liquide. Inversement, elle peut se rétracter et s'atrophier notablement (*lithiase*).

E. MOYENS DE FIXITÉ. — La vésicule biliaire est fortement accolée à la face inférieure du foie, par des veinules qui, issues de sa paroi, se rendent directement dans le parenchyme hépatique et font partie d'un groupe de veines portes accessoires, par des adhérences celluleuses qui la rattachent à la capsule fibreuse du foie, enfin par le péritoine qui passe en partie sur sa face inférieure.

La disposition de la séreuse, par rapport au cholécyste, n'est pas constante. Habituellement c'est un simple voile tendu sous la vésicule, mais parfois aussi le péritoine s'insinue, entre ses bords et le foie en formant deux culs-de-sac latéraux. Exceptionnellement, ceux-ci peuvent marcher à la rencontre l'un de l'autre et, finalement constituer un véritable méso. Grâce à ce *mésocyste*, la vésicule devient alors relativement libre et mobile.

Venue de la face inférieure de la vésicule, la séreuse contourne sa grosse extrémité, revêt sur une étendue de 3 centimètres environ sa face supérieure, et se réfléchit brusquement sur la face inférieure du foie. Il en résulte qu'entre le fond de la vésicule et le parenchyme hépatique existe un espace ou *angle hépato-cystique* de Testut, au niveau duquel vésicule et foie sont séparés par un double feuillet séreux.

C'est au niveau de la face inférieure et du fond toujours tapissés par le péritoine que s'établissent spontanément les adhérences avec les organes voisins : ce sont aussi ces parties qu'il faudra accoler à l'intestin quand on voudra pratiquer la cholécystentérostomie (Delagenière).

F. Rapports. — La vésicule biliaire peut être divisée en trois parties distinctes : un fond, un corps et un col. Il faut étudier successivement les rapports de ces trois segments.

a. *Fond*. — Les rapports sont importants et il est nécessaire de les étudier d'abord avec le foie, ensuite avec la paroi abdominale.

α) *Avec le foie*. — Chez l'enfant, la grosse extrémité de la vésicule ne dépasse pas le bord tranchant du foie : plus tard, au contraire, elle le déborde de plus en plus à mesure que l'on avance en âge, et elle échancre plus ou moins profondément le bord hépatique. Sa saillie, variable aussi suivant l'état de réplétion, mesure de 10 à 15 millimètres environ.

β) *Avec la paroi abdominale*. — La portion débordante de la vésicule se met au contact direct de la paroi abdominale. La projection du fond sur la paroi se fait en des points différents, suivant que le sujet est dans le décubitus dorsal ou dans la station verticale.

Dans le premier cas, il disparait complètement sous le rebord costal.

Dans la station debout, il répond au bord externe du muscle grand droit de l'abdomen (Delagénière), à l'extrémité antérieure du 10e cartilage costal.

Pratiquement, c'est à l'intersection du muscle droit et du bord costal qu'il faut chercher la vésicule.

Plusieurs causes peuvent faire varier les rapports : chaque fois que le foie se déplace et modifie ses rapports avec la paroi abdominale, la vésicule, en raison de sa solidarité avec cet organe, en subit le contre-coup.

Quand elle augmente elle-même de volume, qu'elle est distendue par du liquide ou bourrée de calculs, elle est au contact de la paroi sur une plus grande étendue que normalement, et on peut la sentir, dans certains, par la palpation.

Il résulte de ces notions topographiques que l'incision de la paroi abdominale peut conduire directement sur la vésicule. L'incision peut, à cet effet, porter sur la ligne médiane (Terrier, Delagénière) ; sur le bord externe du muscle grand droit (Lawson-Tait) ; le long du rebord costal (Boeckel) ; enfin sur une ligne qui part du 10e cartilage costal et se dirige vers la gauche en passant au-dessous de l'ombilic (Taylor).

b. *Corps.* — On peut lui décrire deux faces, l'une supérieure et l'autre inférieure :

α) *La face supérieure* est complètement dépourvue de péritoine ; elle se moule sur la fossette cystique : du tissu cellulaire où l'on trouve des artérioles et des veinules la relie au foie. Il y a donc entre la vésicule et le foie une zone décollable qui rend assez facile la séparation des deux organes quand on pratique la cholécystectomie.

β) *La face inférieure*, à l'inverse de la précédente, est, ainsi que nous l'avons déjà vu, recouverte par la séreuse dans toute son étendue. Comme elle n'entre en relation qu'avec des organes tapissés eux aussi par la séreuse et mobiles, il en résulte que les glissements sont très faciles et que rien ne sera variable et inconstant, comme les rapports de la face inférieure du cholécyste. Cependant, la vésicule présente des relations fixes avec le duodénum et le côlon transverse... Elle est souvent relativement reliée normalement à ce dernier par un repli péritonéal, le *ligament cystico-colique*. Entre eux s'établissent aussi parfois des adhérences qui peuvent aboutir à la création d'une fistule par où des calculs biliaires peuvent directement passer dans l'intestin. Il n'est pas exceptionnel de trouver la face inférieure de la vésicule au contact de l'extrémité pylorique de l'estomac. Quand le foie est déplacé, des relations peuvent se créer avec l'intestin grêle où la face antérieure du rein droit.

c. *Col.* — Le col de la vésicule biliaire représente un canal flexueux et tordu sur lui-même, et dont l'aspect extérieur est très irrégulier: il décrit deux courbes de sens inverse et revêt la forme d'un *S* italique. Cette portion de la vésicule devient rectiligne quand on l'étire après section du tissu cellulaire qui unit ses divers segments.

À droite, la région du col porte un renflement volumineux qui a reçu le nom de *bassinet de la vésicule*. En face, sur le côté gauche, à la bosselure correspond un étranglement dans lequel est situé un ganglion lymphatique, le ganglion *cystique* ou un paquet de gros lymphatiques.

Cette échancrure est la première des trois décrites par RAYNAL; elle est d'ailleurs la principale et la plus constante; les deux autres sont au-dessous, vers le canal cystique et sont beaucoup moins marquées.

Le col est sus-jacent à la branche droite de la veine porte et il repose sur le premier angle du duodénum : il contribue à limiter supérieurement l'hiatus de Winslow.

4° Canal cystique. — Le canal cystique va de la vésicule biliaire au canal excréteur qu'il décompose en canal hépatique et cholédoque.

A. DIRECTION. — Né au niveau du bassinet de la vésicule il se dirige en bas, à gauche et en arrière, et débouche sur la face droite de l'extrémité inférieure du canal hépatique : sa portion terminale est parallèle à ce dernier sur un certain trajet. Parfois rectiligne, il est habituellement incurvé et flexueux.

B. Dimensions. — Sa longueur est de 3 à 4 centimètres en moyenne, son calibre de 3 à 4 millimètres, mais sa lumière est irrégulière ; son point le plus rétréci correspond à sa partie moyenne : son segment le plus dilaté, a son embouchure dans le canal hépatique.

C. Rapports. — Il est placé entre les deux feuillets de l'épiploon gastro-hépatique, près du bord droit ; il présente avec la veine porte les mêmes relations de voisinage que le canal hépatique : sa face gauche répond à l'artère cystique.

D. Configuration intérieure de la vésicule biliaire et du canal cystique. — Quand on ouvre pour une incision longitudinale, parallèle à leur axe, la vésicule biliaire et son canal excréteur, on est frappé de leur aspect irrégulier.

La face interne de la vésicule colorée en jaune verdâtre par la bile est soulevée par des arêtes dont les unes sont temporaires, dues à la vacuité et qui disparaissent par la distension, tandis que les autres sont permanentes.

Les plis permanents qui ont 1/3 à 1/4 de millimètre de hauteur s'anastomosent entre eux et forment ainsi des aréoles, dans l'intérieur desquelles existent des plis petits.

Il est intéressant de noter que ces crêtes disparaissent toujours au contact des calculs.

Au niveau du col, on trouve des replis encore plus saillants, qui font complètement défaut dans le reste de la vésicule et qui portent le nom de valvules.

E. Valvules. — Il en existe deux principales, placées chacune à une des deux extrémités du bassinet.

Le sillon principal que nous avons décrit extérieurement, faisant face au bassinet, correspond sur la surface interne à une crête semi-lunaire, quelquefois circulaire qui rétrécit l'orifice par lequel le bassinet communique avec la cavité du corps de la vésicule.

La valvule inférieure est intermédiaire au bassinet et au

canal cystique : elle transforme en défilé étroit l'orifice commun qui les sépare.

La surface interne du canal cystique présente chez l'embryon une disposition remarquable ; on y voit une crête qui s'enroule en spirale régulière et qui va d'une extrémité à l'autre du conduit. C'est la *valvule spirale de Heister*.

Plus tard, elle s'atrophie, mais seulement par places et d'une façon très variable suivant les sujets. Il en persiste toujours des vestiges qui soulèvent la face interne en formant des replis habituellement semi-lunaires que l'on dénomme les *valvules de Heister*. Elles ont la même signification que celles du bassinet et l'atrophie irrégulière de la crête embryonnaire explique que les dispositions les plus diverses existent chez l'adulte.

L'existence de ces valvules rend très difficile le cathétérisme du canal cystique. Elles expliquent l'arrêt des calculs et les coliques frustes sans expulsion de concrétions. Enfin, si une bougie introduite dans la vésicule rencontre un obstacle infranchissable, il ne faut pas conclure que la lumière est obstruée par un calcul : le cathéter peut simplement buter contre une valvule.

5° Canal cholédoque. — On donne ce nom au conduit vecteur de la bile qui résulte de la réunion du canal cystique et du canal hépatique. Il s'étend de l'embouchure du canal cystique au duodénum dans lequel il débouche au niveau de l'ampoule de Vater.

A. DIMENSIONS. — D'après les classiques, sa longueur serait de 6 à 8 centimètres; elle ne mesurerait que 43 millimètres en moyenne, d'après WIART.

Son calibre n'est pas le même à tous les niveaux, 13 millimètres à son extrémité supérieure, 6 millimètres seulement à son bout inférieur. Il diminue progressivement en allant de haut en bas.

Dans certains cas pathologiques, quand il est obstrué par un calcul par exemple, il peut, grâce à son extensibilité, se dilater dans des proportions énormes. C'est ainsi que, dans un cas de CRUVEILHIER, il avait les dimensions du duodénum.

4.

B. **Direction et trajet**. — Le canal cholédoque est oblique en bas, à droite et en arrière. Il n'est pas rectiligne, mais présente deux courbures, l'une à concavité antérieure, l'autre à concavité droite; celles-ci sont dues à l'action des organes avec lesquels le cholédoque entre en rapport. En effet, dans son trajet, le canal entre en relation avec le duodénum, le pancréas et enfin la paroi intestinale.

C. **Rapports**. — D'après ce que nous venons de dire, il est rationnel de diviser avec Testut, pour l'étude des rapports, le canal cholédoque en quatre segments distincts : sus-duodénal, rétro-duodénal, pancréatique et intra-pariétal.

a. *Segment sus-duodénal*. — Le cholédoque peut naitre au-dessus du duodénum; mais si les deux canaux hépatique et cystique se réunissent tardivement, son origine est rétro-duodénale. Dans ce dernier cas, la portion sus-duodénale fait défaut.

Quand ce segment existe, il est situé entre les deux feuillets de l'épiploon gastro-hépatique, comme ses deux branches originelles. Il est accompagné par le tronc des deux vaisseaux afférents du foie, veine porte et artère hépatique. La veine porte occupe la partie moyenne et elle est flanquée à droite du cholédoque, à gauche de l'artère hépatique, en même temps qu'elle occupe un plan un peu plus postérieur. Dans le voisinage du cholédoque se trouvent en outre des nerfs, des conduits et des ganglions lymphatiques ; l'un de ces derniers, à peu près constant, se trouve au point de rencontre du canal avec le duodénum.

b. *Segment rétro-duodénal*. — Il répond en avant à la face postérieure de la première portion du duodénum et plus bas de la tête du pancréas. Son bord gauche est longé par la veine porte et par l'artère gastro-duodénale, enfin sa face postérieure est en rapport avec la veine cave inférieure, dont elle reste séparée par un ou plusieurs ganglions lymphatiques.

c. *Segment pancréatique*. — Depuis le bord inférieur de la première portion du duodénum jusqu'au moment où il s'engage dans la portion verticale, le canal cholédoque présente des rapports étroits avec le pancréas qui est au-devant de lui. Il se creuse suivant le cas une gouttière ou un canal complet dans l'épaisseur du parenchyme pancréatique. Ces dispositions réciproques des deux organes varient suivant les individus. Le plus habituellement, les rapports sont d'autant plus intimes qu'on s'adresse à une portion inférieure du cholédoque : en haut le conduit reste à découvert, par sa face postérieure ; mais plus bas, le tissu pancréatique l'entoure complètement, et le cholédoque parcourt en plein pancréas un véritable tunnel. L'intimité de ces relations explique les phénomènes de compression du cholédoque dans le cas d'hypertrophie du pancréas, plus particulièrement dans le cancer de la tête de cet organe.

En arrière, le segment pancréatique répond à quelques ganglions lymphatiques, mais surtout à la veine cave inférieure. Ce dernier rapport est important, car il faut à tout prix éviter de blesser le gros vaisseau dans les opérations sur le cholédoque.

En dehors, le canal excréteur du foie suit le bord interne de la portion descendante du duodénum. En dedans, enfin, il répond à distance à la grande veine mésaraïque.

d. *Segment pariétal.* — Après sa pénétration dans la paroi de la portion descendante du duodénum, qui s'effectue à l'union de la face postérieure et du bord interne, le cholédoque traverse obliquement la couche musculaire et la tunique celluleuse et vient déboucher dans la cavité intestinale par un orifice porté au sommet d'une saillie qui a reçu le nom de *caroncula major*. Sur une coupe, cette éminence se montre creusée d'une cavité dans laquelle débouchent à la fois le canal cholédoque et le canal principal du pancréas ou de Wirsung, et à laquelle on donne le nom d'ampoule de Vater. Tantôt le cholédoque débouche dans le fond de l'ampoule de Vater : les deux voies biliaires et pancréatique se jettent dans une cavité commune où se mélangent les liquides glandulaires avant leur arrivée dans l'intestin ; tantôt on voit les deux canaux rester indépendants l'un de l'autre et courir côte à côte jusqu'à leur abouchement intestinal.

C. — Structure des voies biliaires

Nous avons laissé intentionnellement de côté l'étude de la structure des voies biliaires, quand nous avons passé en revue

leurs divers segments. C'est qu'en effet il paraît plus rationnel
d'examiner à ce point de vue tout le système dans son ensemble.
D'ailleurs la structure présente dans les différentes portions une
grande ressemblance, et il devient ainsi possible d'éviter les
répétitions. Nous suivrons l'appareil excréteur depuis ses origines
jusqu'à sa terminaison, et nous verrons ainsi la paroi du conduit excréteur, d'abord très simple, se compliquer progressivement. Dans tous les segments, nous rencontrerons les mêmes
tuniques ; aussi les verrons-nous successivement en suivant
chacune d'elles tout le long des voies biliaires.

1° Muqueuse. — D'une extrémité à l'autre des voies d'excrétion on trouve une membrane interne ou muqueuse qui limite
directement la cavité des conduits et est au contact du liquide
qu'ils contiennent.

Comme toutes les membranes analogues, elle présente deux
parties composantes, un épithélium et un chorion. A la muqueuse se rattachent des glandes que nous trouverons ici très
nombreuses.

A. ÉPITHÉLIUM. — Nous avons vu, à propos des passages de
Héring, les modifications profondes que subit l'épithélium quand
on passe du canalicule biliaire, cavité de sécrétion, au conduit
biliaire, voie d'excrétion. .

Nous allons rencontrer successivement trois types de revêtement épithélial, l'un qui appartient aux voies biliaires intra-
hépatiques et à une partie des canaux extra-hépatiques, un
second qui correspond à la vésicule biliaire, un dernier enfin qui
caractérise le canal cholédoque.

a. *Épithélium des voies biliaires intra-hépatiques*. — Il est
formé par une couche simple de cellules pyramidales, finement
granuleuses et présentant un très mince plateau du côté de la
lumière.

b. *Épithélium de la vésicule biliaire*. — Il présente, chez le chien,
les caractères de l'épithélium qui recouvre les villosités intestinales (RENAUT). En effet, leur extrémité libre possède un plateau strié, comme dans l'intestin ; dans l'intérieur, il est facile

de mettre en évidence des gouttelettes graisseuses qui ont été non pas absorbées par les cellules, mais au contraire fabriquées par elles.

Elles représentent vraisemblablement de la *cholestérine*, car Doyon et Dufourt ont montré que cette substance est sécrétée par la paroi de la vésicule biliaire.

Chacune de ces cellules offre une particularité intéressante : on voit en effet partir du corps cellulaire une sorte d'appendice grêle et variqueux, qui ressemble au prolongement nerveux d'une cellule sensorielle.

c. *Épithélium du canal cholédoque.* — Dans la première portion du cholédoque, il reproduit les caractères de celui de la vésicule biliaire, il ressemble donc déjà beaucoup à ce niveau, à celui de l'intestin ; dans la partie inférieure du canal, au voisinage de l'ampoule de Vater, il lui devient identique, grâce à l'existence, entre les éléments à plateau strié, de cellules caliciformes.

B. Chorion. — Nous n'en dirons rien, sauf qu'il présente les caractères habituels et qu'il est séparé de l'épithélium par une sorte de limitante qui tient lieu de vitrée.

C. Glandes des voies biliaires. — On les trouve tout le long de l'appareil excréteur, depuis les conduits biliaires les plus grêles. Elles se présentent, sur les canaux intra-hépatiques, sous la forme d'une riche végétation faisant saillie sur la surface externe des conduits. Cette disposition a été particulièrement bien décrite par Sappey.

Elles représentent de petites dépressions utriculaires ou *cryptes muqueux de Renaut*, tapissées par un épithélium en tout semblable à celui que nous avons décrit et contenant, comme lui, des granulations graisseuses en rapport avec la sécrétion de la cholestérine ; on y voit aussi de rares cellules claires qui vraisemblablement sécrètent le mucus de la bile. Elles sont très rares et très petites au niveau de la vésicule qui en est la partie la plus dépourvue. Les glandes deviennent plus importantes dans le cholédoque, et l'on y voit de grosses cellules caliciformes bien caractérisées. Enfin, la portion toute terminale possède, dans la région de l'ampoule de Vater, un groupe glandulaire tout particulier. Ces glandes vatériennes, complètement différentes des glandes biliaires que nous avons décrites jusqu'ici, sont en grappes ou en tubes ramifiés; les cellules de la partie sécrétante contiennent des granulations analogues à du zymogène (PILLIET).

2° Couche externe ou fibro-musculaire. — Sur les plus fins conduits biliaires, elle est exclusivement formée par des fibres conjonctives entremêlées de fibres élastiques à direction longitudinale. Cependant déjà, dans les canaux intra-hépatiques, les fibres musculaires lisses font leur apparition au milieu des précédentes.

Les mêmes éléments existent au niveau des voies biliaires extra-hépatiques, avec cette particularité que les fibres musculaires deviennent de plus en plus importantes. Leur direction principale est longitudinale. La vésicule biliaire se comporte à ce point de vue comme tous les réservoirs musculo-membraneux. Les éléments contractiles y sont disposés en plexus, parce qu'ainsi leur contraction a pour résultat de réduire dans tous les sens et concentriquement la cavité qu'elles circonscrivent.

Dans le canal cholédoque, la même disposition plexiforme se reproduit. On trouve en effet dans sa paroi des fibres longitudinales externes, des fibres circulaires internes et des fibres obliques interposées entre les deux plans. Dans son trajet à travers la paroi de l'intestin, le canal cholédoque conserve sa complète indépendance, ses tuniques restent distinctes de celles du tube intestinal. Tout autour de sa portion terminale, les fibres circulaires qui existent sur toute sa longueur s'épaississent en un anneau qui porte le nom de *sphincter du cholédoque* ou de sphincter d'Oddi (fig. 295). L'existence de cet anneau contractile, au niveau de l'orifice d'abouchement du cholédoque de l'intestin, a une grande importance. Elle travaille, dans le même sens que l'obliquité du canal dans son trajet intra-pariétal, à créer une barrière entre la cavité intestinale et la lumière des voies biliaires. — C'est une des causes qui contribuent à rendre difficile, dans le canal cholédoque, la migration ascendante des micro-organismes qui pullulent dans l'intestin.

D. — VAISSEAUX ET NERFS DES VOIES BILIAIRES

1° Artères. — Elles viennent toutes de l'artère hépatique. — Celle-ci fournit, au niveau de son tronc et de ses branches, des rameaux destinés aux divers segments des voies biliaires. La plus importante des artères ainsi fournies par le tronc hépatique, est *l'artère cystique* qui naît de la branche droite de l'artère hépatique. Elle se divise elle-même en deux rameaux, l'un inférieur en rapport avec le côté gauche, et l'autre supérieur destiné au côté droit. Ces deux rameaux s'anastomosent entre eux au niveau de la face supérieure. Ils fournissent de nombreuses collatérales qui font former un riche réseau à mailles polygonales au niveau de la muqueuse.

2° Veines. — Elles sont toutes destinées à traverser le foie : en effet, les unes se rendent dans des branches de la veine porte ou dans son tronc, les autres gagnent directement le foie et constituent des veines portes accessoires.

Dans ce dernier groupe rentrent les veinules qui viennent des canaux biliaires intra-hépatiques et un certain nombre de celles qui émergent de la vésicule.

3° Lymphatiques. — Ceux des conduits intra-hépatiques, du canal cystique et du canal hépatique, se rendent dans les ganglions du hile ou dans ceux que nous avons indiqués dans leur voisinage immédiat.

La vésicule biliaire est particulièrement riche en lymphatiques.

Du réseau contenu dans sa paroi partent des lymphatiques externes qui vont aux ganglions situés à l'extrémité droite du sillon transverse, et des lymphatiques internes qui se rendent au ganglion cystique.

4° Nerfs. — Ils prennent naissance dans le plexus solaire.

Pour arriver aux voies biliaires, ils suivent le trajet de l'artère hépatique ou restent indépendants.

Ils se terminent dans la tunique musculaire, où ils forment un plexus analogue à celui d'Auerbach de l'intestin, tandis que les terminaisons sensitives arrivent jusqu'au niveau de l'épithélium.

CHAPITRE II

DÉVELOPPEMENT DU FOIE ET DES VOIES BILIAIRES

Il est bon de décrire, ainsi que nous l'avons fait, les dispositions anatomiques et histologiques du foie complètement développé; mais il serait encore préférable d'en donner une explication rationnelle, en étudiant le mécanisme de leur formation. C'est là le but des notions d'embryologie et d'histogenèse que nous allons exposer.

Mais l'ontogénie n'est que la reproduction condensée de la phylogénie.

Les divers stades du développement du foie chez les animaux supérieurs, qui ne sont chez eux que transitoires, sont fixés à l'état définitif chez les animaux moins élevés en organisation. C'est pour cela qu'il est logique de faire accompagner l'étude de l'ontogenèse de quelques notions d'anatomie comparée.

§ 1. — FOIE

Le foie, dans la série animale, apparaît sous la forme d'une évagination de la paroi intestinale embryonnaire et qui est le résultat soit d'un simple plissement, soit d'une prolifération active des cellules endodermiques.

L'ébauche hépatique se développe sur la face ventrale au point où l'intestin antérieur qui forme un tube complet se continue avec la partie postérieure encore à l'état de gouttière, immédiatement au-dessus du canal vitellin : c'est la région du futur duodénum [1].

On a longtemps cru que chez tous les vertébrés, la diverticule hépatique est unique ; mais des recherches ultérieures ont montré qu'il n'en est ainsi que chez les vertébrés inférieurs (Serpents, HAMMAR).

Au contraire, chez les oiseaux (REMAK, SHORE, HAMMAR, FÉLIX) et chez les mammifères (KÖLLIKER, HIS, JOUBIN, BRACHET) il existe deux ébauches qui se montrent à des époques différentes. Chez l'homme, le premier diverticule apparaît au quinzième jour, le second un peu plus tard (HIS).

Ce stade primitif où le foie est représenté par un simple cæcum qui débouche dans la cavité intestinale est fixé chez *l'amplioxus*. Son *foie diverticulaire* est tapissé par une rangée de cellules cylindriques à cils vibratiles, colorées en vert, car elles sécrètent de la bile [2]. (J. MULLER).

[1] Les diverticules hépatiques sont en rapport intime avec l'ébauche ventrale du pancréas : cette communauté d'origine explique pourquoi, chez certains animaux inférieurs, les deux glandes ne forment pendant toute l'existence qu'un seul et même organe, l'*hépato-pancréas*.

Le bourgeon pancréatique ventral donne naissance à la portion du canal de Wirsung compris dans la tête du pancréas et au tissu glandulaire qui l'entoure : c'est pour cela que le canal de Wirsung qui représente chez l'homme le canal excréteur principal du pancréas, débouche dans l'intestin en compagnie du cholédoque au niveau de l'ampoule de Vater.

[2] Le foie diverticulaire se rencontre aussi à l'état définitif chez un certain nombre d'*invertébrés*. Chez ces derniers, en effet, la glande hépatique peut revêtir trois aspects différents :

a. Elle consiste dans une simple différenciation de certaines cellules de l'intestin moyen qui sont plus volumineuses et colorées en vert : le foie est réduit à la *zone verte de l'intestin moyen* que l'on rencontre chez certains *Rotifères* et *Bryozoaires* : c'est le foie intestinal.

b. A un degré plus élevé, on trouve le *foie diverticulaire* comprenant un ou plusieurs cæcums intestinaux, semblables à eux-mêmes dans toute leur étendue, ou au contraire tendant à se différencier en partie sécrétrice à leur extrémité libre (Crustacés inférieurs, Trématodes, etc.).

c. Enfin, le foie peut se trouver fusionné au pancréas : les deux

L'évolution ultérieure de l'ébauche hépatique est sous la dépendance d'une loi qui a une importance capitale et qui rend compte de toutes les modifications qui vont survenir.

Dans la forme diverticulaire, ou même dans le cas de l'hépato-pancréas, le foie est une glande presque exclusivement digestive, sa sécrétion externe est pour ainsi dire son unique fonction.

A mesure qu'on s'élève dans l'échelle des êtres ou que l'on observe des stades plus avancés du développement ontogénique des animaux supérieurs, l'organe hépatique marque une tendance manifeste à perdre de plus en plus son rôle intestinal.

Chez les vertébrés, il se sépare du pancréas et lui abandonne presque complètement les fonctions digestives de l'organe mixte ou hépato-pancréas qu'il formait avec lui chez les animaux inférieurs. Aussi, sans rien perdre de son importance, son activité change d'objet. La sécrétion interne devient de plus en plus prédominante. Il en résulte que l'élément glandulaire, la cellule hépatique. doit subir une orientation nouvelle et se disposer autour de la voie afférente de la sécrétion interne, c'est-à-dire des vaisseaux sanguins.

Nous avons donc essentiellement à montrer par quel mécanisme au foie *purement biliaire*, succède le *foie sanguin*.

La glande hépatique des animaux supérieurs se forme aux dépens de deux ébauches : *l'une épithéliale*, d'origine intestinale que nous avons déjà signalée : l'autre *vasculo-conjonctive*. C'est de leur concours que résulte le foie sanguin. Aussi est-il nécessaire, après les avoir étudiées séparément, de montrer leur action combinée pour aboutir, en passant par des intermédiaires, au terme ultérieur qui est le foie lobulé des mammifères.

1° Ébauche épithéliale. — Les deux diverticules hépatiques primitifs bourgeonnent par leur extrémité libre ; comme dans une glande ordinaire, ils donnent ainsi naissance à des ramifications

glandes ne forment plus qu'un seul organe qui joue un rôle presque purement digestif : c'est *l'hépato-pancréas* (Gastéropodes).

de plus en plus riches. Mais ce qui est absolument spécial au foie, c'est qu'au lieu de rester indépendantes les unes des autres et de se terminer par des extrémités libres et closes comme dans toutes les autres glandes, les dernières branches de division s'anastomosent entre elles et donnent naissance à un réseau.

Les travées anastomotiques de Remak qu'elles forment ainsi sont-elles primitivement pleines pour se creuser ensuite ou bien possèdent-elles d'emblée une lumière ? C'est là une question qui a été longtemps agitée et résolue dans des sens divers.

Il paraît maintenant établi que les travées hépatiques primitives constituent, tout à fait au début, des cylindres pleins mais qui se creusent de bonne heure. La lumière est apparente chez le poulet au quatrième jour (FROBEEN) et sur l'embryon humain, TOLDT et ZUCKERKANDL ont vu les travées canaliculées dès la quatrième semaine. Chacun de ces tubes sectionnés en travers montre une fine lumière, le futur canalicule biliaire, bordée par une rangée de cellules au nombre de trois ou quatre.

Cette glande en tube ramifiée et réticulée persiste pendant toute la vie chez l'*Ammocœtes branchialis* dont le foie a été si bien étudié par le professeur RENAUT. Nous reviendrons plus loin sur cette description, mais nous pouvons déjà dire que c'est là le type du *foie biliaire*.

2° Ébauche vasculo-conjonctive. — Les deux diverticules hépatiques nés de la face ventrale, poussent en avant et s'engagent entre les deux feuillets du mésentère ventral ; là ils rencontrent une masse qui est placée au-devant d'eux et qui mérite bien le nom d'*avant-foie* que lui a donnée HIS. Cette masse qui va jouer un rôle considérable dans la formation du foie (*bourrelet hépatique* de Kölliker) représente l'ébauche vasculo-conjonctive.

Elle comprend elle-même deux parties : l'une qui correspond aux voies de retour de la première circulation, les *deux veines omphalo-mésentériques* qui donnent naissance à une cloison transversale, le *septum transversum* ; l'autre, antéro-postérieure qui prendra part à la constitution du diaphragme et qui porte le nom de *diaphragme primaire*.

3° Action combinée de l'ébauche épithéliale et de l'ébauche vasculo-conjonctive. — Elle aboutit à la formation du foie sanguin.

Les diverticules hépatiques s'enfoncent dans l'intérieur de la masse mésodermique qui représente l'avant-foie. La première conséquence de cette pénétration serait, d'après PREXANT, la constitution du réseau de Remak. En effet, si les végétations épithéliales s'anastomosent entre elles, c'est parce qu'elles épousent la forme du moule mésodermique dans lequel elles sont entrées; celui-ci est une sorte d'éponge préformée dont les mailles sont envahies par les végétations glandulaires.

Mais l'ébauche vasculo-conjonctive produit dans le foie épithélial des modifications encore plus importantes.

Les veines omphalo-mésentériques qui, primitivement, sont simplement juxtaposées à l'ébauche hépatique, entrent en relations avec elle. Dans ce but, chaque veine vitelline émet deux bourgeons, l'un supérieur ou sus-hépatique, l'autre inférieur ou sous-hépatique. Ces deux évaginations nées du même tronc veineux à des niveaux différents végètent et se ramifient dans l'intérieur du foie : elles marchent progressivement l'une vers l'autre et s'anastomosent par leurs capillaires terminaux. Ce réseau capillaire intra-hépatique est intermédiaire à l'arbre veineux inférieur qui est afférent et apporte le sang de la veine omphalo-mésentérique et au supérieur qui est efférent et ramène le sang dans un segment plus élevé de la même vitelline.

C'est par ce mécanisme que se crée une voie de dérivation à travers le foie. Le sang qui va au cœur par la veine omphalo-mésentérique passera en partie par les vaisseaux intra-hépatiques, en partie par la voie directe du tronc vitellin. Celui-ci perd peu à peu de son importance : le segment compris entre les deux bourgeons veineux supérieur et inférieur disparaît, et dès lors, la totalité du sang vitellin passe par le foie.

Le système afférent, développé aux dépens de la veine omphalo-mésentérique deviendra plus tard la *veine porte intra-hépatique*.

Quant aux voies efférentes du réseau capillaire hépatique primitif, elles formeront l'arbre sus-hépatique. Les deux bourgeons supérieurs dans leur partie qui n'est pas encore divisée correspondent aux deux grandes veines sus-hépatiques droite et gauche.

La veine cave inférieure, dans son segment supérieur, pousse comme une évagination de la future veine sus-hépatique gauche.

Elle en est donc une dépendance au point de vue embryonnaire, tandis que, plus tard, elle constituera un tronc dont les veines sus-hépatiques ne seront que des collatérales.

Le tissu mésodermique accompagne les vaisseaux dans leur pénétration intra-hépatique.

Mais le bouleversement apporté dans le foie épithélial pour l'envahissement vasculo-conjonctif existe à des degrés divers suivant les espèces animales et suivant le stade de l'évolution ontogénique.

Le foie le plus simple à cet égard est celui de l'ammocœtes.

Sur une coupe transversale, il a la forme d'un croissant, et, au point de vue schématique, il comprend trois zones concentriques distinctes. La première qui occupe la concavité répond à un noyau conjonctif dans lequel on aperçoit la coupe de la veine omphalo-mésentérique (future veine porte). On peut comparer cette partie au bulbe de l'ovaire ou au corps d'Highmore du testicule ; comme eux, elle représente la bile de l'organe, puisque c'est par là que pénètrent les vaisseaux afférents issus de la veine vitelline, et que c'est par ce point que sortent les canaux excréteurs.

La périphérie ou convexité du croissant montre la section de veines parallèles au grand axe de l'organe et qui ont la signification de veines sus-hépatiques.

Entre ces deux zones extrêmes, la plus grande partie du foie est occupée par le parenchyme glandulaire. Celui-ci est exclusivement formé par des tubes qui s'anastomosent entre eux dans tous les sens.

La lumière de ces conduits glandulaires est entourée par des cellules en nombre variable et qui peut parfois être réduit à deux.

Chacun de ces éléments comprend deux zones distinctes : l'une supra-nucléaire qui renferme de la graisse : l'autre infra-nucléaire où le sérum iodé met en évidence du glycogène (RENAUT).

L'intervalle des tubes est occupé par des capillaires sanguins, intermédiaires aux vaisseaux du hile et à ceux de la périphérie. Ce qui le caractérise, c'est la tendance qu'ils manifestent déjà à entrer en relation très intime avec les cellules glandulaires.

« Tubes sécréteurs anastomosés et capillaires sanguins occupant leurs intervalles, forment un tout inséparable et indissociable. Les parois vasculaires font absolument corps avec celles des tubes sécréteurs. » (RENAUT.)

A un degré plus élevé, l'évolution est caractérisée par la tendance que manifestent les deux zones extrêmes du foie de l'ammocœtes à marcher à la rencontre l'une de l'autre à travers le parenchyme. — Les veines sus-hépatiques périphériques poussent des bourgeons qui s'engagent entre les tubes : en même temps le noyau conjonctif du hile qui contient les vaisseaux afférents et les canaux excréteurs se dissocie, se décompose en bandes qui s'insinuent entre les conduits glandulaires.

Cette double pénétration en sens inverse du parenchyme sécréteur produit un changement considérable dans la texture du foie.

Les éléments glandulaires qui évoluent de plus en plus vers la sécrétion interne, s'orientent vers les origines des veines sus-hépatiques qui sont venues au-devant d'elles. En même temps, les bandes conjonctives, issues du hile, qui entraînent avec elles des branches vasculaires afférentes (portales et artérielles) et des canaux biliaires, segmentent le parenchyme et tendent à en individualiser une partie autour de chaque radicule sus-hépatique.

Ce stade intermédiaire très important est réalisé dans le foie du fœtus humain au troisième mois : il est fixé définitivement chez les *batraciens anoures*.

Bien que la glande hépatique ne soit encore à ce moment formée que par des tubes, elle est déjà cependant assez segmentée pour que la division en lobules commence à se dessiner.

C'est le *foie tubulé pseudo-lobulaire*.

Le terme ultime de ce double processus de segmentation du parenchyme par des bandes conjonctives contenant les vaisseaux afférents, et d'orientation vers les bourgeons veineux sus-hépatiques, est le *foie lobulé*. Les tubes sécréteurs sont complètement désorganisés, et le tissu hépatique se décompose en petites masses ou lobules dont chacune présente les mêmes parties que le foie total de l'ammocœtes : c'est-à-dire, deux zones, l'une conjonctive avec les vaisseaux afférents et les canaux excréteurs qui forment les espaces et les fissures de Kiernan ; l'autre qui correspond au système sus-hépatique : entre les deux, le parenchyme glandulaire du lobule.

Parallèlement à l'évolution morphologique et de texture dont nous venons de parler, il se produit des modifications structurales encore plus importantes. La cellule hépatique s'adapte de plus en plus à sa fonction de sécrétion interne : aussi est-il nécessaire que tout en maintenant ses communications avec les voies biliaires, elle entre en rapport plus intime avec les vaisseaux sanguins.

4° Orientation de la cellule hépatique dans le lobule. — Il nous reste maintenant à expliquer comment s'établissent dans le foie définitif de l'homme adulte les rapports de la cellule hépatique : 1° avec les *capillaires sanguins;* 2° avec les *canalicules biliaires.*

a. *Orientation des cellules hépatiques vers les capillaires sanguins.* — Quand le parenchyme hépatique est au stade de foie tubulé, il existe de nombreux capillaires sanguins, mais ils sont tous placés entre les travées; ils forment donc exclusivement un *réseau intertrabéculaire;* il survient bientôt un fait capital : la pénétration des vaisseaux dans les travées elles-mêmes. Or, les auteurs ne sont pas d'accord sur l'origine de ce *réseau intratrabéculaire.*

D'après Kölliker, les capillaires intertrabéculaires bourgeonnent et donnent naissance à des capillaires qui pénètrent dans les cordons épithéliaux, s'insinuent entre les cellules, les séparent les unes des autres et se mettent en rapport intime avec elles.

Au contraire, d'après Renaut, Van der Stricht[1], les capillaires intratrabéculaires sont complètement indépendants du réseau intertrabéculaire. Au milieu des cellules hépatiques, dans l'épaisseur des travées, on aperçoit des éléments volumineux et arrondis, prenant fortement les réactifs, juxtaposés aux cellules glandulaires et isolés les uns des autres. Ces éléments se multiplient activement par division indirecte et forment ainsi des amas cellulaires qui ont la signification d'îlots vasculo-sanguins. Les cellules filles qui occupent le centre de l'îlot sont de petite dimension. Ce sont les *cellules globuligènes* de Malassez ou *érythroblastes* de Lowit : en effet, en se divisant, elles donnent naissance à des globules rouges nucléés. En même temps, la périphérie de l'îlot se différencie en une sorte de membrane granuleuse semée de noyaux et qui formera la paroi du capillaire embryonnaire.

Les îlots vasculo-sanguins, primitivement séparés, se rapprochent les uns des autres, entrent en relation entre eux et avec les vaisseaux préexistants.

Ils donnent naissance aux capillaires radiés du lobule hépatique définitif. Les cellules vaso-formatives sont, dès leur apparition, placées au contact même des éléments glandulaires. Le développement et l'extension des îlots vasculo-sanguins coïncident avec la multiplication des cellules hépatiques qui se modèlent sur eux. C'est ainsi que, par l'embryologie, il est possible de comprendre l'intimité du rapport qui existe dans le lobule entre la cellule hépatique et le capillaire radié.

On rencontre dans le foie embryonnaire, quand s'opère sa transformation en organe lobulé des cellules géantes et des cellules à noyau bourgeonnant analogues à celles de la moelle osseuse. On a voulu leur faire jouer un rôle dans la formation des îlots vasculo-sanguins (Malassez, Kuborn).

Il est bien plus probable que ce sont des éléments mésodermiques qui contribuent à modeler le foie. Doués d'un véritable pouvoir phagocytaire ils s'attaquent aux travées hépatiques et

[1] Van der Stricht, *Le développement du sang dans le foie embryonnaire* (1891).

creusent pour ainsi dire à l'avance la voie que suivront les capillaires : ils font communiquer entre eux les îlots vaso-formatifs voisins ; on les voit parfois détruire les cellules hépatiques, les globules rouges nucléés ou les îlots vasculo-sanguins eux-mêmes (RENAUT, VAN DER STRICHT, KOSTANECKI).

b. *Orientation des cellules hépatiques vers les canalicules biliaires.* — Au stade de foie tubulé, la section transversale d'une travée met en évidence une lumière glandulaire relativement large bordée par trois ou quatre cellules.

Comment expliquer dès lors que la lumière devienne capillaire pour former le canalicule biliaire et ne soit plus limitée que par deux éléments glandulaires ?

L'explication la plus simple est celle qui ne suppose aucune transformation : les travées hépatiques telles qu'on les rencontre dans le foie adulte ne dérivent pas des travées embryonnaires, mais elles ont poussé secondairement comme des bourgeons aux dépens des cordons primitifs, à l'état de simplicité que nous connaissons.

Cette théorie de la néoformation doit vraisemblablement céder le pas à celle de la transformation des tubes glandulaires préexistants (VAN DER STRICHT).

Ceux-ci s'allongent avec une rapidité extrême : les cellules hépatiques se multiplient mais d'une façon proportionnellement moins active ; il en résulte que si elles doivent continuer à limiter les tubes glandulaires, elles sont dans la nécessité de glisser les unes sur les autres, parallèlement à l'axe des tubes : elles se placent ainsi en file, au lieu d'être juxtaposées.

Grâce à ce mécanisme, on ne trouve plus limitant la lumière des tubes qu'un nombre réduit de cellules hépatiques, deux seulement.

Il est difficile de montrer tous les intermédiaires entre le large calibre primitif et le canalicule biliaire capillaire définitif ; mais d'après le mode de formation de ce dernier, il est bien évident, ainsi que nous l'avons déjà indiqué, qu'il représente la lumière du tube de Remak primitif et qu'il a la signification d'une cavité de sécrétion.

5° Résumé. — En résumé, l'*ébauche épithéliale* donne naissance aux voies biliaires ainsi que nous allons le voir, aux canalicules biliaires et aux cellules hépatiques. Quant à l'*ébauche vasculo-conjonctive*, qui est comme le substratum où se développe la première, elle forme l'enveloppe fibreuse du foie, les arborisations tubuleuses de la capsule de GLISSON, les espaces portes et les fissures de Kiernan avec les vaisseaux qu'ils renferment, enfin le tissu conjonctif du lobule.

§ 2. — VOIES BILIAIRES

Les deux diverticules primitifs donnent naissance chacun au canal hépatique correspondant. Mais s'il en est ainsi, il devient difficile de comprendre comment la voie biliaire primitivement double se réduit à l'unité chez l'adulte avant de se jeter dans le duodénum. C'est que le développement du segment placé au-dessous des deux canaux hépatiques est indépendant des deux cæcums primitifs. En effet, l'apparition du canal cholédoque, de la vésicule biliaire et du canal cystique est tardive. La région de la paroi duodénale où débouchent les deux diverticules hépatiques se soulève en une évagination secondaire et s'élève en un canal qui, par une de ses extrémités, correspond au duodénum et par l'autre reçoit le bout inférieur de deux canaux hépatiques. Ce canal ainsi développé en un second temps, sera le cholédoque.

Quant à la vésicule biliaire et au canal cystique, ils poussent sous la forme d'une évagination soit d'un des canaux hépatiques, soit plus vraisemblablement du cholédoque.

Le duodénum produit ainsi en deux temps la totalité des voies biliaires ; mais il est beaucoup plus différencié quand il donne naissance au cholédoque, ce qui explique, qu'au point de vue de sa structure, ce dernier se rapproche de l'intestin plus que les canaux hépatiques.

Primitivement, les orifices intestinaux du canal de Wirsung et du cholédoque sont assez éloignés l'un de l'autre. Comment expliquer que plus tard ils débouchent ensemble au niveau de l'ampoule de Vater ?

Alors que la paroi du duodénum s'étend en surface, la portion comprise entre les deux orifices reste stationnaire ; il en résulte un rapprochement relatif ; mais, en autre, la torsion du duodénum autour de son axe, les rapproche d'une façon réelle et absolue.

§ 3. — Évolution ultérieure du foie

Pendant le cours du développement ontogénique, le foie présente trois circulations successives :

La première ou omphalo-mésentérique donne naissance, ainsi que nous l'avons vu, à la veine porte hépatique et au système sus-hépatique.

Dans la seconde, la veine ombilicale qui amène le sang du placenta se bifurque au niveau du sillon transverse en deux branches ; l'une, prolongement de la veine ombilicale, va, sous le nom de canal d'Arantius, se jeter dans la veine cave inférieure ; l'autre, s'anastomose avec la branche gauche de la veine porte, et grâce à elle une partie du sang placentaire est dérivée à travers le foie.

A la naissance, quand la circulation ombilicale fait place à la circulation définitive, ces vaisseaux placentaires s'atrophient et se transforment en deux cordons fibreux, celui de la veine ombilicale et celui du canal d'Arantius : ces derniers, que nous avons retrouvés sur le foie adulte, occupent d'ailleurs la situation des vaisseaux qu'ils ont remplacés et ont les mêmes connexions.

Dès les premiers temps de la vie embryonnaire, le foie présente un volume considérable. En effet chez l'embryon de un mois, son poids est égal à celui du corps tout entier ; au troisième mois, son volume représente encore le quart de celui du corps. Il remplit presque complètement la cavité abdominale. Cet énorme développement est en rapport avec sa riche vascularisation ; d'ailleurs, celle-ci est rendue, pour ainsi dire, nécessaire par l'importance des fonctions du foie à cette époque primitive.

Pendant la vie embryonnaire, en effet, cet organe possède un rôle hématopyrétique actif ainsi que le démontre la présence dans les travées de Remak, d'îlots vasculo-sanguins remplis d'érythroblastes ou cellules globuligènes et de jeunes globules rouges nucléés.

Dès cette époque aussi, sa fonction glycogénique s'exerce avec une activité extraordinaire ; le sérum iodé colore fortement en brun acajou les cellules hépatiques embryonnaires. C'est d'ailleurs la sécrétion interne qui se montre la première ; la sécrétion biliaire est plus tardive dans son apparition.

A la naissance, la substitution de la circulation pulmonaire à la circulation ombilicale, prive le foie du sang placentaire ; cette perte n'est d'ailleurs qu'insuffisamment compensée par le développement considérable qui prend le système porte à cette époque.

Aussi le foie n'a plus la même importance vis-à-vis du reste du corps. S'il reste l'organe le plus pesant, son volume n'est plus qu'une petite partie de celui de l'organisme entier ; il présente une atrophie relative.

CHAPITRE III

PHYSIOLOGIE

Je limiterai l'étude de la physiologie du foie à l'exposé des notions indispensables au clinicien pour interpréter les troubles fonctionnels survenant au cours des états pathologiques et pour donner à chacun d'eux leur valeur comparative. Sous peine de franchir les justes limites dans lesquelles doit être enfermé un Précis de Pathologie, je ne pouvais rapporter les protocoles d'expériences; aussi je n'ai retenu que les faits acquis et à peu près indiscutés.

ARTICLE PREMIER

NOTIONS GÉNÉRALES [1]

Le foie peut être considéré comme une sorte de laboratoire de sécrétion, d'emmagasinement et d'élimination où aboutissent des *voies d'apport* ou *voies afférentes* et d'où partent des *voies efférentes*.

§ 1. — VOIES D'APPORT OU AFFÉRENTES

Les voies d'apport pour la glande hépatique sont au nombre de deux : 1° l'une veineuse, constituée par la *veine porte*; 2° l'autre artérielle, représentée par l'*artère hépatique*.

1. Voir GILBERT et CARNOT, *Les fonctions hépatiques*; VIAULT et' JOLYET, Traité de physiologie, ROGER, Physiologie normale et pathologique du foie.

1° Veine porte, circulation porte hépatique. — La veine porte met le foie en relation : 1° avec le *tube digestif;* 2° avec le *pancréas ;* 3° avec la *rate*.

a. *Relations vasculaires du foie et du tube digestif.* — Ces relations sont établies par la veine porte dont les capillaires radiculaires se trouvent dans les parois de la portion sous-diaphragmatique du tube digestif et dont les capillaires terminaux se rendent dans le parenchyme hépatique.

Ces rapports anatomiques sont faciles à comprendre si l'on se rappelle qu'au point de vue embryologique, le foie est une dépendance de l'intestin (voir embryologie) ; les vestiges de cette origine sont représentés par les voies biliaires qui continuent à relier ces deux organes, foie et intestin, chez l'adulte.

Au point de vue physiologique, en raison même des relations vasculaires, cet accouplement persiste et le foie peut être considéré comme un organe annexe de l'intestin ; il emmagasine en effet certaines substances alimentaires assimilables venues de l'intestin et les retient pendant un certain temps, pour les restituer ensuite, suivant les besoins de l'organisme. Dans un autre ordre de fonctions il agit encore sur les substances toxiques d'origine intestinale (toxines microbiennes, poisons fermentatifs, poisons exogènes) et les transforme en substances inoffensives. Cet accouplement du foie et de l'intestin se poursuit enfin au point de vue pathologique ; nous verrons ultérieurement que nombre d'affections hépatiques (cirrhoses, ictères) ont pour point de départ des troubles primitivement intestinaux.

Ce rapport peut être renversé et l'on est obligé d'admettre à l'heure actuelle que nombre d'affections de l'intestin ont pour point de départ des altérations primitivement hépatiques, telles certaines formes de cirrhoses et peut-être l'entérite glaireuse et les ptoses viscérales.

Les travaux récents de GLÉNARD et SÉRÉGÉ tendent à préciser les relations du tube digestif avec chacun des deux lobes hépatiques. Ces auteurs ayant démontré — tant au point de vue clinique que physiologique — l'indépendance fonctionnelle des deux foies, droit et gauche, il s'ensuit que les produits de la digestion gastrique sont tributaires du lobe gauche tandis que les produits de la digestion intestinale se rendent au lobe droit.

Ajoutons que les relations du pancréas et de la rate avec le foie sont également limitées, les unes au lobe droit, les autres au lobe gauche. Nous aurons, du reste, l'occasion de préciser ces données nouvelles.

b. *Relations vasculaires du foie et du pancréas.* — Les deux organes se sont développés aux dépens d'évaginations voisines de l'intestin primitif. Chez certains animaux inférieurs ils restent unis pendant toute l'existence par une glande mixte, l'hépato-pancréas. Si chez les animaux supérieurs et en raison de la prédominance de plus en plus grande de la sécrétion interne, ils se séparent l'un de l'autre, ils n'en conservent pas moins, même chez l'adulte, des relations intimes.

Tributaire de la veine porte, le pancréas retourne au foie la totalité du sang qui le pénètre et dans lequel il a déversé le produit de sa sécrétion interne; il peut ainsi impressionner la cellule hépatique et jouer un rôle régulateur vis-à-vis de la production du sucre (CHAUVEAU et KAUFFMANN).

Au point de vue pathologique certaines formes de diabète, particulièrement graves, paraissent relever d'une lésion primitive du pancréas (LANCEREAUX).

Cet accouplement du foie et du pancréas se poursuit encore dans les phénomènes purement digestifs. C'est ainsi que la résorption des graisses au niveau de l'intestin exige l'action simultanée de la bile et du sucre pancréatique; un seul de ces liquides est impuissant pour assurer cette résorption.

La pathologie le démontre bien puisque la suppression de l'excrétion biliaire aussi bien que celle du suc pancréatique entraîne comme conséquence les selles blanches dans lesquelles prédomine la graisse en nature.

c. *Relations du foie et de la rate.* — Si l'on admet la théorie de KUPFFER sur l'origine endodermique de la rate, cette dernière présente avec le foie des rapports embryologiques étroits : au point de vue anatomique le foie offre avec la rate les mêmes relations vasculaires qu'avec l'intestin et le pancréas. La veine splénique est en effet une des branches d'origine du tronc porte.

L'accouplement des deux organes est encore assez obscur au

point de vue physiologique : tout ce qu'on peut dire, c'est qu'ils possèdent l'un et l'autre surtout pendant la période fœtale des fonctions hématopoïétiques actives. Nous avons déjà indiqué à propos du développement, l'existence dans l'épaisseur des travées de Rémak, d'îlots vasculaires sanguins dans lesquels on trouve les cellules globuligènes de Malassez ou érythroblastes et des globules rouges nucléés. L'hématopoïèse qui persiste atténuée dans la rate adulte, disparaît au contraire dans le foie.

La fonction inverse ou hématolyse persiste au contraire dans les deux organes complètement développés ; c'est grâce en effet à la destruction des globules rouges que le foie peut, aux dépens de l'hémoglobine, fabriquer des pigments biliaires.

En pathologie on sait que l'hypertrophie de la rate accompagne constamment certains ictères et certaines formes de cirrhoses, notamment la cirrhose hypertrophique de Hanot. En outre CHAUFFARD a particulièrement insisté sur les hépatites d'origine splénique ; nous aurons l'occasion de reprendre cette étude en déterminant les rapports encore hypothétiques qui paraissent unir le foie et la rate dans une affection mal connue, la maladie de Banti.

2° Artère hépatique. — L'artère hépatique met le foie en rapport avec la circulation générale. Son rôle est surtout trophique. Dès 1828, MALPIGHI constate que la ligature de ce vaisseau n'empêche pas la sécrétion biliaire mais entraîne la mortification du foie.

§ 2. — VOIES EFFÉRENTES

Chez les animaux supérieurs la cellule hépatique est bipolaire ; exclusivement en rapport avec les voies biliaires, chez les animaux inférieurs, elle s'adapte dans les espèces plus élevées à sa fonction de sécrétion interne en se disposant autour des vaisseaux sanguins ; elle possède ainsi dans le foie adulte le double contact cellulo-sanguin et cellulo-biliaire, chacun d'eux correspondant à une voie d'élimination, le premier pour la sécrétion interne et le second pour la sécrétion externe.

1° Sécrétion interne. — Ainsi que nous le verrons, elle est très complexe puisqu'on réunit assez artificiellement sous cette dénomination toute une série de fonctions (glycogénie, fonction antitoxique, adipopexie) d'autres encore telles que l'hématopoïèse qui ne constituent pas des sécrétions proprement dites. Mais tous les produits issus de ces fonctions s'éliminent par le pôle sanguin ; cette communauté dans la voie d'élimination justifie seule un pareil groupement.

2° Sécrétion externe. — Son produit est exclusivement représenté par la bile, dont nous étudierons plus tard la composition et les propriétés.

ARTICLE II

DES FONCTIONS DU FOIE EN PARTICULIER

L'étude individuelle des fonctions hépatiques ne suppose pas l'indépendance absolue de chacune de ces fonctions ; elles sont en réalité solidaires dans une mesure qui échappe à notre appréciation mais que nous pouvons au moins concevoir en prenant pour base les relations expérimentalement démontrées qui unissent, par exemple, la fonction antitoxique et la glycogénie. Cette subordination fonctionnelle, conséquence de l'individualité cellulaire, constitue pour le physiologiste et pour le clinicien une source de mécomptes.

§ 1. — SÉCRÉTION INTERNE

De toutes les sécrétions internes, la mieux connue, malgré les obscurités qui l'environnent encore est la *glycogénie hépatique*.

1° Glycogénie hépatique. — En 1848, CLAUDE BERNARD montra que l'organisme animal avait non seulement la faculté de produire du sucre dans la digestion des substances féculentes, mais qu'il possédait encore la puissance d'en former en dehors de cette condition ; enfin l'expérience fameuse du foie lavé, établit que la glande hépatique était chargée de cette fonction. La production du sucre (glycogénie) constituait ainsi un phénomène normal et constant de la nutrition, phénomène auquel Cl. Bernard a donné le nom de glycogenèse animale.

Bientôt Cl. Bernard reconnut que le foie ne forme pas directement du sucre, mais une substance capable de se transformer en sucre, une matière glycogène, analogue à l'amidon et se transformant comme elle en glycose sous l'influence des mêmes agents.

Le glycogène ou amidon animal est un véritable hydrate de carbone, soluble dans l'eau, peu diffusible, ne réduisant pas la liqueur cupro-potassique.

Il est surtout décelable par des procédés histo-chimiques ; il se colore en effet dans les coupes en brun acajou sous l'influence de l'iode (liquide de Gram).

Pour Knetz et Bornhager, pour Frænkel et Huppert, le glycogène desséché à 100° aurait pour formule

$$(C^6H^{10}O^5)^6 + H^2O$$

tandis que les déterminations cryoscopiques de Sabaneiff conduisent à la formule

$$(C^6H^{10}O^5)^{10}$$

La presque totalité du glycogène déposé comme réserve alimentaire dans la cellule hépatique résulte de la transformation du glucose alimentaire, peut-être sous l'influence d'un ferment comme l'ont supposé Cl. Bernard et Dastre sans en donner une preuve absolue ; en tout cas, il semble que l'activité vivante de la cellule hépatique joue un rôle dans cette transformation. Le glycogène, se forme également aux dépens des substances albuminoïdes et des réserves graisseuses.

Le rôle des hydrates de carbone dans la glycogénie est considérable. Le taux de glycogène du foie qui est de 2 à 3 p. 100 chez le chien à jeun s'élève rapidement à 10 et 12 p. 100 lorsque l'animal reçoit un repas de soupe ou de lait additionné de sucre. Même accumulation de glycogène dans le foie si l'on injecte du glycose par une veine mésaraïque. Une simple déshydratation suffit (Cl. Bernard) à expliquer comment le glycogène se transforme en glycose ; aussi est-il inutile de faire intervenir la théorie de Weiss.

Cl. Bernard, Naunyn, von Mering démontrèrent le rôle des albuminoïdes dans la formation du glycogène hépatique en mettant en évidence ce fait que le taux de glycogène augmente sous l'influence d'un régime exclusivement azoté. Les chiens exclusivement nourris avec de la viande bouillie, dépouillée de ses hydrates de carbone, accroissent leur provision en glycogène hépatique. Enfin von Mering a découvert que la phloridzine administrée à un chien à la dose de 1 à 2 grammes, détermine un diabète intense, caractérisé par la glycosurie et l'azoturie. La production exagérée de sucre marche donc de pair avec une dépense exagérée de matières albuminoïdes. Il apparaît ainsi que le sucre produit dérive au moins en grande partie de la transformation de l'albumine.

Quant aux graisses, d'après la majorité des auteurs, elles ne sauraient participer à la formation du glycogène ; elles constituent tout d'abord des réserves adipeuses aux dépens desquelles se produira ultérieurement du glycogène.

La glycogenèse est une fonction continue et permanente. Le sang des inanitiés contient toujours du glycose hépatique.

Mais tandis que le glycogène peut être produit aux dépens de substances multiples, des hydro-carbones comme des albumines, en retour il se transforme toujours en une même substance, le glycose.

Le glycogène n'existe pas seulement dans les cellules hépatiques ; on le rencontre aussi dans tous les tissus embryonnaires, dans les muscles, dans le poumon enflammé, dans les néoplasmes (Brault), dans les tissus à rénovation rapide, dans la membrane kystique des échinocoques, etc.

Plusieurs conditions influent sur la formation du glycogène. Ce produit augmente dans le foie si l'alimentation est riche en amidon, en sucre de lait ou de canne, en glycérine ; il diminue si le régime est composé uniquement d'albumine pure ou de graisse, par le séjour dans un milieu froid, par un exercice violent; l'inanition le fait même disparaître complètement.

Les infections et les intoxications font également varier la zoamylie hépatique. L'étude de ces variations vient d'être reprise par MM. LOEPER et CH. ESMONET (*Soc. Biol.*, 3 décembre 1904) à l'aide de la méthode histo-chimique.

Ils ont constaté d'abord que chez 21 sujets morts de pneumonie, d'érysipèle, de dothiénentérie, de broncho-pneumonie, de variole, de tuberculose aiguë ou lente, 4 fois seulement la glande hépatique contenait encore du glycogène inégalement réparti et encore en faible proportion.

Les infections expérimentales générales, par voie veineuse ou sous-cutanée, les infections locales par voie intraportale ou intramésentérique, qu'il s'agisse du bacille d'Eberth, du pyocyanique, de streptocoque ou de coli, entraînent lazoamylie assez rapidement.

Lorsque l'on injecte du bacille tuberculeux par la veine porte, on voit le glycogène disparaître en îlot limité du premier au huitième jour au point où s'accumulent les bacilles, puis l'azoamylie devient générale tandis que les tubercules contiennent du glycogène.

L'action amylolytique des produits infectieux ou toxiques serait directe et n'aurait aucun rapport avec la cachexie ou l'inanition des animaux.

Le *glucose du sang* subit des variations assez constantes mais non absolument parallèles à celles du glycogène hépatique dans ces différents cas.

L'augmentation du sucre est le fait des intoxications brutales rapidement mortelles chez l'homme et les animaux.

La glycémie reste normale ou s'abaisse légèrement dans les intoxications ou infections lentes curables ; elle diminue plus notablement dans les intoxications lentes mortelles.

Le glycogène se transforme en glycose. — Cette transformation peut être réalisée facilement in vitro. Il suffit pour cela de faire bouillir pendant un certain temps une solution de glycogène avec de l'acide chlorhydrique ; on obtient ainsi une transformation partielle que l'on peut rendre totale grâce à une pression de deux ou trois atmosphères. CL. BERNARD avait supposé que la cellule hépatique sécrétait un ferment qui opérait in vivo la saccharification du glycogène ; en effet l'alcool et la chaleur empêchent cette transformation comme elles arrêtent toute action diastasique (Salkowski). Ce ferment a pu d'ailleurs être préparé par Arthus et Huber, par Permilleux.

Dans les conditions normales le glycogène ne se transforme en glycose pendant la vie qu'en très petite quantité. La proportion normale de sucre du sang est en effet de 0,5 à 1 p. 1.000 ; le sang des veines sus-hépatiques en contient un peu plus. La saccharification du glycogène est plus abondante lorsqu'il existe des troubles dans la circulation hépatique. Après la mort la transformation du glycogène en sucre s'effectue plus rapidement, de sorte que le foie se charge de quantités de plus en plus considérables de sucre et devient de plus en plus pauvre en glycogène.

Le sucre, dans l'économie, est utilisé de plusieurs manières différentes : il entre comme partie intégrante de la molécule de certaines matières protéiques ; il peut se transformer en glycogène ou en graisse qui s'accumule dans les tissus ; enfin et surtout il se détruit dans les tissus pour le fonctionnement des organes.

La quantité de glucose qui arrive au foie par la veine porte est donc intermittente et variable suivant l'alimentation ; cependant puisque la proportion de glucose contenue dans le sang est à peu près constante il en résulte que le foie interposé entre la circulation porte et la circulation générale règle son débit suivant les besoins de l'organisme. Cette régulation paraît être sous la dépendance de la sécrétion interne du pancréas, par l'un des deux mécanismes suivants. Pour Lépine, le produit de la sécrétion interne du pancréas serait un ferment chargé de détruire le sucre dans le sang de la circulation générale (ferment glycolytique) : quand ce ferment fait défaut, le sucre s'accumule dans le sang, d'où hyperglycémie et glycosurie consécutives.

Pour d'autres physiologistes, la sécrétion interne du pancréas agit sur la cellule hépatique dont elle modère la fonction glycosique, soit directement par l'intermédiaire du sang porte (Chauveau et Kauffmann), soit indirectement par l'intermédiaire du système nerveux.

2° Action du foie sur les graisses. — La plus grande quantité des graisses émultionnées dans l'intestin étant résorbée par les chylifères, il en résulte que l'action de la cellule hépatique sur les graisses, du reste, assez mal connue; n'a qu'une importance relative. Au point de vue expérimental les cellules hépatiques se chargent de gouttelettes graisseuses chez les chiens nourris avec de l'huile de foie de morue (Frerichs).

Gilbert et Carnot injectant chez les animaux par la veine porte de l'huile émulsionnée ou du lait, ont constaté que les gouttelettes graisseuses s'arrêtent au niveau des capillaires hépatiques; elles infiltrent ensuite les cellules endothéliales et finissent par envahir l'élément glandulaire lui-même; la graisse disparait ultérieurement mais dans un délai relativement considérable; il faut cinquante jours environ, pour que l'acide osmique n'en montre plus traces.

Pendant la digestion, une partie des graisses s'arrête au niveau du foie. Le sang sus-hépatique est moins riche en effet en substances grasses que celui de la veine porte (Drosdoff). Une action analogue d'arrêt est exercée par la cellule hépatique sur les savons (Munck).

Dans certaines conditions spéciales, la graisse s'accumule en quantité considérable dans le foie : c'est ainsi que dans la grossesse et la lactation, la graisse infiltre les cellules centrales du lobule; chez beaucoup d'animaux, c'est dans le foie que se font les réserves graisseuses de l'hiver : tel est le cas des poissons (morue, loche); c'est également au niveau du foie, que dans l'engraissement artificiel, s'accumulent les matières grasses (oies, canards). Cette accumulation des graisses dans le foie constitue la *fonction adipopexique.*

Chez des animaux soumis à un même régime, le foie peut présenter des variations de teneur adipeuse très notables, considérables même comme dans le régime du lait ou de la crème. (Gilbert et Jomier, *Soc. Biol.*, 1905.)

A côté de la fonction adipopexique, il faut placer la fonction d'élimination des graisses par le foie. En effet les substances grasses accumulées dans le foie ne s'éliminent pas entièrement par la voie vasculaire, il semble qu'elles puissent emprunter aussi la voie de la sécrétion externe puisqu'on en retrouve dans la bile.

Enfin une certaine quantité de graisse peut être transformée sur place dans le foie et servir à la fabrication du glycogène.

Au total, trois fonctions principales ont été attribuées au foie sur les graisses, les fonctions *adipopexique*, *adipogène* et *adipolytique*. A part la fonction adipopexique signalée par Cl. Bernard, étudiée par Gilbert et Carnot, par Melle Deflandre, nous ne savons rien de précis sur les autres.

On sait que chez le vivant, le foie et la rate possèdent une réaction alcaline appréciable au papier de tournesol et qu'inversement quelque temps après la mort, ces mêmes viscères présentent vis-à-vis du même réactif une réaction d'une acidité progressivement croissante. *Cette acidification hépatique* n'apparaissant qu'un quart d'heure après la cessation de la respiration au plus tôt, c'est-à-dire bien au delà du temps où, de l'opinion de tous les physiologistes, le retour à la vie est impossible, *est considérée par* MM. Brissemoret *et* Ambard *comme un signe certain de mort.*

L'acidité des viscères après la mort n'est pas due à des agents microbiens mais à l'autolyse du foie comme l'a démontré Magnus Levy. D'après les travaux de Jacoby confirmés par d'autres auteurs, elle serait une conséquence de la formation d'acides gras (lactique, acétique, etc.). La production de ces acides est-elle liée à une vie anaérobie du foie qui deviendrait prépondérante lors de la cessation de l'hématose ? Il ne le semble pas, car dans les affections où le foie est touché au plus haut degré, les viscères fabriquent de grandes quantités d'acides gras alors que la respiration est encore parfaite (coma diabétique, intoxication phosphorée, atrophie jaune aiguë du foie).

3° Action du foie sur les albuminoïdes. — Cl. Bernard avait remarqué que de l'albumine d'œuf injecté dans la circulation générale du lapin se retrouve dans l'urine ; si au contraire on l'introduit dans la veine porte, l'albuminurie n'existe plus ; le même fait a été observé par Bouchard avec la caséine ; une action d'arrêt analogue paraît s'exercer sur les peptones. Il est probable que cette fixation s'accompagne d'une modification des substances albuminoïdes.

Il devrait donc exister une albuminurie hépatogène par insuffisance de l'albuminopexie hépatique ; elle existe en effet, d'après TEISSIER et nous la retrouvons en étudiant les différentes formes de l'insuffisance hépatique.

4° Uropoièse. — On appelle ainsi la fonction qui a pour but la fabrication de l'urée dans le foie. L'existence de cette fonction depuis longtemps soupçonnée est aujourd'hui incontestable : il suffit de se rappeler que le sang des veines sus-hépatiques contient plus d'urée que le sang qui arrive au foie par la veine porte.

Par l'expérimentation et la clinique il est facile de multiplier les preuves de la fonction uropoiétique.

Après la résection étendue du foie, l'urée diminue pour revenir à son taux normal après la régénération de l'organe. Si l'on fait une circulation artificielle dans le foie du chien, extirpé de l'organisme, le sang qui sert à la circulation renferme après plusieurs passages successifs dans ce foie, une proportion d'urée double ou triple de ce qu'elle était auparavant (SCHRÖDER). PAULOW, NENCKI suppriment le fonctionnement du foie par une fistule d'Eck, ils observent une diminution de l'urée et une augmentation de l'ammoniaque.

Toutes les dégénérescences hépatiques, surtout la dégénérescence aiguë qui s'observe dans l'intoxication phosphorée, s'accompagnent d'une brusque diminution de l'urée.

L'urée est une carbamide ou diamide de l'acide carbonique ; sa composition est extrèmement simple : une molécule d'acide carbonique, $+$ deux molécules d'ammoniaque, $-$ une molécule d'eau. Elle forme des prismes à quatre faces cristallisant dans le système rhombique. Elle est inodore, a une saveur fraîche et amère, se dissout facilement dans l'eau et dans l'alcool. Par différents procédés on en a fait la synthèse.

Pour certains auteurs l'urée doit être considérée comme le *dernier terme d'oxydation des matières albuminoïdes* qui four-

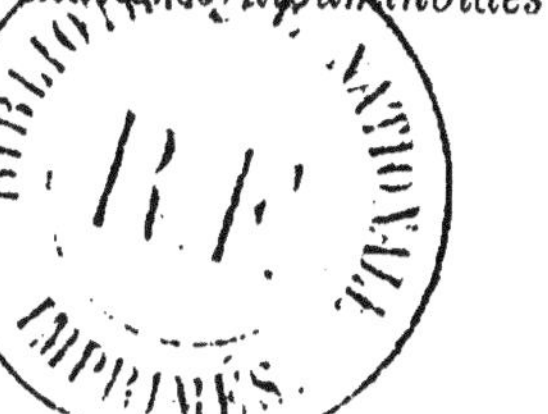

nissent encore des produits de décomposition moins oxydés : acide urique, guanine, xanthine, hypoxanthine, alloxane, allantoïne. Ces derniers produits constituent en somme de l'urée restée en route ; ils sont d'autant plus abondants dans l'urine que la fonction uropoiétique est plus imparfaite.

Pour A. GAUTIER, l'*urée est un produit d'hydratation en milieu réducteur* : on voit que c'est là une thèse diamétralement opposée à la première.

Quoi qu'il en soit, c'est dans le foie que tous les auteurs sont unanimes à localiser la plus grande formation de l'urée, sans en attribuer cependant le monopole à cet organe. Il s'en produit en effet dans tous les tissus en proportion plus ou moins grande, suivant l'activité des échanges.

Nous avons vu que l'urée se formait aux dépens des matières albuminoïdes : il reste à déterminer les différentes étapes de cette transformation. A ce sujet deux théories sont en présence. D'après la première (SCHMIEDEBERG) c'est aux dépens des sels ammoniacaux que le foie fabrique l'urée. Si en effet on fait circuler une solution de carbonate d'ammoniaque à travers le foie extirpé on constate que de l'urée s'est formée aux dépens de ce sel pendant son passage à travers la glande ; le résultat est au contraire négatif si la même expérience a été faite avec tout autre organe que le foie (SALKOWSKI).

D'après la seconde théorie, le foie fabrique l'urée aux dépens de substances complexes qui résultent elles-mêmes de la transformation des matières albuminoïdes. Ces corps intermédiaires seraient, d'une façon générale, des acides amidés. En effet ces substances semblent augmenter dans l'urine à mesure que diminue l'urée au cours des affections du foie. Inversement on peut augmenter la quantité d'urée en faisant ingérer ces substances ou d'autres analogues.

Le mécanisme de la formation de l'urée dans le foie aux dépens des substances dont nous venons de parler n'est pas complètement élucidé. Il semble qu'il soit nécessaire de faire intervenir l'action d'un ferment produit par la cellule hépatique et dont RICHET et CHASSEVANT ont démontré l'existence.

L'activité protoplasmique de la cellule vivante n'est vraisem blablement pas nécessaire ; c'est ainsi qu'on peut obtenir de l'urée en faisant passer un courant électrique dans un mélange de foie et de sang. De plus, lorsque l'on dose la quantité d'urée contenue dans un fragment de foie recueilli aseptiquement on trouve qu'elle va en augmentant au fur et à mesure qu'on s'éloigne du début de l'expérience. Ce fait démontre que le foie est susceptible de sécréter de l'urée même après la mort.

L'urée produite au niveau du foie passe dans la circulation générale par l'intermédiaire des veines sus-hépatiques. Elle est enfin éliminée de l'organisme par le rein au niveau de l'épithélium des tubuli contorti et devient ainsi une des substances fondamentales de l'urine.

Les différentes substances qui servent à la fabrication de l'urée sont toutes plus ou moins toxiques. Au contraire, d'après Bouchard, l'urée l'est très peu, quarante fois moins que les sels ammoniacaux dont elle dérive en partie. Il en résulte que l'uropoièse a pour résultat de transformer les poisons en corps inoffensifs.

L'urée constitue en outre un diurétique de premier ordre qui a été utilisé dans le traitement des hydropisies et des œdèmes, notamment dans la cirrhose atrophique, ainsi que nous le verrons plus tard.

Outre l'urée, le foie parait fabriquer une certaine quantité d'acide urique, au moins chez les oiseaux. Comme l'urée, l'acide urique provient de la destruction des albuminoïdes.

L'urée n'est pas fabriquée en quantité constante ; elle varie suivant la nature de l'alimentation, suivant la dépense énergétique, etc., etc. Son excrétion est d'autant plus considérable que la cellule hépatique fonctionne mieux. Aussi le dosage de l'urée constitue l'un des meilleurs éléments d'appréciation de la valeur fonctionnelle de la cellule hépatique, mais à la condition de soumettre le malade à un exercice défini, à un régime constant et de rapporter le taux de l'urée au poids et à la surface du sujet que l'on examine.

5° Action du foie sur le sang. — L'action du foie sur le sang est complexe. Organe formateur et destructeur de globules rouges, il modifie, suivant les besoins de l'organisme, la composition martiale du sang, exerce enfin sur ce tissu une double influence coagulante et anticoagulante.

A. RÔLE HÉMATOPOIÉTIQUE. — Le volume considérable du foie pendant la période embryonnaire s'explique surtout par l'activité hématopoiétique de cet organe.

Ainsi que nous l'a déjà montré l'étude du développement du foie, on rencontre dans les travées de Remak, en contiguité avec les cellules hépatiques mais indépendantes d'elles, de gros éléments arrondis qui en se multipliant par karyokinèse donnent naissance à des amas de cellules qui forment des îlots vasculo-sanguins. En effet, tandis que la partie périphérique de ces îlots forme une membrane continue parsemée de noyaux et qui sera plus tard une paroi vasculaire, les éléments qui occupent leur centre forment les cellules globuligènes de MALASSEZ qui deviennent ultérieurement des globules rouges nucléés.

On a recherché si le sang porte et le sang sus-hépatique avaient une richesse différente en globules rouges et en hémoglobine. Les résultats ont été incertains et cela se comprend facilement si l'on tient compte de ce fait que le foie détruit et fabrique simultanément des hématies.

B. HÉMATOLYSE HÉPATIQUE. — La destruction des globules sanguins au niveau du foie est démontrée non seulement par la présence dans le foie de globules rouges en voie de régression mais encore par le dosage du fer et par l'existence des pigments biliaires. C'est, en effet, l'hémoglobine des globules détruits au niveau du foie qui servira à la fabrication des pigments biliaires.

Les principaux agents de l'hématolyse hépatique paraissent être les cellules étoilées de KUPFFER dans lesquelles on rencontre des débris de globules rouges.

C. FONCTION MARTIALE DU FOIE. — Son activité est surtout considérable pendant la période embryonnaire. Pour remédier à l'apport insuffisant en fer par le lait pendant toute la durée de la lactation, il est nécessaire que cette substance s'accumule dans le foie pendant la vie fœtale, constituant ainsi une réserve qui servira aux premiers besoins après la naissance. Cette réserve est fournie par la mère dont le foie est beaucoup plus riche en fer pendant la grossesse.

Chez l'adulte, le foie est capable de fixer des quantités considérables de cette substance. En effet les accidents graves qui résultent de l'injection intraveineuse de sels de fer ne se produisent pas si l'on fait absorber ces sels par l'intestin, car dans ce dernier cas ils sont retenus par le foie.

Le résultat est encore tout différent suivant que l'on injecte les sels de fer dans la circulation veineuse générale ou dans une des branches de la veine porte. Dans le premier cas, l'élimination se fait par le rein d'une façon précoce et dure très longtemps. Dans le second, le passage dans l'urine est terminé au bout de quarante-cinq minutes environ.

Le fer qui s'accumule dans le foie passe peu à peu dans la circulation et s'élimine en presque totalité au niveau de la surface intestinale. On le rencontre dans le foie à des états divers, tantôt sous forme de granulations intracellulaires, décelables par des réactifs histo-chimiques, tantôt sous forme de combinaisons organiques, invisibles au microscope.

Une partie de ce fer est utilisé dans le foie lui-même et sert en particulier à la rénovation des hématies.

D. ACTION DU FOIE SUR LA COAGULATION. — Suivant les conditions expérimentales, le foie active ou arrête la coagulation du sang.

a. *Action coagulante.* — Lorsqu'on ajoute in vitro à du sang normal quelques gouttes d'extrait de foie, la coagulation est activée. In vivo en injectant certaine nucléo-albumine obtenue par la macération du foie, on retarde d'une façon notable la coagulation si la dose a été faible ; si au contraire l'on injecte une quantité plus considérable de cette même substance, on constate la formation d'une thrombose qui peut occuper tout le système porte, tandis que le reste du sang demeure liquide et coagule mal.

Cette propriété coagulante des extraits du foie disparaît par le

6.

chauffage. Sur elle, Gilbert a basé la thérapeutique de certaines hémorrhagies par l'extrait de suc hépatique.

b. *Action anticoagulante.* — On sait qu'une injection intra-veineuse de propeptone, à la dose d'environ 3 décigrammes par kilogramme, rapidement poussée (une à trois minutes) rend le sang du chien et du chat incoagulable. La ligature des vaisseaux du foie et de l'intestin, avec exclusion circulatoire de ces organes entrave absolument le phénomène.

Pour Gley et Pachon, il faut localiser dans le foie l'action anticoagulante : tout moyen qui diminue ou suspend l'activité hépatique entravera cette action. Peut-être le foie forme-t-il aux dépens de la peptone la substance anticoagulante ; la question n'est pas élucidée.

E. Action du foie sur la fibrine. — Il semble que dans le sang sus-hépatique il existe moins de fibrine filamenteuse que dans le sang porte. D'après Gilbert et Carnot, il est probable que dans le sang des veines sus-hépatiques la fibrine se trouve sous une autre forme puisque la coagulation s'y produit dans les conditions à peu près normales.

6° Fonction antitoxique. — Cette fonction qui s'exerce sur les germes pathogènes et sur leurs toxines, sur les toxiques exo-gènes, tels que le phosphore de plomb, etc., sur les produits des digestions normales et pathologiques, sur ceux qui résultent des échanges cellulaires, sera plus utilement étudié à l'occasion des moyens de défense du foie.

§ 2. — Sécrétion externe

La sécrétion externe du foie comprend : 1° la *fonction biliaire* ; 2° la *fonction granulo-pexique* ; 3° la *fonction cyto-pexique*.

A. — Fonction biliaire

La bile est essentiellement le produit de la sécrétion externe du foie. Après avoir indiqué sa constitution chimique, nous étudierons successivement sa sécrétion, son excrétion, son rôle dans l'organisme.

1º Constitution chimique. — C'est un liquide filant, brun jaunâtre, d'une saveur très amère. Sa réaction est acide dans la vésicule ; sa densité varie entre 1.026 et 1.032.

Elle contient : 1º du mucus ; 2º des acides biliaires ; 3º des pigments ; 4º de la cholestérine ; 5º des matières inorganiques ; 6º des gaz, surtout de l'acide carbonique.

a. *Mucus*. — Le mucus qui la rend filante est produit par les glandes des gros conduits excréteurs et par les cellules caliciformes de la membrane muqueuse des conduits et de la vésicule biliaire. Ce mucus est riche en mucine vraie qui précipite par l'acide acétique et l'alcool : il contient aussi de la pseudo-mucine qui, à l'inverse de la précédente, se redissout dans un excès d'acide acétique.

b. *Acides et sels biliaires*. — Les deux acides biliaires sont : l'acide glycocholique et l'acide taurocholique ; ils sont unis à la soude avec laquelle ils forment du glycocholate et du taurocholate de soude.

Les acides biliaires présentent une réaction caractéristique dite réaction de Pettenkofer. Si on ajoute à leur solution quelques gouttes d'une solution de sucre de canne à 10 p. 100, puis goutte à goutte, un volume double d'acide sulfurique concentré et si l'on chauffe sans dépasser la température de 70º, il se produit une coloration pourpre très intense. Le liquide coloré donne deux bandes d'absorption, l'une près de E, l'autre près de F.

La réaction de Pettenkofer est due à la formation du furfurol qui, en présence des acides biliaires, se colore en rouge.

On les met aussi en évidence par la réaction de Hay que nous retrouverons en étudiant les caractères des urines ictériques.

Les taurocholates proviennent de la décomposition des matières albuminoïdes et renferment tous du soufre ; quant aux glycocholates, ils dérivent des graisses.

Il suffit de mettre en présence, comme Schmidt en a fait l'expérience, du tissu hépatique, de l'hémoglobine et du glycogène dans les conditions de milieu voulues, pour qu'il se forme des acides biliaires ; la présence de soude en favorise la formation.

Minkowski a démontré que les sels biliaires apparaissent dans le sang après ligature du cholédoque, à moins que le foie ne soit supprimé ; on est ainsi autorisé à conclure à l'origine hépatique de ces sels biliaires.

Les *sels biliaires* sont très toxiques. Injectés dans le sang ils détruisent les globules rouges, ralentissent le pouls et déterminent également des troubles nerveux et respiratoires.

Dans l'intestin, les sels biliaires sont décomposés probable ment par les micro-organismes de la putréfaction ; les éléments qui résultent de cette décomposition sont en partie détruits, en partie résorbés et ramenés au foie par la circulation.

Le rôle physiologique des sels biliaires est peu connu.

c. *Matières colorantes de la bile.* — Les pigments normaux de la bile sont la bilirubine et la biliverdine.

La *bilirubine* est un composé quaternaire qui peut être amorphe ou cristalliser en prismes orthorhombiques orangés. Insoluble dans l'eau, elle est peu soluble dans l'alcool et l'éther ; elle se dissout au contraire facilement dans le chloroforme, la glycérine et les alcalis. Elle se comporte comme un acide faible et présente un pouvoir tinctorial considérable, puisqu'une solution à 1/40 000 colore encore très nettement en jaune.

La réaction la plus clinique de la bilirubine est la réaction de Gmelin ; nous l'étudierons plus tard avec la réaction de Salkowski à l'occasion des ictères.

La bilirubine est le pigment fondamental.

La *biliverdine* est l'un des produits d'oxydation de la bilirubine ; elle existe presque seule chez les herbivores et les animaux à sang froid. C'est une substance vert noirâtre, très soluble dans l'alcool et les alcalis et qui, par réduction, se transforme en bilirubine.

Les pigments biliaires résultent d'une transformation de l'hémoglobine en présence du glycogène. Si l'oxydation n'a pas été poussée assez loin, on obtient des produits intermédiaires, la bilicyanine, la bilifuscine, la biliprasine, enfin la cholétéline qui donne la réaction de Gmelin.

A côté de ces pigments principaux, on trouve dans la bile des pigments qui résultent, l'un de la réduction de la bilirubine, c'est l'*urobiline*, l'autre de son hydratation, c'est le *pigment rouge brun*, ou biliprasine.

Tous les tissus peuvent fabriquer des pigments biliaires aux dépens de l'hémoglobine.

Dans les extravasats sanguins, on note souvent une série de colorations indiquant la formation de pigments analogues à ceux de la bile.

On ne trouve la bilirubine que chez les animaux à hémoglobine.

L'hémoglobine avant de donner naissance à la bilirubine se décompose en hématine, laquelle s'hydrate et met en liberté une molécule de fer.

Après ligature des vaisseaux se rendant au foie, ou ablation de celui-ci, il ne passe plus de pigment biliaire dans le sang.

Mais il suffit d'opérer un mélange de tissu hépatique contenant du glycogène et de l'hémoglobine pour obtenir la formation de pigments analogues à ceux de la bile.

Les pigments comme les acides biliaires sont détruits dans l'intestin par les micro-organismes de la putréfaction ; normalement une partie des pigments déversés dans le tube digestif est absorbée à nouveau, reprise par la circulation et ramenée sans altérations au foie qui les retient et les élimine à nouveau (circulation entéro-hépatique de Schiff).

Il est probable que les pigments biliaires constituent un produit de régression des globules rouges, un élément toxique dont le foie débarrasse l'économie.

d. *Cholestérine* (fig. 8). — C'est un corps à fonction alcoolique, blanc, gras au toucher, cristallisant en tables rhomboïdales ou en fines aiguilles soyeuses, suivant qu'il est ou non hydraté. Insoluble dans l'eau et les alcalis, elle est très soluble dans l'alcool bouillant, l'éther et le chloroforme. Dans la bile elle est dissoute grâce à la présence des sels biliaires.

Parmi les réactions caractéristiques, les deux plus simples sont celles de Schiff et de Liebermann.

Réaction de Schiff. — A quelques fragments de cholestérine on ajoute quelques gouttes d'HCl et une trace de perchlorure de fer ; on évapore ; le mélange se colore en bleu violet.

Réaction du cholestal de Liebermann. — Dissoudre un peu de cholestérine dans l'anhydrate acétique ; ajouter après refroidissement de l'acide sulfurique concentré. On obtient une série de colorations rose, bleu, bleu vert.

Considérée comme un élément constituant du protoplasma, peut être comme une réserve nutritive, la cholestérine se rencontre dans tous les tissus, mais surtout dans le cerveau, le sérum sanguin, la rate, le jaune d'œuf.

La plus grande partie des calculs biliaires sont constitués par la cholestérine pure.

Son origine est attribuée à la désassimilation de la substance nerveuse, à la réduction des albuminoïdes, à l'alimentation végétale.

La cholestérine est éliminée par le foie dans lequel elle ne se forme qu'en très petite quantité. Elle se produit en plus grandes proportions au niveau de l'épithélium des voies biliaires et de la muqueuse vésiculaire principalement, surtout quand cette muqueuse est enflammée : il s'agit d'une véritable déviation morbide.

Mais les autres tissus en produisent normalement beaucoup plus que le foie.

Comme *matières organiques*, la bile contient encore de la lécithine, l'une des parties constituantes des globules rouges des traces d'urée, enfin un ferment diastasique (JACOBSON).

e. *Matières inorganiques de la bile.* — Elles sont constituées surtout par du sel marin, du chlorure de potassium, des phosphates de chaux et de magnésie, du fer, enfin un peu de manganèse et de silice.

2° Sécrétion biliaire. — On peut évaluer la quantité de bile totale excrétée par vingt-quatre heures à un peu moins d'un litre.

L'écoulement de la bile dans l'intestin est discontinu ; il commence en général de dix minutes à une heure après le repas, dure pendant tout le temps que l'estomac est rempli et cesse de cinq à dix minutes après l'évacuation du chyme gastrique dans le duodénum.

Mais si l'excrétion de la bile hors du réservoir vésiculaire est intermittente, sa sécrétion est continue.

L'alimentation influence la sécrétion biliaire. La quantité de bile produite atteint son maximum avec un régime de viande et de graisse ; elle est moindre avec un régime végétal et très faible avec un régime exclusivement gras. L'inanition supprime complètement la sécrétion biliaire.

Parmi les substances chimiques qui augmentent la sécrétion biliaire, il faut citer : la bile le plus puissant des cholalogues ; le salicylate de soude ; le bicarbonate de soude ; les benzoates de soude, de lithine ; l'aloès ; l'ipéca.

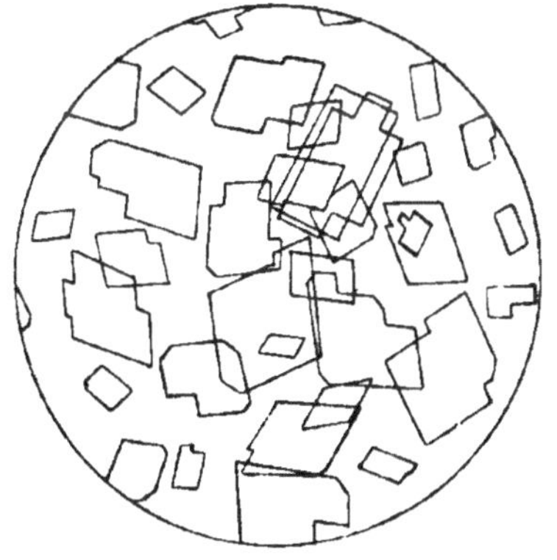

Fig. 8.
Calculs de cholestérine (d'après HUGOUNENQ).

D'autres substances diminuent au contraire nettement la sécrétion biliaire, telles l'acétate de plomb, l'iodure de potassium, l'atropine.

Toutes les irritations qui provoquent la contraction des vaisseaux artériels de l'abdomen (excitation de la moelle épinière, des nerfs splanchniques, du bout périphérique du pneumo-gastrique) diminuent la sécrétion biliaire. Il en est de même de toutes les causes qui déterminent la stase du sang dans les vaisseaux hépatiques.

Un grand nombre de réflexes agissent sur la sécrétion biliaire : l'excitation de la muqueuse intestinale, les lavements froids augmentent cette sécrétion.

La sécrétion biliaire est intimement liée à la décomposition dans le foie des globules rouges qui fournissent les principes nécessaires à la formation de la bile. Aussi toutes les causes qui activent la dissolution des globules rouges (transfusion du sang, injection de sels biliaires, d'acide phosphorique et d'eau, administration de chloral, de chloroforme, d'éther), augmentent la production de la bile. La bile produite dans ces conditions est épaisse, obstrue les canaux biliaires et peut déterminer la production de l'ictère par un mécanisme que nous déterminerons. La sécrétion de la bile normale exige l'intégrité des cellules hépatiques.

Au cours des maladies du foie cette sécrétion est souvent modifiée : elle peut être diminuée, supprimée même, comme à la période terminale de l'ictère grave (acholie vraie). Parfois au contraire on observe de l'hypercholie, c'est-à-dire une hypersécrétion biliaire (cirrhose hypertrophique biliaire de HANOT, angiocholites). Au cours de certaines affections, la bile peut être complètement décolorée (*acholie pigmentaire*).

3° Excrétion biliaire. — Les causes qui produisent l'excrétion biliaire sont :

1° La *vis a tergo*, c'est-à-dire la poussée continuelle exercée par les nouvelles portions de bile sécrétée ;

2° La compression périodique exercée par les mouvements du diaphragme sur le foie à chaque inspiration ;

3° La contraction des fibres musculaires lisses des canaux et de la vésicule biliaire. Dans les conditions normales, cette contraction semble provoquée par un acte réflexe ayant pour point de départ l'irritation produite par le chyme sur la muqueuse du duodénum.

L'excrétion biliaire a lieu sous une faible pression (18 à 20 centimètres d'eau) ; lorsque cette pression augmente ou se prolonge trop longtemps, la bile se résorbe à mesure qu'elle se produit et passe dans le sang, d'où ictère.

Les voies biliaires sont pourvues d'un système nerveux intrinsèque relié aux centres bulbaire et médullaire, et qui constitue un appareil de régulation.

On sait qu'à la partie duodénale du canal cholédoque se trouve un sphincter (ODDI). DOYON a montré que l'excitation du bout central du nerf pneumogastrique relâchait ce sphincter et contractait la vésicule biliaire : ce *mécanisme de balancement* a pour but l'expulsion de la bile dans l'intestin.

Les nerfs grands splanchniques sont les nerfs moteurs des voies biliaires.

4° Action de la bile. — Par la bile s'éliminent des matières toxiques pour l'organisme; la toxicité de la bile paraît être due surtout aux pigments et aux sels biliaires : ils ralentissent la circulation, dissolvent les globules rouges du sang, déterminent la dégénérescence granulo-graisseuse des épithéliums rénaux, des lésions de sclérose et de nécrose au niveau du foie et de tous les tissus en général ; enfin ces pigments abaissent la température (CHARRIN et CARNOT).

Par la bile s'éliminent encore des toxiques exogènes que le foie à retenus (plomb, arsenic, etc.).

La bile possède aussi une action très utile sur la digestion.

Elle émulsionne les graisses neutres et les réduit à l'état de globules microscopiques qui peuvent traverser l'épithélium cylindrique de l'intestin grêle ; toutefois elle ne décompose pas les graisses comme le suc pancréatique qui les transforme en glycérine et en acide gras (DASTRE, PAWLOW); elle favorise seulement l'action de ce suc pancréatique. Cependant d'après HÉDON et VILLE, les sécrétions pancréatique et biliaire jouent un rôle de même ordre et peuvent dans une certaine mesure se suppléer.

D'après HOFFMANN, par son ferment diastasique, la bile transformerait l'amidon et le glycogène en sucre.

La bile excite les contractions des fibres musculaires de l'intestin et contribue encore de cette manière au processus de l'absorption ; elle délaie les matières fécales et leur donne une consistance suffisamment molle pour qu'elles puissent être évacuées facilement ; elle entrave la décomposition putride des fermentations intestinales, non par une action antiseptique mais en excitant les mouvements péristaltiques de l'intestin, et en activant la desquamation régulière de la muqueuse intestinale, ce qui facilite l'absorption.

B. — FONCTIONS GRANULO-PEXIQUE

Le foie peut retenir des poudres inertes, des pigments (pigment mélanique, pigment ocre). Cette fonction a été plus particulièrement étudiée par Gilbert et Carnot. Les corpuscules solides traversent les vaisseaux et passent dans les cellules hépatiques.

C. — Fonctions cyto-pexique

Hanot et Gilbert ont montré, dans leurs études sur les néoplasmes du foie, que les cellules cancéreuses emboliques arrivant du foie par la veine porte, sont arrêtées au niveau des capillaires hépatiques, à la périphérie du lobule, suivant une répartition anatomique semblable à celle des autres corps solides, granules pigmentaires ou graisseux, microbes, etc.; elle s'y détruisent ou s'y greffent pour donner naissance aux noyaux secondaires du foie [1].

D. — Conclusions

Le foie apparaît ainsi comme un organe à fonctions multiples réciproquement dépendantes les unes des autres.

Cette solidarité qui résulte de la concentration dans la cellule de toutes les fonctions hépatiques complique singulièrement l'étude du foie pathologique; elle nous égare souvent et surtout quand nous nous obstinons à pousser trop loin l'analyse à peu près impossible de chacune des fonctions.

Aussi nous devons nous appliquer en clinique à chercher avant tout un signe révélateur de la somme de ces fonctions afin de pouvoir acquérir une notion plus exacte sur la valeur biologique du foie.

1. Gilbert et Carnot, *Les fonctions hépatiques*, p. 173,

CHAPITRE IV

CONSIDÉRATIONS GÉNÉRALES
SUR LA PATHOLOGIE DU FOIE

§ 1. — ÉTIOLOGIE GÉNÉRALE

Toute la pathologie du foie est actionnée par quatre grands facteurs : le trauma, la stase vasculaire, l'infection, l'intoxication.

1° Trauma. — En réalité, toute altération organique, qu'il s'agisse du parenchyme hépatique ou d'un autre organe et quelle que soit la nature de la cause intervenue, constitue un trauma. Pratiquement, on réserve le nom de traumas aux lésions qui s'accompagnent de plaies ; or, d'après les nosographes classiques, les plaies se divisent en piqûres, coupures, contusions et plaies contuses ; à ces dernières se rattachent les coups de feu et les arrachements. En raison des indications particulières qu'ils comportent, nous n'étudierons pas les traumatismes, c'est-à-dire l'ensemble des manifestations locales ou générales provoquées par la blessure ; ils appartiennent à la chirurgie. Pour rester sur le terrain de la pathologie interne, je me contente de signaler que les simples contusions du foie peuvent exalter la virulence de germes saprophytiques et constituer le point de départ de suppurations hépatiques, péri-hépatiques ou biliaires ; qu'on les rencontre souvent à l'origine des tumeurs malignes ou des kystes hydatiques du foie.

2° Stase vasculaire. — De toutes les causes morbides pouvant affecter le foie, la stase vasculaire est celle qui se rapproche le plus du traumatisme chirurgical. Elle se produit soit au niveau des vaisseaux sanguins, dans le territoire des veines sus-hépatiques ou de la veine porte, soit au niveau des conduits biliaires.

La stase sus-hépatique est toujours la conséquence d'une cardiopathie ; après une phase congestive dont la durée est plus ou moins longue, elle aboutit en suivant son évolution naturelle à la cirrhose cardiaque.

La stase porte se retrouve à l'origine de toutes les cirrhoses dyspeptiques qui se distribuent, comme nous le verrons, suivant les ramifications intra-hépatiques de ce vaisseau.

Quant à la stase dans les voies biliaires, provoquée par toutes les causes qui s'opposent à l'écoulement de la bile par ses voies naturelles d'excrétion (tumeur intrinsèque ou extrinsèque), elle détermine également à la longue la constitution d'une cirrhose spéciale nettement définie, la cirrhose hypertrophique biliaire par obstruction.

En dehors de son action cirrhogène, la stase favorise toujours l'infection, soit en facilitant l'ascension des germes pathogènes, soit en exaltant la virulence des saprophytes ; c'est une loi de pathologie générale commune à tous les organes pourvus d'un canal d'excrétion, à la vessie comme au rein, aux glandes salivaires comme au foie.

3° Infections. — Les agents d'infection qui pénètrent le foie appartiennent soit au règne animal, soit au règne végétal. Ils déterminent des affections parasitaires ou *parasitoses* qui, suivant la nature du germe infectieux, peuvent être divisées en deux grands groupes : 1° les *zoonoses* ; 2° les *phytonoses*.

Les parasites animaux provocateurs de zoonoses hépatiques appartiennent au groupe des protozoaires (amibes, coccidies) et des helminthes (bilharzia, distomes, lombrics, tænia echino_coccus).

Les parasites végétaux provocateurs de phytonoses hépatiques appartiennent au groupe des agents infectieux proprement dits, microbes et bacilles. Parmi ces agents infectieux, les uns sont spécifiques, c'est-à-dire doués de propriétés virulentes bien déterminées et donnent naissance à des lésions toujours comparables (bacille de Koch, actinomyces) ; les autres, non spécifiques, provoquent des réactions organiques plus générales, moins nettement différenciées (streptocoques, staphylocoques, coli-bacille) et dont le type est constitué par le foie infectieux.

C'est moins en se basant sur la division établie par l'histoire naturelle qu'en comparant les processus morbides dans leurs manifestations cliniques et dans leur évolution qu'on peut établir ces deux variétés de parasitoses.

Le parasite animal, tel le tænia echinococcus, ménage son hôte ; il lui fait en quelque sorte le moins de mal possible et lui emprunte juste ce dont il a besoin pour assurer sa propre existence ; il vit dans son coin, sans déterminer de violentes réactions générales ; aussi passe-t-il souvent inaperçu ; il n'a pas de tendance à se généraliser, à envahir l'économie tout entière. Parfois il entraine des troubles qui peuvent occasionner la mort ; mais ces troubles sont le plus souvent d'ordre mécanique et dus à la compression exercée par la tumeur parasitaire sur un organe essentiel (ROGER).

Le parasite végétal, la bactérie, agit avec plus de brutalité ; il se développe et se multiplie rapidement, suscite des réactions extrêmement violentes, se généralise et agit surtout par les fermentations qu'il provoque, par les substances toxiques qu'il sécrète.

Évidemment ces distinctions ne sont pas absolues : ainsi le tænia echinococcus produit des substances toxiques très virulentes que l'on rencontre dans le liquide des kystes hépatiques ; dans le cancer, s'il est vrai qu'une coccidie en soit l'agent pathogène, la généralisation est d'observation courante. Mais, ces exceptions n'infirment pas la loi générale et l'on doit reconnaitre que pour les zoonoses, l'intoxication et la généralisation sont réduites à leur minimum, tandis qu'elles deviennent prépondérantes dans les phytonoses.

4° Intoxications. — Elles sont de nature très diverses :
Toxiques minéraux (plomb, mercure, phosphore), et végétaux

(alcaloïdes) introduits par l'alimentation ou accidentellement absorbés ;

Toxines produites au cours des échanges cellulaires normaux et réguliers ;

Toxines élaborées pendant la digestion gastro-intestinale ;

Poisons organiques d'ordre fermentatif tels que l'alcool ;

Enfin virus spécifiques (venins des vipères, virus syphilitique, etc.).

En dernière analyse l'infection et l'intoxication commandent à peu près toute la pathologie hépatique ; on les retrouve d'une manière presque constante à l'origine de toutes les lésions épithéliales et conjonctives ; elles compliquent souvent les maladies du foie qui paraissent relever exclusivement d'une cause mécanique : c'est ainsi que la cirrhose biliaire par obstruction, que la cirrhose cardiaque peuvent aboutir au syndrome de l'ictère grave infectieux ou toxique.

§ 2. — MODE DE PÉNÉTRATION DES AGENTS INFECTIEUX ET TOXIQUES

Suivant leur mode de pénétration, les agents toxi-infectieux déterminent des lésions différentes ; aussi la voie qu'ils empruntent pour arriver jusqu'au foie est-elle importante à connaître.

Ainsi, le virus syphilitique introduit par la veine porte (syphilis héréditaire) produit le gros foie, lourd, silex de l'enfant ; le même virus introduit par l'artère hépatique (syphilis acquise) détermine le foie ficelé, scléro-gommeux de la syphilis de l'adulte.

Les voies anatomiques suivant lesquelles l'agent pathogène pénètre dans le foie peuvent être ramenées à quatre principales :

1° Voie sanguine ; 2° voie lymphatique ; 3° voie capsulaire ; 4° voie biliaire.

1° Voie sanguine. — En suivant la voie sanguine, l'agent pathogène peut passer : 1° par l'*artère hépatique* ; 2° par la *veine porte* ; 3° par la *veine splénique* ; 4° par les *veines sus-hépatiques*.

a. *Artère hépatique*. — Par ce vaisseau aboutissent au foie germes et toxines qui ont envahi la circulation générale. Le point de départ peut être une plaie accidentelle ou chirurgicale du tégument externe, une lésion infectieuse viscérale (cœur, poumon, intestin, cerveau, etc.); ainsi se forment dans le foie, les abcès dits métastatiques que l'on peut observer au cours de l'endocardite, de l'appendicite, de la pneumonie et des pyohémies chirurgicales.

En un mot, l'artère hépatique peut amener au foie la plupart des agents nocifs soustraits à l'action des sucs gastro-intestinaux; ainsi véhiculés, ces agents localisent surtout leur action sur les voies biliaires et sur les éléments parenchymateux avec lesquels ils sont immédiatement en contact, produisant suivant les circonstances des inflammations aiguës susceptibles d'aboutir à la suppuration ou des lésions chroniques.

b. *Veine porte*. — C'est la voie la plus ouverte et la plus dangereuse: ouverte à l'infection par les microbes entraînés avec les ingesta, ouverte à l'intoxication par les aliments avariés de toute nature (botulisme), saucisses, poissons, crustacés, pain moisi, fromages, etc., et par les produits fermentatifs développés au cours de la digestion gastro-intestinale. Dans toutes les variétés du chimisme stomacal se produisent en effet des actes fermentatifs qui aboutissent à la formation de composés toxiques :

α) Des acides : acide lactique provenant de la fermentation des amylacées; acide acétique dû à la transformation de l'alcool par le mycoderma aceti; acide butyrique; acides gras moins toxiques, mais dont la présence favorise les fermentations anormales ;

β) Des aldéhydes, premier terme d'oxydation des alcools et qui se transforment très facilement en acide acétique ;

γ) Des acétones auxquels on a attribué le principal rôle dans la production du coma diabétique.

δ) Des composés mal connus et qui résultent de la non-transformation des albuminoïdes en peptones tels que la syntonine, la peptotoxine de BRIEGER.

L'intestin lui-même est une source de poisons ; nous y trouvons l'indol, le scatol, le crésol, les phénols, l'excrétine de *Marcet*, des sels de potasse, etc. Tous ces produits qui se forment en quantité bien plus considérable dans la dilatation de l'estomac et chez certains constipés sont extrêmement toxiques comme l'a démontré BOUCHARD en utilisant l'extrait aqueux et surtout alcoolique de matières fécales. Résorbés au niveau de la muqueuse intestinale, ils sont transportés jusqu'au foie par la veine porte. Leur action nocive sur cette glande a été bien mise en évidence par BOUCHARD[1] et par BOIX[2] qui en a fait une étude expérimentale très complète, par STRAUSS et BLOCQ, par LAFFITTE. STRASSMANN, DUJARDIN-BEAUMETZ et AUDIGÉ, etc.

A côté des bacilles qui jouent un rôle actif dans les fermentations (b. lacticus de PASTEUR, b. butyricus, b. amylobacter) et des espèces indifférentes telles que les sarcines, le bacille subtilis, on rencontre tout le long du tractus gastro-intestinal des espèces pathogènes : le bacille typhique, le bacille de Koch, et surtout le colibacille, *bacille à tout faire*, capable de produire des pyléphlébites, des hépatites suppurées aussi bien que des angiocholites et des cholécystites ; l'intestin donne également asile à des hôtes plus volumineux tels que le tænia echinococcus, agent producteur des kystes hydatiques du foie. Comment ces parasites pénètrent-ils dans la veine porte puisque le revêtement épithélial de l'intestin semble leur opposer une barrière infranchissable ? Des expériences récentes paraissent démontrer que l'épithélium intestinal même sain ne constitue pas une protection suffisante à l'exode des micro-organismes : ils peuvent en effet franchir les espaces intercellulaires ; en outre, le passage leur est souvent ouvert par des solutions de continuité imperceptibles ou par de larges ulcérations comme dans la tuberculose intestinale ; enfin, il est probable que quelques-uns de ces germes sont transportés dans le foie par les globules de graisse.

Ce rapide aperçu jeté sur les poisons et les parasites qui encombrent le tractus gastro-intestinal nous montre la place considérable que doit occuper l'infection portale dans la genèse

[1] BOUCHARD, *Leçons sur les auto-intoxications*.
[2] BOIX, *Le foie des dyspeptiques* (Th. de Paris, 1895).

des maladies hépatiques ; il justifie cet ancien adage « *veina porta, porta malorum.* »

c. *Veine splénique.* — CHAUFFARD la considère au point de vue pathologique comme un segment spécial et jusqu'à un certain point indépendant de la veine porte, transportant directement au foie les agents pathogènes. L'hypothèse de CHAUFFARD est basée sur des considérations anatomiques et cliniques. Anatomiquement, la veine splénique est en effet une des branches d'origine du tronc porte et son calibre est aussi considérable que celui de la grande mésaraïque (10 à 12 α de diamètre) ; elle contribue par conséquent, presque pour la moitié à l'apport du courant veineux qui traverse le parenchyme hépatique.

Cliniquement, dans certaines formes du paludisme, dans la fièvre typhoïde, dans quelques cas d'ictères infectieux où l'hypertrophie splénique précède l'hépatomégalie, la rate constitue le centre principal d'emmagasinement et d'élaboration des germes infectieux ; plus que tout autre organe, elle doit être chargée de toxines et de germes : comme elle laisse toujours passer un certain nombre de parasites que l'on retrouve dans le tronc porte et qui n'existent plus dans les veines sus-hépatiques, il faut en conclure qu'elle a joué à l'égard du foie le rôle de cause infectante. Ainsi, d'après CHAUFFARD, les cirrhoses biveineuses dans lesquelles l'hypertrophie de la rate précède les symptômes hépatiques auraient nettement une origine splénique ; il en serait de même pour la maladie de BANTI, splénomégalie primitive qui se termine par l'ascite avec les symptômes habituels de la cirrhose atrophique.

L'hypothèse de CHAUFFARD [1] est très ingénieuse ; difficile à prouver dans certaines infections où le foie et la rate s'hypertrophient en même temps sous l'influence de la cause pathogène, elle paraît très vraisemblable quand on envisage les cas où l'agent infectieux porte primitivement son action sur la rate, comme dans l'impaludisme. En toute hypothèse la rate ne peut être considérée comme infectante pour le foie que le jour où elle-

---

[1] CHAUFFARD, *Des hépatites d'origine splénique*, Sem. méd., 24 mai, 1899.

même a perdu son pouvoir d'arrêt sur les germes et leurs toxines ; j'envisage sa responsabilité comme celle d'un protecteur qui a laissé passer l'invasion par faiblesse organique ou vaincu le nombre.

d. *Veines sus-hépatiques.* — Par cette voie, étant donnée la direction du courant sanguin, les toxi-infections sont rares ; elles existent cependant puisque WIDAL, ACHALME et CLAISSE ont constaté des stéatoses péri-sus-hépatiques et des abcès aréolaires systématisés autour des veines sus-hépatiques. Mais, ces vaisseaux ne peuvent pas être considérés comme des vecteurs normaux des germes infectieux qui doivent en effet remonter le cours du sang pour arriver jusqu'au foie. La stase dont j'ai déjà signalé l'influence dans le déterminisme des infections favorise cette marche en quelque sorte paradoxale.

2° Voie lymphatique. — Pour CHAUFFARD, peu d'infections hépatiques relèvent de la lymphangite. « Le cas le plus net que l'on pourrait citer en ce genre est celui des cirrhoses corticales, sous-capsulaires et centripètes et encore semble-t-il que les veines sous-capsulaires contribuent au moins autant que les lymphatiques à propager le processus scléreux de la superficie à la profondeur de l'organe [1]. »

Mais le foie peut infecter les lymphatismes efférents ; ainsi s'expliquent les adénopathies secondaires au cancer du foie et des voies biliaires, les hypertrophies ganglionnaires observées dans les cirrhoses biliaires, hypertrophiques par POPOFF, GILBERT et FOURNIER.

3° Voies capsulaire et péritonéale. — La capsule du foie peut être infectée par des lésions du péritoine qui la recouvre : ainsi se produisent des périhépatites sèches, des abcès et des cirrhoses sous-capsulaires.

4° Voie biliaire. — (Les infections biliaires [2]). A l'état normal la bile est aseptique et les voies biliaires elles-mêmes sont

---

[1] CHAUFFARD, *Traité de Pathologie générale*, t. V, p. 20.
[2] DUPRÉ, Th. de Paris, 1890-91.

vierges de tout germe, sauf une courte portion du canal excréteur (le tiers inférieur environ), malgré le dangereux voisinage de l'intestin si riche en espèces microbiennes. Ainsi concluait Dupré dans sa remarquable thèse, à la suite d'examens lamellaires, de cultures et d'injections intra-péritonéales. D'après les recherches plus récentes de MM. Gilbert et Lippmann, nos conceptions sur le microbisme normal des voies biliaires [1] doivent être modifiées. Les germes aérobies les plus constants (colibacille, entérocoque) ne franchiraient qu'exceptionnellement la portion moyenne du cholédoque ; mais au delà, ainsi que dans la vésicule biliaire, on trouverait encore des anaérobies jusqu'aux voies biliaires intra-hépatiques où la stérilité serait absolue. La présence de ces germes, malgré leur petit nombre, malgré leur faible virulence, constitue un danger permanent pour le foie, une occasion permanente d'*infection biliaire ascendante*.

Le mécanisme de ces infections biliaires est facile à concevoir : sous l'action d'une cause toxi-infectieuse, surtout pyrétogène, on observe de l'hypocholie, c'est-à-dire une diminution de la sécrétion biliaire (Pisenti) ; sécrétée en moindre abondance, la bile assure moins parfaitement le balayage mécanique des voies d'excrétion et s'oppose avec moins d'énergie à l'ascension progressive des germes virulents mobiles comme le coli-bacille et le bacille d'Eberth ; comme l'hypocholie s'accompagne toujours d'une diminution des acides biliaires plus particulièrement antiseptiques (Charrin et Roger) les micro-organismes trouvent dans cette modification constitutionnelle de la bile une cause de multiplication et de suractivité toxinique. Ainsi se produit l'infection biliaire ascendante. Enfin lorsque les voies d'excrétion sont plus ou moins complètement obstruées, soit par un calcul, soit par une tumeur, etc., toutes les chances d'infection se trouvent réunies : en effet, Albarran et Dupré ont démontré que tous les organes à voies d'excrétions canaliculaires s'infectent d'autant plus facilement que leurs conduits sont moins perméables, qu'ils réalisent mieux la cavité close ; cette loi générale s'applique,

[1] Gilbert et Lippmann, *Société biologique*, 31 janvier 1903.

nous l'avons vu, au foie comme au rein, à l'appendice comme aux glandes salivaires.

Les agents susceptibles de déterminer l'infection biliaire ascendante sont nombreux ; c'était à prévoir en raison du microbisme normal du duodénum ; ceux qui ont été signalés le plus souvent sont : le coli-bacille (GILBERT et GIRODE, DUPRÉ, VEILLON) le bacille d'Eberth (DUPRÉ, GILBERT, GUARNIERI, LONGUET), le streptocoque (MALVOZ, DUPRÉ, SABRAZÈS et MONGOUR) le staphilococcus aureus (NETTER et MARTHA, GIRODE) l'entérocoque, le bacille de Koch (HANOT et LÉTIENNE, etc...)

A côté d'eux figurent les distomes, les coccidies et l'ascaris lombricoïde qui détermine assez fréquemment l'angiocholite suppurée comme j'en ai rapporté moi-même un cas (Soc. An. de Bordeaux, 14 novembre 1898) ; ils peuvent aussi provoquer des cirrhoses vermineuses qui sont des types de lésions hépatiques d'origine intestinale.

Les infections biliaires sont donc ascendantes ; elles marchent de l'intestin vers le foie en suivant le trajet du cholédoque ; exceptionnellement elles peuvent être déterminées par des germes déposés dans le foie par l'artère hépatique ou par la veine porte : dans ces cas, l'infection débute par les fins canalicules biliaires pour aboutir aux gros canaux excréteurs ; elle est dite *descendante* : les expériences de CORRADO, de DOMINICI, de MIGNOT ne sont guère favorables à cette pathogénie ; CHIARI au contraire, admet l'infection typhique des voies biliaires par le sang et la considère même comme fréquente ; c'est une étude à poursuivre.

Les voies ouvertes à l'infection hépatique sont donc nombreuses, mais entre toutes, la veine porte nous apparaît comme la plus large et la plus encombrée : c'est le grand égout collecteur qui déverse continuellement sur le foie les énormes alluvions provenant des transformations subies par la matière première au cours de la vie normale et pathologique.

§ 3. — MOYENS DE DÉFENSE PERSONNELS DU FOIE

STICH s'émerveillait, dit BOUCHARD, de voir tant de poisons dans le tube digestif et si peu d'accidents toxiques. « Nous nous étonnons moins, aujourd'hui que nous connaissons outre l'action éliminatoire du rein, cette admirable fonction du foie qui consiste à défendre l'organisme contre les poisons de toute nature venus du dehors ou fabriqués dans l'économie [1]. »

1° Rôle de la prédisposition et de l'hérédité. — Il importe de dégager tout d'abord le rôle de la *prédisposition héréditaire ou acquise*. Soit par la faute de l'hérédité qui transmet aux ascendants les inaptitudes fonctionnelles des géniteurs, soit par le fait d'une constitution organique originelle ou acquise dans le cours de la vie, certains individus ont un foie qui se défend mal ; ils présentent une *prédisposition* singulière aux déterminations hépatiques. Cette prédisposition est importante à connaître puisque, d'après HANOT, elle constitue le tiers d'une étiologie : c'est la *dyshépatie* de Boix ; c'est l'*hépatisme de Glénard*, expression plus large, plus compréhensive, qui synthétise toute une doctrine féconde en déductions thérapeutiques et qui mérite de devenir classique. Cette prédisposition qui s'accuse en clinique par des symptômes bien caractéristiques peut être rapidement mise en évidence par l'épreuve de la glycosurie alimentaire [2] ; qu'elle soit héréditaire ou acquise sous l'influence des infections, des intoxications, des traumatismes ou des chocs moraux, elle nous permet de concevoir l'origine des réactions individuelles du foie sous l'influence de causes identiques, intervenant au même moment et dans les mêmes conditions. A côté de ces prédisposés, d'autres sujets présentent au contraire une aptitude restreinte aux affections hépatiques, tels l'enfant et les individus qui s'abstiennent de tout excès.

On a prétendu que les maladies du foie étaient plus fréquentes dans nos climats ; avec LANCEREAUX [3], il est plus juste de reconnaître que chaque climat présente un milieu plus spécialement favorable à certaines déterminations hépatiques : ainsi, l'hépa-

[1] Boix. Thèse, p. 57.

[2] CASSAET et MONGOUR, *De la facilité du surmenage hépatique* (Archives cliniques de Bordeaux, novembre 1884).

[3] LANCEREAUX. Maladie du foie et du pancréas.

tite suppurée, plutôt rare dans nos contrées, est plus fréquente dans la région tropicale, tandis que le cancer du foie et les calculs des voies biliaires sont plus communs chez les Européens.

Ces prémisses établies, quels sont les moyens de défense personnels du foie ? A vrai dire, toutes les fonctions de cet organe contribuent à sa défense, mais deux d'entre elles tiennent une place particulièrement importante, la phagocytose et la fonction antitoxique.

2° Phagocytose hépatique. — On désigne sous ce nom la propriété que possèdent certaines cellules de détruire les microbes par un processus de digestion. Dans le foie, les leucocytes du sang et ceux qui sortent des vaisseaux sous l'influence de la chimiotaxie, interviennent tout d'abord dans cette action phago-cytaire ; leur afflux dans certains points peut être si dense qu'ils constituent de véritables thrombus donnant lieu aux *taches blanches du foie infectieux* ; puis les cellules endothéliales des vaisseaux capillaires englobent à leur tour les leucocytes et constituent les véritables macrophages hépatiques. Cette protection phagocytaire, étudiée par WERIGO [1], MAFFUCCI, SIRLEO, est si puissante qu'elle ne permet pas aux microbes d'arriver jusqu'à la cellule hépatique ; cette cellule ne subit pas en effet l'action directe des agents microbiens mais l'influence éminemment destructive de leurs sécrétions. La puissance phagocytaire du foie varie dans son intensité suivant une foule de circonstances qui l'amoindrissent, tels que la dénutrition, le jeûne et l'alcoolisme, ou qui l'exaltent comme l'ingestion d'une petite quantité d'éther ou de sucre (H. ROGER). La stérilité si fréquente des grands abcès hépatiques constatée par REMLINGER, FONTAN, ZANCAROL et RENDU prouve, cliniquement, qu'en maintes circonstances le foie est un mauvais lieu de culture pour les microbes. Cependant, quand les germes infectieux arrivent en trop grand nombre, quand leur virulence est trop exaltée, les leucocytes et les cellules endothéliales succombent ; les germes pullulent alors rapidement et peuvent être retrouvés dans les collections puru-

---

[1] WERIGO, *Annales de l'Institut Pasteur*, janvier 1894.

lentes ; par leurs toxines, ils provoquent la destruction des éléments parenchymateux. Mais, contrairement à l'opinion soutenue par BAUMGARTEN et STRAUS, les cellules hépatiques n'interviennent pas dans le corps à corps avec les agents infectieux ; elles dégénèrent par intoxication.

3° Fonction antitoxique. — A SCHIFF revient l'honneur d'avoir étudié le premier cette fonction de la glande hépatique et d'en avoir donné en 1861, une démonstration irréfutable. Son expérience capitale est la suivante : après avoir déterminé la quantité de nicotine nécessaire pour tuer un chien par injection dans le tissu cellulaire, il prouve qu'une dose double est inefficace, si l'injection est poussée dans la cavité ou dans les parois de l'intestin, dans la rate ou dans les ramifications de la veine porte. — En 1887, ROGER [1] reprend l'idée de SCHIFF battue en brèche par RENÉ et JACQUES ; il la confirme par de nombreuses expériences et montre que le foie emmagasine certaines substances minérales telles que le fer, le cuivre, le plomb, le zinc ; qu'il en neutralise d'autres par processus chimiques d'analyse et de synthèse, les phénols, le scatol, l'indol, les peptones, les sels ammoniacaux transformées en urée ; qu'il détruit enfin les toxines bactériennes. Au point de vue pathologique, *Bouchard* et ses élèves, puis, HAHN, MASSON, NENCKI, PAWLOV ont mis en évidence cette action dépuratrice du foie ; avec VERHOOGEN, ils ont prouvé que le rôle protecteur de cette glande ne s'étend pas seulement à l'élimination des poisons ingérés, mais encore à la destruction des alcaloïdes de putréfaction, des ptomaïnes, des poisons de l'urine, enfin des poisons de la désassimilation cellulaire générale.

Plusieurs hypothèses ont été émises sur l'origine de ce pouvoir antitoxique. BRUYS le place dans un principe contenu dans le suc hépatique et susceptible d'y conserver son activité indépendamment des éléments morphologiques du foie ; ROGER dans un véritable processus de digestion. Il est probable que les différents poisons qui arrivent au foie ne sont pas dé-

ROGER, *Action du foie sur les poisons*, Th. de Paris, 1887.

truits par le même procédé : je serai tout disposé à admettre que le pouvoir antitoxique du foie est surtout lié à la formation d'antitoxines correspondantes aux poisons qui ont pénétré cet organe (les poisons chimiques à constitution déterminée, tel l'acide arsénieux, peuvent comme les toxines microbiennes déterminer la formation d'antitoxines) et à la production de ferments oxydants ou oxydases ; ces oxydases prennent en pathologie une place de plus en plus importante ; si chez l'homme comme chez le chien, l'activité oxydante du foie des vieux animaux est de beaucoup inférieure à celle des animaux jeunes ou adultes (ABELOUS et BIARNÈS), on comprend sans difficulté la diminution de résistance du foie à toutes les causes d'intoxication à mesure que l'individu avance en âge.

Quoi qu'il advienne des théories, il faut reconnaitre que la fonction antitoxique du foie est capitale au point de vue de la défense organique et que, dans une certaine mesure, elle se trouve liée à l'intégrité de la fonction glycogénique.

Il est possible que le foie renforce l'action de certaines toxines, de la pneumobacilline et de la toxine diphtérique par exemple, comme l'ont démontré TEISSIER et GUINARD[1], mais cette exception n'infirme pas cette loi générale que le foie est avant tout un organe destructeur de poisons.

4° Fonction biliaire. — Contre les dangers d'une infection biliaire ascendante, le foie est tout d'abord défendu par une disposition anatomique : l'abouchement oblique du cholédoque dans l'intestin et l'existence d'une couche musculaire formant sphincter au niveau du point où ce canal s'ouvre dans le duodénum ; une telle disposition ralentit la marche des agents infectieux en augmentant la longueur de la route à parcourir ; elle leur dresse une barrière en supprimant le béance au point de communication des deux conduits. De plus, la bile par la direction de son courant, balaye incessamment les voies d'excrétion ; elle les lave en quelque sorte d'une manière continue.

L'importance de cette protection mécanique est considérable :

[1] Congrès de Bordeaux, 1895.

la preuve en est dans la facilité avec laquelle la bile stagnante s'infecte et transmet l'infection de bas en haut jusqu'aux plus fins canalicules biliaires.

Le pouvoir bactéricide de la bile est à peu près nul ; son action antitoxique est au contraire puissante ; elle s'exerce à la fois sur les produits de la digestion stomacale qui, en son absence, donnent lieu à des fermentations putrides et sur les poisons bactériens. — PHISALIX et CALMETTE ont constaté l'action antitoxique et immunisante de la bile sur le venin de vipère ; VINCENZI a démontré que la bile des animaux inoculés avec une petite quantité de toxine tétanique acquiert des propriétés antitoxiques et Koch que la bile des animaux morts de la peste bovine contient une substance immunisante.

Enfin par la sécrétion biliaire s'éliminent une série de corps accumulés dans le foie, les sels de cuivre, de fer, de mercure (sauf le calomel), le salicyclate de soude, l'acide phénique, la térébenthine, etc...

5° Glycogénie, fonction adipopexique. — Je n'ai envisagé jusqu'ici que l'action immédiate du foie sur les agents d'infection et d'intoxication ; mais ces défenses naturelles ne sont pas les seules[1] ; le foie qui détruit les poisons aide à la réparation cellulaire : ainsi, la production et la répartition régulière du glycose assure la nutrition des tissus ; si le foie livre trop de sucre, l'hyperglycémie survient et les microbes pullulent plus aisément dans les parenchymes qui perdent une partie de leur énergie vitale ; si au contraire les proportions du sucre sont insuffisantes, la désassimilation s'exagère, les albumines circulantes puis les albumines de constitution sont menacées et l'azoturie prend naissance. Dans un cas comme dans l'autre, la défense générale de l'organisme et celle du foie sont compromises.

La fonction adipopexique intervient également pour défendre le foie.

Toute la graisse qui arrive au foie n'est pas convertie en gly-

---

[1] V. CHARRIN, *Les défenses naturelles de l'organisme*, 1898.

cogène ; une partie est retenue sous forme de graisse à l'aide de laquelle le foie subvient aux exigences de l'économie, à la thermogenèse indispensable à sa vie propre comme à la vie de tous les organes.

Par sa fonction martiale essentiellement oxydante, le foie défend en outre l'organisme contre une série de poisons ; il aide à la reconstitution du sang, de son propre liquide nourricier.

Entre les différentes fonctions du foie, la physiologie établit une solidarité incontestable : non seulement, comme l'ont démontré Dastre et Artus, il existe une relation évidente entre les fonctions biligénique et glycogénique, mais encore l'uropoïèse est solidaire de la biligénie.

§ 4. — Moyens de défense apportés par les autres organes

Dans sa lutte contre les toxi-infections, le foie est soutenu par tous les organes de l'économie. Tous ne lui apportent pas un concours d'une égale valeur, mais tous interviennent et particulièrement l'intestin, la rate et le rein.

1° Intestin. — La solidarité étroite que l'embryologie et l'anatomie générale établissent entre le foie et l'intestin se poursuit en pathologie [1]. Malgré que l'intoxication portale, que l'infection ascendante biliaire puisent leur source dans le tractus intestinal, l'intestin ne peut être considéré exclusivement comme un organe d'attaque pour le foie. On insiste beaucoup, en physiologie, sur son rôle dans les phénomènes de transformations, sur sa part dans l'absorption, mais on néglige un peu trop ses autres fonctions. L'intestin défend le foie par ses sécrétions glandulaires dont le rôle antifermentescible et antimicrobien n'est pas contestable, par son épithélium qui représente une barrière au moins difficile à franchir, par son appareil

---

[1] Voir sur cette question : *Rapports du foie et de l'intestin en pathologie.* — Hanot, Planté, Teissier, 2° Congrès de médecine de Bordeaux, 1895.

lymphoïde qui peut être considéré comme un vaste ganglion étalé sur toute la longueur de la muqueuse, ganglion qui s'est modifié pour permettre l'élimination dans la cavité intestinale de nombreux leucocytes dégénérés ou vecteurs de produits toxiques. Ces multiples fonctions ne doivent pas faire oublier l'importance du rôle évacuateur de l'intestin dans les maladies du foie. Dans les ictères graves par exemple, l'apparition d'une diarrhée copieuse et persistante doit être considérée comme une action défensive ; elle exonère l'intestin et le sang d'une foule de produits qui, sans elle, retourneraient au foie ; il en est de même dans les cirrhoses curables. Ces diarrhées profuses constituent de véritables *crises*, c'est-à-dire qu'elles sont l'indice d'un changement favorable dans l'évolution de la maladie ; la thérapeutique cherche à les provoquer quand elles n'apparaissent pas spontanément ; aussi doit-on les respecter comme un acte compensateur, comme une soupape de sûreté pour le foie.

2º Rate. — Elle arrête nombre d'éléments infectieux libres dans le sang et qui, sans elle, arriveraient au foie. Sa richesse en hématozoaires dans l'impaludisme, en bacilles d'Eberth dans la fièvre typhoïde, nous est connue ; dans ces deux infections notamment, le sang porte est moins septique que le sang splénique. La fonction d'arrêt n'est donc pas discutable. Lorsque pour une cause quelconque cette fonction faiblit, devient insuffisante, la rate peut être considérée suivant l'hypothèse de CHAUFFARD, comme infectante pour le foie ; mais à l'état de santé et dans nombre de maladies, cet organe constitue l'un des meilleurs agents défensifs de la glande hépatique. Tout récemment, MM. MOUSSU et CHARRIN ont montré que si, chez un animal porteur d'une fistule vésiculaire, on pratique la splénectomie, on voit soudain fléchir la matière colorante de la bile, diminuer son résidu sec, ses matières minérales et organiques. Il est probable que, dans l'intimité du tissu splénique, en disloquant les globules, l'hémolyse met en liberté des éléments pigmentaires, de la potasse, du fer, du soufre, etc. Par le plus court chemin, par la veine splénique, ces matériaux se rendent à la cellule hépatique qui les métamorphose en composants biliaires destinés à s'éliminer par l'intestin. — Quand la rate fait défaut, ces produits peuvent être livrés à la circulation ; mais, dans ces conditions, ils ne sont pas directement transportés au foie, à un émonctoire ; par suite, ils sont susceptibles d'encombrer les tissus. Or, nul n'ignore à quel degré certains de ces corps, tels que les pigments, la potasse, etc., devenus libres, solubles, sont parfois nuisibles.

3º Reins. — De tous les organes de l'économie, le rein apporte au foie la principale adjuvance, et d'abord comme agent d'élimination. C'est en effet dans ses tissus que se concentrent toutes les impuretés soustraites à l'action de la cellule hépatique ; elles sont d'autant plus nombreuses que le foie est plus malade : acides, sels et pigments biliaires, ferments digestifs non neutralisés, composés ammoniacaux non transformés en urée, etc., etc. Tous ces produits essentiellement nocifs doivent être éliminés sous peine de causer un péril : au rein est dévolue cette tâche. Suivant son état d'intégrité, il s'en acquitte plus ou moins bien : il laisse filtrer l'eau en excès, les toxines, les chlorures, les pigments, les composés ammoniacaux, quand sa fonction est régulière ; s'il est malade lui-même il les retourne au foie par la circulation générale. La clinique met facilement en évidence ce rôle secourable du rein ; dans les affections du foie, le pronostic reste sombre aussi longtemps que les urines sont rares, hautes en couleur, hypotoxiques, albumineuses ; il s'améliore quand apparaît la crise, comparable à la débâcle intestinale, et caractérisée essentiellement par une polyurie limpide avec hypertoxicité sans albuminurie.

Aussi le pronostic des maladies du foie est intimement lié à l'état de la perméabilité rénale qui doit être interrogée souvent au cours des affections hépatiques ; avec de bons reins on triomphe d'une affection hépatique grave : avec de mauvais reins on surmonte difficilement une toxi-infection bénigne pour le foie.

Mais le rein n'est pas exclusivement un organe d'élimination. Au niveau du glomérule et des épithéliums rénaux se produisent en effet des phénomènes chimiques dont on doit tenir compte : transformation du glycogène en produits dérivés et, peut-être, des pigments biliaires en urobiline. Quant au rôle encore hypothétique de la sécrétion interne du rein, je me contente de l'indiquer. Ces adjuvances rénales peuvent se traduire organiquement par une hypertrophie compensatrice du rein sans altérations anatomiques, comme l'a signalée M. MOLLARD (Thèse de Lyon, 1903) dans la cirrhose de LAENNEC.

4° Cellules des tissus, organes glandulaires, etc. — Beaucoup d'autres organes collaborent à la défense du foie : ainsi, dans l'empoisonnement par la bile, l'organisme lutte encore à l'aide des cellules fixes constitutives de ses tissus, et de ses éléments mobiles.

Ces derniers, c'est-à-dire les leucocytes, subissent, en effet, dans la cholémie, une augmentation de nombre très rapide, abondante et persistante.

Quant aux éléments fixes, ils interviennent en éliminant et en modifiant les poisons biliaires.

Au niveau du tégument externe, l'élimination se produit incessamment grâce à la desquamation épithéliale ; les pigments sont en outre probablement transformés par les ferments oxydants et réducteurs de la peau.

Le rôle des glandes est encore peu connu ; mais il semble qu'elles soient considérées à tort comme des organes indifférents.

Chez les ictériques, comme l'ont démontré CATHELIN, MILIAN, GILBERT et CASTAIGNE, WIDAL, SICARD et RAVAUT (1902) et moi-même (Soc. biologie, 8 décembre 1904) tandis que le sérum sanguin contient des quantités considérables de pigments biliaires, le liquide céphalo-rachidien n'en présente que des traces non dosables, impossibles à reconnaître par les procédés dont nous disposons en clinique. Il faut bien admettre qu'au niveau des plexus choroïdes, qui doivent être considérés comme de véritables glandes, s'est produit une transformation des pigments biliaires versés dans le sang. Ainsi, les cellules nerveuses se trouvent soustraites à l'action destructive des éléments de la bile. Cette hypothèse sur le rôle glandulaire des plexus choroïdes émise par Pettit et Girard, Cavazzani, Milian, etc., vient d'être confirmée expérimentalement par Gautrelet[1] et Ducrot[2]. Ces auteurs ont démontré que les pigments biliaires ne passent jamais dans le liquide céphalo-rachidien si les plexus choroïdes sont intacts ; mais toute altération expérimentale ou pathologique de ces plexus a pour conséquenc le passage des pigments dans le liquide céphalo-rachidien.

Il est probable que d'autres glandes (corps thyroïde, glandes salivaires) agissent comme les plexus choroïdes.

En réalité, toutes les fonctions de l'économie prêtent au foie un appui de tous les instants. Je me suis borné à l'étude des collaborations plus actives, de celles dont la thérapeutique a tiré le plus de profit.

§ 5. — RÉACTIONS DU FOIE

Les attaques réitérées auxquelles le foie est soumis et les actions défensives qu'elles provoquent ont pour conséquence première une altération de la cellule hépatique, l'élément véritablement fonctionnel « La lésion cellulaire, dit Hanot, est l'unité morbide irréductible et essentielle... Avec ses multiples et complexes modalités organiques et fonctionnelles (elle) représente pleinement et exactement, dans l'immense majorité des cas, toute maladie hépatique, en est la raison d'être suffisante et l'explication complète. Le reste du processus anatomique est de seconde importance. »

Toutes les modifications cellulaires se résument dans le foie comme dans tous les organes en deux processus, l'un atrophique, dégénératif, l'*hypobiose;* l'autre hypertrophique et défensif ou *hyperbiose*[3].

---

[1] Gautrelet et Ducrot. Réunion biologique de Bordeaux, 10 Janvier 1905.

[2] Ducrot. Th. de Bordeaux, 1905.

[3] Chantemesse et Podwyssotsky, *Les processus généraux*, Naud, édit., 1901, p. 110 et suivantes.

1° Processus d'hypobiose. — De toutes les altérations atrophiques, la nécrose est la plus complète ; la cellule nécrosée est frappée de mort ; incapable de toute réaction vitale, elle constitue un corps étranger qui provoque de la part des tissus vivants périphériques la même réaction que toute substance inanimée introduite dans l'organisme ; les autres processus régressifs sont représentés par l'atrophie simple, c'est-à-dire par la diminution des dimensions de la cellule avec altération plus ou moins manifeste du noyau et du cytoplasma et par les dégénérescences (tuméfaction trouble, dégérescence hyaline, amyloïde, graisseuse, pigmentaire, etc.).

2° Processus d'hyperbiose. — Le processus d'hyperbiose se présente sous forme d'hypertrophie et d'hyperplasie : l'hypertrophie caractérisée par une augmentation de volume de la cellule, l'hyperplasie par la multiplication de cet élément. Ces deux modifications anatomiques qui correspondent à une hyperactivité fonctionnelle traduisent un véritable effort compensateur qui seul peut expliquer la symptomatologie, la curabilité et la lente évolution de certaines affections hépatiques.

En même temps qu'elle modifie la constitution anatomique de la cellule du foie, la cause morbide altère les autres éléments du parenchyme hépatique, de telle sorte que « lorsque la maladie a atteint son complet développement, est parvenue à l'état adulte, à la période d'état, la cellule hépatique, l'élément constitutif du foie le plus impressionnable, n'est plus le seul lésé. Il faudra compter désormais avec les altérations des vaisseaux sanguins, du système biliaire excréteur, du tissu conjonctif et de l'enveloppe filio-séreuse de l'organe[1] ».

3° Répartition des lésions. — Suivant la nature de la cause morbigène, les lésions prédominent au niveau du parenchyme, du tissu conjonctif ou des vaisseaux. Mais quel que soit leur substratum anatomique, ces lésions ne se distribuent pas au hasard ; leur topographie est conditionnée par le mode de péné-

---

[1] HANOT, *Rapport au Congrès de médecine*, 1895, p. 131.

tration du traumatisme ; à l'infection par la voie biliaire correspondent les angiocholites et les abcès angiocholitiques, les ictères
bénins et graves, la lithiase, les cirrhoses biliaires ; à l'infection
portale succèdent la phlébite, les grands abcès du foie, les cirrhoses biveineuses, les kystes hydatiques ; par l'intermédiaire
de l'artère hépatique s'organisent les artérites, les abcès métastatiques ; enfin à l'infection lymphatique et capsulaire sont
redevables les abcès et les cirrhoses superficielles. La systématisation n'est évidemment pas absolue car toutes les parties constituantes du foie présentent entre elles une solidarité pathologique
incontestable ; mais elle est suffisamment définie pour caractériser le processus général suivant lequel se répartissent les
lésions.

Ces lésions sont *aiguës*, *subaiguës* ou *chroniques*, suivant une
loi de pathologie générale particulièrement applicable au foie.

Une infection ou une intoxication massive agit immédiatement sur l'élément noble qu'il surprend avant toute défense et
terrasse d'emblée en le *stéatosant* : ainsi procède l'intoxication
phosphorée aiguë.

Une infection de moyenne intensité, quoique aiguë, provoque
une réaction vive de tout le parenchyme et aboutit à une diapédèse intense de globules blancs, à la production de *nodules
infectieux*, à un commencement de prolifération embryonnaire ;
ces lésions peuvent guérir intégralement sans laisser de traces
(du moins on le suppose), mais elles peuvent aussi, après la disparition de la phase de réaction aiguë continuer silencieusement
leur évolution et aboutir à la constitution d'un tissu conjonctif
scléreux, à une sclérose.

Quant aux toxi-infections lentes et répétées, elles respectent,
en apparence, pendant longtemps la cellule noble du foie et
actionnent d'emblée la *sclérose*, considérée comme un processus défensif qui n'a pas le temps de s'organiser quand l'attaque
s'est montrée trop brutale.

4° Symptomatologie générale. — Dans des maladies
aiguës et subaiguës, on observe pendant plusieurs jours, des
troubles indécis qui caractérisent toute infection : fièvre légère,

malaise, embarras gastrique, etc. ; puis apparaissent les symptômes physiques ou fonctionnels, caractéristiques de la localisation hépatique : douleur du foie, scapulalgie, ictère, etc.

Dans les maladies chroniques, cette phase dite prodromique est beaucoup plus longue.

Pendant plusieurs années les défaillances de la cellule hépatique s'accusent par des troubles urinaires vagues, urobilinurie, oligurie, hypo-azoturie, etc., qui passent le plus souvent inaperçus, doivent être recherchés systématiquement et ne présentent pas de signification précise. Plus importants sont les troubles fonctionnels de l'*hépatisme* si bien décrits par GLÉNARD sous le nom de *précirrhose* et de *prélithiase* ; je les étudierai avec d'autant plus de soin que leur connaissance approfondie permettra d'interrompre, chez beaucoup de malades, l'évolution progressive de lésions irréparables, de prévenir en un mot la constitution d'une diatèse ou d'une cirrhose.

§ 6. — RETENTISSEMENT DES MALADIES DU FOIE
SUR LES AUTRES FONCTIONS DE L'ORGANISME

Pendant leur phase préparatoire et surtout à la période d'état, les maladies du foie retentissent sur les différentes fonctions de l'économie. Elles provoquent ainsi l'éclosion de symptômes accessoires tellement prépondérants dans certains cas, qu'ils défigurent complètement l'affection hépatique initiale. Ces signes surajoutés n'ont pas toujours la même pathogénie : ils sont d'ordre mécanique, toxique ou réflexe.

1° Troubles mécaniques. — Les uns relèvent d'une compression locale exercée par le foie hypertrophié sur les organes voisins ; c'est ainsi que l'on peut observer dans le cours d'une hépatomégalie ou d'une hépatoptose des signes d'obstruction cardiaque ou pylorique plus ou moins complète, de la dyspnée par refoulement du cœur ; les autres, et ce sont les plus importants, traduisent soit une compression des radicules portes intra-hépatiques, soit une hypertension dans ces vaisseaux. A cette pathogénie se rattachent les varices gastriques et œsophagiennes d'observation fréquente dans le cours de la cirrhose de Laennec et dont la rupture peut déterminer la mort foudroyante, les varices sous-cutanées abdominales, les varices rectales ou hémorrhoïdes, la splénomégalie, enfin l'ascite qui relève tantôt d'une compression des radicules portes, tantôt d'une péritonite évoluant en même temps que la cirrhose.

L'origine hépatique des hémorrhoïdes est admise depuis longtemps ; aussi bien J.-L. Petit pouvait écrire : « L'obstruction du foie est par rapport aux veines hémorrhoïdales ce que les jarretières trop serrées sont aux veines des membres et ce que la ligature est à la saignée. » Toutefois, dans ces derniers temps, on eut tendance à rejeter au second plan le rôle du foie dans la pathogénie des hémorrhoïdes. Gosselin, Verneuil et surtout Duret, se basant sur l'étude anatomique des veines hémorrhoïdales, ont invoqué l'étranglement sphinctérien comme l'élément pathogénique essentiel ; Quénu incrimine surtout l'infection locale entraînant la production d'une endophlébite avec altération des parois vasculaires et dilatation veineuse secondaire.

Gilbert et Lereboullet (*Soc. de Biologie*, 11 juin 1904), revenant à l'ancienne conception, considèrent la *congestion passive portale par altération hépatique*, comme prépondérante dans la production des hémorrhoïdes. La dilatation des veines du rectum est en effet extrêmement fréquente dans toutes les affections du foie, qu'elles soient d'origine veineuse ou biliaire. Incontestable au cours des cirrhoses veineuses confirmées, elle constitue souvent le symptôme initial des cirrhoses latentes ; elles se retrouvent également dans les différentes formes de cirrhoses biliaires, jusque dans la lithiase biliaire et dans une proportion singulièrement fréquente, puisque sur 20 lithiasiques, Gilbert relève 17 hémorrhoïdaires.

Cette fréquence des *hémorrhoïdes* reconnaît pour cause la compression des radicules portes par le tissu scléreux dans les cirrhoses et l'hypertension portale que l'on rencontre à l'origine de toutes les affections hépatiques et qui constitue la phase congestive de ces affections (Monneret, Glénard, Gilbert). Les veines hémorrhoïdales subissent en premier lieu l'action de cette hypertension car elles se trouvent au niveau du point le plus déclive de la circulation portale, outre que l'existence du sphincter anal constitue pour elles une cause permanente de compression.

Pour GILBERT et LEREBOULLET, les lésions que l'on observe au niveau des parois des veines hémorrhoïdales variqueuses ne doivent pas être considérées comme le résultat d'une phlébite primitive ; l'endophlébite serait plutôt secondaire ; elle s'observerait surtout au niveau des hémorrhoïdes de date ancienne, principalement lorsque des hémorrhagies se sont produites, créant des portes d'entrée à l'infection.

« Ainsi envisagées, les hémorrhoïdes ont parfois une signification pronostique favorable, puisque le flux sanguin qui en est souvent la conséquence, en diminuant la pléthore portale, peut être fort utile. Quelquefois cependant, par leur répétition, les hémorrhagies hémorrhoïdaires, même peu abondantes, créent un état d'anémie prononcée qui, dans certains cas, reproduit le tableau de l'anémie pernicieuse progressive » (GILBERT).

Le retentissement mécanique des maladies du foie sur la rate est également bien établi ; il se manifeste surtout par la splénomégalie. Pour GLÉNARD, « les anomalies objectives de la rate (splénomégalie, splénomégalie ptosée, splénoptose) sont en général calquées sur celles du foie ; elles reconnaissent la même étiologie. La rate n'est jamais malade sans que le foie le soit également. C'est la maladie du foie qui entraine celle de la rate. Les anomalies objectives de la rate sont symptomatiques de l'hépatisme ». L'opinion de GLÉNARD est peut-être trop exclusive ; il faut en effet admettre avec CHAUFFARD l'existence de splénopathies primitives et productrices d'altérations hépatiques. GILBERT et LEREBOULLET (*Soc. de Biologie*, 12 novembre 1904) dans leur étude sur la *rate hépatique* restreignent la fréquence des splénopathies primitives et subordonnent, comme GLÉNARD, la maladie de la rate à celle du foie. J'emprunterai à la description de GILBERT et LEREBOULLET les éléments de cette étude sur la rate hépatique.

Les *symptômes* qui la traduisent varient suivant les cas et le degré de la réaction splénique, mais non suivant la nature de l'affection hépatique. Le volume de l'organe est modifié. Le plus souvent il y a *splénomégalie ;* tantôt elle est légère et seulement appréciable par la percussion, tantôt et plus fréquemment la palpation permet de la percevoir, débordant plus ou moins le rebord costal, ordinairement obliquement dirigée. L'hypertrophie peut atteindre des dimensions considérables ; la rate dépasse l'ombilic, atteint l'épine iliaque, ou même plonge dans le bassin (*hypersplénomégalie*). Souvent alors elle déforme l'abdomen et le thorax du même côté (*ventre splénique*). L'application du stéthoscope permet ordinairement de percevoir à son niveau un *souffle splénique*.

La splénomégalie s'accompagne souvent de modifications dans la consistance de l'organe, qui devient plus tendu, plus dur, quelquefois même de consistance pierreuse.

Parfois la splénomégalie est indolente et c'est l'exploration seule qui la fait constater. Plus souvent elle s'accompagne de gêne, de pesanteur dans l'hypocondre gauche ; quelquefois le malade accuse un véritable *point de côté splénique*. La palpation, ordinairement facile et indolente, peut être gênée par la *splénalgie*, lorsque celle-ci est prononcée.

La splénomégalie peut aller en augmentant avec le progrès de l'affection hépatique causale. Elle peut, après avoir acquis un certain volume, souvent hors de proportion avec l'hépatomégalie, rester stationnaire. Mais elle se modifie souvent aussi brusquement, soit du fait d'une affection intercurrente, soit surtout du fait d'hémorrhagies gastro-intestinales. Les lésions observées sont congestives ou fibreuses, suivant l'ancienneté de la splénomégalie.

Les cirrhoses veineuses occupent la première place dans l'étiologie de la rate hépatique, qu'il s'agisse de cirrhose atrophique ou hypertrophique avec ascite, ou de cirrhose hypertrophique anascitique. Puis viennent les cirrhoses biliaires, les ictères chroniques simples et la cholémie simple familiale. Le retentissement splénique peut encore s'observer dans la colique hépatique et dans le foie cardiaque.

La congestion passive, l'hypertension portale constituent la cause fondamentale de la splénomégalie ; l'infection, l'anémie interviennent également, mais pour une part moins considérable.

A la splénomégalie peuvent s'associer d'autres symptômes qui relèvent également de l'hypertension portale (circulation supplémentaire abdominale, ascite). Entre ces différentes manifestations peut s'établir un balancement, la splénomégalie rétrocédant à la suite des hémorrhagies gastriques ou hémorrhoïdaires.

Il ne faut pas toujours rechercher la cause de l'ascite dans une obstruction des radicules portes par le tissu scléreux intra-hépatique ou par l'endophlébite ; souvent, comme l'admettent Leudet, Rendu, Letulle, Dieulafoy, l'ascite relève d'une péritonite aiguë ou subaiguë accompagnant les cirrhoses.

2⁰ Troubles toxiques. — Ils résultent d'une intoxication complexe produite soit par la mise en circulation des poisons endogènes ou exogènes non arrêtés par le foie, soit par le passage dans le sang des éléments de la bile comme dans l'ictère, soit enfin par ces différentes causes simultanément. L'intoxication d'origine hépatique se manifeste par les symptômes les plus différents. Tantôt elle détermine sur l'ensemble de l'organisme des troubles généraux parfois très vagues, tels que lassitude, perte des forces, apathie intellectuelle, somnolence ; tantôt elle s'affirme par des symptômes plus précis et variables suivant l'organe qui a été plus particulièrement touché, suivant la violence de la cause toxique, suivant la résistance du sujet. Les organes tarés par un processus pathologique antérieur sont en général les premiers atteints.

A l'intoxication se rattachent les *myocardites*, les *artérites* les *phlébites* et différentes altérations du sang sur lesquelles nous aurons à revenir ; — certains ulcères de l'estomac et de l'intestin ; — des congestions et des œdèmes pulmonaires, des pleurésies sèches, séreuses ou purulentes ; — des altérations du système nerveux périphérique produisant les crises prurigineuses si pénibles chez les hépatiques ; — des lésions du système nerveux central avec tout leur cortège de paralysies, monoplégies avec leurs convulsions ou leurs contractures ; — enfin et surtout des altérations rénales. Ces dernières consistent essentiellement dans la transformation granuleuse des épithéliums rénaux

8.

aboutissant à la constitution d'une néphrite parenchymateuse et finalement à l'urémie qui termine bien souvent les maladies du foie.

Aux désordres toxiques déterminés par la disjonction hépatique, il faut également rattacher des troubles cutanés et des troubles sensoriels.

Vitiligo, éruptions prurigineuses multiples, purpura, ecchymoses, nævi artériels, telles sont les manifestations cutanées que l'on rencontre le plus souvent au cours des lésions hépatiques. Les nævi artériels paraissent être surtout en relation étroite avec les cirrhoses. Cette fréquence a été signalée par BOUCHARD, HANOT et GILBERT, Léopold LEVI, GAUCHER, OSLER. D'après GILBERT et HERSCHER « les nævi artériels, sont en rapport avec des affections du foie ou des voies biliaires, avec les cirrhoses alcooliques en particulier, mais nous avons pu les constater aussi dans les cirrhoses tuberculeuses, dans les cirrhoses biliaires, et même dans la cholémie simple familiale. L'origine de ces nævi paraît de prime abord beaucoup plus obscure, mais pour qui sait dépister les maladies de foie et des voies biliaires par une enquête approfondie sur les antécédents personnels et héréditaires des malades, par l'étude de l'état fonctionnel du foie, par l'exploration anatomique de cet organe et de la rate, par la recherche enfin de la bile dans le sérum sanguin, les connexions de ces petites productions avec un état pathologique du foie ne sont pas douteuses.

« Par quel mécanisme, d'ailleurs, les capillaires et les artères se modifient-ils pour donner naissance à des tumeurs angiomateuses, est un point à éclaircir. Toutefois, certains faits, nous porteraient volontiers à incriminer plutôt la cholémie qu'un trouble fonctionnel du foie. »

Les nævi artériels ont donc une grande valeur diagnostique et pronostique. Leur présence doit toujours chez un individu sain en apparence attirer l'attention du côté du foie (VINCENT); leur apparition ou leur accroissement au cours d'une maladie de foie confirmée fait présager une aggravation de la maladie.

Multiples peuvent être les désordres sensoriels; à côté des

troubles gustatifs qui se résument le plus souvent dans la perception d'une saveur amère, il faut réserver une place spéciale aux troubles oculaires [1] : xérosis conjonctival ou xérophtalmie, héméralopie avec ou sans altérations du fond de l'œil, xanthélasma des paupières. Le xérosis et l'héméralopie sont deux symptômes associés qu'on retrouve dans un certain nombre de dyscrasies, dans l'impaludisme, dans l'albuminurie, mais surtout dans l'ictère et les maladies du foie. Le xérosis consiste dans un desséchement de la muqueuse conjonctivale ; il débute sur la conjonctive bulbaire et gagne celle des angles. Progressivement la muqueuse s'épaissit, se recouvre d'un magma mousseux, blanchâtre, et finalement se dessèche, se cutise. Plus tard, l'état xérotique gagne la surface de la cornée, qui devient terne et rugueuse, mais cet envahissement cornéen est moins fréquent dans le xérosis essentiel dont il s'agit ici, que dans le xérosis secondaire au trachome ou à l'ophtalmie phlycténulaire.

Quant à l'héméralopie ou cécité nocturne, elle ne présente rien de particulier. M. E. Roncagliolo a eu l'occasion d'observer deux malades atteints respectivement l'un de maladie de Banti, l'autre de cirrhose hépatique mixte, chez lesquels existait au plus haut degré le phénomène de l'héméralopie (*Gazetta degli osped. e. d. Clin*, 8 novembre 1904). Chez tous les deux existaient les signes de l'insuffisance hépatique.

L'auteur a essayé chez les deux malades l'opothérapie hépatique dans le but de voir si l'héméralopie coexistant avec des lésions hépatiques, subirait des modifications par ce traitement. A cet effet il a administré pendant quelques jours aux deux malades 100 et 200 grammes de foie cru de bœuf par la voie gastrique, et il a constaté chez l'un d'eux la disparition complète de l'héméralopie le troisième jour du traitement et chez l'autre une notable atténuation.

L'opothérapie hépatique dans l'héméralopie n'est pas une conquête de la thérapeutique moderne, car on la trouve signalée dans les écrits des médecins les plus anciens. HIPPOCRATE et

---

[1] *Troubles oculaires d'origine hépatique*, Léopold Lévi, Bull. méd., 1896, p. 165 ; Vincent, *L'œil et le foie*, Th. de Lyon, 1892-93.

CELSE en font une mention explicite et au moyen âge les médecins arabes la préconisaient également.

Récemment TRANTAS et PECH ont rapporté de nombreux cas de guérison d'héméralopie par l'opothérapie hépatique.

Le *xanthélasma* est contesté comme signe révélateur des maladies du foie. CHAUFFARD a cité un cas de xanthélasma où l'état du foie s'est révélé tout à fait normal. Néanmoins on le rencontre souvent dans les congestions chroniques du foie avec un ictère plus ou moins marqué. Le xanthélasma, qui siège aux paupières et de préférence à la paupière supérieure vers l'angle interne, consiste dans des taches un peu surélevées sur la peau, lisses, d'un jaune foncé, safrané.

La simple congestion ou l'intoxication hépatique, peuvent provoquer l'apparition de troubles visuels, moins spéciaux que les précédents ; douleurs de tête à la lecture, vertiges dus à la diminution de l'amplitude d'accommodation. FÖRSTER a constaté parfois dans l'hyperhémie hépatique des opacités équatoriales du cristallin et, dans ce cas, un traitement par les alcalins a pu suspendre, pendant un temps assez long, la marche de l'opacification cristallinienne.

3° Troubles réflexes. — Les connexions nerveuses du foie avec l'estomac, l'intestin, le cœur et les poumons nous permettent de comprendre l'origine des actions réflexes qui interviennent à tout instant et compliquent la symptomatologie hépatique.

C'est ainsi que l'on observe fréquemment, au cours des coliques hépatiques, la gastralgie et l'entéralgie accompagnées ou non de vomissements alimentaires ou glaireux, des troubles sécrétoires dans le sens de l'hyperchlorhydrie (HAYEM), des dyspepsies acides, la constipation ou des diarrhées bilieuses.

Par un réflexe dont la voie a été démontrée par POTAIN, la syncope, l'asystolie même peuvent accompagner ces coliques hépatiques, ainsi que des œdèmes et des congestions pulmonaires.

Souvent il est difficile de définir la pathogénie de certains symptômes ; sont-ils d'origine réflexe ou toxique ? telles sont,

par exemple, les crises d'origine de poitrine signalées par GIL-
BERT et LEREBOULLET et les gangrènes périphériques.

Les déterminations secondaires observées au cours des affections hépatiques sont donc extrêmement nombreuses; souvent
bénignes, elles présentent au contraire chez certains malades
une gravité toute spéciale; elles peuvent ainsi comporter un
pronostic beaucoup plus sévère que l'affection hépatique qui en
fut la cause provocatrice.

§ 7. — LOCALISATIONS LOBAIRES

Le foie ne peut plus être considéré comme un organe réagissant tout d'une pièce sous l'influences de la cause pathologique.

Depuis plusieurs années, M. GLÉNARD a montré que cet organe
palpé suivant le procédé du pouce doit être divisé en trois lobes :
le lobe droit, le lobe carré encore appelé lobe moyen ou cholécystique, le lobe gauche ou épigastrique. J'indiquerai plus
loin les limites assignées à chacun de ces lobes qui ont l'un par
rapport à l'autre une vie et par conséquent une pathologie indépendante et distincte.

Leur indépendance est prouvée par la clinique, l'expérimen-
tation physiologique, l'anatomie et l'histologie pathologiques.
La preuve clinique fut la première en date et donnée par GLÉ-
NARD qui montra :

a) L'existence de foies hypertrophiés dans lesquels il est facile
de constater, suivant les cas, une hypertrophie monolobaire,
bilobaire ou tribolaire, ce qui prouve que le processus d'hypermégalie a envahi un, deux ou trois lobes;

b) L'inégale densité des lobes, l'un pouvant être dur à la pression, l'autre souple ;

c) L'inégale sensibilité, l'un pouvant être indolent tandis que
le lobe contigu est hyperesthésié ;

d) L'inégale épaisseur du bord libre, celui-ci pouvant être
arrondi dans un lobe, tranchant dans un autre ;

e) L'évolution indépendante des processus morbides dans chaque lobe: tel lobe hypertrophié, résistant, sensible, peut diminuer
de volume, de sensibilité, de consistance alors qu'un autre lobe,

même le lobe contigu qui présentait les mêmes caractères peut les conserver sans modifications ou évoluer en sens inverse.

Ainsi Glénard pouvait établir que les lésions hépatiques du diabète se localisaient au lobe droit dans 77 p. 100 des cas, que l'alcoolisme portait surtout son action sur le lobe gauche, enfin que la lithiase retentissait de préférence sur le lobe moyen.

Avant Glénard, les faits cliniques confirmatifs des lésions lobaires se réduisaient à la connaissance des hépatomégalies gauches dans l'impaludisme et de la localisation dans le foie droit des abcès tropicaux consécutifs à la dysenterie.

L'expérimentation cadavérique entre les mains de MM. Glénard et Siraud (1895) vint appuyer la clinique et montra que les lobes du foie sont fonctionnellement indépendants. Si l'on pratique des injections aqueuses par la veine porte, par la veine cave, par le canal hépatique ou par l'artère hépatique, on constate que le foie ne se distend pas uniformément dans toutes ses parties ; si l'on injecte isolément chaque branche de la veine porte, on voit que la distension se limite exactement au lobe injecté par cette branche ; le lobe non injecté reste flasque et pendant, quelle que soit la turgescence obtenue dans le lobe injecté.

Physiologiquement, grâce à l'emploi des solutions colorées au bleu de méthylène, Sérégé [1] de Vichy (1901) pouvait considérer le foie comme formé par l'accouplement de deux lobes nettement différenciés au point de vue circulatoire ; il établissait en même temps les limites respectives de chacun d'eux. La ligne qui les sépare ne correspond pas aux données anatomiques classiques : le foie droit comprend le lobe droit et le lobe de Spiegel, le foie gauche est constitué par le lobe épigastrique et le lobe carré. Par cette méthode des injections, par l'étude simultanée du point cryoscopique du sang des veines splénique et mésaraïques, par la détermination de la teneur de chaque lobe en urée après la digestion, Sérégé établissait l'existence d'un double

---

[1] Sérégé, *Contribution à l'étude de la distribution du sang porte dans le foie et des localisations lobaires hépatiques* (J. de méd. de Bordeaux, 1901). *Étude sur l'indépendance anatomique et fonctionnelle des deux lobes du foie* (Congrès de Toulouse, 1902).

courant dans la veine porte : un courant gauche se rendant au foie gauche et ramenant le sang de l'estomac, de la rate et de la partie terminale du tube digestif par la veine splénique et la petite mésaraïque ; un courant droit aboutissant au lobe droit auquel il distribue du sang venu de l'intestin grêle et de la première moitié du gros intestin par la grande veine mésaraïque (voir fig. 7, p. 41).

Le foie droit est le foie de la digestion pancréatique et intestinale ; le foie gauche, le foie de la digestion gastrique.

Pincherle a rapporté en juin 1904, à la *Société médico-chirurgicale de Bologne*, les résultats d'expériences entreprises par lui sur l'indépendance fonctionnelle des lobes du foie.

Ces expériences ont porté sur des rats auxquels l'auteur faisait ingérer après une période préalable de jeûne des quantités déterminées de sucre. Les animaux étaient sacrifiés à intervalles réguliers après l'ingestion et le glycogène recherché dans les différents lobes par l'examen microscopique et la réaction colorimétrique qualitative des extraits aqueux. Dans la première heure qui suit le début de l'expérience, on peut constater l'apparition de traces de glycogène qui, peu à peu, augmente mais reste localisé à deux des cinq lobes du foie, les autres n'en contenant point.

Ces recherches démontrent donc la dissociation fonctionnelle dont le foie est le siège pendant les premiers temps de l'absorption des hydrates de carbone. (*Extrait*, in *Presse médicale*, 19 octobre 1904.)

L'anatomie pathologique confirme les données précédentes. Dans sa communication au Congrès de Toulouse, Sérégé avait réuni la plupart des observations dans lesquelles les lésions anatomiques prédominaient ou portaient exclusivement sur l'un des lobes hépatiques. Avec le même auteur, j'ai publié récemment un cas analogue des plus instructifs[1] se rapportant à un homme de quarante-trois ans, mort de cirrhose alcoolique. Au point de vue macroscopique, les lésions prédominaient en toute

---

[1] Mongour et Sérégé, *Sur un cas de cirrhose monolobaire du foie*. Bull. méd., 28 janvier 1903, p. 87.

évidence sur le lobe gauche beaucoup plus dur que le lobe droit. L'examen histologique confirma cette différence dans les altérations : dans le foie gauche, un processus de sclérose très avancé, une désorganisation complète de la travée, des cellules pour la plupart nécrosées ou dégénérées ; dans le foie droit, une cirrhose à son début avec lésions parenchymateuses à peine indiquées.

Nous avons donné de ce fait l'explication suivante : l'alcool résorbé par la muqueuse de l'estomac, comme il ressort des expériences de BRANDT, VON MERING, est transporté directement dans le foie gauche où il produit les premières lésions. Au début le foie droit réagit par l'hypertrophie compensatrice ; plus tard seulement il subit à son tour l'action sclérogène de l'alcool, lorsque l'agent toxique est résorbé au niveau de l'intestin grêle, comme conséquence de la moindre capacité d'absorption de l'estomac dont la muqueuse s'altère à la longue. Mais l'invasion par la cause morbifique ne s'est pas produite au même moment dans les deux lobes.

Enfin, l'histologie pathologique donnait à la conception de GLÉNARD sa démonstration complète. MM. BRISSAUD et DOPTER [1] ont prouvé, contrairement à l'opinion de SAPPEY, qu'il existe des différences notables entre les fragments provenant d'un même foie. Pour une étendue déterminée, le nombre des lobules (et partant leur volume) n'est pas le même pour le lobe droit, le lobe gauche et le lobe de SPIEGEL ; « mais, d'autre part, en comparant la lobulation des divers foies dans les différents lobes, on constate une règle presque absolue : en général, à part de rares exceptions, le lobe droit est formé de lobules plus volumineux que les autres ; ceux du lobe gauche sont plus exigus que ceux du lobe de SPIEGEL. Cette observation est de nature à démontrer une fois de plus l'indépendance, tant anatomique que physiologique, des lobes hépatiques. »

Cette indépendance des deux lobes du foie se poursuit encore

---

[1] BRISSAUD et DOPTER, *Note sur les différences de volume des lobules hépatiques du foie humain* (Gaz. hebd. de méd. et chir., 17 juillet 1902).

plus loin. M. Deniges vient de démontrer (*Réunion biologique de Bordeaux*, 2 mai 1905 que dans l'intoxication arsénicale aiguë ou lente chez le chien, on trouve beaucoup plus d'arsenic dans le lobe droit que dans le lobe gauche.

L'adaptation fonctionnelle de chaque lobe du foie à un territoire intestinal bien limité, l'existence de cirrhoses monolobaires n'est donc pas contestable. Ces faits ne présentent pas un pur intérêt spéculatif; leur connaissance permettra au clinicien de déterminer le point de départ souvent obscur d'une lésion hépatique et d'instituer une thérapeutique causale toutes les fois qu'elle est possible.

§ 8. — LA NOTION DE FOIE VARIABLE

J'ai cru devoir terminer cette étude de séméiologie générale par l'exposé de cette notion encore nouvelle.

Chez l'homme sain, le foie est sujet à des variations constantes de volume dans le cours de la même journée; la percussion et la palpation en fournissent la démonstration évidente suivant qu'elles sont pratiquées avant ou après le repas, à l'état de repos ou à la suite d'un exercice prolongé. Ces variations de volume avaient été constatées en clinique par Bouchard, Hanot, Glénard et Millon, par Boix qui les étudia particulièrement sur les foies dyspeptiques, et créa cette expression très imagée et très juste de *foie en accordéon*. Toutefois jusqu'à ce jour, la clinique n'avait pas tiré grand profit de ces constatations; on signalait bien accidentellement les modifications de volume du foie; mais on tenait compte avant tout du volume absolu de l'organe exprimé par les termes d'atrophie et d'hypertrophie, pour établir le pronostic. Or il est évident que ces deux termes ne peuvent avoir une signification bien précise; ils supposent à tort que nous connaissons le volume du foie à l'état normal et que ce volume est constant. Dans une note communiquée par M. le professeur Kelsch de l'Académie de Médecine[1],

---

[1] Mongour, *Acad. de méd.*, 5 mai 1903 et *Journal de méd. de Bordeaux*, 31 mai 1903.

je crois avoir démontré que le pronostic des cirrhoses, est lié à la constatation de ces variations de volume. Elles traduisent en effet la souplesse du parenchyme hépatique, sa plus ou moins grande facilité d'adaptation aux besoins de l'organisme. Les foies totalement fibreux, à cellules ratatinées, à

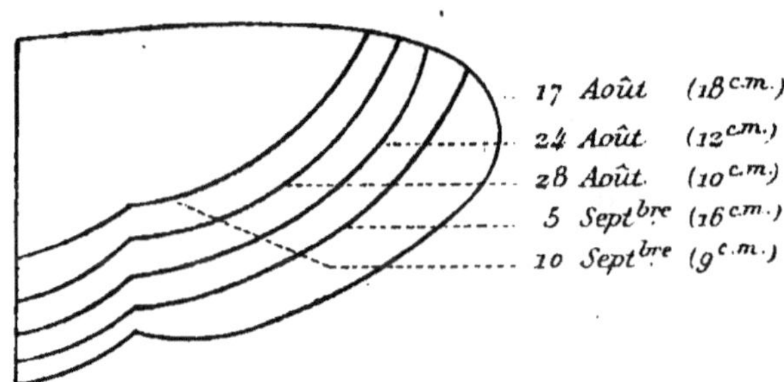

Fig. 9.

Schéma des variations de volume du foie dans un cas d'ictère infectieux bénin.

vaisseaux sclérosés ou oblitérés en majeure partie, sans tendance à l'hypertrophie compensatrice, restent fixés dans leur volume tandis que les mêmes organes dont les éléments constitutifs n'ont subi qu'une altération parcellaire ou incomplète présentent encore les variations physiologiques.

J'avais formulé dans cette première note les conclusions suivantes :

Les cirrhoses biveineuses à foie variable, atrophiques ou hypertrophiques, sont susceptibles de guérison.

Ces mêmes cirrhoses paraissent difficilement curables si le foie reste fixé dans son volume.

Poursuivant cette étude dans la fièvre typhoïde et dans l'impaludisme, j'ai démontré [1] que dans le cours de ces deux affections le foie est essentiellement variable; ces variations ne se produisent pas toujours dans le même sens pour les deux lobes droit et gauche; elles sont maxima pendant la période d'état de

[1] Mongour, *Réunion biologique de Bordeaux*, 1904.

la maladie et d'autant moins intenses que l'affection paraît plus grave.

Nous verrons combien il est difficile de formuler le pronostic des maladies du foie en se basant sur l'étude isolée des fonctions hépatique. Or, par la détermination quotidienne des volumes successifs du foie, on se renseignera non pas sur l'une quelconque des fonctions hépatiques, mais sur la somme de ces fonctions, par conséquent sur la valeur réelle de la glande envisagée selon la réalité physiologique.

Sur les deux diagrammes ci-joints (fig. 9 et 10) on peut suivre

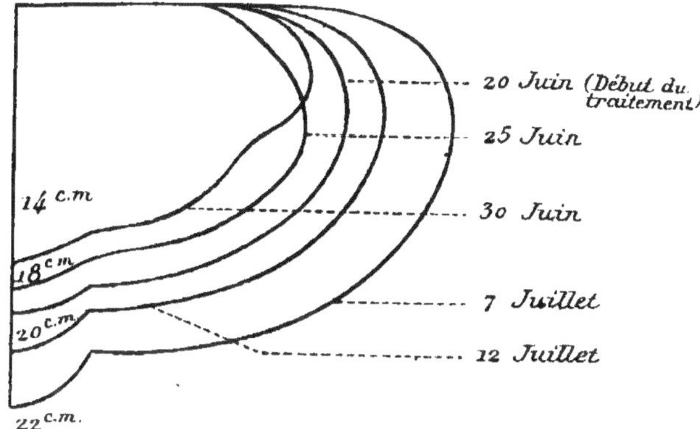

Fig. 10.

Variations de volume d'un foie syphilitique en cours de traitement par les injections d'huile biiodurée.

ces variations au cours d'un ictère infectieux bénin et d'une cirrhose syphilitique.

Je ne puis insister davantage sur ces recherches personnelles laissant à l'avenir le soin d'en démontrer l'exactitude.

§ 9. — CONCLUSIONS

L'infection et l'intoxication sont les deux grands facteurs étiologiques des maladies du foie. Les agents infectieux n'agissant sur la cellule hépatique que par leurs sécrétions ou toxines, le foie infectieux est un foie toxique ; en tous cas les termes de foie toxique, foie infectieux, foie toxi-infectieux se valent et se confondent : de la part du foie mêmes processus de défense, mêmes réactions histologiques ; enfin mêmes déterminations secondaires sur les différents organes de l'économie.

« Il n'y a pas lieu d'opposer, dit Chauffard, les lésions microbiennes aux lésions toxiniques ou toxiques, d'autant que les deux premières catégories tout au moins, si elles peuvent être dissociées par l'analyse expérimentale sont toujours plus ou moins associées et confondues dans la réalité clinique[1]. »

[1] CHAUFFARD, *Traité de pathologie générale de* BOUCHARD (t. V, p. 31).

CHAPITRE V

PROCÉDÉS D'EXPLORATION DU FOIE

§ 1. — Interrogatoire du malade

En raison de la multiplicité des fonctions hépatiques susceptibles, les unes et les autres, de modifications au cours des maladies du foie, un examen clinique rigoureux suppose une longue
série de recherches. L'expérience démontre qu'il ne faut pas
donner à tous les symptômes une égale valeur; mais comme il
n'existe pas de signe suffisant à lui seul pour affirmer la nature
d'une affection, comme le plus insignifiant en apparence acquiert
par comparaison une valeur imprévue, tout examen sera aussi
complet que possible et rigoureusement méthodique.

Le médecin doit s'enquérir d'abord de l'âge et de la profession
du malade; cette dernière notion est essentielle car elle peut
éclairer tout d'un coup le diagnostic, en raison de la fréquence
des accidents professionnels susceptibles de provoquer une maladie du foie; puis il s'informera des tares héréditaires, recherchera avec soin l'existence de déterminations hépatiques chez
les ascendants; il fera préciser les antécédents personnels, n'oubliant jamais la syphilis et l'alcoolisme; enfin il priera son
malade d'exposer d'une manière aussi précise que possible la
nature des accidents qui l'invitent à se consulter.

Ces premiers renseignements acquis, le médecin poursuit son
interrogatoire en attirant spécialement l'attention du malade
sur les symptômes qui peuvent être rapportés à une affection
hépatique. Cette partie de l'interrogatoire sera faite avec beaucoup de prudence, car deux écueils sont à éviter : omettre des

signes importants sur lesquels le malade n'attire pas l'attention parce qu'il n'en souffre guère ; extorquer en quelque sorte, à force d'insistance, l'aveu de troubles inexistants ; cette auto-suggestion facile à provoquer est la source de nombreuses erreurs de diagnostic.

Pendant toute la durée de l'interrogatoire, le médecin étudie la psychologie de son malade ; il note avec soin la fermeté, la précision de ses réponses, son degré d'affaissement ou d'obnubilation ; il fixe dans sa mémoire l'habitus extérieur, la coloration du visage, plus spécialement l'existence des veinosités anormales au niveau des pommettes, l'expression du regard, le degré d'embonpoint, la clarté ou la faiblesse de la voix. La grande habitude du malade permet de faire ces constatations précieuses d'une manière en quelque sorte automatique, sans effort d'attention : aussi bien nulle description ne prévaudra contre l'éducation clinique.

Les symptômes accusés par le malade, révélés spontanément ou après interrogatoire, sont essentiellement subjectifs ; la plupart échappent à tout contrôle ; je dois en signaler immédiatement la valeur relative ; l'expérience seule permet de fixer les limites dans lesquelles ils sont utilisables. On les décrit généralement sous le titre de troubles fonctionnels.

§ 2. — RECHERCHE DES TROUBLES FONCTIONNELS

Les troubles fonctionnels peuvent être divisés en deux catégories : 1° Les uns ont pour point de départ la région hépatique ; ils traduisent directement la souffrance du foie ; 2° Les autres naissent en des zones plus ou moins éloignées ; ils sont la conséquence du retentissement morbide de l'affection primitive sur les différents organes de l'économie.

Parmi les premiers, la douleur tient une place capitale. Il faut inviter le malade à l'objectiver par des comparaisons ; est-elle lancinante, pongitive, térébrante, fulgurante même ? il convient d'en faire spécifier rigoureusement toutes les modalités, la nature, le siège, les irradiations, le moment d'apparition (avant ou après les repas, le jour ou la nuit), la continuité ou l'intermittence ; présente-t-elle des crises paroxystiques? quel est son mode de terminaison? enfin il ne faut pas omettre de rechercher les phénomènes accessoires qui peuvent apparaître en même temps que la douleur ou la suivre de près (vomissement, sueurs profuses, ictère, syncope, etc.) et ceux qui en signalent la disparition (polyurie, etc.)

Les signes qui révèlent un retentissement de la maladie du foie sur les autres organes peuvent être nombreux ; pour les découvrir, il faut passer successivement en revue les principales fonctions de l'économie.

Les troubles de l'appareil digestif sont le plus fréquemment observés : perversion ou faiblesse de l'appétit, ballonnement du ventre après les repas, constipation ou diarrhée, hémorrhoïdes, décoloration ou surcoloration des fèces souvent très fétides.

Comme troubles urinaires : oligurie ; pollakiurie diurne ou nocture ; sensation de pesanteur dans la région lombaire ; brûlure uréthrale pendant l'émission des urines. Les urines sont-elles sédimenteuses, hautes en couleur ou bien claires et limpides ?

Du côté de l'appareil cardio-vasculaire, les malades accusent des palpitations surtout fréquentes et pénibles après les repas, de l'essoufflement, des douleurs rétro-sternales considérées à bon droit comme une ébauche de crise angineuse ; des œdèmes malléolaires peuvent apparaître surtout le soir ou à la suite des fatigues provoquées par la marche et la station debout.

Parfois des signes pulmonaires tels que l'apparition soudaine d'un point de côté à la base de l'hémithorax droit et d'une toux sèche et quinteuse furent les premiers symptômes d'un kyste hydatique du foie évoluant depuis de longues années.

L'énumération complète des troubles cérébraux formerait une longue liste ; je me contente de signaler les plus constants : somnolence après les repas ; perte du sommeil nocturne, céphalées, vertiges, fatigue physique et intellectuelle rapide, modifications du caractère qui devient méchant, taquin, triste et inquiet ; obsessions, hallucinations, etc.

De tous les symptômes cutanés, le prurit est le plus constant ; généralisé parfois sur toute l'étendue du tégument externe, il peut se localiser en certains points, aux organes génitaux par exemple, chez les diabétiques.

Les malades peuvent accuser différentes perturbations dans les organes de sensibilité spéciale : visions colorées, amblyopie passagère, bourdonnements d'oreilles, perception plus ou moins constante d'une saveur sucrée.

La liste des troubles fonctionnels est loin d'être close : j'ai dû me borner à l'énumération de ceux qui offrent une signification plus précise et sur lesquels il faut attirer de parti pris l'attention du malade.

La maladie est-elle ou non fébrile. A quel moment la fièvre est-elle apparue ? Comment s'annonce-t-elle, avec ou sans frissons ? Si elle est périodique, quelle est la longueur des phases d'apyrexie, quelle est sa durée et son mode de terminaison (avec ou sans sueurs) ?

Enfin dans la mesure du possible le malade devra préciser les variations de son poids depuis le début de la maladie.

Ces données acquises, l'examen entre dans une nouvelle phase. Aux symptômes subjectifs dont la valeur se mesure le plus ordinairement à l'intelligence du malade, le médecin opposera toute la série des *signes objectifs* provoqués et contrôlés par lui-même.

Les uns sont obtenus *directement* par l'application des sens de l'observateur qui *inspecte, palpe, percute, ausculte ;* les autres supposent des manipulations physiques ou chimiques préalables. Les procédés d'examen direct, applicables en tout temps et chez tous les malades, fournissent les renseignements les plus cliniques, les plus indispensables. Toutefois les deux méthodes ne s'excluent pas l'une l'autre ; elles se complètent en se prêtant un mutuel appui.

§ 3. — EXAMEN DIRECT DU FOIE ET DE LA VÉSICULE BILIAIRE

1° Inspection. — L'observateur remarque l'habitus général de son malade ; peut-il vaquer à ses occupations sans fatigue apparente ? ou bien se trouve-t-il confiné dans le lit, indifféremment assis ou couché? est-il obligé de s'immobiliser dans le décubitus dorsal? la physionomie est-elle calme ou angoissée ? la langue est-elle rouge, sèche ou saburrale ? Il faut noter avec soin la coloration des conjonctives au niveau desquelles se manifestera avec le maximum d'intensité la teinte caractéristique de l'ictère franc ou du subictère; puis l'observateur découvre son malade, constate l'état de maigreur ou d'embonpoint, la coloration des téguments, l'état de la peau qui peut présenter des lésions récentes de grattage, des traces d'éruptions (acné, furoncles, urticaire), des varices, des éphélides, des taches de purpura, etc.

Après ces constatations, il convient de fixer son attention sur l'état de l'abdomen. Quelle est la forme générale du ventre ? est-il proéminent avec saillie de l'ombilic (*exomphale*), rétracté ou bien étalé sur les flancs, reposant en quelque sorte sur les cuisses (*ventre de batracien*) ? Sous quel angle se rencontrent les fausses côtes et l'appendice xyphoïde ? très obtus, il laisse soupçonner une hypertrophie chronique du foie; très aigu, il suppose une déformation hépatique avec prolapsus du foie et des autres viscères.

La région hépatique est-elle voussurée ? La voussure est-elle uniforme, comme dans l'hypertrophie simple du foie, ou bien est-elle constituée par une ou plusieurs saillies faciles à limiter, globuleuses, comme dans les cas de kystes ou d'abcès? La peau qui recouvre la région hépatique peut être lisse comme à l'état *normal* ou bien œdémateuse, sillonnée par un réseau de veines apparentes à multiples anastomoses plus saillantes et plus développées autour de l'ombilic où elles constituent la *tête du méduse;* à la simple inspection on peut constater dans la région de l'épigastre l'existence de pulsations transmises par l'aorte ou résultant d'une expansion systolique du foie comme dans l'insuffisance tricuspidienne.

Après avoir déterminé le rythme et le type respiratoire, le médecin passe à la percussion.

2° Percussion. — Elle a pour but d'étudier la configuration du foie en délimitant la zone de matité que cet organe projette sur la paroi costo-abdominale.

9.

La percussion peut être immédiate, c'est-à-dire pratiquée en frappant le médius de la main droite sur le médius de la main gauche posée bien à plat, ou médiate en interposant entre la paroi et le médius qui percute un plessimètre ; on préfère généralement la percussion immédiate. Avant de la pratiquer, il convient d'observer certaines précautions préliminaires à défaut desquelles une erreur devient facile. L'estomac et l'intestin ne doivent pas être remplis de matières solides car il serait impossible de fixer la limite inférieure : aussi doit-on éviter de percuter aussitôt après les repas ; chez les constipés, on se débarrassera des matières à l'aide d'évacuants. Les amas de gaz ne sont pas moins gênants : dans les cas de météorisme excessif, il vaut mieux surseoir à la percussion.

Lorsque le foie occupe sa situation physiologique, lorsqu'il n'est pas hypertrophié, la percussion est le seul procédé d'exploration qui permette d'en tracer les limites.

En effet, à l'état normal c'est seulement au niveau de l'épigastre que le foie est accessible à la palpation par une petite partie de son bord antérieur ; mais ce bord est si mince, d'une telle souplesse que les doigts ne peuvent le distinguer des organes voisins.

La percussion du foie sera pratiquée en avant et en arrière.

Par la percussion antérieure on délimitera successivement la ligne supérieure et la ligne inférieure de la matité hépatique ; à la jonction de ces deux lignes dans l'hémithorax gauche se trouvera la limite transversale du foie.

a. *Percussion antérieure.* — Pour obtenir la *limite supérieure* du foie, on percute de haut en bas en partant de la sonorité pulmonaire et on s'arrête à la première submatité. Cette percussion doit être assez forte, étant donnée la situation profonde du foie ; elle sera continuée transversalement jusqu'à la base de l'appendice xyphoïde, pas plus loin. A partir du sternum, en effet, la matité hépatique se confond avec la matité cardiaque située immédiatement au-dessus ; on achève alors la délimitation de la matité en réunissant par une ligne droite la région de pointe du cœur et la base de l'appendice xyphoïde. Ainsi délimité, le bord supérieur et antérieur du foie forme une ligne

arquée, à concavité inférieure placée transversalement et qui
correspond : sur la ligne axillaire droite au 7ᶜ espace intercos

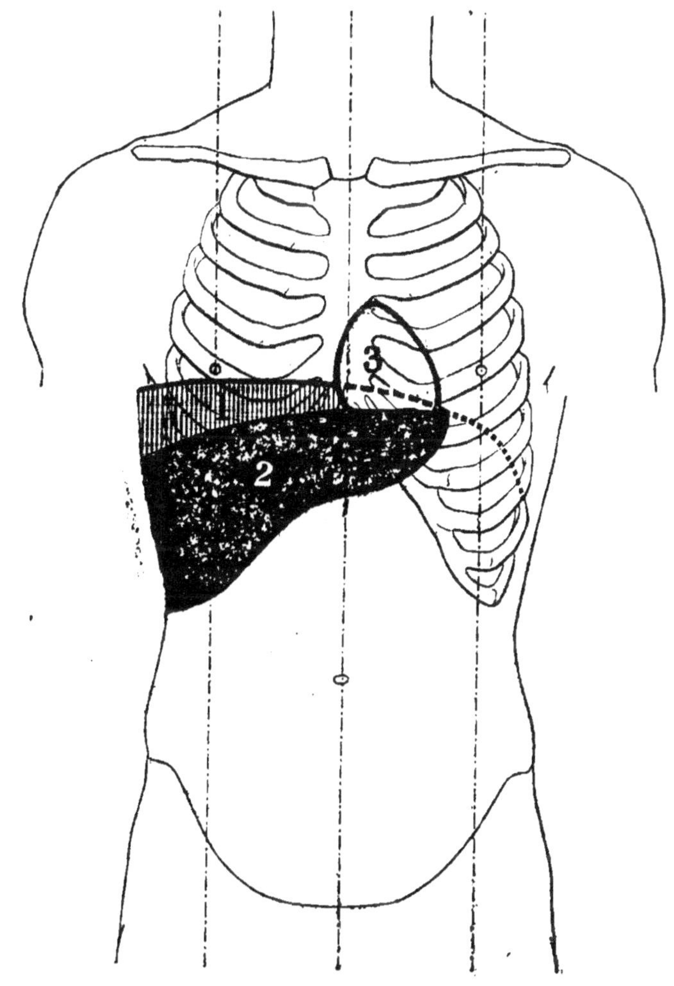

Fig. 11.
Matité hépatique antérieure.
1, grande matité hépatique. — 2, petite matité hépatique. — 3, matité cardiaque.

tal ou à la 7ᵉ côte ; sur la ligne mamelonnaire au 5ᵉ espace ; sur
la ligne médiane à la base de l'appendice xyphoïde.

La limite supérieure du foie étant obtenue, si l'on continue la percussion de haut en bas, jusqu'à la rencontre du bord inférieur, on obtient successivement : une grande matité hépatique (relative, profonde) qui appartient à la portion du foie recouverte par le poumon ; une petite matité absolue, superficielle correspondant à la partie du foie qui se trouve en contact immédiat avec la paroi thoracique (fig. 11).

Pour obtenir la *limite inférieure*, la percussion sera pratiquée de bas en haut, en partant de la sonorité intestinale ; elle doit être superficielle et légère pour éviter la résonnance des parties de l'estomac et de l'intestin situées derrière le bord aminci du foie. Ce bord inférieur suit sensiblement le rebord des fausses côtes à partir de la ligne mamelonnaire jusqu'à la hauteur du creux épigastrique ; à ce niveau, il se projette sur la paroi abdominale entre l'appendice xyphoïde et l'ombilic, plus rapproché de l'appendice. Il se relève alors pour rejoindre la ligne supérieure un peu en dedans de la pointe du cœur, à 6 centimètres environ de la ligne parasternale gauche.

Cette délimitation par la percussion des limites supérieure et inférieure du foie, ne donne pas des mesures très rigoureuses ; elle place généralement le bord supérieur du foie 3 à 5·centimètres plus bas et le bord inférieur 5 centimètres plus haut que le siège réêl. Ces erreurs peuvent être encore plus considérables ; elles ont un résultat surtout fâcheux quand le foie est déformé.

b. *Percussion postérieure* (fig. 12). — La grande matité hépatique n'est pas aussi nette qu'en avant. Cela tient à ce que le bord postérieur du poumon ne s'amincit pas comme le bord antérieur, mais se termine assez brusquement au niveau du foie sous une couche encore épaisse. Il est donc assez difficile de délimiter le bord postéro-supérieur du foie qui commence vers la 10e dorsale et s'élève graduellement jusque dans l'aisselle où il se continue avec le bord antéro-supérieur.

Le bord postéro-inférieur est, contre le rachis, en contact avec le rein droit dont il recouvre même un segment ; en ce point la matité hépatique se confond avec la matité rénale.

En raison des difficultés accumulées il n'y a pas de réel intérêt clinique à tenter une délimitation du foie en arrière.

c. *Renseignements fournis par la percussion.* — La percussion
nous renseigne sur le volume absolu du foie qui peut être

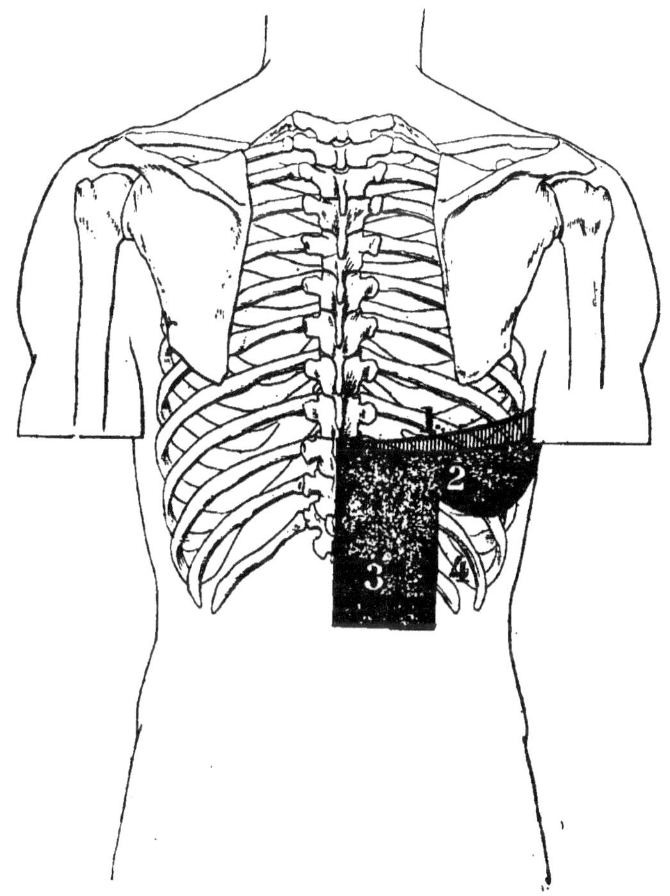

Fig. 12.

Matité hépatique postérieure.

1, grande matité hépatique. — 2, petite matité hépatique. — 3, matité rénale.
4, angle hépato-rénal.

normal, augmenté ou diminué et sur des variations de volume
de cet organe.

Le foie normal présente une matité verticale qui mesure sur
la ligne axillaire 13 à 14 centimètres; sur la ligne mamelon-

naire, 11 centimètres environ chez l'homme et 10 centimètres chez la femme; sur la ligne médiane 4 à 5 centimètres. Il ne doit pas déborder les fausses côtes, sauf à partir de l'incision cholécystique qui se trouve sur le trajet de la ligne mamelonnaire droite. Les dimensions transversales sont plus difficiles à préciser, car on n'est jamais sûr de délimiter par la percussion le point de terminaison du lobe gauche qui normalement dépasse la ligne médiane de 6 centimètres environ.

Lorsque le foie dépasse ces limites, on le dit hypertrophié. La matité hépatique qui juge cette hypertrophie peut être :

α) *Augmentée uniformément* sur toute l'aire de projection ainsi qu'on le constate dans l'hypertrophie simple par congestion, dans les différentes formes de cirrhoses hypertrophiques (cirrhose hypertrophique alcoolique, cirrhose de Hanot, cirrhose hypertrophique graisseuse);

β) *Augmentée par élévation de la limite supérieure :* pleurésies droites avec épanchement, tumeurs liquides ou solides de la face convexe;

γ) *Augmentée par abaissement de la limite inférieure*, grâce à la présence de tumeurs solides ou liquides de la face concave.

Tout foie qui n'atteint pas les limites normales est dit *atrophié*.

L'atrophie peut être réelle comme dans la cirrhose atrophique de Laënnec ou apparente; dans ce dernier cas, elle reconnaît pour cause soit le météorisme abdominal, soit l'existence d'une ascite, soit encore l'emphysème pulmonaire si le bord inférieur du poumon s'étend très loin au-devant du foie.

La matité hépatique peut être *déplacée en haut*, remontée en quelque sorte si le foie est projeté dans le thorax par le météorisme abdominal, par une ascite ou s'il a été aspiré par atrophie du poumon droit;

Déplacée en bas par refoulement dans l'abdomen, dû à l'emphysème pulmonaire, au pneumothorax, aux tumeurs du médiastin ou par relâchement des ligaments suspenseurs;

Absente enfin dans le cas de foie flottant ou de transposition du foie et de la rate.

Les données fournies par la percussion sont donc très précieuses ; mais elles doivent être contrôlées par la palpation qui les complète.

3° Palpation. — Elle a pour but de placer les doigts en contact avec le parenchyme hépatique ; mais ce contact ne peut s'établir au niveau du gril costal ; en déprimant les espaces intercostaux on arrive quelquefois à réveiller la sensibilité hépatique, mais la pression des doigts nécessairement énergique est trop souvent par elle-même une cause suffisante de douleur faussement rapportée au foie. Pour que la palpation soit praticable, il faut que le foie déborde les fausses côtes, qu'une partie de la face antéro-supérieure se mette en rapport avec la paroi abdominale et que cette paroi soit assez souple pour se laisser déprimer. Plusieurs procédés de palpation ont été mis en œuvre.

a. *Procédé classique.* — Le malade étant placé dans le décubitus dorsal, les genoux à demi fléchis, le médecin se tient debout sur l'un des côtés du lit. Les mains seront réchauffées pour éviter la contraction réflexe des parois abdominales. Il suffit alors de passer légèrement sur les parois abdominales les doigts bien réunis et légèrement fléchis de la main droite ; dans d'autres cas où il s'agit de pénétrer plus avant, FRÉRICHS recommande des mouvements de rotation des doigts. Il ne faut pas trop se hâter et s'il existe de la tension due à la contraction abdominale, il faut prolonger une douce pression jusqu'au moment où les parois du ventre se relâchent. La consistance du tissu hépatique plus ferme que la masse intestinale avertit de la présence du foie.

La marche de l'exploration doit être méthodique ; il ne suffit pas de promener sa main au hasard, de presser tantôt d'un côté, tantôt de l'autre ; il faut palper région par région et n'en omettre aucune. Si la tension de l'abdomen est trop prononcée (tympanisme, ascite, obésité) pour que l'on puisse par simple pression noter la différence qui existe entre la consistance du foie et celle de l'intestin, on aura recours à de brusques secousses avec la face palmaire des doigts, secousses pratiquées obliquement, d'avant en arrière et de bas en haut. Dans ces conditions, la position genu pectorale peut rendre des services parce qu'elle produit le contact immédiat du foie avec la paroi antérieure du ventre; dans les mêmes circonstances, il peut être suffisant de faire coucher la malade sur le côté gauche.

La palpation classique fournit des renseignements très précieux; elle permet de reconnaître l'existence des battements hépatiques si fréquents dans l'asystolie, de percevoir le frémissement hydatique et les frottements de la périhépatite; elle renseigne sur l'augmentation de volume du foie, sur sa consistance, sur l'état de sa surface lisse ou bosselée, sur le degré de sensibilité à la pression, sur l'étendue des excursions respiratoires, enfin mais plus difficilement sur la place des incisures.

Malheureusement le procédé classique n'est applicable qu'aux foies très tuméfiés, aux foies ptosés par refoulement du corset, au gros foie infantile; chez l'adulte bien portant, la face antérieure et le bord inférieur sont le plus souvent inaccessibles par ce mode de palper. Pour que la palpation fournisse son maximum possible de renseignements, il faut agrandir l'étendue de la surface palpable, utiliser en conséquence la mobilité respiratoire du foie qui s'abaisse pendant l'inspiration : c'est vers ce but que tendent les deux procédés suivants.

b. *Procédé de Mathieu*[1]. — Le malade est placé dans le décubitus dorsal, dans un état aussi parfait que possible de la résolution musculaire; les jambes sont à demi fléchies, les talons joints, les genoux tombants à droite et à gauche, les bras reposant le long du corps, la tête légèrement soulevée. Le médecin se place à droite du malade. On procède alors, dit MATHIEU, comme si l'on voulait palper son propre foie. Les deux mains sont réunies, le bord radial des deux index accolés l'un contre l'autre, les doigts légèrement infléchis en crochet. Les extrémités des deux index et des deux médius gauche et droit réunis sont appliquées sur la paroi abdominale à droite de l'ombilic, dans un point où l'on se trouve sûrement au-dessous de la limite inférieure du foie. La paroi abdominale est déprimée ni trop, ni trop peu, dans une limite que l'expérience seule apprend.

---

[1] A. MATHIEU, *Soc. méd. des hôpitaux*, 9 mars 1894; *Gazette des hôpitaux*, mai 1903.

Les deux mains sont ainsi ramenées de bas en haut, en suivant le bord externe du grand droit, dans la direction du rebord des côtes. On remonte en pratiquant une série de petites secousses qui ont pour but d'accrocher le bord du foie lorsqu'on le rencontre. On doit chercher à l'accrocher de bas en haut, avec l'extrémité des doigts repliés en crochet comme si l'on voulait pénétrer sous le bord inférieur en déprimant la paroi abdominale.

Pour palper le foie pendant son abaissement inspiratoire, les mains sont placées comme il vient d'être dit, les doigts recourbés en crochet. L'explorateur reste immobile, c'est le foie qui va se mobiliser dans les mouvements respiratoires. On engage alors le malade à exécuter de profondes inspirations; à un moment donné le foie vient se heurter contre les doigts qui l'attendent à poste fixe.

Les avantages du procédé de MATHIEU ne sont pas contestables; mais ils nous paraissent inférieurs à ceux présentés par le procédé du pouce.

c. *Procédé du pouce.* — Il a été décrit par GLÉNARD dans plusieurs publications dont la première remonte à 1887[1]. Il consiste à fouiller méthodiquement le flanc et l'hypochondre, à combiner l'abaissement du bord du foie dans l'inspiration avec sa projection en avant par le refoulement pour faire *sauter* le bord de l'organe en passant le pouce sur lui d'arrière en avant et de bas en haut.

Le malade doit être placé dans le décubitus dorsal, jambes étendues, épaules à peine relevées par le traversin, abdomen découvert du sillon sous-mammaire au pubis; le médecin est assis à demi sur le rebord du lit, à droite ou à gauche en faisant face au malade (fig. 13, 14 et 15).

Ce procédé comprend quatre temps :

1er *temps*. — Avec la main gauche soulever la région lombaire droite. Les quatre derniers doigts de la main gauche juxtaposées sont appliquées dans la région lombaire, de telle sorte que le

---

[1] F. GLÉNARD, *De la palpation du foie par le procédé du pouce*, 1888; GLÉNARD, *Les ptoses viscérales*, 1899. Alcan, éditeur.

médius soit placé dans toute sa longueur immédiatement au-
dessous du rebord costal postérieur et que son extrémité atteigne
l'angle costo-vertébral ; le pouce gauche est laissé en abduction,

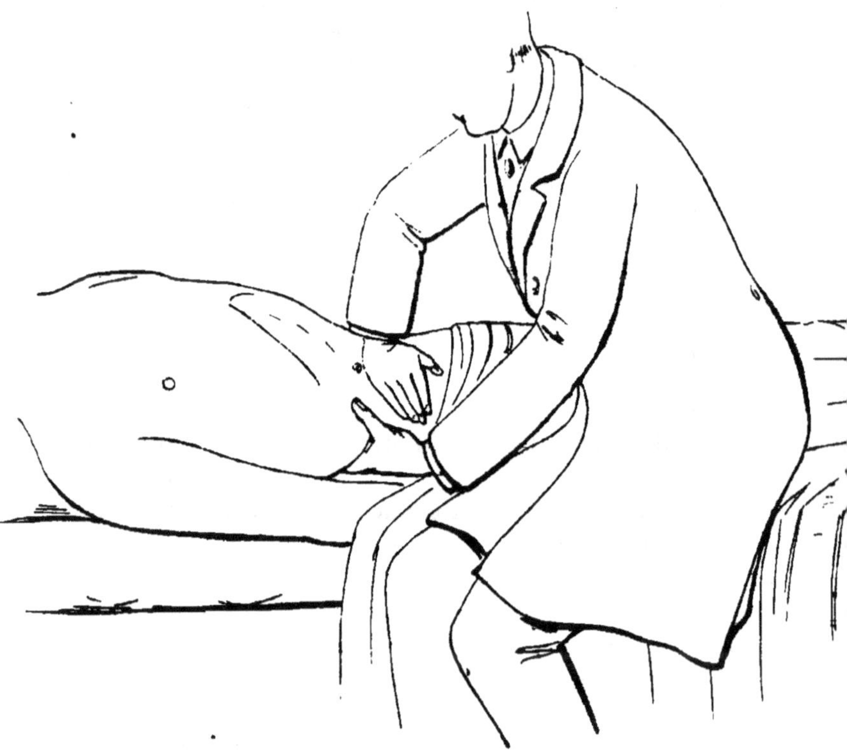

Fig. 13.

Position du médecin et de ses mains pour la recherche du bord
inférieur du foie par le « procédé du pouce » (d'après GLÉNARD).

indépendant dans ses mouvements, de telle sorte qu'on puisse le
placer sur le flanc.

2º *temps*. — Avec la main droite, déprimer la paroi antérieure
de l'hypogastre et de la fosse iliaque droite par la partie la plus
déclive, pour refouler du côté de l'hypocondre droit, sous le foie,
la masse intestinale sous-jacente.

3º *temps*. — Avec le pouce gauche, déprimer la paroi antérieure du flanc droit au-dessous du siège présumé du bord du foie.

4° temps. — Les mains étant solidement placées, commander au malade une profonde inspiration pendant laquelle on glisse la pulpe du pouce gauche de bas en haut et en dehors et d'arrière en avant.

Si le bord inférieur du foie même pendant une inspiration profonde n'arrive pas à dépasser le rebord costal, le pouce ne

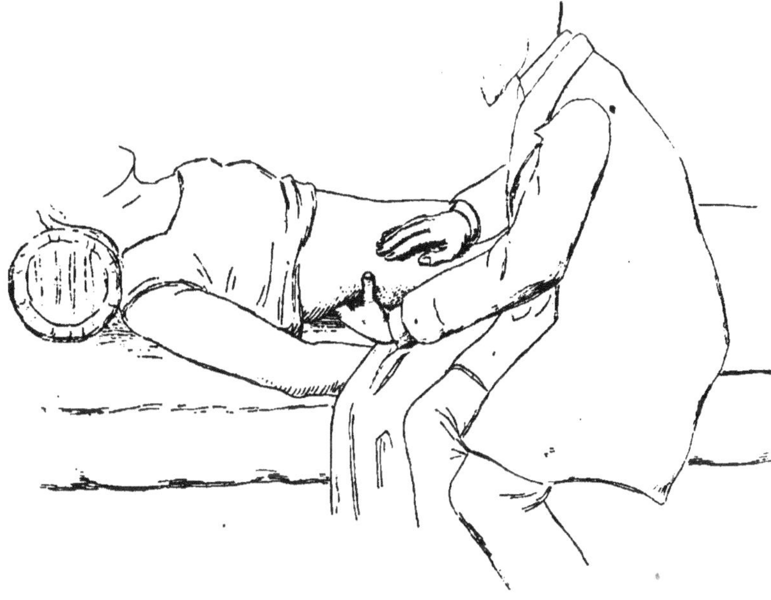

Fig. 14.

Autre position du médecin et de ses mains pour la recherche du bord inférieur du foie par le procédé du pouce.

La position de la main droite diffère de celle qui est indiquée dans la figure précédente.

perçoit rien ; mais si l'organe prend le moindre contact avec la paroi abdominale, l'observateur trouve une languette d'épaisseur variable, plus ou moins souple, parfois dure ou rénitente, plus ou moins sensible, plus ou moins régulière qui s'abaisse en inspiration, s'élève en expiration, qu'il explore à son aise et qu'il peut faire flotter dans le cas de ptose.

Je ne puis donner plus de détails sur la théorie d'un procédé qui doit s'apprendre au chevet du malade et nécessite une pratique régulière et patiente. La description sommaire que j'en ai fournie me paraît suffisante pour servir de guide ; en multipliant

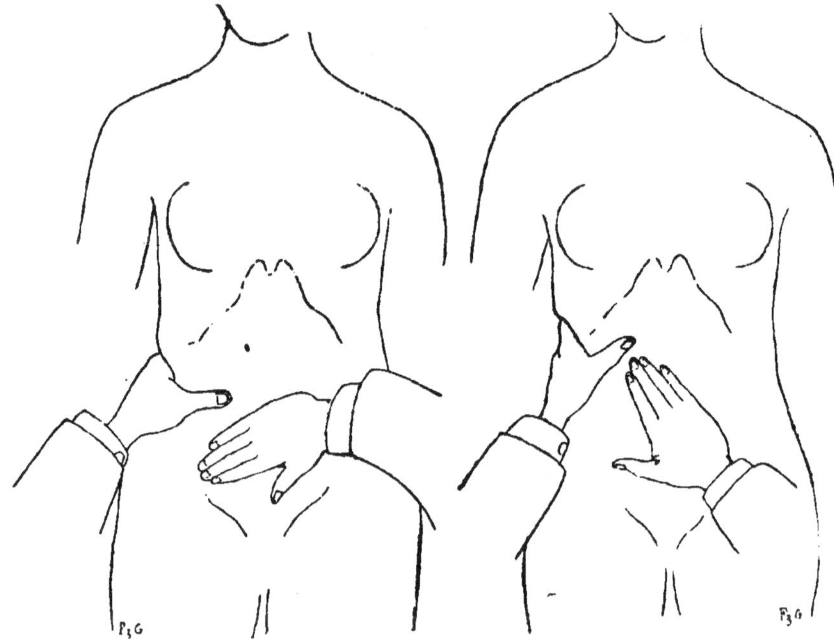

Fig. 15.

Position des mains pour la recherche du bord inférieur du foie, le malade étant dans la station verticale. La main droite refoule du côté de l'hypocondre droit, sous le foie, la masse intestinale.

les tentatives, le clinicien arrivera facilement à sensibiliser son pouce. Et alors, rien n'égale la surprise du médecin qui n'ayant encore touché le foie sur le vivant que lorsque cet organe forme au-dessous du rebord costal une masse plus ou moins volumineuse et empâtée, trouve cette languette dont il peut percevoir tous les modes et qu'il fait sauter à son aise.

Le procédé du pouce doit être classique. Il permet tout d'abord de percevoir les incisures du foie, incisure cholécystique et inci-

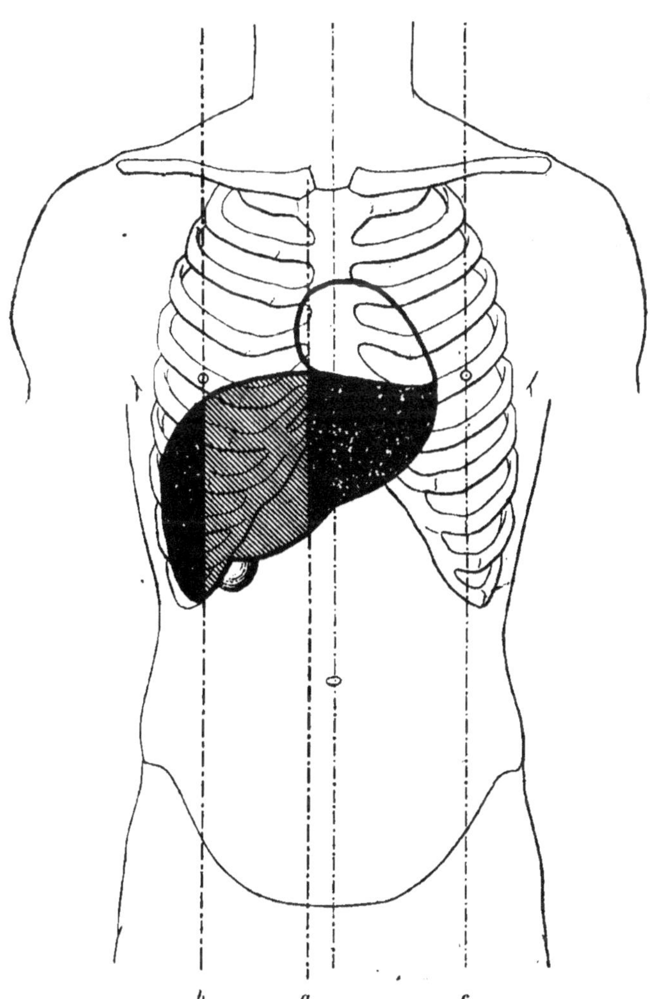

Fig. 16.

Schéma destiné à montrer les limites respectives des trois lobes
du foie.

a, ligne parasternale droite. — *b*, ligne mamelonnaire droite croisant à peu près
le cartilage de la 9ᵉ côte et l'incisure cholécystique.

A partir du bord droit du sternum, la limite supérieure de la matité hépatique
s'obtient en prolongeant jusqu'à la pointe du cœur la ligne obtenue sur l'hémithorax
droit.

sure ombilicale et de fixer ainsi l'étendue respective des trois lobes du foie (fig. 16).

Le lobe droit s'étend de l'extrémité droite du foie à une ligne verticale et parallèle à l'axe du corps passant par l'incisure cholécystique dans laquelle se loge la vésicule biliaire ou, ce qui revient à peu près au même, par l'extrémité libre de la 9° côte droite ;

Le lobe carré ou lobe moyen ou lobe cholécystique s'étend de cette ligne à la ligne parasternale droite qui correspond à peu près à l'incisure ombilicale, à l'insertion du ligament suspenseur du foie ;

Le lobe gauche ou épigastrique se trouve compris entre la ligne parasternale droite et une ligne parallèle passant par l'extémité libre du cartilage de la 9° côte gauche.

A l'heure actuelle, étant donnée l'importance des localisations monolobaires, il est indispensable de bien préciser ces divisions ; il serait même à souhaiter que les différentes dimensions du foie fussent inscrites sur un diagramme uniforme tel celui que j'ai figuré (fig. 16) ; cette méthode rendrait les observations plus facilement comparables.

Le procédé de GLÉNARD donne les meilleures renseignements sur la sensibilité du foie ; il permet de reconnaître :

Les foies indolents ;

Les foies sensibles ;

Les foies hyperesthésiques.

Il donne sur la consistance de cet organe des notions d'une importance capitale qui peuvent être résumées dans le tableau suivant :

a) FOIES SOUPLES	*Normalement souples.*
	Foies mous, comparés par FRERICHS à la mollesse du chiffon.
b) FOIES INDURÉS (à ressaut).	*Foies rénitents* qui donnent une sensation comparable à celle du muscle rétracté (foies hyperhémiés).
	Foies durs ayant perdu toute élasticité et donnant une sensation analogue à celle d'un os (cirrhoses).

En utilisant la mobilisation du foie, le procédé de GLÉNARD

permet enfin de mieux saisir tous les degrés de ptoses et complète ainsi les données fournies par la palpation classique. Ce procédé n'est cependant pas exclusif ; inapplicable dans certains cas d'obésité, de tension extrême de l'abdomen ou d'hyperesthésie des parois, il ne peut pas être substitué systématiquement au procédé classique. Glénard recommande lui-même de faire toujours précéder l'application du procédé du pouce de la palpation classique qui aura déjà esquissé la topographie de la région et permis de soupçonner l'existence du foie au-dessous du rebord costal.

Ce procédé de Glénard, dit Chauffard (*Bull. Méd.*, 1903, p. 224) est excellent et devrait être plus connu et pratiqué qu'il ne l'est. Il a le double mérite de bien fixer le foie, de le relever et de le redresser, quand il est prolabé ou basculé, grâce à la pression intestinale opérée de bas en haut par la main droite. Sur les ventres flasques à splanchnoptoses, il réussit particulièrement bien. Mais chez les sujets un peu nerveux, à défense abdominale prompte et intense, il est d'application moins facile et souvent un peu pénible. De plus, c'est la pulpe seule du pouce gauche qui reconnaît et palpe le rebord hépatique.

Aussi depuis plusieurs années Chauffard a utilisé une manœuvre un peu différente qu'il décrit sous le nom de *ballottement hépatique* analogue au *ballottement* rénal si bien étudié par Guyon.

d. *Procédé du ballottement hépatique* (Chauffard). — Pour constater l'existence du ballottement hépatique, la main gauche est placée transversalement en arrière, dans l'espace costo-iliaque droit ; par une série de petites secousses, faites sans brusquerie et d'arrière en avant, elle soulève le foie par son bord postérieur et l'amène au contact des pulpes digitales droites placées en avant plus ou moins près ou loin du rebord des fausses côtes droites ; le bord tranchant du foie se sent facilement par une sorte de succussion profonde, de choc léger, et l'on peut en délimiter le tracé, en apprécier l'épaisseur et la consistance. La palpation se fait par les pulpes de l'index, du médius, de l'annulaire, sans sensibilité provoquée, sans défense de la paroi.

Pour Chauffard le ballottement hépatique n'est obtenu que

pour les foies augmentés de volume ou prolabés et peut-être est-il, à cet égard, un peu moins sensible que le procédé du pouce. Pour lui donner le même degré de sensibilité, il faut le recher-cher au moment où le foie est abaissé par une grande inspiration.

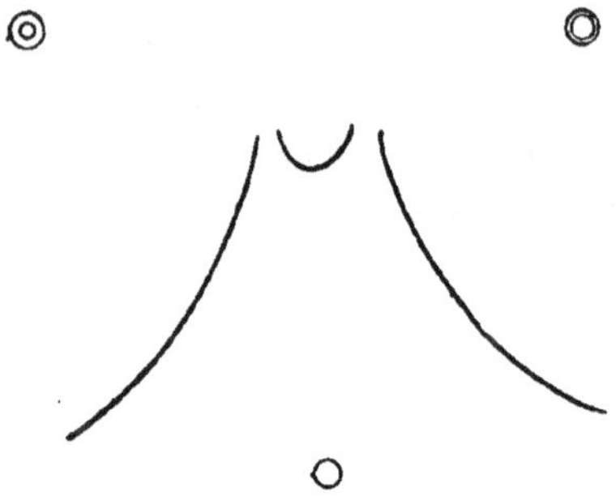

e. *Examen du foie en position déclive.* — Certaines parois abdominales sont absolument intolérantes à tel point que les différents procédés d'exploration déjà décrits ne donnent aucun renseignement. Dans ces cas, CHAUFFARD recourt à une manœuvre spéciale, à l'*examen du foie en position déclive* telle qu'on l'obtient en gynécologie opératoire avec l'appareil de *Trendelenburg.* Au moyen d'un plan incliné approprié, ou en faisant élever les membres inférieurs du malade par un aide monté debout sur le

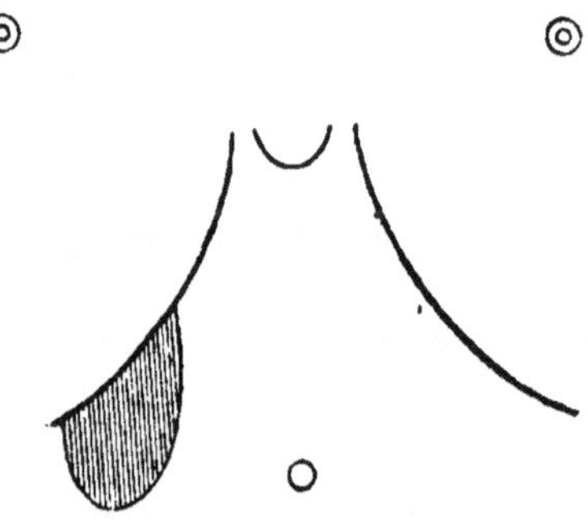

Fig. 17.

Diagramme sur lequel on peut reporter les différentes modifications objectives du foie (d'après GLÉNARD).

Fig. 18.
Foie déformé.

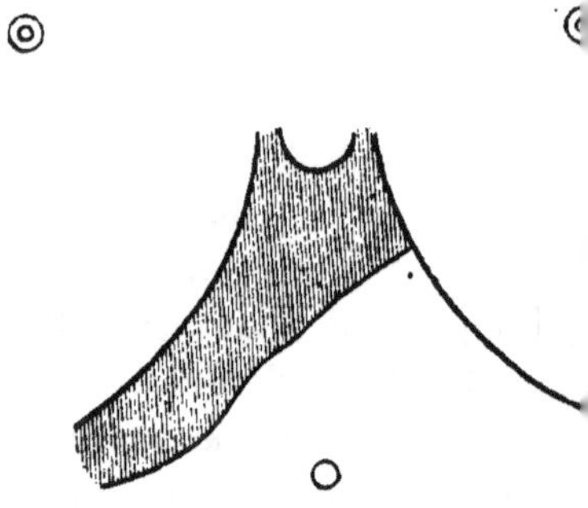

Fig. 19.
Foie hypertrophié.

lit, on intervertit le foie de telle façon que son bord tran-chant regarde en haut, que son bord convexe prenne un poin d'appui dans la concavité diaphragmatique. Dans ces conditions le foie s'*évase*, pour ainsi dire, au dehors et l'on peut souvent explorer avec beaucoup plus de facilité son bord tranchant.

f. *Exploration du foie dans le cas d'ascite.* — Si le ventre est distendu par un épanchement abondant, on doit recourir à la manœuvre suivante : la main gauche placée en arrière devra soutenir le bord postérieur du foie, le projeter doucement en avant, tandis que les doigts de la main droite placée en avant plongeront, pour ainsi dire, par une dépression un peu brusque et profonde de la paroi abdominale antérieure et refouleront la nappe liquide interposée, pour arriver sur le foie dont on pourra constater les différentes modifications objectives.

Toutes les modifications objectives du bord inférieur du foie obtenues par les procédés de palpation pourraient être reportées sur un diagramme très simple analogue à celui de la figure 17. Cette manière de procéder favoriserait beaucoup la lecture des observations. On peut ainsi inscrire un foie déformé (fig. 18), un foie hypertrophié (fig. 19).

4° Auscultation. — Elle ne fournit au diagnostic que des éléments d'une valeur très relative : sons cardiaques propagés et décrits plus spécialement par BOUCHARD dans l'insuffisance aortique; bruits respiratoires, frottements et parfois bruit de cliquetis dû à la présence de calculs dans la vésicule biliaire. Parfois on a pu entendre un souffle systolique au cours de la lithiase biliaire, de la cirrhose atrophique.

Les essais de délimitation du foie par l'auscultation à l'aide du phonendoscope de BIANCHI m'ont donné à plusieurs reprises des tracés tellement erronés et invraisemblables que j'ai renoncé à l'emploi de cet appareil. Entre les mains d'autres cliniciens les résultats n'ont pas été meilleurs puisque GUÉRIN[1] a pu délimiter un foie volumineux là où il n'était pas; sur un autre

---

[1] Cité par CASSAET, *Précis d'auscultation et de percussion.* Collection Testut, p. 672.

foie pathologique énorme, il a dessiné des limites éloignées de plus en plus de son bord inférieur jusqu'au pli de l'aine ; chaque déplacement de l'appareil donnait une limite nouvelle. Malgré ces insuccès, je reconnais avec CASSAET qu'il est bon de faire crédit à la méthode et d'attendre que des faits plus nombreux, émanant de quelques autres personnalités scientifiques, viennent infirmer ou confirmer les prétentions de BIANCHI.

5° Examen de la vésicule biliaire. — a. *Inspection.* — On peut observer une saillie lisse, oblongue, piriforme dans les cas de distension de la vésicule par de la bile, du pus ou de la sérosité, — bosselée, inégale dans les dégénérescences cancéreuses des parois de cette vésicule.

b. *Palpation.* — Le procédé du pouce a transformé la séméiologie objective de la vésicule biliaire. Cependant GLÉNARD reconnaît qu'à l'état normal le cholécyste est inaccessible à la palpation qui n'en traduit la présence par aucun caractère spécial de consistance ou de sensibilité. Au contraire, à l'état pathologique, il est facile d'étudier toutes les distensions (cholécystocèles de GLÉNARD) ou toutes les tumeurs vraies de la vésicule biliaire, et de fixer le point cholécystique dans les cas d'inflammation ou de simple irritation par des calculs.

Les tumeurs de la vésicule biliaire sont d'un diagnostic difficile quand le côlon transverse s'interpose entre elles et le bord inférieur du foie ; elles paraissent en effet distinctes et indépendantes de la glande hépatique. Dans ces cas particulièrement délicats, le procédé du pouce permettant de refouler l'intestin sous-jacent et de saisir les déplacements respiratoires de la tumeur, donnera les meilleurs renseignements.

c. *Percussion.* — D'après GERHARDT la percussion de la vésicule biliaire serait possible même chez les individus bien portants alors que l'estomac et les intestins sont vides. EICHORST[1] est d'accord avec tous les cliniciens pour affirmer que la délimitation de cet organe par la percussion n'est possible que dans les cas d'hypertrophie.

[1] EICHORST, *Diagnostic médical.*

d. *Auscultation*. — On peut entendre quelquefois un cliquetis métallique quand la vésicule est pleine de calculs mobiles.

§ 4. — Examen chimique

L'examen des urines est capital en séméiologie hépatique.

Il faut recueillir et noter chaque jour la quantité des urines émises par vingt-quatre heures, car les variations de la diurèse sont importantes à connaître au point de vue du pronostic et du traitement.

Une analyse qualitative et quantitative est toujours nécessaire quand on examine un hépatique pour la première fois ; mais tous les excréta urinaires ne présentent pas une égale importance ; les plus intéressants à connaître sont l'urée, le sucre et les pigments biliaires normaux ou anormaux, les sels et les acides biliaires dont les variations sont en rapport direct avec la valeur fonctionnelle de la cellule hépatique ; l'albumine en raison du retentissement possible des maladies du foie sur le rein. Toute analyse comporte, en outre, l'indication des principales qualités physiques de l'urine soumise à l'examen, la réaction, la couleur, la densité, le point cryoscopique qui, chez l'homme, oscille entre — 1,30 et — 2,2, enfin la recherche des éléments figurés, leucocytes, hématies, cylindres.

1° Urée. — Sa détermination est d'autant plus utile que le foie est le principal organe formateur de l'urée.

L'urine normale renferme 2,5 à 3,2 p. 100 d'urée ; l'homme adulte élimine environ 30 à 40 grammes d'urée par jour ; chez la femme la quantité est un peu moindre, tandis que chez l'enfant elle est relativement plus forte. Au cours des affections hépatiques, l'excrétion de l'urée est sujet à variations. Au début, on constate assez souvent de l'hypersécrétion ; plus tard, l'activité hépatique diminuant, le taux de l'urée s'abaisse ; dans certains cas exceptionnels, il peut descendre à 1 ou 2 grammes par vingt-quatre heures. *L'hypoazoturie* persiste aussi longtemps que la maladie demeure à la période d'état et s'accentue à mesure qu'on s'approche du terme fatal ; en même temps les urines deviennent plus riches en matériaux moins oxydés (leucine, tyrosine, ammoniaque). Au contraire, quand l'affection aiguë ou chronique entre en résolution, l'urée est excrétée en plus grande abondance : il y a *crise azoturique*.

Le manque d'exercice, l'insuffisance alimentaire, ralentissent considérablement la formation de l'urée ; il faudra donc tenir compte de ces facteurs pour interpréter les résultats fournis par l'analyse ainsi que de la taille, du poids et de la surface corporelle du sujet. En tous cas, *ce qu'il importe de savoir ce n'est pas l'urée contenue dans un litre d'urine, mais la quantité sécrétée en un temps donné*, dans les vingt-quatre heures par exemple.

La totalité de l'azote des matières albuminoïdes n'est pas transformée en urée ; une partie entre dans la composition de matériaux moins oxydés qui ont subi une élaboration moins complète. Sur 100 parties d'azote urinaire, on trouve :

Dans l'urée.	84 à 87 p. 100	
— l'ammoniaque	2 à 5	—
— l'acide urique.	1 à 3	—
— les matières extractives azotées	7 à 10	—

Le rapport entre l'azote contenu dans l'urée et l'azote total de l'urine renseignera donc sur la qualité de la nutrition ; ce rapport constitue *le coefficient d'utilisation azotée*. Pour l'obtenir, deux opérations sont nécessaires : 1° le dosage de l'azote total de l'urine ; 2° celui de l'azote uréique. Les deux dosages doivent être faits au même moment, dans les mêmes conditions de température et de pression. L'homme sain excrète en moyenne par litre 6 à 12 grammes d'azote total, soit en vingt-quatre heures de 10 à 18 grammes ; les variations suivent généralement celles de l'urée. Chez l'homme sain *le coefficient d'utilisation azotée* ou *coefficient d'oxydation* urinaire, c'est-à-dire le rapport du volume de l'azote uréique au volume de l'azote total $\left(\frac{Azu}{Azt}\right)$ est compris entre 0,79 et 0,90 : il s'abaisse dans la fièvre typhoïde, dans l'alcoolisme et plus généralement dans toutes les maladies où les oxydations sont diminuées ; le travail musculaire l'élève, la fatigue l'abaisse [1].

[1] Pour les dosages, voir le *Traité de chimie analytique* de DENIGÈS.

Tout récemment M. E. Maurel (*Soc. Biol.*, 25 avril 1904) a démontré que :

1° D'une manière générale et suffisamment approximative, l'azote uréique est fonction de l'azote absorbé et, jusque dans une certaine mesure de l'azote ingéré.

2° Dans les conditions de la ration moyenne d'entretien, tout l'azote alimentaire, sauf environ 0 gr. 10 par kilogramme du poids normal, doit se retrouver dans les urines à l'état d'urée.

2° Albumine. — Les urines pathologiques peuvent contenir différentes matières albuminoïdes dont les principales sont la sérine, la globuline, les acides albumines, les alcali-albumines, les peptones, etc. Mais en pratique, on comprend plus particulièrement sous la dénomination d'albumine les deux matières albuminoïdes du sérum sanguin qui passent dans l'urine, la sérine et la globuline; cette dernière existe généralement en petite quantité. Donc, toutes les fois qu'on parlera d'albumine dans l'urine, il faudra penser à la sérine et à la globuline. La séparation de ces deux albuminoïdes se fait rarement ; on ne sait pas exactement du reste quelle est la lésion qui produit l'une ou l'autre. Pour Teissier, l'albumine hépatique peut être le résultat d'un hyperfonctionnement ou d'une insuffisance de la cellule glandulaire. Dans le premier cas, les urines sont denses, hautes en couleur et chargées en urée : elles contiennent en excès des matières colorantes ; l'albuminurie qu'elles présentént serait constamment intermittente, diurne, composée exclusivement de globuline et accompagnée d'un important dépôt de cylindres hyalins. Dans l'insuffisance hépatique, au contraire, l'urine serait pâle, de réaction neutre ou alcaline, pauvre en azote uréique; l'analyse chimique y décèle en plus assez fréquemment l'existence d'un certain degré de peptonurie et au lieu de globuline presque pure, de la séro-globuline.

Indépendamment de la sérine et de la globuline, on peut trouver dans les urines d'autres matières albuminoïdes moins importantes : la mucine (cystites), des nucléo-albumines (leucocythémie), des albumoses (goutte et infections), enfin des peptones qui se rencontrent surtout dans les cas de suppurations.

10.

La meilleure méthode clinique pour déceler la présence de l'albumine dans les urines, consiste à utiliser l'action combinée de la chaleur, de l'acide acétique et des sels neutres (chlorure de sodium, sulfate de soude et de magnésie). Quand une albumine est décelable par ces réactifs usuels, on peut dire qu'elle constitue un phénomène anormal ; suivant l'opinion de LÉCORCHÉ, elle implique l'existence d'une lésion glomérulaire, d'une néphrite latente, complication toujours à craindre et à surveiller dans les maladie du foie.

3° Sucre. — L'urine normale ne contient pas de glucose ; dans les états pathologiques du foie elle peut en présenter d'une façon permanente ou passagère.

La glycosurie permanente se confond avec le diabète sucré. Les glycosuries transitoires, à intermittences plus ou moins éloignées, conditionnées par l'exercice, l'alimentation, etc., s'observent assez fréquemment dans le cours des affections aiguës ou chroniques du foie, surtout dans les cirrhoses et les ictères infectieux. Elles paraissent relever tantôt d'une diminution du pouvoir glyco-fixateur du foie, tantôt d'un hyperfonctionnement de la glande qui fabrique aux dépens des aliments une quantité exagérée de sucre. Dans un cas comme dans l'autre elles traduisent une altération morbide de la cellule hépatique et interviennent en conséquence comme facteur important dans la détermination de la valeur fonctionnelle du foie. Il importe donc de rechercher avec soin l'existence de la glycosurie et si elle est transitoire, de déterminer les circonstances qui en favorisent l'apparition.

4° Acétone et indican. — Ces deux corps ne fournissent en séméiologie hépatique que des indications de valeur souvent discutable.

L'acétone et les corps acétonigènes tels que les acides oxybutyrique et acétylacétique dus à une oxydation incomplète des matières protéiques doivent être considérées comme des produits normaux de l'économie. Toutefois, à l'état physiologique, on n'en trouve que des traces dans l'urine, environ 10 milligrammes par vingt-quatre heures. L'acétonurie a été surtout observée dans le coma diabétique, plus rarement dans les cirrhoses du foie par WEST. Une réaction simple permettant d'en reconnaître facilement la présence dans les urines est la suivante : au contact du perchlorure de fer, l'acétone détermine une coloration rouge caractéristique.

L'indican dérivé de l'indol se forme dans l'intestin au cours de la digestion pancréatique des albuminoïdes, probablement sous l'influence des microbes intestinaux. L'indicanurie s'observe surtout dans les cas d'hypo et d'anachlorhydrie [1]. A l'état normal, le foie retient la plus grande partie de l'indican fabriqué par l'organisme ; le foie pathologique le laisse au contraire passer dans les urines ; c'est ainsi que l'indicanurie peut traduire l'insuffisance hépatique ; mais, c'est un symptôme très infidèle étant donné le très grand nombre de processus morbides dans lesquels il se rencontre (CARRIÈRE, VOLOWSKI, DUCAMP) ; il peut tout au plus compléter le syndrome urologique de l'insuffisance hépatique.

Ce qu'on appelle communément indican urinaire est de l'indoxylsulfate de potassium, mais on doit faire entrer sous cette dénomination tous les éthers salins indoxyliques pouvant se trouver dans l'urine, tels que les dérivés salins de l'acide indoxylglycuronique. Rechercher l'indican urinaire revient donc à mettre en évidence l'indoxyle d'une urine donnée, ce qu'on réalise en traitant ce composé (préalablement libéré à l'aide d'acide chlorhydrique) par un oxydant approprié, de façon à le transformer en hémi-indigotine bleue, soluble dans le chloroforme. Le meilleur procédé est celui de DENIGÈS.

On met dans un tube à essais ordinaire 4 centimètres cubes (pratiquement un travers de doigt et demi d'urine, 3 centimètres cubes (un fort travers de doigt) de HCl pur et 1 centimètre cube de chloroforme. On ajoute ensuite *une seule goutte* de chlorate de potasse à 5 grammes par litre et, obturant le

---

[1] J. CARLES, *Indicanurie dans les affections de l'estomac*, Rev. de méd., avril 1903.

tube avec le pouce, on l'agite vivement pendant environ une minute. Au bout de ce temps, on ajoute encore 1 goutte de chlorate, on agite une demi-minute à peu près et on laisse déposer. Si le chloroforme sous-jacent est incolore ou à peine bleuté, l'indican n'existe pas dans l'urine ou s'y trouve à dose ordinaire ; s'il est nettement bleu, il y a excès d'indican. On ajoute alors, de nouveau, 1 goutte de chlorate, on agite un quart de minute, on laisse déposer, et on continue l'addition de chlorate par goutte et agitation, jusqu'à ce que la teinte du chloroforme n'augmente plus d'intensité, ce qui est toujours obtenu par l'emploi, au total, de V à VI gouttes au plus du réactif.

La coloration finalement obtenue est proportionnelle à la quantité d'indican existant dans l'urine.

5° Pigments normaux. — Les pigments normaux de la bile sont la biliverdine et la bilirubine. Ils donnent à l'urine une coloration rouge, brune ou verdâtre et souvent une apparence dichroïque ; leur présence dans ce liquide doit être considérée comme un phénomène pathologique. On les recherche dans ce liquide par l'un des procédés suivants :

a. *Spectroscopie*. — Au spectroscope, les pigments biliaires normaux éteignent la partie droite du spectre à partir de la raie E (fig. 20).

b. *Réaction de Gmelin-Heintz*. — Dans un verre à pied, on place 10 centimètres cubes d'acide azotique nitreux et on laisse tomber au-dessus l'urine avec une pipette, mais sans mélanger. Si l'urine contient des pigments normaux, au point de contact de ce liquide et de l'acide azotique apparaissent une série de zones colorées qui se succèdent dans l'ordre suivant et de bas en haut : vert pré, bleu, violet, violet rouge et jaune. Ces différentes colorations sont dues à la production de dérivés de plus en plus oxydés (bilipurpurine, cholécyanine, biliverdine) ; mais seul l'anneau vert pré est caractéristique des pigments biliaires.

Quand on ne dispose que d'une petite quantité d'urine, on peut faire cette réaction de la manière suivante : on imprègne d'urine un morceau de papier à filtrer, et au centre de la tache d'urine on laisse tomber une goutte d'acide azotique nitreux ; on voit alors se développer des zones concentriques vert pré, violet, violet rouge, rouge et jaune, s'il existe des pigments biliaires.

Certaines urines contenant très peu de pigments ne donnent pas les réactions précédentes ; pour les constater, il faut extraire le pigment par le chloroforme et faire sur ce dernier la réaction de Gmelin ; les anneaux sont alors renversés et l'anneau vert pré est le dernier en regardant de bas en haut.

D'autres fois au contraire, l'urine contient manifestement des pigments biliaires normaux ; mais leur présence est masquée par l'urobiline et l'indican. On doit alors recourir au procédé de Salkowski.

c. Procédé de Salkowski. — Dans 100 grammes environ d'urine filtrée et alcalinisée, on verse 10 centimètres cubes d'une solution à 1,10 de chlorure de calcium. Il se produit un abondant précipité de phosphates, de carbonates et d'urates ; le précipité est filtré et lavé ; on le recueille dans un petit verre conique et on le dissout par addition de quelques gouttes d'acide chlorhydrique commercial. La liqueur doit être transparente ou colorée presque uniquement par les pigments biliaires quand ils existent. Sur ce petit volume de liquide, on procède à la réaction de Gmelin.

La réaction de Hay que nous étudierons plus loin et celle de Salkowski ne sont pas fatalement associées comme on l'a soutenu.

d. Métachromasie. — En 1902, le Dr BAUDOUIN (de Tours) a fait connaître une méthode de recherche des pigments biliaires basée sur la propriété que possède la fuchsine de donner une métachromasie avec l'urine bilieuse. En traitant celle-ci par une solution de fuchsine, on obtient une belle coloration jaune orangé tranchant nettement sur la couleur rouge violacée de la solution de fuchsine.

A peu près au même moment, le Dr MONCKTON signala une métachromasie avec une solution faible de bleu de méthylène.

La critique de ces procédés a été faite par MM. ROCH et BARD[1], de Genève ; aussi je n'insisterai pas.

[1] ROCH et BARD, *Revue de la Suisse romane*, mars 1903.

e. *Aseptol*. — Dans un récent travail, M. Boucher[1] préconise après Barral l'aseptol comme un réactif très sensible des pigments biliaires. Si l'on verse sur une urine contenant ces pigments une solution d'aseptol à 20 p. 100, on obtient un anneau vert ; d'après l'auteur cette coloration serait plus nette que celle observée avec l'acide azotique nitreux.

6° Pigments modifiés. — Ce sont l'urobiline, l'uroérythrine et le rouge brun.

a. *Urobiline*. — A l'état normal elle existe dans l'urine, mais sous forme de chromogène et en faible quantité. A l'état pathologique, au contraire, elle communique à l'urine une coloration rouge, acajou vieilli, plus ou moins foncé, que Gubler appelait hémaphéique. L'urobiline est le pigment du foie malade, dégénéré, incapable de transformer l'hémoglobine du sang en pigments normaux ; la transformation s'arrête alors au stade d'urobiline, produit moins oxydé que la bilirubine.

Cependant l'accord n'est pas unanime sur l'origine de l'urobiline ; à côté de la théorie précédente soutenue par Hayem, d'autres théories se sont constituées. Pour les uns l'urobiline se produit en grande quantité dans l'intestin ; comme elle est très diffusible, elle passe directement dans le plasma sanguin et dans l'urine si la cellule hépatique devenue insuffisante n'est plus capable de l'arrêter (théorie hépato-intestinale); pour d'autres, elle dérive des pigments normaux qui ont subi dans les tissus des phénomènes de réduction (théorie histogénique) ; enfin MM. Gilbert et Herscher admettent qu'elle résulte de la transformation au niveau du rein des pigments normaux qui ont pénétré dans la circulation (théorie rénale).

Laissant de côté la question théorique, l'urobilinurie doit être considérée comme un des meilleurs signes d'altération cellulaire hépatique, sous condition qu'elle soit bien nettement caractérisée et constante.

Découverte en 1867 par Jaffé dans les urines pathologiques, elle se présente sous forme d'une substance brun rouge, incris-

---

[1] Boucher, Thèse de Bordeaux, 1902.

tallisable, soluble dans l'eau légèrement alcaline, l'alcool,
l'éther et le chloroforme. Son pouvoir tinctorial est très faible,
bien inférieur à celui des pigments biliaires normaux. Pour
rechercher l'urobiline, on utilise ses deux propriétés les plus

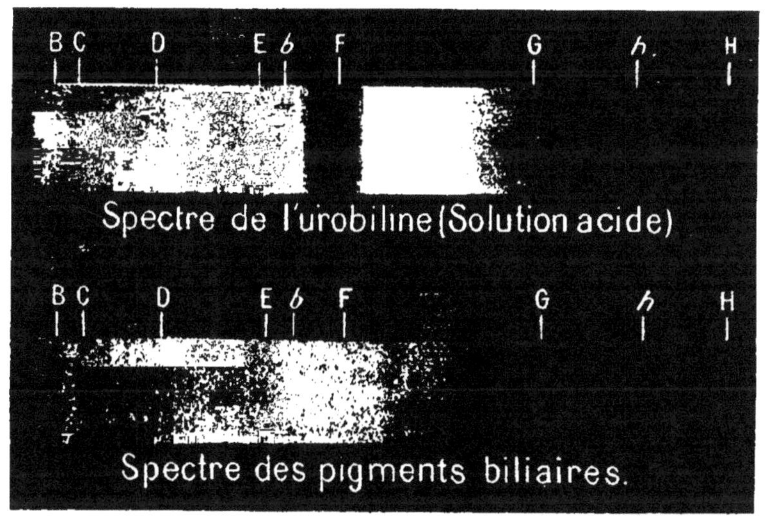

Fig. 20.

Spectre de l'urobiline et des pigments biliaires.

importantes : sa réaction spectrale et la fluorescence de ses solutions ammoniacales additionnées de chlorure de zinc.

Au spectroscope (fig. 20), l'urobiline présente une bande d'absorption entre b et F, apparente aussi bien en solution acide qu'en
solution alcaline ; toutefois, le spectre des solutions acides d'urobiline étant plus facile à voir que celui des solutions alcalines, il
sera bon d'acidifier légèrement l'urine à examiner. Quand l'urine
est fortement colorée, quand elle contient des pigments biliaires,
toute la partie droite du spectre est éteinte et il est impossible
de distinguer la raie de l'urobiline. Il suffit alors, comme l'a
indiqué le professeur HAYEM, de verser avec précaution à la surface de l'urine une faible quantité d'eau pour que l'urobiline
diffuse. En faisant[[porter l'examen spectroscopique sur l'eau

immédiatement en contact avec l'urine, on distingue aisément la raie de l'urobiline.

Parmi les procédés chimiques utilisés pour rechercher l'urobiline, les deux suivants sont les plus précis.

Procédé de Riva. — On agite dans un verre une petite quantité d'urine avec une égale quantité d'alcool amylique, on laisse les deux liquides de densité différente se séparer; on décante l'alcool amylique qui surnage et on le verse dans un tube à essai; on ajoute quelques gouttes de chlorure de zinc ammoniacal et l'on agite; on constate alors quand l'urine renferme de l'urobiline une magnifique fluorescence verte. Lorsqu'on examine au spectroscope le liquide fluorescent, on voit une bande d'absorption non plus à l'union du bleu et du vert, mais un peu plus à gauche.

Procédé de Denigès. — On trouve parfois une grande difficulté, une impossibilité même, à constater le spectre spécifique de l'urobiline dans des urines très fortement pigmentées, surtout lorsque ces pigments sont ceux de la bile, qui absorbent avec intensité toutes les radiations, du jaune jusqu'au violet.

On ne peut se servir pour enlever les colorants parasites d'acétates de plomb ou de mercure qui précipitent en même temps l'urobiline.

Le procédé de M. CORDIER, qui consiste à agiter 20 centimètres cubes de chloroforme avec 100 centimètres cubes d'urine acidulés par 5 centimètres cubes d'acide chlorhydrique, à séparer le dissolvant (opération rendue souvent très difficile par l'émulsion produite), à filtrer, évaporer et reprendre par l'alcool absolu, est long et n'enlève pas toute l'urobiline urinaire.

DENIGÈS a trouvé que le sulfate mercurique, préparé suivant la formule :

Oxyde mercurique.	5 grammes.	Mêlez l'acide et l'eau, puis ajoutez l'oxyde mercurique qui se dissoudra par agitation.
Acide sulfurique. .	20 cent. cubes.	
Eau	100 —	

dépouillait admirablement l'urine de ses pigments parasites, sans toucher en aucune façon à l'urobiline, et permettait d'apercevoir de la manière la plus nette, avec les urines biliaires les plus foncées, la bande d'absorption cherchée.

Avec des solutions aqueuses d'urobiline pure, additionnées de quantités égales, d'une part d'eau distillée, d'autre part d'urines biliaires interceptant toute lumière à partir du jaune, sous une épaisseur de 2 centimètres, la bande d'absorption, après traitement par le sulfate mercurique et filtration, a présenté la même intensité que celle de la solution aqueuse type d'urobiline, amenée par addition d'eau au même degré de dilution : on peut donc effectuer facilement, en utilisant ce procédé, non seulement la recherche mais même un dosage spectrophotométrique de l'urobiline.

Dans la pratique, on effectuera la précipitation des colorants étrangers en ajoutant à l'urine (à 10 centimètres cubes, par exemple) la moitié de son volume (5 centimètres cubes) du réactif précédent, on agitera, puis on filtrera au bout de cinq à six minutes, afin de séparer les combinaisons mercuriques insolubles formées. La liqueur claire se prêtera dès lors parfaitement à l'examen spectroscopique. Si elle se troublait après quelque temps, on filtrerait à nouveau[1].

GRIMBERT (*Soc. de Biol.*, 16 avril 1904), vient de décrire un nouveau procédé. Voici le mode opératoire : on prépare d'abord les deux réactifs suivants :

1° *Réactif de Denigès*. — (Voir formule précédente).

2° *Réactif de Roman et Delluc*. — Faites dissoudre 10 centigrammes d'acétate de zinc dans 100 centimètres cubes d'alcool à 95° et ajoutez quelques gouttes d'acide acétique pour avoir une solution limpide.

Mode opératoire. — A 30 centimètres cubes d'urine ajoutez 20 centimètres cubes de réactif mercurique, laissez en repos pendant cinq minutes et filtrez. Agitez le liquide filtré avec 5 centimètres cubes de chloroforme. Séparez le chloroforme au moyen d'un entonnoir à robinet, filtrez-le sur un petit filtre de

---

[1] Extrait du *Bulletin des travaux de la Société de Pharmacie de Bordeaux* (mars 1897).

papier bien sec et recevez-le dans un tube à essai. Versez alor
goutte à goutte la solution alcoolique d'acétate de zinc tant qu'i
se produit un trouble. Au moment où le liquide s'éclaircit appa
raît la fluorescence verte caractéristique. Si la réaction es
faible, il est bon d'examiner le tube sur un fond noir.

Certains auteurs prétendent qu'il existe une urobiline physio
logique et une urobiline pathologique ou fébrile, cette dernièr
donnant dans le spectre une autre bande d'absorption plu
étroite en avant de la raie E, à côté de la bande principale. I
n'y a pas à tenir compte de ces différences en clinique.

Dosage de l'urobiline. — MM. A. GILBERT, HERSCHER et POSTER
NAK ont imaginé un procédé de dosage de la bilirubine dan
le sérum sanguin *Soc. de Biologie*, 12 décembre 1903). Leu
méthode est basée sur l'observation suivante. D'une part, dan
un sérum artificiel traité par l'acide nitrique nitreux, l'appari
tion de l'anneau bleu (réaction de GMELIN limite) correspon
toujours à une concentration définie de la bilirubine x. D'autr
part dans un sérum très riche en pigments biliaires, la dilutio
progressivement croissante atténue l'intensité de la réaction d
GMELIN, représentée seulement, à un moment donné, par u
anneau bleu très léger, semblable au précédent ; puis l'acid
nitrique ne produit plus le moindre liséré coloré.

Lorsqu'apparaît l'anneau bleu limite, il est permis de sup
poser que la teneur en bilirubine est voisine de x, que ces auteu
ont évaluée à 1/40 000 pour un tube de 1 centimètre de diamètr
Connaissant alors la proportion de sérum initial et du sérur
artificiel dans le mélange, on calcule la quantité de bilirubin
contenue dans le premier.

A la Société de biologie (30 avril 1904) MM. GILBERT, HERSCHE
et POSTERNAK ont présenté un cholémimètre permettant de dosc
avec le plus de précision possible la bilirubine dans le sérum [1]

b. *Uroérythrine.* — C'est le pigment qui colore en rouge briqu
les dépôts d'urates que l'on rencontre fréquemment dans ce
taines urines, en particulier dans celles qui sont très denses
très acides, dans les urines des rhumatisants et des fiévreu

---

[1] Voir STANKEWITSCH (Th. Paris, 14 avril 1904).

Son spectre se confond avec celui de l'urobiline pathologique. Elle paraît être un dérivé direct de la bilirubine et correspond comme l'urobiline, mais à un moindre degré, à une insuffisance fonctionnelle du foie. D'après Guyon, on la rencontre surtout dans le cancer du foie et dans la cirrhose alcoolique.

c. *Rouge brun.* — Entrevu par Méhu, isolé par Winter, il est le plus important dans la série encore mal connue de ces pigments modifiés intermédiaires entre l'urobiline et la bilirubine dont il provient par voie de réduction. Ce pigment (bilirubidine de P. Tissier) se forme spontanément au contact de l'air, dans les solutions d'urobiline et de bilirubine (Winter). L'urine qui contient du rouge brun prend, sous l'action de l'acide azotique nitreux, une coloration d'un brun acajou plus ou moins sombre ; cette réaction n'existe pas dans les urines purement urobiliques. Le rouge brun efface la partie droite du spectre comme les pigments normaux.

La meilleure réaction du rouge brun est la suivante : Si dans un tube contenant de l'acide azotique on verse lentement à la surface, une petite quantité d'urine contenant du rouge brun, il se forme au contact des deux liquides, une zone de coloration rouge brun plus ou moins foncé, comparable à la teinte de l'acajou vieilli : c'est l'*anneau de Gluber*.

Le rouge brun se trouve en grande quantité à la fin des ictères prolongés et dans les manifestations cardio-hépatiques.

7° Sels et acides biliaires. — Les deux acides biliaires, acide taurocholique et glycocholique, sont unis à la soude et à des traces de potasse avec lesquelles ils forment des glycocholates. Deux réactions principales permettent de les mettre en évidence.

a. *Réaction de Pettenkofer.* — Si on ajoute à des solutions de ces sels quelques gouttes d'une solution de sucre de canne à 10 p. 100, puis goutte à goutte un volume double d'acide sulfurique concentré et si l'on chauffe sans dépasser 70°, il se produit une coloration pourpre très intense. Le liquide coloré donne deux bandes d'absorption, l'une près de E. l'autre près de F (Schenk). La réaction de Pettenkofer est due à la formation, aux dépens du sucre et de l'acide sulfurique, du furfurol qui en présence des acides biliaires se colore en rouge (Mylius). On peut remplacer le sucre par une solution aqueuse de furfurol à 1 p. 100.

b. *Réaction de Hay*[1]. — Découverte en 1882 par HAY, professeur de médecine légale à l'Université d'Aberdeen, elle fut introduite en France par FRENKEL (de Toulouse).

Si l'on projette dans un vase rempli d'urine un peu de fleur de soufre, on voit cette poudre surnager quand l'urine ne contient pas de bile ; elle se précipite au fond du vase si le liquide tient en dissolution des acides ou des sels biliaires. On peut encore utiliser pour la réaction le soufre lavé ou le soufre précipité.

Cette réaction se caractérise par les trois phénomènes suivants :

1º Chute instantanée et pulvérulente si petite soit-elle, du soufre au fond du liquide ;

2º Formation d'une pellicule, d'un voile soufré à la surface de l'urine, qui résulte de l'humidification d'une partie du soufre par suite de l'action biliaire ; ce voile se forme en cinq, dix ou quinze minutes au plus ;

3º Par légère agitation, chute nouvelle de la poussière soufrée au fond du liquide.

Cette réaction telle que nous venons de la décrire, a lieu presque instantanément ; c'est probablement pour cette raison que CHAUFFARD et GOURAUD considèrent la réaction comme négative lorsque, après cinq minutes de contact, la chute de la poussière soufrée n'a pas encore lieu.

Avec des pigments biliaires normaux et ses dérivés d'oxydation, biliverdine et autres, le soufre tombe très rapidement. Avec une urine ne contenant que de l'urobiline la précipitation est nette, mais moins rapide.

Cette réaction très sensible n'est pas pathognomonique. En effet

[1] V. TH. GENNET, Paris, 1902.
CHAUFFARD et GOURAUD (*J. Phys. et Path. générale*, 15 mai 1901).
LAFFARGUE, Thèse de Bordeaux. 1902.

un certain nombre de corps ajoutés artificiellement à l'urine peuvent maintenir le soufre à la surface ; d'autres, au contraire, entraînent une chute très rapide.

Ne laissent pas tomber le soufre :

Les acides chlorhydrique, azotique dilué, sulfurique, phosphorique, oxalique, tartrique, phosphotungstique, sulfanilique, acétopicrique, arsénieux ;

Les alcalis : soude caustique, potasse, ammoniaque ;

Les sels : chlorure de sodium, bromures, iodures, carbonates, sulfate de soude, de magnésie, de cuivre, l'hyposulfite de soude, le chromate de potasse, le permanganate de potasse, le perchlorure de fer, le ferrocyanure de potassium, le bichlorure de mercure sans alcool, les sels de cuivre, de plomb ;

Les substances organiques : urée, glycérine, sucre de canne, glycose ;

Le chloral hydraté, l'antipyrine, le salicylate, benzoate de soude, l'urée, le sérum de sang humain.

Laissent tomber le soufre :

L'acide azotique concentré, l'acide lactique dilué, l'acide trichloracétique, l'acétone, l'aldéhyde formique, le sulfure de carbone, la benzine, le toluol, le xylol, le phénol, l'eau phéniquée, la térébenthine, l'eau d'aniline, l'huile d'olive, les alcools éthylique, amylique, etc., l'éther, le chloroforme, la potasse concentrée, les solutions de savon.

Pour apprécier la valeur de la réaction d'Hay, il faudra donc éliminer ces différentes causes d'erreur ; la plupart des substances que je viens de citer ne se rencontrent que très rarement dans l'urine au moment de l'émission ; mais elles peuvent être introduites par accident dans les récipients, les verres, les tubes à réaction ; c'est une possibilité dont il faudra toujours se souvenir.

Quel est le mécanisme de la chute du soufre ?

La première pensée qui vient à l'esprit est que le soufre tombe parce qu'il est plus lourd que l'urine. Or, le poids du soufre est toujours inférieur à celui de l'urine. Ce n'est donc pas affaire de poids ni de densité d'autant plus que les urines dans lesquelles le soufre gagne le plus vite le fond du vase sont en même temps les plus denses. On ne peut davantage songer à une action chimique.

Le soufre est maintenu à la surface de l'urine par la tension superficielle de ce liquide, c'est-à-dire par la force de cohésion qui s'oppose à la rupture de la surface libre[1]. Cette tension varie avec la nature du liquide; sa rupture paraît être la véritable cause de la chute du soufre; il semble, suivant la comparaison de DUCLAUX, que d'un coup de canif on ait entaillé une membrane élastique tendue à la surface libre du liquide.

La réaction d'HAY est constante, spécifique des principes biliaires dans l'urine humaine, des sels comme des pigments et des acides biliaires. Pour CHAUFFARD elle est plus sensible que les réactions de GMELIN et de PETTENKOFER, plus sensible que le streptocoque, égale au procédé de Salkowski.

MM. BILLARD et DIEULAFÉ (*Soc. de Biol.*, 1904) avaient démontré les relations étroites qui existent entre la tension superficielle des solutions alcooliques et leur toxicité.

MM. BILLARD et PERRIN (*Soc. de Biol.*, 21 janvier 1905) ont constaté que l'urine humaine présente des relations analogues entre sa tension superficielle et sa toxicité ; cette toxicité serait en raison inverse de la tension superficielle.

Injectant à des lapins des urines d'hommes sains et de divers malades, ces auteurs ont vu varier la valeur des urotoxies proportionnellement à celle de la tension superficielle :

Tension superficielle . . . 5,75, 5,88, 6,02, 6,15 6,22, 6,34, 6,49, 6,60, 6,88, 7,09, 7,13, 7,25, 7,41.

Urotoxies. . . . . 13, 17, 20, 27, 34, 40, 45, 48, 53, 84, 88, 96, 164.

8° Cholestérine. — Comme elle constitue la plus grande partie des calculs biliaires blancs, il est bon de connaître ses principales réactions. Traitée par l'acide sulfurique, elle prend une coloration rouge (MOLESCHOTT) ; — par l'acide sulfurique et l'iode, une coloration bleue comme la cellulose ; — en solution

[1] Voir à ce sujet CL. MARTIN (Th. de Bordeaux. 1900).

dans le chloroforme, l'addition d'une goutte d'acide sulfurique concentré lui donne une teinte rouge foncé.

M. Denigès[1] a proposé récemment une réaction colorée de la cholestérine, plus sensible que les précédentes. On agite quelques centimètres cubes (2 par exemple) de solution de cholestérine dans le chloroforme avec la moitié de son volume d'acide sulfurique (de $D = 1,76$). L'agitation s'effectue on secouant vivement le tube pendant au moins une demi-minute.

Puis, on fait tomber dans la couche chloroformique surnageante de I à V gouttes d'anhydride acétique, la quantité à ajouter étant proportionnelle à la dose de cholestérine, c'est-à-dire à l'intensité de teinte prise par le chloroforme. On secoue légèrement le tube et il se développe une magnifique teinte carmin, tirant aisément sur le violet lorsqu'on augmente la proportion d'anhydride acétique. Quant à l'acide sulfurique sous-jacent, il prend une teinte rouge sang qui tranche manifestement sur celle de la couche chloroformique.

Lorsque la coloration de cette dernière est un peu intense, elle absorbe, même sous une faible épaisseur, toute la région verte du spectre ; si l'on dilue suffisamment avec du chloroforme et si l'on examine au spectroscope, *après avoir de nouveau agité*, on aperçoit une large et forte bande d'absorption couvrant une partie du jaune et du vert, une autre bande au commencement du bleu et, entre les deux, une raie fine moins apparente que les précédentes.

9° Éléments minéraux (Phosphates, sulfates, chlorures). — Leurs variations n'ont pas grande signification au point de vue du diagnostic ou du pronostic dans les maladies du foie; au cours des affections de cette glande, on observe surtout une diminution des chlorures.

Cependant d'après A. Robin, pour établir avec certitude le sens des déviations fonctionnelles du foie, il importe de connaître le rapport du soufre complètement oxydé au soufre incomplètement oxydé. D'après Letienne et Masselin[2], il n'existe pas

---

[1] *Bulletin Société Pharmacie de Bordeaux*, février 1903.

[2] Létienne et Masselin. Précis d'urologie clinique. Naud, éd. Paris, 1904.

encore de méthode permettant le dosage de l'acide sulfurique du soufre incomplètement oxydé. On l'obtient simplement par différence, en retranchant le nombre représentant l'acide sulfurique du soufre acide de celui représentant l'acide sulfurique du soufre total.

10° Épreuve de la glycosurie alimentaire. — On connaît l'expérience classique de Cl. Bernard : à la suite de la ligature de la veine porte, le sucre soustrait à l'action fixatrice du foie passe dans les urines. Se fondant sur cette expérience, Colrat en 1875, proposa un moyen très simple pour reconnaître les obstructions pathologiques de la veine porte : faire absorber au malade une dose massive de sucre, 200 grammes de sirop de sucre du codex par exemple; si la glycosurie apparait dans les six heures suivantes, on peut conclure à une obstruction portale.

Des faits ultérieurs démontrèrent que le sucre passait dans l'urine de nombreux sujets qui ne présentaient aucune obstruction du système porte, mais dont les cellules hépatiques étaient altérées ; la glycosurie provoquée devenait donc synonyme d'insuffisance hépatique.

L'épreuve de Colrat ou de la glycosurie alimentaire a donné lieu à un nombre considérable de travaux parmi lesquels nous citerons ceux de Lépine, Achard, Weill et Castaigne, Gilbert et Carnot, Hanot, Roger, Linossier et Roques, Cassaet et Mongour, Mongour et Gentès, Motheau, Strauss et Klemperer. Des discussions souvent retentissantes ont été soulevées au sujet de la valeur clinique de cette épreuve : c'est, qu'en effet, le sucre ingéré franchit de nombreuses barrières, affronte de nombreuses causes d'arrêt avant d'être éliminé par les urines; c'est que les tissus, eux aussi, présentent, comme le foie, une propriété glyco-fixatrice; c'est qu'il doit exister pour chaque individu, une capacité personnelle d'utilisation du sucre, variable suivant la multiplicité des conditions biologiques. L'épreuve de la glycosurie alimentaire ne possède donc qu'une valeur relative; elle complète la symptomatologie de l'insuffisance hépatique, mais elle ne suffit pas à la démontrer.

Pour faire cette épreuve, on procède de la manière suivante :

le sujet doit être à jeun depuis douze heures et l'on s'est assuré par un examen préalable que les urines ne contiennent aucune trace de sucre. Ces précautions prises, on fait ingérer au malade 200 grammes de sirop de sucre du codex ; l'expérience démontre, en effet, que seul un foie normal peut retenir cette dose massive de sucre. On recueille d'heure en heure les urines et, par des réactifs appropriés, on note le moment d'apparition du sucre. Il suffit d'examiner les urines des douze heures qui suivent l'ingestion.

Si le sucre passe dans les urines, l'épreuve de la glycosurie expérimentale dite positive doit être considérée comme un symptôme morbide, comme l'indice d'une altération du foie.

Mais, inversement, une épreuve négative ne permet pas de conclure que la glande hépatique fonctionne normalement. En effet, le rein filtre sélecteur peut ne pas laisser passer dans les urines le sucre non fixé par le foie. Aussi comme l'ont conseillé MM. ACHARD et CASTAIGNE, MONGOUR et GENTÈS, il importe avant de se prononcer sur la valeur de l'expérience, d'éprouver la perméabilité rénale à l'aide du bleu de méthylène et de la phloridzine. M. GENTÈS et moi-même avons démontré (*Soc. de Biologie*, août 1899) que dans les cas où l'élimination du bleu présente des intermittences, dans ceux où l'injection de phloridzine n'est pas suivie de glycosurie, l'épreuve de COLRAT est presque toujours négative, malgré l'existence de grosses lésions hépatiques.

Cette dose de 200 grammes de sirop de sucre a paru exagérée. Certains expérimentateurs estiment qu'un foie physiologique est, dans la plupart des cas, incapable de retenir plus de 150 grammes de sirop ingéré en une fois. Dans le cours des expériences que j'ai poursuivies avec MM. CASSAET et GENTÈS, nos malades ont absorbé 200 grammes de sirop de sucre du codex, la quantité de 150 nous ayant toujours paru insuffisante.

Au sirop de sucre ou saccharose, mélange de glycose et de lévulose, MM. ACHARD et CASTAIGNE préfèrent le glycose pur, anhydre, le sucre de raisin dont MOTHEAU[1] s'est exclusivement

---

[1] MOTHEAU, Thèse de Bordeaux 1901.

11.

servi au cours de ses recherches; le glycose était donné à la dose de 150 grammes dissous dans 250 centimètres cubes d'eau. Pour le dosage, l'auteur s'est servi de la liqueur de Fehling modifiée par MM. CAUSSE et BONNANS; les solutions étaient préparées et titrées suivant le procédé indiqué par DENIGÈS dans son traité de chimie analytique.

Lévulosurie. — Se basant sur ce fait que l'intégrité parfaite du foie est indispensable pour que le lévulose soit assimilé, tandis que le glycose peut encore l'être par un foie déjà malade, M. LÉPINE prétend que pour apprécier l'insuffisance fonctionnelle du foie l'épreuve de la *lévulosurie* est préférable à celle de la *glycosurie*; on provoque en effet plus facilement une *glycosurie* alimentaire avec le lévulose qu'avec le glycose. Ainsi chez une de ses malades profondément cachectique (cancer hépatique avec oblitération du cholédoque), 80 grammes de lévulose ont provoqué une lévulosurie, tandis que 150 grammes de glycose n'ont pas amené de glycosurie. STRAUSS, BAYLAC et ARNAUD[1] ont constaté la lévulosurie chez 90 et 91 p. 100 de sujets atteints d'affections hépatiques. Ces résultats sont intéressants; malheureusement le lévulose pur est d'un prix assez élevé et il n'est pas très aisé de le préparer soi-même. Mais, le saccharose en contient, car il est un mélange de glycose et de lévulose et en donnant du saccharose, on fait une épreuve de lévulosurie.

Aussi bien, l'épreuve de la glycosurie alimentaire faite avec le sirop de sucre du codex à la dose que j'ai indiquée (200 gr.) me paraît la plus pratique cliniquement; elle peut fournir des résultats comparables. Mais quel que soit le sucre utilisé, cette épreuve n'a qu'une valeur relative, je le répète; il ne faut pas en faire table rase comme le voudrait LINOSSIER; il serait aussi exagéré de dire avec GILBERT et CARNOT qu'elle constitue un procédé précieux. Aussi souvent que possible, il sera bon d'y recourir, mais il semblerait téméraire de la prendre pour base du pronostic.

11° Épreuve du bleu de méthylène. — Le principe de la

---

[1] Congrès de Toulouse, 1902.

méthode est le suivant : introduire dans l'organisme soit par injection sous-cutanée, soit par absorption gastrique une quantité connue de bleu de méthylène, puis étudier le mode suivant lequel cette substance s'élimine par les urines. On procède de la façon suivante : injecter en plein muscle, dans la fesse, 1 centimètre cube d'une solution de bleu de méthylène[1] à 1/20 ou mieux 2 centimètres cubes d'une solution à 1/40 ; cette dernière solution est plus sûrement exempte de précipité. Puis on recueille les urines toutes les demi-heures jusqu'à l'apparition d'une coloration bleue ou verte. A partir de ce moment on recueille les urines toutes les deux heures seulement, jusqu'à cessation de l'élimination. Chaque échantillon d'urine est recueilli dans un verre séparé et soumis à l'examen ; un simple coup d'œil suffit pour y reconnaître la présence du bleu en nature. Toutefois si l'élimination est très lente ou si les urines sont fortement colorées par les pigments, il est nécessaire pour préciser le début de l'élimination d'agiter l'urine dans un tube à essai avec du chloroforme ou de la nitro-benzine qui entraînent les plus petites traces de bleu et permettent de déceler une très faible quantité de matière colorante.

Un dérivé incolore du bleu de méthylène, le chromogène d'élimination étudié par MM. Voisin et Hauser, apparaît dans les urines en même temps que le bleu et disparaît avec lui (à l'état normal). Pour le mettre en évidence on procède de la manière suivante : extraire le bleu de l'urine par le chloroforme qui le dissout ; le chloroforme étant rejeté, chauffer dans un tube à essai jusqu'à ébullition l'urine additionnée de quelques gouttes d'acide acétique. Si le chromogène existe, l'urine prend une coloration verte. Parfois le chromogène seul passe dans les urines qui sont complètement incolores. Pour faire apparaître la coloration bleue on fait bouillir comme précédemment l'urine acidulée avec quelques gouttes d'acide acétique.

Les injections hypodermiques ou intra-musculaires exposent

---

[1] Vérifier le bleu employé. Le bleu de méthylène en solution très diluée donne à l'examen spectroscopique une bande d'absorption très nette entre les raies B et C. Les autres bleus qui s'éliminent mal donnent des spectres différents.

à des abcès; elles sont parfois douloureuses. On peut les remplacer par l'ingestion d'un cachet contenant 10 centigrammes de bleu de méthylène; avant de le prendre, le malade doit être à jeun depuis douze heures. On s'expose à une cause d'erreur résultant de la rapidité plus ou moins grande avec laquelle le bleu est absorbé par la muqueuse gastrique; mais, d'un autre côté, l'absorption sous-cutanée ne se fait pas avec la même vitesse chez tous les individus. Aussi bien les deux méthodes ont-elles leurs inconvénients, on peut indifféremment recourir à l'une ou à l'autre; les résultats qu'elles fournissent sont comparables. D'après les recherches de MM. LINOSSIER et LEMOINE, l'élimination du bleu de méthylène est plus rapide et plus intense dans le décubitus dorsal. Il importe donc d'adopter comme règle le maintien des sujets dans la position couchée pendant toute la durée de l'épreuve.

A l'état normal, le début de l'élimination se produit une demi-heure après l'injection ou l'ingestion. Maxima vers la 3ᵉ ou 4ᵉ heure. La coloration verdâtre commence à décroître à partir de la 10ᵉ heure; elle disparaît totalement entre la 35ᵉ et la 60ᵉ heure.

L'étude de l'élimination du bleu de méthylène comporte plusieurs éléments de détermination :

1º Le début de l'élimination;

2º La fin de l'élimination;

3º Le taux de l'élimination;

4º Le rythme de l'élimination.

Dans le cours des affections hépatiques, on observe surtout un trouble dans le rythme de l'élimination; au lieu d'une élimination continue, régulièrement croissante, puis décroissante, on constate des alternances d'urines bleues ou jaunes, des retours d'élimination succédant à des arrêts temporaires: ces intermittences sont d'autant plus nombreuses et précoces, pour un cas donné que le fonctionnement de la cellule hépatique est plus gravement compromis. A mesure qu'on s'éloigne du début de la maladie, l'élimination tend à devenir plus régulière, plus continue, plus physiologique. MM. CHAUFFARD et CASTAIGNE ont donné de ce phénomène l'explication suivante : quand le foie fonctionne d'une manière insuffisante, ses cellules envoient ou laissent passer par intervalles dans la circulation des substances qui sont toxiques pour les cellules des tubes contournés dont les fonctions sont momentanément entravées. Par le fait de cette inhibition, le mécanisme de la sécrétion rénale est comme dissocié ; les glomérules conservent leur activité propre et éliminent l'eau urinaire, alors que les épithéliums des tubuli entrent en état d'inertie fonctionnelle et ne laissent plus passer qu'en proportion minine et, par intermittences, leurs produits de sécrétion (urée, matières solubles, pigments biliaires, bleu de méthylène). Le fait est intéressant à rapprocher de cette notion d'histologie pathologique : les lésions rénales secondaires aux lésions hépatiques commencent et prédominent au niveau des épithéliums tubulaires.

MM. ACHARD et CLERC conseillent de doser le bleu éliminé. Le principe du dosage est d'une extrême simplicité. Il consiste à comparer la teinte de l'urine contenant le bleu éliminé avec celle de l'urine du même malade émise avant l'épreuve et colorée artificiellement par une solution titrée de bleu : c'est donc un procédé chromométrique. Pour faire ce dosage, il importe de recueillir l'urine du sujet pendant les vingt-quatre heures qui précèdent l'épreuve pour l'utiliser comme liquide témoin; il faut recueillir en outre l'urine encore dans les vingt-quatre heures qui suivent l'injection de bleu[1].

L'épreuve du bleu de méthylène est intéressante ; elle permet dans une certaine mesure de juger de la valeur fonctionnelle du rein, capitale au point de vue du pronostic des maladies du foie : mais elle ne doit pas faire négliger les autres procédés d'investigation clinique.

Pour MM. ACHARD et PAISSEAU, l'élimination du bleu de méthylène dans la néphrite interstitielle est assez parallèle à celle de l'urée (*Soc. de Biologie*, 28 mai 1904).

12° Examen et analyse des fèces. — Dans toute affection

___

[1] Pour les détails de cette épreuve, voir Nouveaux procédés d'exploration. ACARD, 1903.

hépatique il faut tenir grand compte de l'examen des fèces, surtout de leur consistance (selles dures, molles ou diarrhéiques) et de leur coloration.

Recherche des matières grasses. — Si, dans le cours d'un ictère. l'écoulement de la bile dans l'intestin est complètement supprimé (calcul du cholédoque, tumeur de la tête du pancréas), les fèces perdent leur coloration jaune bilieuse et prennent une teinte grisâtre ; elles ont un aspect argileux. Cette décoloration des selles ne tient pas uniquement à l'absence de bile ; elle reconnaît aussi pour cause le défaut de digestion des matières grasses. Les selles acholiques sont donc en même temps des selles graisseuses ; on voit en effet à la surface de ces selles de nombreuses gouttelettes de graisses.

Du reste, même à l'état normal et dans différents processus hépatiques non accompagnés d'ictère, on peut voir dans les fèces à l'aide du microscope, de la graisse sous forme de gouttelettes, de petits amas ou d'aiguilles. La stéatorrhée est d'autant plus abondante que le foie fonctionne moins bien.

Mais toutes les matières grasses éliminées par les fèces ne se présentent pas sous forme de gouttelettes graisseuses, de graisse en nature ; on trouve encore des graisses saponifiées, c'est-à-dire transformées en savons et en acides gras libres ou combinés.

Et alors on s'est demandé si l'étude du dédoublement des graisses ou de la lipolyse ne serait pas susceptible de fournir des indications précises sur l'état du foie. M. FERRANINI (*Rif. Medica* 31 octobre 1900) a fait des recherches sur trois cirrhotiques exempts de toute lésion du pancréas et qui pendant quatre jours consécutifs n'ingérèrent que des aliments (pain, riz, viande de veau rôtie, œufs, lard et beurre) dont la teneur en graisse était nettement déterminée ; les fèces furent soigneusement recueillies pendant toute la durée de l'expérience et l'on dosa les substances grasses qu'elles contenaient, particulièrement les graisses qui ayant subi la lipolyse se présentaient sous forme d'acides gras et de savons. Dans ces trois cas la proportion des graisses saponifiées, relativement au chiffre total des substances grasses contenues dans les fèces, a oscillé entre 7,21 p. 100 et 34,42 p. 100. Or on sait depuis les travaux de MUNK et P. MILLER que ce rap-

port à l'état normal est voisin de 76 p. 100 et KAHN a démontré
qu'il ne s'abaisse au-dessous de 70 p. 100 que sous l'influence des
causes pathologiques. Pour FERRANINI, il ne paraît pas douteux
que l'abaissement du pouvoir lipolytique au-dessous des chiffres
indiqués comme normaux, ne soit un signe d'insuffisance hépatique. La fixation de ce rapport suppose deux opérations chimiques, l'une pour doser la totalité des matières grasses saponifiées
ou non, l'autre pour doser les seules graisses saponifiées.

Pour doser la totalité des matières grasses contenues dans les
fèces, le meilleur procédé, le plus simple, est celui de DENIGÈS-
CASTETS[1]. Il repose sur ce principe découvert par DENIGÈS que,
dans la destruction des matières organiques par l'acide azotique
en présence du permanganate de potasse, les substances graisseuses sont intégralement respectées. Les graisses sont reprises
par l'éther et pesées.

Pour doser les acides gras et les graisses saponifiées, on prend
une portion aliquote des matières grasses précédemment obtenues,
on neutralise par l'acide phosphorique, on dessèche et on épuise
par l'alcool. La solution alcoolique filtrée est évaporée pour
chasser l'alcool, reprise par l'eau pour enlever l'excès d'acide
minéral, filtrée et lavée ; le résidu du filtre lavé à l'alcool lui
cède ses acides gras qu'on titre acidémétriquement en présence
de la phtaléine du phénol.

Cette étude de la lipolyse n'est évidemment pas d'une pratique
courante ; elle mérite cependant toute notre attention car elle
peut rendre de réels services en clinique.

Recherche des pigments dans les fèces. — Certains ictères
sont caractérisés par une surcoloration des matières fécales
(ictères polycholiques ou pleiochroniques) due à l'abondance
de l'excrétion biliaire ou à son extrême richesse en pigments.
Dans ces cas, il n'est pas nécessaire de recourir à l'analyse
chimique ; la simple inspection suffit pour juger cet état pathologique. Mais quand les fèces contiennent peu de pigments,

---

[1] Pour la technique opératoire, voir thèse de CASTETS. Sur un nouveau mode de dosage des corps gras dans les matières organiques
et organisés. Bordeaux 1902.

l'analyse chimique seule permet d'en affirmer la présence. Pour les mettre en évidence, la réaction de Schmidt est la plus exacte et la plus simple ; elle a de plus l'avantage d'être applicable en clinique. Elle consiste à dissoudre une petite quantité de matière fécale dans une solution aqueuse de bichlorure de mercure. Dans cette solution les pigments sont oxydés et communiquent aux particules de mucus ou aux parcelles alimentaires qui les renferment une coloration verte s'il existe de la bilirubine, rose s'il s'agit d'urobiline. Cette réaction rapide, mais surtout manifeste au bout de vingt-quatre heures, s'affirme à l'œil nu.

L'odeur des fèces lorsque l'écoulement de la bile dans l'intestin est supprimé, est d'une puanteur repoussante. Les matières répandent une odeur putride et cadavérique due probablement à l'absence de l'influence antiseptique de la bile.

Recherche des parasites dans les fèces. — Les selles peuvent contenir des parasites capables de provoquer des affections hépatiques souvent fort graves : lombrics, douves, bilharzia ; parfois on y rencontre des kystes à échinocoques provenant du foie.

Recherche des calculs biliaires dans les fèces. — Enfin dans les matières fécales on peut trouver des calculs biliaires qu'il importe de rechercher pour établir avec toute évidence le diagnostic de colique hépatique. Le meilleur procédé consiste à tamiser les selles sous un courant d'eau. Il ne faut pas confondre les calculs biliaires avec les calculs stercoraux que l'on rencontre dans la lithiase intestinale et qui sont composés surtout de phosphate de chaux et de magnésie. (V. page 311).

Tels sont les renseignements les plus intéressants que l'examen des fèces est susceptible de donner en clinique.

13º Épreuve de l'hydrogène sulfuré. — Désireux d'échapper aux nombreuses causes d'erreur qui, dans l'appréciation de la valeur fonctionnelle du foie, résultent des variations de la nutrition cellulaire et des altérations du rein, MM. Roger et Garnier (*Soc. de Biologie*, 1898) ont choisi le poumon comme émonctoire ; le poumon est en effet le premier organe que les substances traversent en sortant du foie ; tout ce qui échappe à la glande hépatique passe par ce viscère, tandis qu'une partie seulement arrive au rein. Faire passer par l'intestin un corps volatil, H_2S par exemple, et voir en quelles proportions, après avoir traversé le foie, il arrive avec l'air expiré, tel était le problème.

Une série d'expériences a montré qu'à l'état normal le foie est capable d'arrêter de notables quantités d'H_2S et qu'à l'état pathologique cette faculté d'arrêt est très diminuée puisque des doses moindres produisent une exhalaison de ce gaz. Ce procédé expérimental a été contrôlé par MM. BATTESTINI et SCOFONE (*Ac. méd. de Turin*, 19 janvier 1900). Ces auteurs ont constaté que l'assertion de MM. ROGER et GARNIER ne se vérifie pas avec une régularité suffisante pour une méthode d'examen ; ils auraient surtout observé que d'autres tissus que le foie sont susceptibles de détruire H_2S avant qu'il ne parvienne au poumon. Si l'on ajoute, dit BOIX, que de notables quantités de ce gaz devraient être administrées à l'homme pour obtenir le passage dans l'air expiré, on peut mettre en doute le côté pratique d'une méthode ingénieuse dans sa conception, dont l'idée pourrait être reprise en utilisant un autre gaz, mais qui ne passera pas à l'état de procédé clinique d'usage courant.

§ 5. — EXAMEN DU FOIE PAR LES PROCÉDÉS PHYSIQUES

La division que j'ai adoptée est un peu arbitraire, je le reconnais, car parmi les procédés physiques que je dois décrire, un certain nombre supposent des recherches chimiques ultérieures, de même que certains procédés chimiques supposaient une manipulation expérimentale purement physique. Cette classification a le défaut de toutes les classifications ; elle présente peut-être quelques-unes des qualités reconnues aux moins mauvaises ; elles aidera, je l'espère, à mettre un peu d'ordre dans l'esprit ; c'est tout son but.

1° Ponction du foie. — Lorsque le médecin suppose l'existence d'une tumeur hépatique, il est souvent obligé pour en déterminer la nature de recourir à la ponction exploratrice. Le modus faciendi est des plus simples : toutes les précautions ayant été minutieusement prises pour aseptiser la paroi abdominale, on plonge en pleine tumeur un trocard ou une aiguille stérilisée correspondant au n° 2 de l'aspirateur Dieulafoy ; l'aiguille ou le trocard sont enfoncés sur une longueur de 7 à 8 centimètres. On peut alors utiliser l'aspiration directe ou laisser le liquide s'écouler librement ; suivant la nature de la tumeur le liquide est constitué par du pus, de la bile, du sang ou une sérosité très claire, limpide, transparente, semblable à l'eau de roche.

Le liquide sera recueilli dans des tubes stérilisés à fin d'examen chimique et microscopique ultérieur. Un liquide incolore, transparent, visqueux peut être de la bile dépigmentée ou un liquide kystique : dans le premier cas l'analyse chimique permettra de reconnaître la présence de sels biliaires et dans la seconde hypothèse on trouvera presque toujours des crochets d'hexacanthe. Toute ponction qui donne issue à du sang pur laisse présumer l'existence d'une tumeur solide, d'un cancer le plus souvent : dans ce cas l'aiguille exploratrice est comme fixée dans un bloc ; il est impossible de lui imprimer le moindre mouvement de latéralité. Le pus, quand il en existe, sera examiné sur lamelles directement, puis après ensemencement.

La ponction exploratrice du foie ne doit être utilisée qu'avec la plus extrême réserve, car elle expose le malade à de graves accidents : quelles que soient les précautions prises, l'aiguille ou le trocard peuvent infecter le péritoine, ou une collection primitivement aseptique, un abcès stérile, un kyste hydatique ; dans d'autres circonstances, l'infection péritonéale est due au suintement par l'orifice de ponction du liquide enkysté ; enfin la mort rapide peut être la conséquence de la résorption par le péritoine d'une sérosité toxique comme celle des kystes hydatiques. Aussi, pour se mettre le plus possible à l'abri de tout accident ultérieur, il serait peut-être prudent de ne jamais entreprendre une ponction exploratrice du foie sans avoir obtenu du malade le consentement préalable à une laparotomie immédiate dans le cas où elle serait jugée nécessaire.

Parfois la ponction hépatique a été faite pour éclairer le diagnostic étiologique d'une infection primitive ou secondaire du foie (angiocholite, ictère) alors que l'hypothèse d'une tumeur ne se posait même pas. Un tel examen ne présente qu'un intérêt doctrinal ; il est dangereux en raison de la friabilité du foie infecté et des risques d'infection ultérieure ; on doit s'en abstenir.

2° Radiographie et radioscopie. — Les cliniciens ont fréquemment demandé à cette méthode des renseignements sur la forme du foie, sur les modifications de son parenchyme, sur les altérations de la vésicule biliaire. Ils l'ont utilisée, aussi, pour dépister des affections obscures de la face convexe. Que peuvent donner ces différentes recherches, en l'état actuel de la théorie et de l'outillage ?

Les deux réactifs radiologiques usités sont la plaque photographique et l'écran fluorescent. La plaque fournit, après un certain temps de pose, une figure définitive, un radiogramme ; l'écran donne des silhouettes extemporanées permettant de suivre dans leurs déplacements les objets qui les produisent.

a. *Radiographie.* — Sur un radiogramme de région hépatique normale, qu'il s'agisse d'un enfant ou d'un adulte vivant, les contours du foie ne sont nettement dessinés dans aucune de leurs parties : le foie, entraîné par les mouvements respiratoires, a bougé au cours de la pose.

Sur le cadavre, la déception, bien que relevant d'une autre cause, est grande encore : la limite supérieure diaphragmatique tranche sur la grande perméabilité du thorax, mais les bords de la glande ne se différencient pas nettement des autres organes de la cavité abdominale d'égale opacité.

Si, sur le vivant, on diminue le temps de pose avec des appareils extrêmement puissants, au point d'opérer dans l'espace d'un arrêt respiratoire, on se trouve encore dans les conditions précédentes : on a cependant gagné une plus grande netteté du diaphragme.

Toutefois dans ces conditions, il a été possible au Dr DEBÉDAT de déceler chez un malade d'énormes herborisations veineuses de la face convexe du foie.

Le procédé radiographique trouve encore et surtout son emploi dans la recherche des calculs de la vésicule. Dans le décubitus abdominal, les mouvements étant réduits à leur minimum, certains calculs peu perméables aux rayons X laissent sur la plaque photographique des traces évidentes. Les calculs de cholestérine pure sont les moins visibles, car ils se laissent facilement traverser par les radiations. Les calculs composés de cholestérine, de pigments et de sels biliaires donnent une impression plus nette.

« Il n'en est pas moins vrai que leur diagnostic est toujours difficile et que l'interprétation des clichés exigera beaucoup de prudence de la part du médecin radiographe [1]. »

Un résultat positif pourra être assez facilement interprété par un œil exercé ; un résultat négatif laissera toujours subsister un doute.

b. *Radioscopie*. — La silhouette que l'œil perçoit sur un écran fluorescent n'est pas assez fouillée pour servir à la recherche des calculs biliaires.

Toutefois, elle nous donne une ligne dessinant très nettement le diaphragme avec ses excursions respiratoires et, par conséquent, le dôme hépatique. L'utilité de la radioscopie est bien mise en évidence dans les cas de foies ascendants et hypertrophiés dont l'augmentation de volume se traduit beaucoup plus par l'élévation du bord supérieur que par l'abaissement du bord inférieur (CHAUFFARD). La face convexe du foie refoule alors, de bas en haut, le diaphragme et le lobe inférieur du poumon droit : elle devient, pour ainsi dire, intra-pleurale. Ces foies ascendants offrent de grandes difficultés de diagnostic et sont bien souvent pris pour des épanchements de la plèvre droite.

La constatation d'une masse sombre immobile, à contours mal définis, fait présumer qu'une collection liquide occupe la cavité pleurale ; dans le cas où cette masse sombre, à limite supérieure plus nette, se mobilise suivant les mouvements respiratoires, il est à supposer qu'on se trouve en présence d'un foie ascendant.

---

[1] MARIE, *Traité de radiologie médicale* de Bouchard, p. 696.

Or, seuls les foies à grande collection liquide offrent cette évolution ascendante : ainsi se présentent les kystes hydatiques et les grands abcès dysentériques de la convexité. Tous les autres foies simplement hypertrophiques se développent par en bas, deviennent extra-thoraciques, suivant l'expression de Glénard.

La radioscopie permet donc de constater les déformations de la face convexe du foie qui peut être « surmontée d'une outre à limites plus ou moins bizarres, en forme de gourde renversée[1] », comme dans un cas de Bergonié où il s'agissait d'une collection purulente sus-hépatique.

D'après Béclère[2] il est assez rare que dans les cas de néoplasmes hépatiques, le contour diaphragmatique traduise par des irrégularités les déformations de la surface du foie.

« Plus souvent, d'après le même auteur, dans certains cas d'insuffisance tricuspide, comme l'a signalé von Criegern, on voit sur l'écran le pouls hépatique, sous la forme de petits mouvements rythmiques d'élévation, synchrones aux battements de la pointe du cœur. — Dans les cas d'abcès sous-phréniques, les deux ombres sont dissociées et apparaissent sur l'écran séparées par une zone claire. Le même aspect radioscopique peut être produit comme Weinberger et moi avons eu l'occasion de l'observer, par une ectopie du côlon transverse qui vient se loger entre le diaphragme et le foie. »

Il est certain que l'examen radiologique n'est qu'un complément de l'étude clinique. Dans une observation du docteur *Debedat*, les antécédents du malade purent orienter le diagnostic ; l'élévation de l'opacité diaphragmatique au niveau de l'hypocondre droit n'autorisait pas un diagnostic formel, mais les signes cliniques permettaient de supposer l'existence d'une pleurésie diaphragmatique enkystée qui, ponctionnée, donna issue à une quantité considérable de liquide.

Les services rendus par la radioscopie hépatique sont donc très limités ; ils sont nuls dans le cas de tumeur de la face antérieure (Bergonié).

---

[1] Bergonié, *Arch. d'électr. médic.*, 15 mars 1903.

[2] Béclère, *Annales d'électrobiologie*, de E. Doumer, t. V, sept. 1902.

Chez l'enfant, jusque vers six ou sept ans, le foie est encore assez facile à explorer dans sa totalité, mais au delà de cet âge, tout change, quelque artifice d'éclairement qu'on emploie.

Avec l'écran ordinaire, plan et rigide, il est bon de signaler une cause d'erreur qu'on n'élimine que par l'expérience. Une aire obscure apparaît toujours au niveau des points en contact avec l'écran, mais cette aire se déplace avec l'instrument, non sans nuire beaucoup à l'examen. Il faut apprendre à n'en plus tenir compte.

La radioscopie nécessite d'ailleurs un long entraînement même pour l'exacte appréciation des cas faciles en apparence.

Les détails de technique comporteraient de longs développements ; nous avons cru devoir les passer sous silence comme étrangers à l'objet de ce livre et par ailleurs amplement traités dans les ouvrages spéciaux.

3° **Toxicité urinaire.** — Par l'urine s'éliminent la plus grande quantité des poisons qui prennent naissance au cours de déviations fonctionnelles du foie ; comme l'urine constitue de tous les produits d'excrétion le plus facile à manier et à recueillir, il est naturel qu'on ait songé à utiliser les variations de la toxicité urinaire pour apprécier l'intensité des processus morbides d'origine hépatique.

Pour déterminer la toxicité d'une urine, on recueille toute la quantité émise en vingt-quatre heures ; puis le liquide étant filtré, on l'injecte à un lapin par une veine périphérique et sous une pression constante. Quand l'animal est mort, on divise la quantité d'urine injectée par le poids de l'animal ; le chiffre ainsi obtenu représente la dose mortelle d'urine pour un kilogramme de substance vivante : c'est ce qu'on appelle une urotoxie. En moyenne, un homme sain élimine en vingt-quatre heures, 1.200 centimètres cubes d'urine dont 40 centimètres cubes tuent un kilogramme de lapin ; la totalité de l'urine est donc susceptible de tuer $\frac{1200}{40}$, soit 30 kilogrammes ; elle représente 30 urotoxies.

Dans les maladies du foie, la recherche de la toxicité urinaire

a donné à Stramont les résultats suivants : la toxicité augmente dans la cirrhose atrophique, dans les ictères de longue durée, dans le cancer, dans la dégénérescence graisseuse du parenchyme hépatique ; elle demeure sensiblement stationnaire dans la sclérose d'origine cardiaque, dans la congestion éthylique, dans les hypertrophies biliaires.

Plus généralement, la toxicité urinaire est normale ou augmentée suivant que la cellule hépatique est elle-même normale ou altérée, soit dans sa structure, soit dans sa fonction (abstraction faite de toute lésion rénale susceptible de retenir dans le sang des produits toxiques abandonnés par le foie).

Le pronostic devient plus grave toutes les fois que la toxicité urinaire est augmentée, non d'une façon passagère, critique, mais d'une façon permanente.

4° Hématologie. — L'étude des éléments figurés du sang est susceptible, dans certains cas, de fournir des notions importantes sur la nature d'une affection hépatique, qu'elle soit ou non accompagnée d'ictère.

Je rappellerai sommairement les conditions générales dans lesquelles doit être placé le sujet quand on veut procéder à cet examen. Il faut d'abord soustraire le malade pendant deux ou trois jours à toute influence médicamenteuse susceptible de modifier la composition du sang. Autant que possible, le régime alimentaire institué sera un régime mixte, car le régime lacté exclusif détermine la concentration du sang et une augmentation des globules blancs (Sabrazès). Enfin, il est indispensable que le malade soit à jeun depuis au moins douze heures.

Dans ces conditions seulement, les observations peuvent être comparables ; encore faut-il que les examens de sang soient pratiqués par un médecin très exercé, autant que possible par le même, afin de supprimer l'équation d'erreur personnelle. Tous les examens doivent être faits au lit du malade[1].

Les modifications imprimées au sang par les maladies du foie

---

[1] Voir sur l'hématologie des affections du foie, la thèse de Cauvin, Bordeaux, 1904, n° 279 faite sous la direction de *Sabrazès*.

ne sont pas réductibles à une ou plusieurs formules. Elles dépendent, en effet, de causes si multiples ; elles sont influencées par tant de facteurs secondaires en rapport avec la période d'évolution de la maladie et le degré de participation des autres viscères au processus morbide, qu'il faut s'attendre a priori aux résultats les plus divergents.

Mais, dira-t-on, si l'on considère les grands syndromes tels que l'hyperhépathie, l'hypohépathie, l'ictère par rétention, à chacune de ces manifestations pathologiques si définies doit correspondre une altération particulière du sang normal ?

Pour répondre à cette question, l'expérimentation sur les animaux doit primer l'observation clinique ; elle seule peut réaliser les cas simples si difficiles à rencontrer dans toute leur pureté en nosologie humaine ou animale.

Or, voici quelques-uns des résultats fournis par le laboratoire. Considérons l'infiltration biliaire telle qu'on la provoque en injectant la bile ou ses composants soit sous la peau, soit dans les veines ou telle qu'elle se présente encore dans l'ictère par rétention le plus facile à étudier. On s'accorde à admettre dans cette catégorie de faits, l'existence d'un syndrome anémique plus ou moins accentué, imputable à la présence des sels biliaires dans le sang. Cette hypercholie entraîne une leucocytose sans modification de la fibrine ; elle s'accompagne de plus d'une augmentation du poids spécifique du sang et d'un abaissement de l'alcalinité. Le diamètre moyen des globules rouges est augmenté (8 à 9 μ, parfois 12 μ au lieu de 7) ; la résistance globulaire aux solutions de NaCl est plus élevée que normalement.

Mais en clinique, derrière le syndrome ictère, d'autres facteurs plus importants que le passage de la bile dans la circulation interviennent pour rompre l'équilibre dans la composition du sang. A cet égard, combien différente sera l'influence exercée par un calcul du cholédoque, par un cancer de la tête du pancréas ou par un kyste hydatique comprimant le hile du foie ! L'ictère qui se produit dans ces trois circonstances ne se traduira pas par la même formule hémo-leucocytaire.

Les mêmes réflexions sont applicables au syndrome insuffisance hépatique. Quand le physiologiste supprime fonctionnellement la glande en reliant la veine porte aux veines sus-hépatiques, le sang de la circulation générale devient incoagulable pendant toute la période de survie. La clinique permet bien d'enregistrer des constatations de même ordre, mais que de différences dans la formule hémo-leucocytaire, suivant les causes qui ont provoqué l'insuffisance hépatique !

Aussi bien faut-il se contenter d'enregistrer les résultats obtenus dans chacun des types nosologiques sans essayer pour le moment d'établir une loi générale. Il ne faut pas songer, pour le moment, à résoudre les difficultés cliniques à l'aide d'une formule hématologique.

5° Recherches des pigments dans le sérum. — Pour juger de la nature d'un ictère, il faut rechercher les pigments biliaires simultanément dans les urines et dans le sérum sanguin. En omettant de faire cette double recherche on s'exposerait à méconnaître la qualité des pigments produits par le foie ; le rein n'est pas un filtre parfait ; il peut laisser passer seulement les pigments normaux à l'exclusion des pigments pathologiques retenus dans le sérum ou inversement.

Pour recueillir le sérum on pratique de la manière suivante :

Préparer une petite éprouvette d'une contenance de 3 centimètres cubes environ pouvant être fermée à l'aide d'un bouchon de liège ou de caoutchouc ; cette éprouvette aura été préalablement lavée et flambée à la flamme d'une lampe à alcool : pratiquer au niveau de la pulpe de l'un des doigts préalablement bien nettoyée, une petite plaie avec une lancette. Le sang s'écoule goutte à goutte dans l'éprouvette ; on obtient ainsi facilement 2 centimètres cubes de sang qui se coagule en masse ; on bouche alors l'éprouvette et, après l'avoir inclinée légèrement, on la laisse en place pendant vingt-quatre heures dans un endroit frais.

Au bout de ce temps, le caillot s'est rétracté et le sérum bien séparé peut être recueilli avec une pipette. On soumet alors ce sérum à l'examen spectroscopique. Quand on veut recueillir une plus grande quantité de sang, on doit recourir à la ponction veineuse pratiquée aseptiquement.

6° Thermométrie. — La marche de la température axillaire dans le cours des maladies du foie peut être, pour le clinicien, un des meilleurs éléments de diagnostic et de pronostic, qu'il s'agisse d'une affection hyper- ou hypothermique. Si la fièvre survient par accès, il faudra rechercher avec soin les phénomènes qui précèdent l'accès (frissons) et ceux qui le suivent (sueurs, polyurie, etc.)

Je n'insiste pas sur les précautions générales qui doivent être prises pour la recherche de la température axillaire; aucune n'est particulière aux maladies du foie.

Peut-être l'étude de la température locale rendrait-elle des services : je ne crois pas qu'elle ait été faite.

7° Pesées. — Dans les maladies ictériques, l'amaigrissement est en général très rapide : le retour à la convalescence est signalé par une augmentation de poids que la balance accuse longtemps avant même que le médecin ait pu s'en apercevoir.

On sait encore que les pesées journalières renseignent très utilement sur le degré de perméabilité rénale. Or, étant donnée l'importance qui relie les maladies du foie aux maladies du rein, il n'est pas sans intérêt de prévoir l'apparition des œdèmes brightiques qui s'annoncent par un accroissement quotidien du poids du malade. Cette précaution permettra souvent de modifier heureusement le régime alimentaire.

Enfin sur toutes les observations devraient figurer la *taille* et le *poids* des sujets. En les comparant aux résultats urologiques, on obtiendrait des valeurs relatives plus utilisables que des chiffres absolus.

CHAPITRE VI

HÉPATOPTOSE

GLÉNARD, s'appuyant sur ses recherches relatives à l'exploration
physique du foie (procédé du pouce), à la mobilité de cet organe,
aux localisations lobaires et à l'hépatisme, proposa de grouper
dans un même chapitre et par un même lien pathogénique, sous
le nom d'*Hépatoptose*, divers types de foie épars jusqu'ici en
pathologie : ce sont les types décrits les uns en anatomie, les
autres en pathologie, d'autres en tératologie et qu'on désigne sous
les noms de *foie déformé, foie cordé, foie du corset, foie en croix
de Saint-André, foie mobile, foie tournant, ectopie mobile du foie,
lobe flottant du foie.* L'étude de ces foies est d'une importance
capitale au point de vue de la pathologie générale. Comme le
terme d'hépatoptose et la conception nosologique impliquée par
ce terme ont été adoptés depuis GLÉNARD par la plupart des
auteurs de traités didactiques, c'est surtout aux travaux de GLÉ-
NARD que j'emprunterai des éléments de ce chapitre[1].

1° Définition. — Il faut éliminer du chapitre de l'Hépatoptose
les cas dans lesquels la situation du foie est viciée par le fait
de causes extrinsèques telles que l'emphysème pulmonaire, la
pleurésie, la cyphoscoliose, et de causes intrinsèques telles que
les abcès du foie ou les kystes hydatiques. C'est dans le chapitre

---

[1] GLÉNARD, *Entéroptose, Palpation du foie. Foie des diabétiques
Hépatisme. Ptoses viscérales,* etc., 1885-1903. — FAURE, *Hépatoptose
et hépatopexie,* 1892. — TERRIER et AUVRAY, *Foie mobile,* 1898. —
Traité de chirurgie, DUPLAY et RECLUS ; SEGOND, *Hépatoptose,* 1892.
— *Traité de médecine,* BROUARDEL et GILBERT. — GILBERT et SURMONT,
Hépatoptose, 1898. — *Traité de chirurgie,* LE DENTU, DELBET. — FAURE,
Hépatoptose, 1899.

relatif à ces maladies que doit être décrit le signe accessoire résultant du vice de situation du foie.

Avant de définir l'hépatoptose vraie, je rappellerai tout d'abord

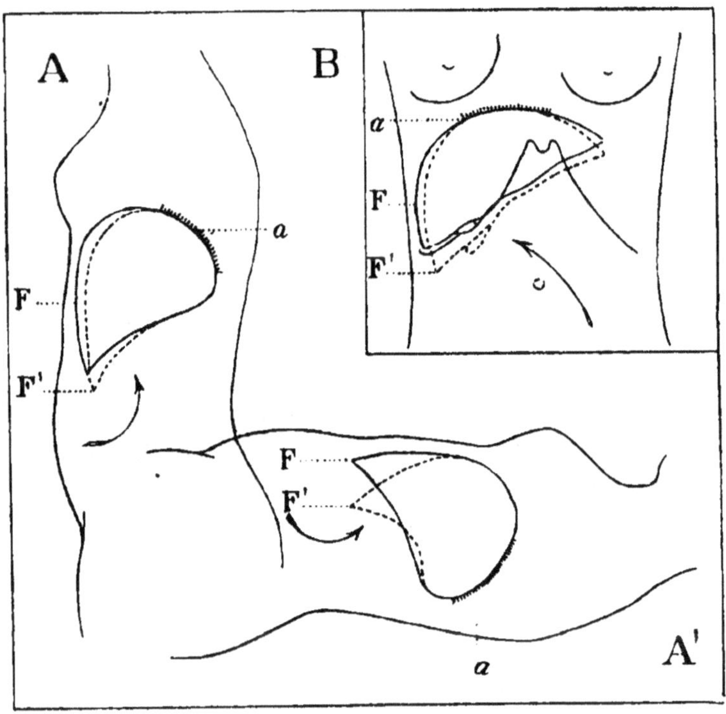

Fig. 21.

Schéma pour l'étude de la suspension du foie (d'après GLÉNARD).

A, vue de profil gauche du foie. Station debout. — A', vue de profil gauche du foie. — B, vue de face antérieure du foie. Décubitus dorsal. — F, situation du foie, lorsque, à l'action de soutien du ligament coronaire (a), se joint celle de la masse intestinale (flèche). — F', situation du foie (ligne pointillée), lorsque fait défaut l'action de soutien de la masse intestinale (flèche).

les moyens de fixation du foie (fig. 21) qui sont au nombre de trois, d'après *Glénard* :

1° Les *connexions ligamenteuses* : postérieures (veine cave, LANDAU, FAURE), supérieures (ligament coronaire et triangulaire), antérieures (ligament suspenseur du foie). Ces connexions ne soutiennent et ne fixent que le bord postérieur du foie et seulement à sa partie moyenne.

2° La *masse gastro-intestinale* qui, directement par sa tension, et la *paroi abdominale* qui, indirectement par le point d'appui qu'elle fournit à la masse gastro-intestinale, soutiennent le bord inférieur (bord antérieur des auteurs ; bord inférieur de GLÉNARD) et les extrémités latérales du foie.

— 3° La *tension sanguine intra-hépatique* (GLÉNARD) qui contribue à assurer le maintien du bord inférieur du foie dans sa situation normale et s'oppose à l'affaissement du foie sur lui-même.

Il résulte de l'étude de ces moyens de fixation du foie que cet organe ne peut être ectopié sans être en même temps *abaissé, mobile et déformé.*

L'hépatoptose est donc caractérisée par l'ectopie, l'abaissement, la mobilité et la déformation du foie. Tous ces caractères doivent être réunis pour justifier le diagnostic de l'hépatoptose.

Ainsi GLÉNARD élargit singulièrement le cadre de l'hépatoptose. Tandis, en effet, que les chirurgiens décrivent sous ce nom des faits relativement rares dans lesquels le foie d'une mobilité anormale est déplacé en totalité et plus ou moins descendu, parfois même déformé, GLÉNARD comprend dans la description de l'hépatoptose tous les foies abaissés ou déformés à quelque degré que ce soit. C'est que GLÉNARD a démontré que le foie ne *peut se déformer sans s'abaisser :* ainsi la déformation imprimée au foie par le corset ou les cordons de jupe suppose préalablement un abaissement de cet organe.

Mais pour qu'un foie soit dit « mobile », pour qu'il rentre dans le cadre nosologique constitué par l'hépatoptose, il faut que son parenchyme soit normal ; tout au moins, s'il existe une lésion du parenchyme, cette lésion doit être subordonnée au vice de position du foie.

Ainsi donc la ptose est le caractère essentiel qui permet de réunir en un faisceau commun tous les foies abaissés, ectopiés, mobiles et déformés ; ce signe commun permettra d'édifier une conception générale sur la pathogénie de l'hépatoptose.

Il existe en clinique une *hépatoptose vraie* conforme à l'hépatoptose théorique, c'est-à-dire à celle qui se déduit de l'étude des moyens de fixité du foie. C'est à GLÉNARD que nous en devons la description.

2° Symptomatologie. — La symptomatologie de l'hépatoptose comprend : 1° des signes physiques ; 2° des signes fonctionnels.

A. SIGNES PHYSIQUES. — Dans *l'hépatoptose vraie*, le bord inférieur du foie est inaccessible à la palpation classique, quelle que soit l'attitude du malade ; il est déjeté en arrière (dans le décubitus dorsal), abaissé, souple, aminci et mobile. Seul le procédé du pouce permet de déceler l'arête caractéristique du foie ptosé.

Le bord inférieur peut former une ligne droite (foie à ressaut) ; c'est alors un stigmate d'hypertrophie (stéatose ou hypertrophie simple) et GLÉNARD a décrit cette modalité particulière sous le nom d'*hépatoptose résiduelle*.

Ou bien le bord inférieur forme une ligne brisée ; il s'agit alors d'une *hépatoptose pure* conforme à la théorie déduite des moyens de suspension ; c'est surtout dans ces cas que l'on rencontre simultanément avec l'hépatoptose un rein mobile et les divers signes caractéristiques de l'entéroptose. Le lobe droit recherché par le procédé du pouce, se présente alors sous forme d'une languette très souple, très mince, très mobile, coiffant la partie supéro-externe du rein droit.

A côté de l'hépatoptose vraie, GLÉNARD décrit l'*hypertrophie ptosée* qui constitue d'après lui un stade intermédiaire entre l'hypertrophie pure et la ptose vraie. Tandis que dans l'hépatoptose vraie, la face antérieure du foie n'est pas accessible à la palpation ordinaire au moins dans toute son étendue, dans l'hypertrophie ptosée cette face peut être facilement explorée. D'après GLÉNARD il faut distinguer trois variétés d'*hypertrophie ptosée* :

a. *Foie en croix de Saint-André* (fig. 22). — Le *foie en croix de Saint-André* qui se présente sous forme d'un foie abaissé, affaissé sur lui-même, aplati d'avant en arrière, peu mobile, à bord inférieur trilobé avec les deux incisures cholécystique et ombilicale plus ou moins prononcées.

b. *Foie mobile*. — Le *foie mobile* (Cantani, 1865) qui présente, suivant les descriptions classiques, les caractères d'une tumeur plus ou moins volumineuse dans le flanc droit, dépassant à gauche la ligne médiane, formant une voussure parfois visible dans la moitié droite de l'abdomen et pouvant être circonscrite par la percussion et par la palpation.

Cette tumeur présente les caractères physiques du foie : indolente, lisse, élastique, de la grosseur d'une tête d'enfant ; terminée en haut par une surface convexe, épaisse, arrondie, oblique-

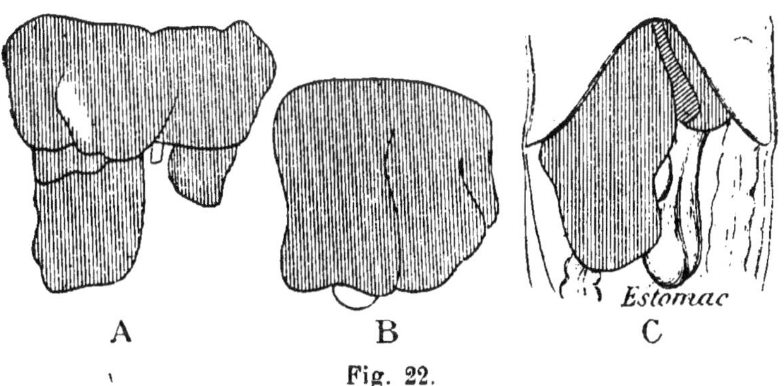

Fig. 22.

Deux types classiques de déformation du foie (d'après Glénard).
A, foie curdé. — B, foie en croix de Saint-André.

ment dirigée, plus ou moins éloignée du rebord costal, sous lequel on peut insinuer la main ; un bord inférieur mince avec une échancrure qui offre les caractères et la scissure du bord inférieur du foie, et, à droite de cette échancrure, présentant parfois une tumeur molle formée par la vésicule biliaire.

La tumeur est mate et entourée d'une zone sonore, la zone de matité ayant la forme du foie ; la zone sonore a pour limite inférieure la région inguinale ; à la partie supérieure, elle se confond, à droite, avec la sonorité pulmonaire, à gauche, avec la matité cardiaque ; la zone de matité thoracique du foie est sonore, le foie n'est pas à sa place.

Enfin, la tumeur est réductible de bas en haut dans l'hypocondre droit, et cette mobilité est plus étendue à droite qu'à gauche; la tumeur ne peut être déplacée en bas; elle se déplace sous l'influence de la station verticale et dans le décubitus latéral, soit à droite, soit à gauche; le relèvement du bassin ramène la tumeur dans la région hépatique; une fois la tumeur refoulée, on retrouve la matité hépatique à son siège normal.

    c. *Lobe flottant du foie* (fig. 23). — Le lobe flottant du foie se

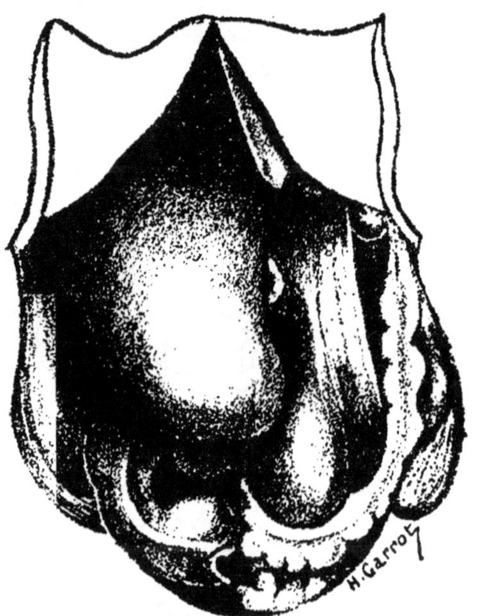

Fig. 23.
Type d'hépatoptose (foie à lobe flottant).

présente sous l'aspect d'une tumeur ovoïde, pyramidale ou linguiforme dont le sommet est placé au niveau de l'ombilic, dont la base d'implantation, plus ou moins large, se trouve au niveau du rebord costal où elle présente parfois un sillon avec ou sans étranglement latéral. Le grand axe de cette tumeur correspond, suivant le lobe du foie qui la constitue, gauche, moyen ou droit, à la verticale passant par le sternum ou à l'une des verticales passant en dedans ou en dehors de la verticale mammaire.

Les analogies physiques du lobe flottant du foie (qu'il ne faut pas confondre avec l'hypertrophie monolobaire) avec un rein mobile, une hypermégalie de la vésicule biliaire, ou un néoplasme sont telles que l'erreur de diagnostic est le plus souvent commise : « sur 14 cas où la fixation du foie a été pratiquée par la chirurgie (et, parmi eux, 6 fois sur 6 cas de lobe flottant opérés), 9 fois un diagnostic erroné avait été porté avant l'opération et c'est la laparotomie seule qui a permis de constater le déplacement du foie. » (TERRIER et AUVRAY).

Le diagnostic est le plus souvent au contraire très simple par le procédé du pouce qui décèle sur le bord interne de la tumeur l'arète caractéristique du bord inférieur du foie.

B. SIGNES FONCTIONNELS. — Ce sont le plus souvent des symptômes de l'entéroptose tels que GLÉNARD les a synthétisés dans une description aujourd'hui classique :

Troubles gastro-intestinaux caractérisés par une *dyspepsie gastrique*, avec maximum, entre la 2° et la 4° heure après les repas, aggravation par les corps gras, les acides, les crudités, attributs de l'hyperchlorhydrie : crises paroxystiques de gastralgie, rappelant parfois celles de la lithiase biliaire et dans ce dernier cas, le foie ptosé est trouvé sensible à la pression (GLÉNARD); en général la *constipation* accompagnée parfois de l'expulsion de muco-membranes, ou de diarrhée après le repas.

Les *troubles hépatiques* peuvent se traduire, soit par une sensation de pesanteur, lourdeur, gonflement dans le côté et le flanc droits, soit par des crises rappelant celles de la lithiase biliaire.

L'*insomnie* est en général notée avec prédominance entre la 2° et la 4° heure après minuit.

La *névropathie* se traduit par l'irritabilité, l'hypocondrie, la dépression morale.

La *faiblesse* est presque toujours plus ou moins accentuée ; le malade se plaint de n'avoir pas de forces, d'être toujours las ; il ne se trouve bien que dans le décubitus dorsal.

L'*amaigrissement* est plus ou moins prononcé ; il est en moyenne de 8 à 10 kilogs et peut atteindre 20 kilogs. Dans quelques cas au contraire, mais rarement, les malades ont augmenté de poids parallèlement à l'aggravation de leur état de santé.

3° Diagnostic. — C'est par une application méthodique des procédés physiques d'examen du foie que l'on distinguera de l'hépatoptose les foies hypertrophiés et les foies abaissés par l'emphysème, la pleurésie, la cypho-scoliose, que l'on évitera de confondre cette affection avec les différentes formes de dyspepsie, avec les affections utérines, avec les cachexies qui peuvent la simuler. L'épreuve de la sangle confirmera le diagnostic.

Penzold a signalé l'existence d'une mobilité excessive du lobe droit du foie, mobilité dépassant celle qui a été décrite jusqu'à ce jour et qui parait assez fréquente.

Les observations concernent des femmes dont l'âge variait entre trente et cinquante ans ; elles se plaignaient de douleurs abdominales survenant par crises, augmentant d'intensité pendant le travail et surtout quand les malades devaient se baisser.

A l'inspection du ventre, on voit, au-dessous de l'ombilic, un sillon transversal très net. Immédiatement au-dessous de ce sillon, à droite de l'ombilic, on aperçoit une voussure atteignant l'épine iliaque antéro-supérieure, voussure constituée par un corps oblong, lisse, non douloureuse à la pression, de 6 centimètres environ de large et présentant la consistance du foie normal. Cette tumeur se réunit à angle droit avec le lobe gauche du foie. Avec la main, il est facile de la déplacer à droite et à gauche.

Tous les foies mobiles et surtout la variété décrite par Penzold pourraient être confondus avec un néoplasme ayant pour point de départ le gros intestin, les ganglions mésentériques ou l'ovaire. L'absence de sensibilité douloureuse, de nodosités néoplasiques et de cachexie, les déplacements faciles de la tumeur permettront d'établir le diagnostic différentiel. On évitera de confondre l'hépatoptose droite avec une vésicule biliaire augmentée de volume en s'assurant des autres troubles morbides propres aux affections des voies biliaires.

4° Étiologie, pathogénie. — La fréquence de l'hépatoptose varie suivant l'acception que l'on donne à ce terme, suivant la place plus ou moins importante que l'on accorde, à côté de l'hépatoptose pure, aux diverses hypertrophies ptosées.

Relativement aux sexes, la proportion de l'hépatoptose vraie est de 2 p. 100 chez les hommes, de 13 p. 100 chez les femmes ; sur 100 cas d'hépatoptose, GLÉNARD a observé 14 hommes et 86 femmes ; au contraire, dans l'hépatoptose résiduelle d'une ancienne hypertrophie, la proportion est renversée : elle est de 34 p. 100 chez les hommes, de 13 p. 100 chez les femmes. (GLÉNARD). Nous retrouvons chez l'homme cette même prédominance de l'atrophie, de l'hypertrophie et même de la congestion du foie, ce qui prouve la parenté qui unit ces modifications hépatiques à la fausse hépatoptose.

Quatre théories ont été proposées pour expliquer anatomiquement les vices de position du foie.

α) La théorie *de l'élongation des ligaments du foie* considère cette élongation tantôt comme primitive et due à l'existence congénitale d'un mésohépar (MEISSNER, LÉOPOLD), tantôt comme secondaire (PORTAL, CANTANI). Pour CANTANI, l'élongation secondaire serait due à une traction exercée par le foie sur les ligaments par suite de son déplacement antéro-postérieur pendant la grossesse, lorsqu'une inflammation consécutive entraine un défaut d'involution de ces ligaments. Pour WINKLER l'élongation ligamenteuse reconnaît pour cause une diminution de la tension intra-abdominale, pour MANN une augmentation du poids spécifique du foie, pour KISBERT l'existence d'une ancienne hypertrophie, pour BOTKINE des adhérences qui tirent en bas la glande hépatique.

L'hypothèse de l'élongation des ligaments du foie est purement théorique, car jamais aucun anatomiste n'a trouvé de mésohépar, pas plus chez les nouveau-nés que chez l'adulte (THIERFELDER, LANDAU, FAURE).

β) La *théorie de la rotation du foie sur lui-même* (LANDAU 1885) d'après laquelle, le foie, sans changer de forme, tournerait autour d'un de ses axes (antéversion, rétroversion, latéroversion oblique, dislocation), par suite de l'affaiblissement de la paroi abdominale que traduit le ventre pendant, le ventre en besace.

A cette théorie on doit objecter que le foie mobile existe fréquemment sans ventre en besace.

γ) La *théorie de la déformation du foie* (HERTZ 1894, HAYEM 1896, SCHWERDT 1896), d'après laquelle le foie mobile serait un foie déplacé et déformé par la constriction du corset.

Mais nombreux sont les cas de foie mobile dans lesquels la constriction du corset ne peut être incriminée, et d'ailleurs (GLÉNARD, FAURE) la constriction du corset s'exerce au-dessous du foie, n'agit sur cet organe que par l'intermédiaire de la cage thoracique et ne peut le propulser au-dessous du rebord costal.

δ) La *théorie de la splanchnoptose* (GLÉNARD 1885-1890, FAURE 1892, TERRIER et AUVRAY 1897, GILBERT 1898), interprète le foie mobile comme une hypertrophie ptosée, tantôt bilobaire occupant les lobes droit et moyen (foie mobile classique), tantôt monolobaire (lobe flottant) se produisant aux dépens soit du lobe droit (comme dans le diabète ou l'alcoolisme), soit du lobe moyen (lithiase biliaire), soit du lobe gauche (alcoolisme). La mobilité est due à la ptose de la partie hypertrophiée du foie, la ptose à l'évolution régressive de cette hypertrophie, l'hypertrophie à un processus d'hépatisme créé par l'une des nombreuses causes qui vicient la nutrition générale par l'intermédiaire du foie (infections, intoxications, auto-intoxications, émotions violentes, traumatismes ptosigènes).

En faveur de cette théorie plaident, d'après GLÉNARD, le syndrome clinique qui est celui d'une maladie de la nutrition à pathogénie et localisation hépatiques, les anamnestiques, l'évolution et enfin le traitement.

La statistique suivante, dressée par GLÉNARD en 1898 sur 68 cas d'hépatoptose vraie, dont le diagnostic était corroboré par la présence simultanée d'une néphroptose et par le syndrome général, fournit les meilleurs enseignements au point de vue de la nature de l'hépatoptose et de sa place dans le cadre nosologique.

ÉTIOLOGIE DE L'HÉPATOPTOSE PURE

INFECTIEUSE (9 *cas*)

Fièvre puerpérale	3 cas.
Fièvre paludéenne	3 —
Appendicite	1 —
Dysenterie	1 —
Fièvre typhoïde	1 —

TOXIQUE (19 *cas*).

Puerpérale (gravidisme)	7 cas.
Ménopause	8 —
Excès alcooliques	2 —
Excès alimentaires	2 —

TRAUMATIQUE (28 *cas*).

Puerpérale (chute et avortement, effort ou fatigues peu après l'accouchement)	22 cas.
Obstétricale (version, forceps)	3 —
Opératoire (laparotomie)	1 —
Traumatique (chute, effort)	2 —

ÉMOTIVE (12 *cas*).

Chagrins	8 cas.
Frayeur	2 —
Surmenage nerveux	2 —
	68 cas.

PRÉDISPOSITION AUX AFFECTIONS DE L'APPAREIL DIGESTIF

Héréditaire (hépatique)	8 cas.
Acquise	26 —
Sans prédisposition	34 —
	68 cas.

Il résulte de ce tableau que l'hépatoptose est un véritable carrefour où se rencontrent toutes les causes que la pathologie générale nous fait connaître comme susceptibles de provoquer, soit des maladies de la nutrition, soit des maladies du foie. C'est une des manifestations de *l'hépatisme* tel que l'a conçu et magistralement développé GLÉNARD, tel que je l'exposerai. Toutes les causes héréditaires ou acquises susceptibles de provoquer la déviation fonctionnelle du foie d'abord, l'hépatisme ensuite, peuvent aboutir à la cirrhose ou à la ptose ; l'hypertrophie ptosée, l'hépatoptose pure est une manifestation de l'hépatisme cholémique, l'hépatoptose résiduelle un stigmate de l'hépatisme uricémique.

5° Traitement. — Le traitement de l'hépatoptose est celui de la maladie des ptoses, de l'entéroptose, c'est-à-dire qu'il comporte les quatre prescriptions suivantes comme médication fondamentale :

1° Un régime alimentaire spécial qui est le régime de l'hépatisme cholémique : abstinence des graisses, acides, alcools, crudités ; le plus souvent diète carnée ; contre-indication de la diète lactée, car elle aggrave l'atonie gastrique, intestinale, hépatique, qui est un des caractères fondamentaux des ptoses ;

2° Les purgatifs quotidiens à petites doses, et en particulier les purgatifs salins ;

3° Les alcalins et en particulier le bicarbonate de soude, les cures thermales alcalines ;

4° Une ceinture et en particulier la sangle pelvienne de Glénard, dirigée non pas contre l'hépatoptose, mais contre la splanchnoptose en général, c'est-à-dire visant par son application à l'hypogastre le prolapsus splanchnique général et par sa constriction la diminution de calibre et de tension du tractus gastro-intestinal.

Billroth et Tcherning ont pratiqué la résection du lobe flottant du foie ; Gérard, Marchand, Faure, Terrier et Auvray ont proposé la fixation du foie (hépatopexie) pour remédier à l'hépatoptose. Ces différentes opérations ne répondent qu'à des indications exceptionnelles ; elles ne sont justifiées que dans les cas où le foie est maintenu en hépatoptose par des adhérences vicieuses, lorsque toutes les ressources du traitement médical ont été inutilement épuisées.

CHAPITRE VII

DE L'ICTÈRE

L'ictère est un *syndrome hépatique*, c'est-à-dire un symptôme commun à un grand nombre de maladies du foie. Sa fréquence est telle qu'à part les dégénérescences graisseuse et amyloïde, il est à peine une affection de cet organe qui ne puisse à un moment donné s'accompagner d'ictère. Pour en comprendre la valeur, il est indispensable d'isoler ce symptôme de la multiplicité des combinaisons cliniques dans lesquelles il peut entrer, de le décrire comme entité morbide, d'en dégager la physiologie pathologique, d'en établir la pathogénie, le diagnostic et le traitement général.

ARTICLE PREMIER

LE SYNDROME ICTÈRE

1° Définition. — Sous le nom d'ictère, on désigne un symptôme essentiellement caractérisé par une coloration jaune spéciale des téguments et des muqueuses, due à la présence anormale dans le plasma sanguin et dans les tissus de la matière colorante de la bile (CHAUFFARD).

2° Symptômes. — Au point de vue clinique, deux groupes d'ictères doivent être différenciés et décrits spécialement : l'ictère *biliféique* ou *orthopigmentaire* ; l'ictère *métapigmentaire* (ancien ictère hémaféique).

A. ICTÈRE ORTHOPIGMENTAIRE OU BILIFÉIQUE. — Supposons une obstruction complète du cholédoque par un calcul ; la bile retenue dans le foie sera résorbée par les lymphatiques ou par les veines de cette glande ; elle passera dans le sérum sanguin et imprégnera les tissus qui présenteront la couleur spéciale dite ictérique.

L'ictère apparaît d'abord dans les régions à épiderme mince, au niveau des commissures labiales, des ailes du nez, du front, des tempes ; il présente ses points d'élection au niveau desquels il faut le rechercher systématiquement à l'origine : la conjonctive scléroticale, la région sublinguale et le plancher de la bouche. Plus tard, il apparaît au cou, puis successivement sur la poitrine, l'abdomen, le dos, enfin sur la peau des extrémités, colorant toujours plus fortement le côté de la flexion que le côté de l'extension ; il n'atteint que rarement les avant-bras, du moins dans la classe ouvrière parce que cette région présente un épiderme excessivement épais.

L'existence de la coloration ictérique doit être recherchée à la lumière du jour; elle n'apparaît pas à la lumière artificielle. Aux lèvres, on ne reconnaît l'ictère qu'en exerçant une légère pression avec le doigt ; dès que les vaisseaux de la muqueuse se sont vidés, la teinte rouge se transforme en teinte ictérique.

Dans les cas légers, les téguments prennent une teinte soufrée, claire ; mais lorsque l'ictère est intense, la teinte devient jaune citron et peut passer successivement, si l'ictère se prolonge, à l'orangé, à l'olivâtre, au bronzé (ictère noir).

En même temps que la peau et les muqueuses, les parenchymes et les différents organes, foie, reins, cerveau, nerfs, glandes salivaires, pancréas, séreuse pleuro-péritonéale, muscles, tendons, os, tissu adipeux s'imprègnent de bile.

Les urines présentent des modifications importantes dues à la présence de pigments biliaires; l'ictère urinaire avance toujours de quelques heures sur l'ictère cutané. Elles sont rares, de coloration plus ou moins foncée suivant la quantité de pigments qu'elles contiennent ; acides, de densité élevée, elles donnent par agitation une mousse persistante à reflets verdâtres.

Par l'acide azotique nitreux, on fait apparaître la succession des anneaux colorés, révélatrice de la présence des pigments normaux ; si l'urine est trop fortement colorée, on fera bien de la diluer avec un peu d'eau pour rendre la réaction plus nette. Cette réaction par l'acide azotique est indispensable et il ne faut jamais sur la seule constatation de la couleur brune d'une urine, considérer celle-ci comme bilieuse. En effet, la rhubarbe et le séné, purgatifs journellement employés dans les maladies du foie, font passer de l'acide chrysophanique dans l'urine qui se colore en brun foncé ; chez les malades qui font usage de la santonine les urines prennent une coloration jaune verdâtre ; mais dans les deux cas l'addition de lessive de soude développe une coloration rouge et différencie nettement ces urines des urines bilieuses.

Le sérum sanguin donne comme l'urine la réaction des pigments normaux (cholémie). Pas d'urobiline, pas de rouge brun.

Les matières fécales sont tantôt incolores semblables à du mastic, tantôt surcolorées en jaune. Dans le premier cas, la rétention biliaire est complète et l'ictère relève uniquement de l'obstruction canaliculaire, toute la bile formée par le foie passant dans le sang ; dans le second cas, la rétention est incomplète : une partie seulement de la bile surpigmentée passe dans le sang, l'autre s'évacue par l'intestin.

Mais, quelle que soit la coloration des matières fécales, les urines, le sérum, les fèces elles-mêmes ne contiennent que des pigments normaux. Pour cette raison, les ictères ainsi définis chimiquement sont appelés *orthopigmentaires* ; ils correspondent à une lésion minima, peut-être même à un simple trouble fonctionnel de la cellule hépatique.

Ainsi donc dans le groupe des ictères orthopigmentaires deux variétés se distinguent :

a. Les ictères orthopigmentaires par obstruction complète ;

b. Les ictères orthopigmentaires par obstruction incomplète.

Les troubles cutanés, urinaires, hématiques, la surcoloration ou la décoloration des matières fécales, constituent les symptômes fondamentaux de ces ictères.

Signes accessoires. — Mais l'imprégnation du sérum sanguin et des parenchymes par la bile provoque des réactions organiques, des troubles physiques et fonctionnels dont la description complète la symptomatologie de l'ictère orthopigmentaire.

Du côté de l'appareil *cardio-vasculaire,* on observe d'abord le ralentissement du pouls avec abaissement de la tension artérielle (*bradycardie des ictériques*). Cette bradycardie peut être telle que le nombre des pulsations s'abaisse à 50 par minute ; on l'attribue généralement à la lenteur des contractions cardiaques. Pour BARD [1], dans un grand nombre de cas, cette bradycardie serait plutôt apparente que réelle : le ralentissement du pouls ne résulterait pas en effet de la diminution du nombre des contractions cardiaques mais du défaut de perception au niveau de la radiale de systoles cardiaques trop faibles.

BARD a également décrit dans l'ictère l'existence d'un rythme couplé reconnaissant pour cause soit une lésion organique du myocarde, soit un trouble fonctionnel d'origine bulbaire auquel cas le pronostic serait moins grave.

Parfois, quoique plus rarement, la pulsation radiale au lieu d'être ralentie se trouve accélérée ; mais dans les deux cas le pouls est instable ; pour s'en rendre compte, il suffit de faire asseoir brusquement les malades : le pouls s'accélère aussitôt pour revenir quelques instants après à sa moyenne normale.

Ces modifications du pouls ont été attribuées généralement à l'action de la bile sur la fibre cardiaque. Mais, en raison de leur instabilité, certains auteurs estiment qu'elles relèvent plutôt d'un trouble d'innervation dans la sphère du plexus solaire dont on connaît les rapports avec le nerf pneumogastrique. Suivant l'intensité de la cholémie, suivant la nature des intoxications surajoutées, on observe soit la stupéfaction, soit l'excitation du plexus et comme conséquence tantôt une accélération, tantôt un ralentissement des contractions cardiaques.

A l'auscultation du cœur on perçoit des souffles qui ne présentent, dans tous les cas, ni la même pathogénie ni la même signification : ceux de la pointe, les moins fréquents seraient dus à une insuffisance mitrale fonctionnelle par parésie des muscles tenseurs de la valvule (GANGOLPHE) ; ceux de la région mésocardiaque reconnaissent la même pathogénie que les souffles ané-

---

[1] BARD, *Le ralentissement du pouls, l'ictère,* Sem. méd., 15 avril 1903.

miques ; ils sont une conséquence de la déglobulisation par cholémie ; ce sont des souffles extracardiaques. Certains souffles traduisent une véritable insuffisance fonctionnelle de la valvule tricuspide ; leur mécanisme en a été indiqué par POTAIN en 1889 : de la muqueuse biliaire irritée part un réflexe qui détermine une contraction spasmodique des vaisseaux du poumon et une augmentation de pression dans l'artère pulmonaire ; cette sur-pression peut être telle que l'évacuation complète du ventricule droit devenant impossible, une partie du sang reflue dans l'oreillette. Ainsi se constitue l'insuffisance tricuspidienne avec le cortège symptomatique de l'asystolie.

Des hémorrhagies peuvent s'observer au cours de l'ictère : épis-taxis par la narine droite (GALIEN), purpura, gastrorrhagie, entérorrhagie, métrorrhagie, hémoptysie. Par leur fréquence et leur abondance elles indiquent une altération profonde du sang et comportent un pronostic particulièrement grave.

Quelques modifications intéressantes ont été observées dans le *sang* des ictériques : la formule leucocytaire est peu ou point modifiée ; mais les recherches de JACKSON ont permis d'établir qu'il existait d'une manière assez constante un abaissement du taux hémo-alcalimétrique et du taux hémoglobinique. M. J. GAU-TRELET a du reste démontré qu'il y a proportionnalité absolue entre les variations de l'hémoglobine et de l'alcalinité appa-rente du sang. Le même auteur a constaté cette diminution de l'alcalinité apparente du sang et parallèlement de l'hémoglobine dans l'ictère expérimental ; il l'attribue à la présence dans le sang des acides biliaires (*Soc. de Biol.* 6 décembre 1904).

Plusieurs auteurs ont en outre remarqué que le sang des icté-riques agglutinait le bacille d'Eberth. Tout récemment KUNDIG (*Centralblad. f. in. Méd.*, 1904, 28 mai) a recherché dans 10 cas d'ictère, relevant de causes diverses, le pouvoir agglutinant du sérum vis-à-vis du bacille typhique, en se servant de dilutions à 1 p. 30 et jusqu'à 1 p. 100. Il n'a obtenu de résultat positif que chez un malade qui avait eu, vingt ans auparavant, une maladie aiguë fébrile, l'ayant retenu plusieurs semaines au lit ; vraisemblablement il s'agissait d'une fièvre typhoïde. Par contre, aucun des autres malades ne présentait dans ses antécédents la moindre affection pouvant faire songer à une fièvre typhoïde. D'après les observations de Kundig ce n'est donc pas à l'ictère qu'il faut rapporter l'agglutination, mais à l'infection typhique antérieure. Au contraire Kimmerer et Gilbert ont constaté l'agglutination sans pouvoir relever dans les antécédents de leurs malades l'existence d'une infection éberthienne : faut-il admettre que dans ces cas l'ictère reconnaît pour cause étiologique une infection latente par le bacille d'Eberth?

Comme *symptômes pulmonaires objectifs*, on peut observer la congestion des bases, surtout de la base droite et comme troubles fonctionnels un ralentissement du rythme respiratoire, une toux sèche dite hépatique que n'explique aucune altération appréciable du poumon.

Les *troubles digestifs* les plus constants sont les nausées, les vomissements, l'anorexie avec répugnance particulière pour les aliments gras, la soif ardente ; la langue est saburrale, pâteuse et le malade accuse souvent une saveur amère ; quand les fèces sont décolorées, elles dégagent une odeur fétide ; généralement dures, elles présentent parfois une consistance diarrhéique.

Le foie généralement augmenté de volume est moins ferme qu'à l'état normal, douloureux à la pression.

La rate est parfois hypertrophiée; cette hypertrophie est généralement contemporaine de l'ictère ; mais elle peut le précéder et même lui succéder comme l'ont observé MM. Gilbert et Lereboullet. Cette *spléno-mégalie méta-ictérique* accuse l'origine biliaire de certaines splénopathies.

Comme *troubles nerveux*, on note le plus souvent une asthénie profonde avec inaptitude au travail, une tendance à la tristesse, une céphalalgie quelquefois très violente, une impuissance génitale parfois absolue. Des névrites périphériques ont été signalées.

Les troubles de *sensibilité spéciale* le plus fréquemment observés sont : la xanthopie (les objets blancs paraissent jaunes), la nyctalopie, l'héméralopie passagère ou durable. Le prurit si fréquent, à paroxysmes nocturnes, doit être considéré comme une perversion de la sensibilité générale due à l'altération des papilles par les pigments biliaires. (V. page 138 et suiv.).

Du côté *de la peau*, on observe assez souvent, outre les lésions de grattage, le lichen et l'urticaire ; si l'ictère dure depuis un certain temps on voit apparaître le xanthelasma constitué par de petites macules blanc jaunâtre chamois, à consistance élastique, presque cartilagineuse, siégeant aux paupières, au cou, aux gencives, aux petites jointures. Pour GILBERT et LEREBOULLET, le xanthélasma alors même qu'il ne s'accompagne pas d'ictère vrai doit être considéré comme un des signes révélateurs d'une affection des voies biliaires, et notamment de la cholémie simple familiale ; pour eux tout sujet porteur de xanthélasma est par cela même suspect de cholémie.

L'ictère orthopigmentaire s'accompagne presque toujours d'un amaigrissement très rapide et d'un abaissement de la température axillaire.

B. ICTÈRE MÉTAPIGMENTAIRE (*ancien ictère hémaféique*). — Le syndrome fondamental constitué par les modifications des fèces, par la coloration de la peau, par les réactions urinaires et hématologiques, diffère complètement.

Les téguments présentent une coloration jaune pâle, plutôt terreuse.

Dans les urines foncées et brunes sans reflet verdâtre, l'acide azotique nitreux ne donne pas la réaction des pigments normaux, mais celle du rouge brun ; ces urines contiennent en outre de l'urobiline en grande quantité. Dans certains cas, comme l'a fait observer TEISSIER, la réaction urologique des pigments normaux n'est pas absente, mais simplement masquée par la présence des pigments anormaux. Pour la faire apparaître, il suffit parfois de diluer avec un peu d'eau l'urine que l'on traite ensuite par l'acide nitreux ; on peut encore recourir au *procédé de Denigès* précédemment exposé, ou bien précipiter les pigments normaux par une petite quantité de sulfate d'ammoniaque ; on reprend le précipité par un mélange d'alcool et de chloroforme et l'on fait agir sur cette solution l'acide nitreux.

L'ictère métapigmentaire est donc défini chimiquement par une production surabondante mais non exclusive de pigments anormaux.

13.

Le sérum sanguin est à peine coloré ; on décèle surtout des pigments modifiés, principalement de l'urobiline.

Les matières fécales sont en général fortement colorées en brun verdâtre foncé et comme chargées d'un excès de bile.

A part ces différences capitales, du reste, l'ictère métapigmentaire peut se compliquer des mêmes troubles fonctionnels cardiaques, respiratoires, digestifs et nerveux que l'ictère biliféique.

Toutefois le pouls est à peine ralenti ; le prurit est nul ou peu intense ; l'hyperthermie est assez fréquente.

Gubler avait donné à cette variété le nom d'*ictère hémaféique*, supposant que la coloration des tissus, des urines et du sérum était due à l'*hémaféine* ; d'après lui cette substance se formait dans le sang aux dépens de l'hémoglobine détruite en excès et que le foie ne parvenait pas à transformer en pigments biliaires. Mais l'existence de l'hémaféine est restée à l'état d'hypothèse et la théorie doit être abandonnée.

En réalité l'ictère métapigmentaire traduit la résorption de produits biliaires incomplètement transformés par suite d'une lésion déjà profonde de la cellule hépatique.

3° **Étiologie générale.** — L'ictère peut apparaître soit comme phénomène principal, soit à titre de symptôme secondaire dans un grand nombre de circonstances qui, en dernière analyse relèvent : 1° de l'obstruction mécanique ; 2° de l'infection ; 3° de l'intoxication. Je rappelle que l'infection et l'intoxication peuvent être groupées sous la dénomination de toxi-infection : en effet, les agents bactériens n'agissent sur la cellule hépatique que par leurs produits solubles ou toxines et les toxiques minéraux ou végétaux déterminent sur cette cellule des altérations sensiblement analogues à celles que produisent les toxines microbiennes.

a. *Obstruction mécanique au cours de la bile.* — La cause d'obstruction peut être *extra-hépatique* et siéger :

α) Dans la lumière des grosses voies d'excrétion : présence d'un calcul issu de la vésicule biliaire, d'un parasite venu de l'intestin ou d'une vésicule hydatide descendue du foie.

β) Dans la paroi des canaux (coudures et déviations de l'hépatoptose, cancer primitif des voies biliaires, rétrécissement cicatriciel) ;

γ) Enfin, en dehors des vaisseaux ; elle agit alors par compression : cancer de la tête du pancréas, hypertrophies ganglionnaires du hile, tumeurs abdominales (kystes de la face inférieure du foie, tumeurs du rein, du côlon, anévrysmes de l'aorte, hydropisies de la vésicule biliaire, cholécystites, etc., etc.).

L'obstruction *intra-hépatique*, relève soit d'une angiocholite canaliculaire, soit d'une congestion du foie, soit enfin d'une tumeur où d'une lithiase intra-hépatique.

b. *Infection*. — Les agents infectieux susceptibles de provoquer l'ictère sont nombreux ; mais, le coli-bacille et le bacille d'Eberth occupent dans l'étiologie une place prépondérante ; ils conditionnent les ictères dits infectieux, tantôt bénins, tantôt graves et dont la marche peut être aiguë, subaiguë ou chronique.

L'ictère rhumatismal qui apparaît quelquefois au cours des poussées articulaires peut être dû soit à l'agent encore indéterminé du rhumatisme, soit aux germes de l'intestin (coli-bacille et bacille d'Eberth) devenus, soudain, virulents et nocifs pour les voies biliaires.

c. *Intoxications*. — En dehors des produits solubles d'origine microbienne, les principaux toxiques ictérigènes se rencontrent dans le règne minéral (phosphore, arsenic, hydrogène arsénié) ; parfois ce sont des substances chimiques plus complexes telles que le chloroforme, l'éther, la glycérine, plus rarement l'alcool ; des substances médicamenteuses, des poisons telluriques, des gaz méphitiques. Dans ces différentes conditions, l'ictère est dit *hétéro-toxique* ; on le considère comme *auto-toxique* s'il est provoqué par des agents morbides qui ont pris naissance dans le tractus gastro-intestinal.

4° Physiologie pathologique. — Pour qu'un ictère puisse se produire, trois conditions sont indispensables : 1° la persistance de la chromogénie biliaire ; 2° la rétention de la bile dans le foie ; 3° la résorption de la bile.

a. *Persistance de la chromogénie biliaire*. — Sans production de pigments biliaires, il n'y a pas d'ictère possible. Mais, suivant que la cellule hépatique fonctionne régulièrement ou se trouve déviée de sa fonction normale, l'ictère présente des caractères différents : si la cellule a conservé son intégrité fonctionnelle, l'ictère sera *biliféique, orthopigmentaire :* dans les urines et dans le sérum on produira la réaction de Gmelin caractéristique des pigments normaux ; au contraire, si la cellule hépatique est malade, l'ictère sera *hémaféique, métapigmentaire* et les urines comme le sérum contiendront surtout ou exclusivement des pigments modifiés (rouge brun, urobiline).

L'existence de la fonction chromogénique normale ou modifiée est tellement indispensable pour la production de l'ictère, que dans les cas où la sécrétion biliaire devient incolore (acholie pigmentaire) ou se supprime (acholie absolue), l'ictère disparait malgré la persistance des autres conditions ictérigènes, la rétention et la résorption.

b. *Rétention de la bile dans le foie.* — La bile sécrétée doit être retenue dans le foie ; or les causes de rétention biliaire sont nombreuses.

L'obstacle à l'excrétion de la bile peut être *intracanaliculaire*, réalisé par un calcul, par un lombric, par une vésicule hydatide, par tout corps étranger obstruant le cholédoque, voire par une inflammation des gros canaux biliaires qui entraîne à sa suite, la diminution ou la disparition de la lumière des conduits excréteurs (angiocholites).

Parfois, c'est *dans la constitution de la bile* qu'il faut rechercher l'obstacle intracanaliculaire. La bile sécrétée en trop grande quantité (*polycholie*) ou surchargée de pigments qui la rendent visqueuse (*pleiochromie*), s'écoule difficilement ; elle encrasse les canaux biliaires, de telle sorte que ne pouvant passer librement dans l'intestin, une partie est résorbée dans le foie par suite de l'élévation de pression. Tel est le mécanisme qui préside à la naissance des *ictères polycholiques* et *pleiochromiques.*

L'obstacle *extracanaliculaire* porte sur les grosses ou sur les petites voies d'excrétion. Dans le premier cas, il s'agit d'une compression des principaux conduits biliaires par une tumeur du foie ou des organes voisins. Dans le second cas le processus est tout différent. On sait qu'à l'état normal, les cellules hépatiques sont ordonnées en travées rayonnantes dans le lobule ; chaque travée est séparée de la voisine par un espace dit inter-trabéculaire, origine des voies d'excrétion. Supposons qu'une substance toxique détermine un gonflement des cellules hépatiques au point que ces éléments arrivent à se confondre, l'espace trabéculaire disparaîtra ; la travée sera disloquée et les premières voies d'excrétion oblitérées ; comme la biligénie persiste, la bile sera résorbée. Telle est l'origine de l'ictère par *dislocation de la travée*.

c. *Résorption de la bile*. — Cette bile formée et retenue dans le foie sera résorbée soit par les lymphatiques (Ludwig), soit par les veines sus-hépatiques (Lépine, Benvenutti); passant dans le sang, elle imprégnera les téguments et le sérum auxquels elle communiquera la coloration jaune ictérique. La résorption est d'autant plus facile que la bile est excrétée sous une pression très faible qui ne dépasse pas, chez l'homme, 15 à 20 millimètres de mercure. Elle peut se produire sur tout le trajet des voies biliaires, même au niveau de la vésicule distendue (Naunyn). Murchison admet même la possibilité d'une résorption au niveau du duodénum.

Pour Lierermeister, la présence de la bile dans les tissus relèverait. au moins dans certains cas, d'un autre mécanisme : la cellule hépatique en dégénérescence plus ou moins avancée aurait perdu la propriété de retenir la bile produite et la laisserait diffuser dans le sang et dans la lymphe (*ictère acathectique ou par diffusion*).

Lorsque la cellule hépatique malade produit surtout des pigments modifiés, on trouve dans les urines et dans le sérum une prédominance de pigments anormaux; l'ictère est *méta-pigmentaire*.

Ortho ou métapigmentaire, l'ictère relève des mêmes conditions mécaniques; il n'y a de différence que dans la nature du produit résorbé. On peut donc écrire avec Chauffard que l'ictère est la traduction symptomatique de la résorption intra-hépatique du pigment biliaire normal ou modifié.

Dans le cours d'une affection hépatique, l'ictère métapigmentaire peut s'installer primitivement ou succéder à un ictère biliféique si la cellule hépatique devient plus malade.

5° Diagnostic. — Il comporte plusieurs points à étudier successivement :

a. *Diagnostic différentiel. L'ictère existe-t-il réellement ?* — Tout d'abord certains individus possèdent un riche pannicule graisseux sous-conjonctival dont la coloration jaunâtre peut être confondue avec l'ictère ; la confusion est surtout facile chez les anémiques ; il suffit d'un peu d'attention pour l'éviter. De même on n'attribuera pas à l'ictère la coloration brunâtre du teint des méridionaux dont les sclérotiques sont toujours blanches.

En dehors de ces faits, un certain nombre d'affections peuvent déterminer une coloration de la peau susceptible d'en imposer à tort pour l'ictère : ainsi dans la chlorose, la pâleur verdâtre des téguments pourrait occasionner des erreurs de diagnostic si l'on ne tenait pas compte de la teinte bleutée porcelanique des sclérotiques qui forme un contraste très net avec la coloration de la peau ; dans le saturnisme et dans l'impaludisme chronique, la teinte terreuse se rapproche beaucoup plus de l'anémie que de l'ictère ; enfin dans la maladie d'Addison, la constatation de plaques ardoisées au niveau de la muqueuse buccale suffira le plus souvent pour éviter toute confusion. Il est souvent difficile d'établir une distinction entre la coloration ictérique et la teinte jaune paille des cancéreux due vraisemblablement à la présence d'urobiline dans les urines.

L'ictère peut être simulé par le badigeonnage de la peau avec une infusion ou une teinture de safran (laudanum), de curcuma, de rhubarbe, de fleurs de genêt. Un simple lavage de la peau avec une solution savonneuse ou mieux avec une solution faible de chlorure de chaux fera disparaître cette coloration artificielle.

L'acide picrique et ses sels peuvent déterminer une coloration jaune assez difficile à distinguer de la coloration ictérique ; les ouvriers travaillant à la fabrication de la mélinite présentent cette coloration spéciale, mais leurs urines ne contiennent pas les matières colorantes de la bile.

Parfois l'urine est colorée en jaune par certains médicaments tels que la rhubarbe, la santonine, l'acide salicylique et les salicylates, le salol, l'acide phénique : on pourrait croire à tort à l'existence d'une cholurie. J'ai indiqué la méthode qui permet d'éviter cette erreur. (V. page 221).

b. *Diagnostic de la nature de l'ictère*. — L'ictère est-il ortho ou méta-pigmentaire ? Ce diagnostic est important à connaître pour apprécier la valeur fonctionnelle de la cellule hépatique ; on l'établira par l'examen simultané du sérum et des urines.

c. *Diagnostic étiologique*. — L'ictère reconnu et défini, il faut en déterminer la cause. Ce diagnostic souvent difficile est toujours délicat ; il ne peut se résoudre que par une étude minutieuse des signes objectifs et subjectifs ; ceux qui doivent plus particulièrement attirer l'attention et servir de guide sont les suivants : le mode de début (brusque dans la colique hépatique), l'existence ou l'absence d'hyperthermie (les ictères infectieux, sauf l'ictère grave, sont généralement hypothermiques), le degré de sensibilité hépatique, la consistance du foie, les intermittences dans la coloration ictérique ; il faut tenir grand compte de l'âge du malade (les ictères qui surviennent chez les personnes âgées accusent bien souvent un néoplasme), de sa profession, de son état gastrique antérieur, de son genre de vie (rechercher avec soin l'alcoolisme et la syphilis), des émotions morales qui ont pu précéder l'apparition de l'ictère, de la notion épidémique, des antécédents hépatiques personnels ou héréditaires. Un premier examen, suffira quelquefois pour établir que l'ictère est aigu ou chronique, acquis ou diathésique, épidémique ou accidentel, pour définir ses rapports avec une affection plus ou moins ancienne des voies biliaires ou des organes voisins. Mais, dans l'immense majorité des cas, il faut une longue observation pour classer un ictère dans le cadre nosologique.

6° Pronostic. — Le pronostic de tout ictère, indépendamment de la nature de la cause provocatrice, est fonction de la valeur de la cellule hépatique et du degré de la perméabilité rénale que l'on doit interroger pendant toute l'évolution d'une affection ictérigène.

7° Anatomie pathologique. — L'ictère envisagé comme syndrome ne comporte pas de description anatomo-pathologique ; l'étude des lésions qui le provoquent ou qu'il détermine sera faite à propos de chacune des affections ictérigènes.

8° Thérapeutique générale de l'ictère. — Des notions acquises sur la physiologie pathologique de l'ictère et sur le rôle antiseptique de la bile, découlent deux grandes indications thérapeutiques : rétablir la perméabilité biliaire ; éviter la production et l'accumulation des toxines dans l'intestin.

A. Rétablir la perméabilité biliaire. — Parmi le nombre considérable des cholagogues, c'est-à-dire des substance qui poussent à la sécrétion biliaire, nous ne retiendrons que ceux dont l'action est à peine discutée.

Salicylate de soude. — Indépendamment de ses propriétés cholagogues utilisées par G. Sée, Dujardin-Beaumez, Prévost et Binet, il paraît être un antiseptique biliaire (Chauffard, Galliard). Dose de 2 à 10 grammes par jour en cachets ou mieux en potion ; chez les enfants : 0,50 à 3 grammes.

POTION :

```
Salicylate de soude. . . . . . .    4 à 6 grammes.
Sp. de punch.  . . . . . . . . .   90 grammes.
Eau distillée. . . . . . . .    Q. S. p. 150 grammes.
```

à prendre par cuillerées à potage d'heure en heure.

En cas d'intolérance gastrique, on peut recourir aux pommades à base de salicylate de méthyle suivant la formule :

```
Salicylate de méthyle . . . . . . . .    5 grammes.
Lanoline. . . . . . . . . . . . . .  }
Vaseline . . . . . . . . . . . . .  }  àà 25    —
```

en applications sur la région du foie (recouvrir de gutta-percha). Le salicylate de méthyle dont l'odeur est parfois désagréable peut être remplacé par le mésotane dans les mêmes proportions.

Calomel. — Préconisé par HANOT, il agirait surtout comme un cholagogue excréteur qui provoque la contraction des conduits biliaires. La dose quotidienne doit être de 2 à 4 centigrammes en pilules ou en paquets. Il est prudent de ne pas l'associer aux chlorures solubles, surtout aux chlorures de potassium et d'ammonium.

Huile d'olives. — Elle augmenterait la sécrétion de la bile qu'elle rend plus fluide : elle est surtout employée dans la colique hépatique. Il y a deux façons de l'administrer :

1° Quand une crise paraît imminente on prescrira plusieurs soirs de suite, aussi loin que possible des repas, afin de ne pas troubler le digestion, une dose de 50 grammes d'huile ;

2° Quand la crise est déclarée, on fait prendre un verre d'huile aromatisée ou non.

L'*acide benzoïque* et ses sels vantés par HARLEY, PRÉVOST et BINET.

Mode d'administration et doses : acide benzoïque sublimé : 0,20 centigrammes à 2 grammes en poudre ou en pilules.

Benzoate de soude : 0,50 centigrammes à 4 grammes (a été donné jusqu'à 10 et 30 grammes en solution ou en poudre).

Purgatifs salins. — Ils présentent le double avantage de s'opposer à la constipation et de favoriser à petites doses la sécrétion biliaire. Les sulfates de soude ou de magnésie seront prescrits à doses fractionnées (7 à 8 grammes dissous dans un demi-verre d'eau, le matin à jeun) et répétées pendant 3 à 4 jours de suite.

Eaux thermales. — Les eaux thermales bicarbonatées sodiques agissent également comme cholalogues ; l'eau de Vichy est plus particulièrement employée. La source de l'Hôpital doit être préférée à la Grande-Grille car elle expose moins les malades aux poussées congestives du foie.

Lavements froids. — KRULL, de Glasgow, a le premier traité l'ictère catarrhal par les injections de 1 à 2 litres d'eau dans le rectum, à la température de 12 à 15°. Les lavements sont conservés le plus longtemps possible. Ces injections d'eau en réveillant les mouvements péristaltiques de l'intestin exciteraient la sécrétion biliaire. Cette méthode a donné d'excellents résultats entre les mains de Chauffard et de Boinet. (V. page 249).

B. Éviter la production et l'accumulation des toxines dans l'intestin. — Dans ce but, on prescrira souvent avec avantage le régime lacté absolu qui augmente la diurèse et diminue la toxicité du contenu intestinal. Il est préférable de mélanger le lait aux eaux alcalines (eau de Vichy, eau de Vals), à parties égales. Toutefois, le régime lacté ne doit pas être prescrit indifféremment dans toutes les affections hépatiques ictériques. Il présente ses indications et ses contre-indications formelles comme nous l'établirons en étudiant le traitement de l'insuffisance hépatique.

Contre les démangeaisons Cassaet a prescrit le suc hépatique avec succès.

Les indications thérapeutiques qui relèvent de l'étiologie seront décrites pour chaque variété clinique d'ictère.

ARTICLE II

VARIÉTÉS CLINIQUES DE L'ICTÈRE

On peut diviser les ictères en *ictères aigus* et en *ictères chroniques.*

a. Les ictères aigus comprennent les variétés suivantes :

1° L'ictère émotif ;

2° L'ictère des nouveau-nés ;

3° Les ictères toxi-infectieux.

 α) Catarrhal ;

 β) Bénin ;

 γ) Grave.

b. Dans le groupe des ictères chroniques il faut distinguer ·

1° L'ictère acholurique ;

2° La cirrhose biliaire de Hanot ;

3° La cirrhose biliaire par obstruction.

Cette classification exclusivement clinique permettrait de décrire successivement toutes les variétés d'ictère ; sans inconvénients pour les ictères aigus, elle présente, pour les ictères chroniques, le désavantage de morceler l'étude des cirrhoses biliaires et vasculaires ; aussi je ne décrirai dans ce groupe des ictères chroniques, que l'ictère acholurique, l'une des formes de l'hépatisme dont j'exposerai en même temps la doctrine.

§ 1. — ICTÈRE ÉMOTIF

On désigne ainsi tout ictère qui survient après un choc moral ou dans les premières heures qui le suivent.

1° Étiologie. — Parmi les exemples classiques, voici les plus intéressants : un homme est en train de se raser lorsqu'il reçoit une nouvelle désastreuse ; en reprenant son rasoir il constate qu'il est devenu jaune (BOUILLAUD) ; — chez une jeune fille, l'ictère apparaît à la suite d'un cathétérisme qui l'avait particulièrement émue (RENDU) ; — chez un autre sujet, il succède à un violent accès de colère. Dans toutes les observations le rapport entre la cause et l'effet n'est pas aussi évident : ainsi, certains malades présentaient un état gastrique défectueux, cause probable de l'ictère, longtemps avant l'émotion soi-disant ictérigène ; d'autres rapportent au moment même où ils l'ont constaté le début d'un ictère manifeste pour l'entourage depuis plusieurs jours. La critique de toutes ces observations a été minutieusement faite par POTAIN[1] et il est probable que nombre d'ictères décrits comme émotifs ne méritent pas cette qualification.

2° Symptômes. — La donnée étiologique constitue le seul caractère distinctif de cette affection, qui par ailleurs, réalise le syndrome typique de l'ictère orthopigmentaire avec ses troubles cutanés, urinaires et hématologiques. Son pronostic est essentiellement bénin ; sa durée est de six à huit jours ; s'il se prolonge plus longtemps il est probable qu'on se trouve en présence

[1] *De l'ictère émotif*, Union médicale, 21 juin 1894.

d'un ictère infectieux bénin méconnu à l'origine. Les fèces sont tantôt décolorées, tantôt bilieuses, ce qui prouve que l'ictère émotif relève soit de l'obstruction complète, soit de la pleiochromie ou de la polycholie.

3° Physiologie pathologique. — Aussi bien deux théories ont été émises pour expliquer le mécanisme producteur de l'ictère émotif.

Les uns admettent l'existence d'un spasme réflexe du sphincter décrit par ODDI (1887), à l'embouchure de chacun des canaux cholédoques dans l'ampoule de Vater (DARAIGNEZ, Th. de Paris 1890). L'émotion serait cause de ce spasme qui détermine la rétention biliaire avec ses conséquences. A cette conception on objecte que le spasme devrait être douloureux et que sa durée n'est pas assez longue pour expliquer la résorption biliaire. En tous cas la théorie n'est pas applicable aux faits dans lesquels l'ictère cutané coïncide avec des selles bilieuses polycholiques ou pléiochromiques.

Pour FR. FRANCK, sous l'influence de l'excitation des centres nerveux corticaux produits par une émotion, les vaisseaux sanguins de l'abdomen se distendent et le sang de la périphérie afflue dans la cavité abdominale; il en résulte un abaissement de pression dans les capillaires sanguins du foie et une augmentation de pression dans les capillaires biliaires avec excitation sécrétoire; grâce à cette différence de pression dans les deux systèmes une portion de la bile passe par osmose dans les capillaires sanguins, l'autre s'évacue par les selles qui deviennent bilieuses. Il semble que l'on puisse comparer la polycholie qui survient dans ces conditions, à la polyurie nerveuse.

Lorsque l'ictère n'apparaît que deux ou trois jours après le choc émotif, l'émotion ne doit plus être mise en cause; l'ictère relève de l'infection et sa physiologie pathologique est celle de l'ictère infectieux.

A l'ictère émotif, il faut probablement rattacher des observations encore mal connues d'*ictère menstruel* dans lesquels l'apparition de la jaunisse coïncide régulièrement avec les règles, procédant ou suivant leur début de très près. M. METZGER (*Zeits.*

f. klin. Med. LIII, 1904) et PICK proposent l'interprétation suivante : sous l'influence de la période menstruelle se produisent des troubles nerveux qui déterminent une perturbation de la fonction hépatique, consécutivement une résorption de la bile. Il s'agirait en somme d'une sorte de parhépatie réflexe déterminant (théorie de F. Franck) un abaissement de pression dans les capillaires biliaires avec excitation sécrétoire.

4° **Traitement.** — Le traitement de l'ictère émotif doit remplir les deux indications fondamentales exposées dans la thérapeutique générale de l'ictère : rétablir la perméabilité biliaire, éviter la production et l'accumulation des toxines dans l'intestin. (V. page 232).

§ 2. — ICTÈRE DES NOUVEAU-NÉS

On peut en distinguer deux formes : l'une *idiopathique* qui est toujours bénigne, l'autre *symptomatique*, presque toujours mortelle.

1° **Ictère idiopathique.** — Il a été surtout étudié par KEHRER en Allemagne, par PORAK et BAUZON, LESAGE et DEMELIN (1898) en France. D'observation fréquente dans les maternités, il se rencontre surtout dans les cas de compression prolongée du tronc pendant l'accouchement (primipares, présentation du siège) et chez les enfants débiles nés avant terme.

Il apparaît quelques heures après la naissance, mais la coloration jaune ne devient nettement apparente sur les conjonctives que le deuxième ou le troisième jour ; il est exceptionnel de voir les enfants naître ictériques. Du huitième au dixième jour l'ictère disparaît, dans la majorité des cas ; parfois il persiste pendant deux ou trois semaines ; il peut enfin diminuer au bout de trois à quatre jours pour reparaître avec une nouvelle intensité. Les selles sont ordinairement colorées. Les urines sont pauvres en pigments biliaires ; elles renferment quelquefois de l'urobiline et de l'hématoïdine, presque toujours un excès d'urée. Cholémie inconstante, toujours peu intense.

L'affection est constamment bénigne et guérit spontanément sans laisser de traces. Hofmayer a cependant fait observer que chez les nouveau-nés ictériques, la perte de poids dans les premiers jours qui suivent la naissance est plus considérable et l'augmentation ultérieure de poids plus tardive que chez les enfants non ictériques.

La pathogénie de l'ictère des nouveau-nés est encore très discutée.

Pour Frerichs, la résorption biliaire est consécutive à la diminution subite de la tension dans les capillaires hépatiques par suite de l'interruption de la circulation ombilicale.

Pour Birsch-Hirschfeld, il faut rechercher la cause de l'ictère dans la compression des gros vaisseaux biliaires par œdème de la capsule de Glisson.

Bouchard, Porak, Bauzon incriminent la destruction considérable des globules rouges constante après la naissance ; sous l'influence de cette déglobulisation, le foie formant de la bile en excès en laisse diffuser une partie dans les vaisseaux sanguins.

P. Franck attribue l'ictère à une rétention du méconium ; Wirchow à une angiocholite catarrhale.

Dans ces différentes hypothèses, il s'agit toujours d'un ictère ortho-pigmentaire tantôt pléiochromique, tantôt par simple rétention.

Leuret[1], à la suite d'une étude complète de quarante observations, rejette les idées classiques qui font de l'ictère des nouveau-nés un ictère ortho-pigmentaire parce qu'il n'a jamais trouvé de pigment biliaire ni dans le sérum, ni dans l'urine.

Pour Leuret l'ictère des nouveau-nés reconnaît la pathogénie suivante : sous l'influence d'un refroidissement, le sang subit un laquage intense et par suite de la dissolution de l'hémoglobine dans le sérum, les téguments prennent une coloration rouge diffuse (*période rouge de l'ictère*). Plus tard, l'hémoglobine se réduit au niveau du rein et des tissus en corps moins oxydés ; le sérum prend alors une teinte jaune due à la présence de pig-

---

[1] Leuret (Thèse de Bordeaux, novembre 1904).

ments indéterminés dans leur composition, mais très voisine de l'hémoglobine et ne donnant pas la réaction Gmelin : à ce moment la teinte jaune apparaît, c'est la *période ictérique*.

L'affection évolue par décoloration graduelle, mais elle ne s'accompagne jamais des symptômes si fréquemment observés dans le cours de l'ictère (bradycardie, etc.).

Pendant les deux périodes le rein élimine des quantités considérables de pigments urohématiques d'abord jaune rouge, puis jaunes provenant d'une réduction de l'hémoglobine.

Cliniquement, LEURET décrit trois périodes dans·cette variété d'ictère des nouveau-nés :

a. *Période rouge.* — Un phénomène clinique important : les téguments du petit malade prennent une teinte rouge bien marquée. Sur les parties découvertes, sur la figure, vous remarquez, au premier abord, que le teint de l'enfant ne ressemble en rien au teint rose à fond blanc des nourrissons bien portants : sur le front, les joues, la naissance du cou, les oreilles surtout, c'est une teinte rouge uniforme; ses oreilles violacées sont comme celles d'un adulte qui, après une course par un froid vent du Nord, rentre la peau bien fouettée dans un endroit chauffé ; sur les paupières, les ailes du nez où la peau est plus fine, la teinte est aussi bien marquée au début, mais c'est là que le plus rapidement elle va disparaître.

Si par une légère pression des doigts vous chassez le sang d'un endroit, vous pouvez facilement remarquer que le fond du teint n'est pas blanc mais qu'il conserve une coloration plus ou moins foncée.

Si vous déshabillez l'enfant, vous verrez que tout son corps est envahi par cette teinte spéciale, mais avec une prédominance marquée pour les endroits très vascularisés. Sur le thorax et l'abdomen la teinte congestive est relativement peu accentuée, mais au niveau des mains et de la plante des pieds la coloration est uniforme et intense.

Cette période ne dure habituellement pas longtemps : elle débute dans les premiers jours qui suivent la naissance du premier au huitième en général, et deux jours après son début on la voit déjà faire place, aux endroits où la peau est la plus fine (paupières, ailes du nez) à la teinte jaune qui va la remplacer peu à peu.

Au début de l'affection, au moment du laquage du sang, nous voyons tout à coup l'urine jusque-là incolore se charger en pigment, en urée et en phosphates.

b. *Période jaune*. — Ce qui caractérise l'ictère, c'est la coloration jaune de la peau. Quand l'ictère est léger, la coloration jaune pâle porte d'abord sur le visage, en particulier sur les endroits à peau fine (ailes du nez, paupières). Dans les urines, on trouve des pigments uro-hépatiques, franchement jaunes.

c. *Période de déclin*. — Elle arrive insensiblement en général une semaine ou dix jours après le début de l'affection sans qu'on puisse lui assigner de limites. Elle est caractérisée par la disparition des quelques symptômes qui subsistent encore.

Le sérum sanguin a perdu presque complètement les pigments qu'il tenait en suspension ; ceux-ci une fois éliminés par l'urine, le sérum reprend sa teinte normale, c'est-à-dire presque incolore avec un léger reflet jaune verdâtre.

Du côté de la peau, la teinte jaune disparaît peu à peu : c'est le dernier survivant de cet épisode qui n'est jamais tragique ; elle disparaît de façon à ne pas se retrouver habituellement quinze jours après le début ; elle fait place peu à peu au teint rose et pâle des enfants nourris au sein et bien portants, teint qui forme contraste avec celui de l'enfant à la période rouge de son ictère.

Les urines ne contiennent qu'un peu de chromogène.

La théorie hématogène, explique la période rouge préictérique par le laquage du sang que Leuret dit avoir retrouvé plusieurs fois ; la jaunisse par la réduction de l'oxyhémoglobine, tenue en suspension dans le sang, qui donne en se réduisant des corps jaunes (hémaphéine ou autres).

Cette théorie explique encore pourquoi la bile ne se retrouve ni dans le sang, ni dans les urines.

Il s'agit en effet de corps jaunes ne donnant la réaction de Gmelin, ni dans le sérum sanguin, ni dans les urines où ils se retrouvent sous forme de pigments encore indéterminés.

Enfin elle explique pourquoi au point de vue clinique l'ictère des nouveau-nés évolue sans aucun des symptômes (ralentissement du pouls, accidents cutanés), qu'amène d'ordinaire le passage de la bile dans le sang.

Ainsi donc l'ictère des nouveau-nés n'aurait de l'ictère vrai que la coloration; il serait *acholémique*.

A cette conception intéressante, on peut faire une objection difficile à résoudre : pourquoi l'hémoglobinhémie. cause primitive de la coloration jaune, n'est-elle pas suivie d'hémoglobinurie?

2° Ictère symptomatique. — Il relève chez le nouveau-né de quatre causes distinctes :

1° *Des vices de conformation des voies biliaires* (absence de canal cystique, oblitération ou absence du cholédoque). L'ictère apparaît quelques heures après la naissance et acquiert rapidement une intensité considérable. Urines verdâtres fortement chargées de pigments biliaires, fèces complètement décolorées. Bientôt le ventre se ballonne, les vomissements surviennent ; l'enfant succombe dans le coma ou les convulsions, parfois brusquement emporté par une hémorragie intestinale ou ombilicale.

Quand le canal cystique est seul oblitéré, l'ictère apparaît beaucoup plus tardivement; il se prolonge, mais les malades finissent par succomber dans la cachexie.

Les vices de conformation coïncident souvent avec différentes lésions du foie syphilitique.

2° *De la phlébite ombilicale suppurée*, forme du puerpérisme infectieux des nouveau-nés. On observe alors une élévation constante de la température, des hémorrhagies multiples et les autres déterminations infectieuses de la pyléphébite, (endocardite, méningite, pleurésie purulente, etc.).

3° *De la syphilis congénitale*, quand elle se traduit par une cirrhose hypertrophique biliaire.

4° *Enfin de l'infection biliaire*. A l'infection appartiennent les faits d'ictère grave des nouveau-nés appelés *maladie bronzée hématique* ou *maladie de Winckel, ictère noir de Liouville*. Ils s'accompagnent d'hématurie ou d'hémoglobinurie, de diarrhée bilieuse, de convulsions. L'enfant tombe rapidement dans le coma et meurt en hypothermie. A l'autopsie on trouve un sang noir et poisseux ; les pyramides du rein paraissent noires et le parenchyme rénal est infiltré de sang. La mortalité est considérable. Les cas de ce genre sont probablement en rapport avec une infection puerpérale.

Récemment le Dr STEINHARDT (*Archiv fur Kinderheilkunde, t. XXXVIII, f. 1 et 2*) vient de publier sous le nom de *cyanose fébrile ictérique* un cas de maladie de Winckel concernant un enfant de dix jours et présentant cette particularité intéressante que deux autres enfants de la même famille avaient été emportés par la même affection.

Le traitement varie suivant la cause ; chirurgical dans certains cas, il peut relever de la thérapeutique anti-syphilitique.

§ 3. — ICTÈRES TOXI-INFECTIEUX

Sous cette dénomination, il faut comprendre des états morbides évoluant sous forme aiguë, subaiguë ou chronique, dont l'ictère constitue le caractère fondamental et qui relèvent de l'infection ou de l'intoxication ; comme je l'ai déjà fait observer, les agents infectieux n'agissent probablement que par leurs poisons solubles ou toxines, de telle sorte qu'en dernière analyse toute l'étiologie de ces ictères se résout dans l'intoxication.

Les deux grandes voies par lesquelles les toxi-infections ictérigènes pénètrent le foie, sont la voie sanguine (veine porte et artère hépatique) et la voie biliaire.

Les agents toxiques peuvent appartenir au règne minéral (phosphore, plomb, chlorate de potasse, acides pyrogallique et phénique, etc.), au règne végétal (champignons) ou au règne animal (moules, viandes avariées, etc.) Tantôt ils pénètrent directement dans l'organisme avec leurs qualités morbigènes sous forme de dissolutions, de mélanges ou de gaz volatils (émanations d'égouts) ; tantôt ils se forment sur place, dans le tube digestif le plus ordinairement à la faveur de fermentations anormales qu'un simple écart de régime suffit à provoquer. Il y a donc lieu de reconnaître, au point de vue de la pathogénie, des ictères *autotoxiques* et des ictères *hétérotoxiques*. Mais il n'existe pas de toxique spécifique de l'ictère.

Les agents infectieux ictérigènes sont probablement aussi nombreux que les agents toxiques. Les recherches entreprises pour en déterminer la nature ont été poursuivies dans plusieurs directions : tantôt on a examiné directement ou cultivé le sang de la circulation générale obtenu par ponction veineuse ; tantôt on s'est adressé au sang hépatique recueilli par ponction directe du foie. Dans les deux cas, les études expérimentales ont été souvent négatives ; quant aux faits positifs ils autorisent à mettre en cause des espèces microbiennes très différentes :

Un microcoque indéterminé (Eppinger, Hlava, Balzer) admis pendant longtemps, mais à tort comme agent spécifique ;

Un diplocoque pur (Boinet et Boy-Teissier) ;

Un streptocoque (Sabrazès et Mongour, Girode, Babès) ;

Un organisme voisin du colibacille (Ranglaret et Maheu) ;

Le bactérium coli (Girode, Hanot et Boix, Vincent, Coyne et Auché) ;

Le proteus (Bar et Rénon) ;

Le bacille d'Eberth (Gilbert et Lippmann) ;

Le pneumocoque ; etc., etc.

En présence de tels résultats il y a lieu de se demander si ces différents agents sont bien les vrais facteurs de la maladie, d'autant que l'on n'a jamais pu reproduire expérimentalement un ictère infectieux avec leurs cultures. Ne sont-ils pas plutôt des agents d'infections secondaires qui cultivent dans le sang de la circulation générale ou dans le sang du foie à la faveur d'une cause ictérigène dont la nature nous échappe ?

Les ictères toxi-infectieux peuvent se présenter sous la forme épidémique. Ces épidémies s'observent surtout l'hiver et le printemps ; leur faible extension permet de supposer que les conditions cosmiques jouent un faible rôle dans leur apparition. Elles se localisent, en effet, à un petit groupe d'individus soumis aux mêmes influences nocives extérieures : inhalation de gaz méphitiques provenant des fonds vaseux des mares, des égouts (épidémies des égoutiers, des cureurs de fossés), ingestion de viandes avariées (épidémies des bouchers et des tanneurs), ou d'eau chargée de matières organiques en putréfaction. De tous les faits observés, on peut conclure avec KELSCH [1] que les vases, les marécages, le sol riche en matières organiques végétales ou animales, constituent le foyer générateur par excellence de l'agent toxique ou infectieux qui serait transporté par l'air ou l'eau de boisson. Aucun exemple ne démontre mieux le rôle de l'eau dans la genèse de l'ictère que la petite épidémie observée en 1885 à la caserne de la Nouvelle-France. Elle n'atteignit que les hommes qui consommaient l'eau de l'Ourcq filtrée sur deux appareils de sable et de charbon et conservée dans un réservoir de bois à fond bourbeux. Elle cessa à partir du moment où les hommes recueillirent directement l'eau à la sortie du filtre.

Quelle que soit la nature de l'agent toxi-infectieux, les causes secondes notamment la grossesse et les tares hépatiques antérieures apportées par l'hérédité ou acquises dans le cours de l'existence par les excès, les infections et surtout par les abus alcooliques, interviennent comme facteur important dans la pathogénie de l'ictère ; elles en augmentent toujours la gravité. A cet égard, j'ai rapporté un fait typique [2]. Il s'agissait d'une malade atteinte de syphilis hépatique latente reconnue seulement à l'autopsie et qui succomba à un ictère consécutif à une intoxication alimentaire produite par des champignons. L'intoxication était cependant par elle-même de faible gravité, puisque les autres personnes qui avaient consommé les mêmes champignons éprouvèrent à peine quelques troubles dyspeptiques qui cédèrent à l'administration d'un purgatif.

D'après des recherches récentes résumées dans le travail de S. COSTA (*Rev. de Méd.* février 1904), l'ictère infectieux grave ou bénin serait *contagieux*.

Comment se fait cette contagion ? Comment le germe sort-il de l'organisme ? Est-il expulsé avec les matières fécales, les urines, la salive ; est-il véhiculé par l'air ou la poussière ? Autant de problèmes à résoudre.

Même incertitude sur le mode de pénétration du germe.

[1] V. KELSCH, *Traité des maladies épidémiques*, p. 180 et suivantes.
[2] MONGOUR, *Presse médicale*, 27 mai 1896.

Nous savons seulement que la contagion est limitée à un périmètre très étroit ; la propagation se fait de proche en proche ; pour qu'elle s'effectue il faut qu'il y ait contact ou voisinage. Le mode de contagion serait le même que pour les oreillons ou la rougeole, et l'on serait conduit, par analogie, à attribuer une grande importance pour la contamination aux produits de la sécrétion buccale.

Suivant sa virulence, l'agent ictérigène détermine des lésions dont la gravité conditionne la nature de l'ictère.

La cause morbide peut occasionner simplement un catarrhe aigu des grosses voies d'excrétion biliaire, une angiocholite desquamative, sans participation de la cellule hépatique au processus. Dans ce cas les déchets épithéliaux encombrent la lumière des canaux biliaires et font obstacle à l'issue de la bile qui est résorbée dans le foie. Comme la cellule hépatique est peu ou pas touchée par le processus, l'ictère qui survient est un ictère par rétention pure, orthopigmentaire, s'accompagnant par conséquent de décoloration des fèces, décoloration incomplète si l'obstruction n'est pas absolue ; les urines présenteront la réaction de GMELIN franche et le sérum ne contiendra que des pigments normaux.

Si la toxi-infection s'est localisée sur la cellule hépatique, trois circonstances peuvent se présenter :

Ou bien l'infection est légère ; dans ce cas elle n'a déterminé qu'une simple irritation sécrétoire qui aboutit à la production d'une bile trop abondante ou trop riche en pigments ; les fèces pourront être surcolorées ; en tout cas, la décoloration ne sera jamais absolue. Les pigments sécrétés sont en grande majorité des pigments normaux ; aussi dans les urines et dans le sérum on trouvera les réactions de l'ictère orthopigmentaire.

Ou bien l'infection a altéré plus profondément la cellule hépatique qui produit surtout une bile épaisse, visqueuse, surchargée de pigments modifiés dont le pouvoir tinctorial est très faible ; l'ictère ne sera pas très intense ; comme une partie de la bile passe quand même dans l'intestin, les fèces ne seront pas absolument décolorées ; mais les urines et le sérum présenteront les caractéristiques de l'ictère métapigmentaire ; peu riches en

. 14.

pigments normaux, elles contiendront surtout de l'urobiline et du rouge brun.

Enfin, la cellule hépatique peut être si profondément altérée qu'elle devienne incapable de sécréter même un pigment défectueux (acholie). Cette suppression de la fonction biliaire s'observe à la période terminale de l'ictère grave ; on assiste alors à la disparition graduelle de l'ictère cutané et de l'ictère urinaire, mais les symptômes généraux augmentent d'intensité et le malade ne tarde pas à succomber dans l' « asystolie hépatique » suivant l'expression de Jaccoud.

A l'aide de ces notions qu'il est indispensable de posséder rigoureusement, il est facile de comprendre les différentes modalités du syndrome ictère et de les interpréter.

A. — ICTÈRE CATARRHAL

L'ictère catarrhal est une affection caractérisée cliniquement par un ictère orthopigmentaire, anatomiquement par une angiocholite superficielle cause d'obstruction biliaire ; les lésions cellulaires hépatiques sont nulles ou réduites au minimum.

1° Étiologie. — L'ictère catarrhal est toujours consécutif à une inflammation des voies digestives ; aussi toutes les causes susceptibles de produire l'embarras gastrique peuvent en déterminer l'apparition : écarts de régime, aliments de digestion difficile ou avariés, abus de boissons alcooliques, etc. Parfois l'ictère catarrhal se montre sous forme d'épidémies saisonnières (vernales, automnales) et il semble que les conditions météorologiques en règlent véritablement l'apparition. Mais, il s'agit probablement de fausses épidémies nullement comparables à celles des maladies infectieuses, de pures coïncidences dont le retour périodique de certains excès suggère une explication rationnelle : « Excès de boissons, ivresse, débauche et surmenage physique, que de fois cette étiologie est avouée et incontestable! Souvent même il s'agit d'une de ces échéances d'alcoolisme officiel que ne récusent guère nos ouvriers parisiens et à la base de leur maladie, nous trouvons toujours une célébration trop consciencieuse de Noël ou du jour de l'an, des jours gras, de Pâques ou du 14 juillet. Autant de dates qui amènent avec elles un long cortège de troubles gastro-intestinaux et hépatiques et entre autres l'ictère catarrhal [1] ». Aussi bien l'ictère catarrhal a-t-il été désigné sous les noms d'ictère *a crapula, a potu immoderato*.

En raison des causes qui président à son apparition, cette affection est plus rarement observée chez la femme que chez l'homme, chez l'adulte que chez le vieillard.

2° Symptômes. — Ils débutent par des troubles gastriques qui n'offrent rien de particulier : anorexie, nausées, vomissements, céphalée légère, profonde lassitude, apathie intellectuelle ; langue saburrale et parfois léger mouvement fébrile. Telle est la phase *préictérique* de Chauffard ; elle dure cinq à six jours.

Puis l'ictère apparaît avec tous les symptômes de l'ictère orthopigmentaire par obstruction : coloration franchement jaune des téguments, décoloration des matières fécales, urines et sérum riches en pigments normaux contenant parfois un peu d'urobiline et de rouge brun, prurit assez intense, ralentissement du pouls, légère hypothermie. Cette période d'état dure généralement dix à quinze jours pendant lesquels foie et rate ne présentent pas une augmentation appréciable de leur volume.

Peu à peu disparaissent successivement tous les signes d'obstruction : les téguments et les fèces reprennent leur coloration normale, l'appétit renaît, les urines deviennent plus claires, plus abondantes ; survient enfin la crise polyurique et azoturique qui seule permet d'affirmer la fin de la maladie et l'établissement de la convalescence.

3° Pronostic. — L'ictère catarrhal se termine généralement par la guérison ; c'est donc une affection essentiellement bénigne mais qui indique toujours une susceptibilité hépatique fâcheuse.

NIÉMEYER, FRERICHS et DIEULAFOY ont décrit sous le nom d'*ictère catarrhal prolongé*, une variété nosologique dont les symptômes persistent pendant deux, trois mois et plus avec des

[1] CHAUFFARD, *Revue de médecine*, 1887, p. 723.

rémissions plus ou moins longues suivies de poussées nouvelles qui reproduisent l'accident initial avec tous ses symptômes ; mais dans cette forme le foie et la rate s'hypertrophient, les épistaxis sont fréquentes, l'amaigrissement est plus rapide et la dépression des forces plus sensible. Le pronostic de l'ictère catarrhal prolongé doit imposer de sérieuses réserves car il peut aboutir surtout chez les alcooliques à l'ictère grave ; parfois même il constitue la première étape à la cirrhose biliaire hypertrophique.

4° Diagnostic. — Il se base uniquement sur les antécédents étiologiques et sur les troubles gastriques accusés par le malade. L'absence de douleur permettra d'éliminer l'ictère par obstruction brusque du cholédoque due à la migration d'un calcul biliaire ; quant à l'ictère de la période secondaire de la syphilis, à laquelle il faut toujours penser, il coexiste généralement avec d'autres manifestations spécifiques muqueuses ou cutanées.

Dans la forme prolongée, l'ictère catarrhal peut être confondu avec la cirrhose hypertrophique biliaire, avec l'obstruction lente du cholédoque par un calcul, et surtout chez le vieillard avec le cancer de l'ampoule de Vater et le cancer de la tête du pancréas. L'intensité progressive de l'ictère, la dilatation de la vésicule biliaire, l'absence de spléno et d'hépatomégalie, la rapidité de l'amaigrissement et de la cachexie, l'hypothermie, constituent, pour BARD et PIC, la caractéristique clinique du cancer de la tête du pancréas.

En réalité le diagnostic d'ictère catarrhal surtout dans les formes prolongées doit être affirmé avec beaucoup de réserves ; il est prudent de ne se prononcer définitivement qu'après l'apparition de la crise polyurique.

5° Anatomie et physiologie pathologiques. — L'ictère catarrhal est dû à une angiocholite simple, ascendante des gros troncs biliaires ; la muqueuse de ces conduits se recouvre d'un exsudat produit de la desquamation épithéliale : la sous-muqueuse s'infiltre de cellules embryonnaires, les capillaires se dilatent : telles sont les lésions essentielles décrites par Dupré.

Cette muqueuse turgescente, enduite d'une sécrétion visqueuse gêne le cours de la bile et produit la rétention biliaire avec ictère ; les débris de la desquamation épithéliale constituent parfois un véritable *bouchon muqueux* cause d'obstruction mécanique ; ce bouchon a été constaté par Virchow, Vulpian, Frerichs et par Müller (1887) à la fois dans le canal cholédoque et dans le canal de Wirsung. Son existence est mise en doute par beaucoup de cliniciens.

La filiation des accidents doit être ainsi comprise : sous l'influence d'un écart de régime ou d'une intoxication alimentaire, se produit une inflammation de la muqueuse gastro-duodénale, qui, par voie de continuité, se propage à la muqueuse du cholédoque. Comme les lésions des cellules hépatiques sont nulles ou minimes, l'ictère reste orthopigmentaire.

6° Traitement. — Les purgatifs, la diète lactée, les alcalins constituent la base thérapeutique des troubles gastro-intestinaux. Comme cholagogues, on prescira le calomel à petite doses (1 à 2 centigrammes deux fois par jour), le salicylate de soude à la dose de 3 à 4 grammes. Les lavements froids administrés suivant la méthode de Krull ont donné d'excellents résultats : deux litres d'eau froide sont injectés à la température de 15° à 18° centigrades, une fois par jour et de préférence le matin. Ces lavements déterminent des coliques intestinales peu douloureuses ; ils sont suivis d'une polyurie abondante. Chauffard croit qu'ils provoquent une contraction réflexe de la muqueuse des voies biliaires et peut-être une hypersécrétion de la bile ; sous cette double action se produit une véritable chasse biliaire qui tend à expulser le bouchon obturateur ou qui force le passage entre les muqueuses boursouflées du cholédoque. Le massage pratiqué pendant dix minutes, trois fois par jour a donné quelques bons résultats.

B. — Ictères toxi-infectieux bénins

Sous cette dénomination se trouvent compris des processus infectieux dont l'ictère constitue le symptôme en apparence prédominant et qui ont pour caractère esentiel de se terminer par guérison.

1° Étiologie. — Je ne reviendrai pas sur l'étiologie discutée dans les considérations générales dont j'ai fait précéder l'étude clinique des ictères toxi-infectieux (V. page 242). Je rappellerai simplement la fréquence toute spéciale de ces ictères dans certaines professions (bouchers, tanneurs, égoutiers), nos incertitudes sur la nature de l'agent pathogène, qui pénètre par la voie gastrique ou la voie pulmonaire, la marche parfois épidémique de la maladie, enfin l'importance de l'alcoolisme comme cause prédisposante ou aggravante des accidents. Dans certains cas l'action pathogénique de la syphilis ne paraît pas discutable.

2° Symptômes. — La maladie peut débuter brusquement par des frissons, une fièvre intense, une céphalée gravative et l'ictère apparaître quelques heures après la constatation de ces premiers symptômes.

Mais, en général, la maladie évolue en trois phases :

a. *Phase préictérique*. — Une première phase dite préictérique par CHAUFFARD et caractérisée par des troubles gastro-intestinaux : anorexie, nausées, vomissements, diarrhée bilieuse souvent fétide ; par des épistaxis peu abondantes généralement ; par des troubles nerveux : insomnie, agitation, vertiges ; la température oscille entre 38° et 40° ; les urines sont rares, foncées, albumineuses. Cette première phase dure de six à sept jours ; mais peut se prolonger pendant deux semaines et au delà.

b. *Phase ictérique*. — L'ictère apparaît alors : en deux ou trois jours il atteint son maximum ; tantôt il se montre avec les signes de l'ictère par rétention (ictère catarrhal infectieux de Chauffard) et les matières fécales sont décolorées ; tantôt il se présente comme un ictère pleiochromique avec diarrhée bilieuse. Mais dans les deux cas, urines et sérum renferment surtout des pigments normaux avec traces d'urobiline. Aux troubles fonctionnels du début, qui persistent atténués ou aggravés, s'ajoutent les symptômes qui relèvent de l'imprégnation des tissus par les pigments biliaires (ralentissement du pouls, prurit, éruptions, etc.) Les urines sont toujours rares, hautes en couleur, pauvres en urée, plus ou moins albumineuses suivant l'intensité de la lésion rénale concomitante ; la glycosurie alimentaire est facile à provoquer. Le foie généralement hypertrophié, un peu mou, douloureux à la pression dans quelques cas est essentiellement mobile dans son volume : la rate

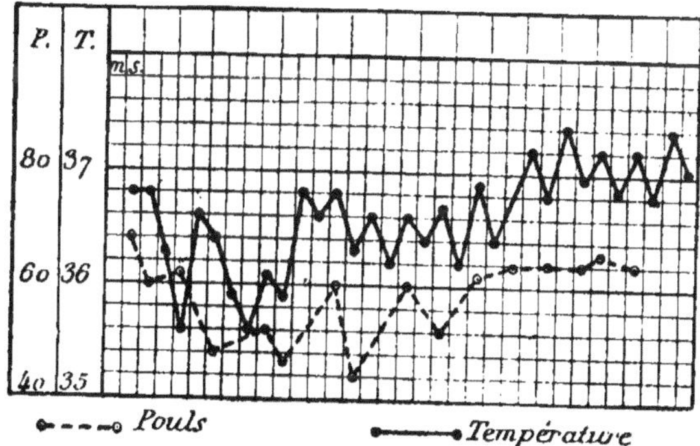

Fig. 24.

Ictère infectieux bénin orthopigmentaire. Courbe du pouls et de la température.

est le plus souvent inaccessible à la palpation sauf dans les ictères épidémiques (FOLIGNO, MARI).

Cette seconde phase dure en général de sept à huit jours.

c. *Phase de déclin.* — Elle est annoncée par une augmentation considérable de la diurèse ; en même temps, les urines s'éclaircissent, contiennent moins de pigments normaux, parfois plus d'urobiline qu'à la période d'état ; elles sont riches en urée ; leur toxicité nulle ou diminuée pendant la période d'état, subit un accroissement notable : telle est la crise dite azoturique et polyurique qui coïncide toujours avec un abaissement de la température ; elle indique que les voies d'excrétion biliaire sont redevenues perméables. Les fèces se recolorent, la teinte ictérique des téguments s'efface peu à peu, le nombre des pulsations se relève, les troubles gastro-intestinaux disparaissent et la température, après une phase d'hypothermie passagère, revient à la normale.

Le foie moins volumineux, à variations de volume moins étendues, n'est plus sensible à la palpation.

Dans l'ictère infectieux bénin on n'observe pas de modifications bien marquées du nombre des hématies, mais une augmentation des globules blancs trois fois plus nombreux qu'à l'état normal. Cette hyperleucocytose porte particulièrement sur des leucocytes polynucléés neutrophiles.

Certains ictères toxi-infectieux bénins peuvent évoluer sans fièvre du début jusqu'à la fin (fig. 24).

Comme variété d'ictère toxi-infectieux, on a décrit sous le nom de *maladie de Weil*, de *typhus hépatique*, etc., un ictère bénin, fébrile, sujet à rechutes ; cette dénomination source de confusions nouvelles ne doit pas être maintenue.

3° Marche, durée, terminaison. — La durée moyenne des ictères toxi-infectieux bénins est comprise entre trois et quatre septennaires ; quelques-uns se prolongent bien au delà (ictères prolongés) ; d'autres présentent au cours de leur évolution de véritables rechutes qui augmentent la durée de la convalescence toujours lente et difficile. Comme le fait observer CHAUFFARD, ces malades arrivent au terme de leur affection extrêmement amaigris; ils parviennent difficilement à reprendre leur poids primitif et se plaignent souvent pendant de longs mois de lassitude physique et d'insuffisance intellectuelle.

4° Pronostic. — Il en est de l'ictère comme de l'épanchement pleural, disait TROUSSEAU ; on ne peut jamais dire quelle en sera exactement la terminaison. Cliniquement tout ictère infectieux peut être considéré comme bénin, au point de vue hépatique, aussi longtemps qu'il reste orthopigmentaire ; mais la mort peut survenir par le fait de complications intercurrentes, cardiaques, pulmonaires ou rénales. Ces cas mortels ont permis d'édifier l'anatomie pathologique de l'affection ; on constate alors que les lésions, pour être moins diffuses que dans l'ictère grave, n'en sont pas moins importantes; elles doivent imposer pour l'avenir de sérieuses réserves même dans les cas terminés le plus favorablement : il est probable en effet qu'une poussée d'ictère infectieux bénin laisse, au niveau du foie, une tare ineffaçable et qui aura son influence sur les déterminations morbides ultérieures.

Dausset (Th. Paris, septembre 1899) attache une grande importance à l'étude de la glycosurie alimentaire pour le pronostic de l'ictère infectieux. Il admet que :

1° Si la glycosurie est constamment négative, on doit conclure que l'évolution de l'ictère catarrhal sera bénigne.

2° Si la glycosurie est positive, on doit toujours porter un pronostic plus réservé ; mais si, après avoir été positive, elle devient négative au moment de la crise polyurique et azoturique, on peut affirmer que c'est la convalescence qui commence.

3° Si la crise est incomplète, c'est-à-dire si elle est simplement polyurique ou azoturique, avec conservation de la glycosurie alimentaire, alors on doit redouter l'apparition d'accidents graves.

L'étude de la perméabilité rénale au bleu de méthylène peut encore donner des indications précieuses sur le pronostic. Sain, le rein peut en effet jusqu'à un certain point suppléer au trouble de la fonction hépatique malade ; au contraire, son insufsance s'ajoute à celle du foie et le pronostic s'aggrave. D'après Chauffard (*Pr. méd.* 1898), le pronostic serait d'autant plus sévère que les intermittences dans l'élimination du bleu de méthylène seraient plus nombreuses.

5° Anatomie pathologique. — Le foie décoloré, mou, présentant parfois les taches blanches du foie infectieux est généralement hypertrophié. Comme altérations microscopiques, on observe la dégénérescence graisseuse des cellules hépatiques avec foyers de nécrose disséminés, l'infiltration leucocytique des espaces conjonctifs au niveau des acini dégénérés. La dégénérescence graisseuse de l'épithélium rénal, les altérations de la rate et des ganglions lymphatiques sont celles que l'on rencontre dans l'ictère grave, mais à un moindre degré.

6° Diagnostic. — A la phase préictérique, les ictères infectieux bénins peuvent être confondus avec la grippe, l'embarras gastrique fébrile, la fièvre typhoïde. Seule l'apparition de l'ictère permettra d'éliminer ces différentes affections de même que l'évolution ultérieure tranchera le diagnostic entre les ictères bénins et les ictères graves.

7° Traitement. — Assurer l'antisepsie intestinale par le régime lacté, par les purgatifs salins souven trépétés et à petite dose (10 grammes de sulfate de soude ou de magnésie tous les deux à trois jours), favoriser l'excrétion biliaire par les méthodes que nous avons précédemment étudiées, telles sont les indications capitales. (V. page 232).

C. — ICTÈRES TOXI-INFECTIEUX GRAVES[1]

De même que l'ictère infectieux bénin, l'ictère grave est un syndrome conditionné par les toxi-infections les plus dissemblables dont aucune n'est spécifique ; il faut l'envisager, non comme une maladie proprement dite mais comme un processus général ; il faut donc admettre que dans la réalité des faits, *il existe non pas un ictère grave, mais des ictères graves.*

Sous ces réserves, on peut définir l'ictère grave *une maladie toxi-infectieuse, caractérisée cliniquement par un état typhoïde avec ictère, hémorrhagies, troubles cérébraux, anatomiques par la destruction plus ou moins complète plus ou moins rapide de la cellule hépatique et se terminant par la mort dans la plupart des cas.*

1° Historique. — Pour la première fois, en 1843, ROKITANSKY rattache les lésions de l'atrophie jaune aiguë du foie au syndrome de l'ictère grave. Plus tard, exagérant la fréquence des rapports qui unissent l'ictère grave avec l'atrophie jaune aiguë, on considéra ces deux termes comme synonymes.

[1] Synonymes : *Ictère typhoïde, Ictère malin, Ictère essentiel* (OZANAM). — *Fatal jaunice* (BUDD). — *Ictère hémorrhagique essentiel* (MONNERET). — *Ictère grave essentiel* (GENOUVILLE). — *Fièvre jaune nostras ou sporadique* (SIPHNAIOS). — *Hépatite parenchymateuse diffuse. Atrophie jaune aiguë du foie* (FRERICHS).

Monneret, Genouville, Hérard, Trousseau s'élevèrent contre une pareille doctrine ; ils firent de l'ictère grave une maladie générale, à déterminations viscérales multiples, mais refusèrent de reconnaître comme substratum anatomique constant l'atrophie jaune aiguë du foie. Il faut reconnaître, en effet, que l'ictère grave n'aboutit pas toujours à l'atrophie aiguë mais que dans la majorité des cas, lorsque l'affection a le temps d'évoluer, cette atrophie en constitue bien la marque anatomique la plus nette, sans préjudice des autres lésions viscérales. Ainsi se concilient les deux doctrines.

A l'étude de l'ictère grave se rattachent surtout les noms de Jaccoud, Rendu, Kelsch, Hanot, Mossé, Coyne, Chauffard et Boix.

2° Étiologie et pathogénie. — L'ictère grave peut apparaître brusquement dans le cours d'une santé parfaite ; il est dit *primitif*. C'est la forme la plus rare, parfois épidémique [1]. Plus souvent, il survient dans le cours d'une maladie du foie (syphilis, cancer, tuberculose, cirrhoses, lithiase, ictère catarrhal, etc.) ou bien il apparaît comme complication d'une maladie infectieuse telle que la fièvre typhoïde, la pneumonie, l'érysipèle, etc. C'est *l'ictère grave secondaire*. Pareille division est bien superficielle, et peut-être, difficile à justifier.

En effet, de tous les organes, le foie est celui qui échappe le moins aux attaques réitérées de la vie ; incessant transformateur de poisons, il subit lentement, mais d'une manière constante, des modifications histologiques qui passent inaperçues, jusqu'au moment où interviendra une cause occasionnelle, souvent banale, qui achèvera la déchéance [2]. Par une conception erronée, nous transformons cette cause occasionnelle souvent insignifiante, en cause véritablement pathogène, oubliant la longue période pendant laquelle s'est préparée la maladie sous d'autres influences. Dans certains cas cependant, étant donnés

[1] Arnould et Coyne, *Epidémie d'ictère grave*, Gaz. méd. de Paris, 1878.

[2] V. Hanot, *Considérations générales sur l'ictère grave* (Sem. méd., 5 août 1893).

d'une part le jeune âge du malade vierge de tout antécédent hépatique, d'autre part l'extrême virulence de l'agent toxique ou infectieux, on peut admettre que la maladie est primitivement éclose sur un terrain non préparé. Mais le nombre de ces ictères graves primitifs doit être bien restreint et il me paraît sage de ne reconnaître comme tels, avec Boix, que ceux produits par le phosphore et l'agent de la fièvre jaune.

Aussi bien, je crois inutile de décrire séparément les ictères graves primitifs et les ictères graves secondaires ; leur description clinique est absolument superposable.

Toutes les causes dépressives physiques ou morales, tous les excès et surtout l'alcoolisme, toutes les tares hépatiques actuelles ou antérieures et notamment l'ictère catarrhal, la grossesse, la syphilis enfin, constituent autant de causes prédisposantes.

J'ai exposé précédemment (voy. considérations générales sur les ictères infectieux) l'état de nos connaissances sur la pathogénie des ictères infectieux graves ou bénins. Je rappelle simplement :

1° Que nous ne connaissons pas de germe pathogène de l'ictère grave ; pour Chauffard même, la théorie microbienne de l'ictère grave n'est qu'une hypothèse séduisante.

2° Que l'ictère grave, comme l'ictère bénin, peut être la conséquence d'intoxications endogènes ou exogènes non définies ;

3° Qu'il peut être épidémique.

Les accidents observés au cours de l'ictère grave relèvent de causes multiples : de la perte de la fonction anti-toxique du foie ; de l'action sur les tissus de la bilirubine, des acides biliaires et des toxines microbiennes ; de l'insuffisance d'oxydation du sang par suite des altérations globulaires ; enfin et surtout de l'insuffisance rénale.

Le rein, en effet, constitue la meilleure défense de l'organisme contre les poisons qui l'encombrent au cours de l'ictère grave ; s'il manque à sa fonction d'élimination, soit par le fait d'une lésion antérieure, soit parce que ses épithéliums ont subi une dégénérescence aiguë provoquée par la lésion hépatique, l'ictère grave se complique d'une insuffisance rénale et le malade succombe fatalement. Quelques auteurs ont même donné à la lésion rénale le pas sur la lésion hépatique ; sans aller aussi loin, on peut dire que dans l'ictère grave la mort est la conséquence d'une double *insuffisance hépato-rénale*.

3° Symptômes. — Le début de l'ictère grave peut être soudain et se traduire d'emblée par une fièvre intense (39°-40°) avec frissons, rachialgie, vomissements ; l'ictère apparaît dès le premier jour et la maladie est constituée. L'évolution peut être aussi rapide que l'apparition a été brusque puisque dans une observation de BLACHE, la mort survint dans les quarante-huit heures.

Mais, dans la généralité des cas, l'allure est tout autre. Pendant une période prodromique qui dure de trois à huit jours, on observe, comme dans l'ictère bénin, les symptômes d'une infection indécise : céphalée, anorexie, vomissements, tachycardie, hyperthermie (38°-39° et au delà).

La période d'état est constituée par un groupement de symptômes caractéristiques : l'ictère, *les hémorrhagies et les troubles nerveux*.

Contrairement à ce que l'on pourrait croire, l'*ictère* ne constitue pas le signe capital de l'affection. Sauf quelques cas exceptionnels, la coloration bilieuse de la peau n'est pas très intense, même aux premières heures de la période d'état où elle atteint son maximum ; cet ictère pâlit du reste très rapidement ; il peut être nul aux approches de la mort. La cause de ces modifications est facile à concevoir : à l'origine, l'ictère conséquence de l'irritation de la cellulaire par l'agent morbide est pleïochronique et orthopigmentaire ; mais ce trouble fonctionnel est passager ; la cellule hépatique ne tarde pas à subir des lésions organiques correspondant à une sécrétion de pigments anormaux dont le pouvoir tinctorial est faible et qui colorent peu les téguments ; enfin quand la cellule n'est même plus capable de fabriquer un mauvais pigment (asphyxie hépatique), l'ictère cutané disparaît en même temps que l'ictère urinaire. Par leurs changements de coloration, les fèces traduiront ces modifications successives : bilieuses à l'origine, elles deviendront incolores à la période terminale. *Ainsi donc, il n'y a aucune corrélation entre l'intensité de l'ictère et la gravité de la maladie.*

De toutes les *hémorrhagies*, l'épistaxis est la plus fréquente dans nos climats, car aux Antilles on observe surtout l'hématémèse noire avec melœna, d'où le nom donné à la fièvre jaune de *vomito-negro*. L'hémoptysie est exceptionnelle, ainsi que l'hémorrhagie méningée. Chez les femmes enceintes, les métrorrhagies sont fréquentes et l'avortement en est la conséquence presque fatale. La peau peut être également le siège d'hémorrhagies sous-cutanées en nappe (ecchymose) ou punctiformes (purpura) ; les muqueuses gingivale, pharyngée, conjonctivale, peuvent être le siège de suffusions sanguines ou de suintements hémorrhagiques.

Les troubles nerveux les plus constamment observés sont : la céphalée intense et permanente, l'insomnie, les soubresauts de tendons, les crampes, le délire à prédominance diurne ou nocturne, les convulsions toniques ou cloniques. A l'approche de l'agonie survient généralement la carphologie et le coma qui dure jusqu'à la mort.

Cette triade symptomatique qui donne à l'ictère grave sa véritable autonomie, s'accompagne en outre d'une série de troubles physiques et fonctionnels dont l'existence suffit à démontrer que l'agent toxi-infectieux n'a pas restreint au foie son action nocive.

La langue, au début épaisse et saburrale, devient noirâtre et rôtie ; les lèvres et les narines sont enduites de fuliginosités ; l'haleine est fétide ; l'anorexie est absolue ; aux nausées succèdent les vomissements bilieux et les hématémèses ; à la fin le hoquet interdit toute alimentation.

Le pouls est petit, inégal, rapide et sans tension ; au moment du coma terminal, il est incomptable par suite de la myocardite qui peut déterminer la cyanose des extrémités.

La respiration devient suspirieuse, dyspnéïque : les lésions pulmonaires généralement minimes n'expliquent pas cette dyspnée terminale qui doit être considérée comme le résultat d'une intoxication bulbaire par les poisons et par le sang désoxygéné.

Du côté de la peau, on observe comme dans toutes les infections, des érythèmes divers : roséoliques, scarlatiniformes, des placards d'urticaires, etc.

L'ictère grave peut évoluer avec fièvre ou sans fièvre et même dans l'hypothermie. Dans les formes hyperthermiques, la température s'élève dès le début à 39°-40°, subissant d'un jour à l'autre de telles oscillations, qu'il est impossible de figurer une courbe schématique analogue à celle que WUNDERLICH a établie pour la fièvre typhoïde ; elle s'abaisse quelquefois au-dessous de la

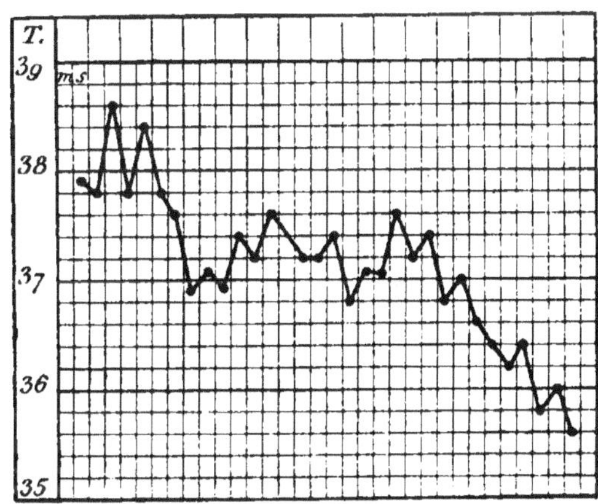

Fig. 25.

Courbe de la température dans un cas d'ictère grave. Mort.

normale au moment du coma ; alors le pouls s'accélère et les tracés de la pulsation radiale et de la température vont à l'encontre l'un de l'autre ; cette marche convergente est l'indice d'un danger prochain (Mossé). Dans les cas favorables, la défervescence se produit par lysis et apparaît en même temps que la crise azoturique et polyurique.

Dans les formes hypothermiques, la température évolue aux environs de 36°-37°. D'après Boix, l'hyperthermie serait constante dans les ictères graves à staphylocoques, streptocoques, etc. ; seules l'intoxication phosphorée et l'infection colibacillaire produiraient l'hypothermie ; on sait du reste que toutes les infections colibacillaires évoluent généralement sans fièvre (fig. 25 et 26).

En général le foie est mou, douloureux parfois spontanément, mais surtout à la pression. Son atrophie est inconstante ; aussi bien les deux termes d'ictère grave et d'atrophie jaune aiguë, comme je l'ai fait observer, ne sont pas rigoureusement synonymes. L'hypertrophie peut même persister pendant toute la durée de l'affection ; elle est surtout notable si les processus de défense intra-hépatique s'organisent avec activité comme l'a fait remarquer Boix, comme l'ont constaté après lui Bosc et

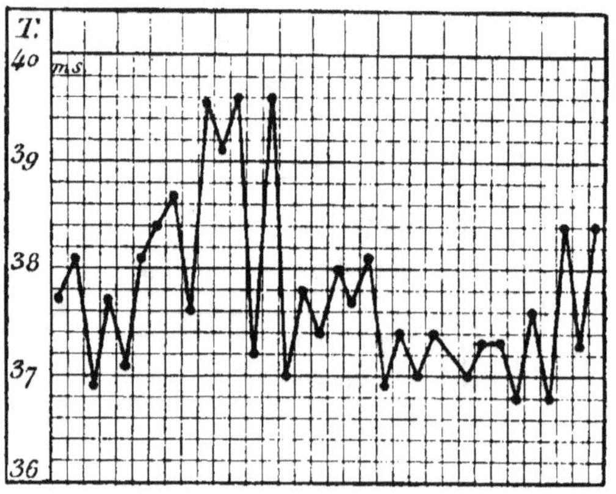

Fig. 26.

Ictère grave au cours de l'évolution d'un kyste hydatique suppuré du foie. Courbe de la température.

Rouzier, Woirhaye et Caziot, Mossé Chauffard, etc. Dans les cas à terminaison fatale, on constate une rétraction progressive du foie, quelque soit son volume initial.

4° Urologie. — Les urines présentent aux différentes étapes de la maladie des modifications qui sont en rapport avec la valeur fonctionnelle de la cellule hépatique. Au début, elles contiennent surtout des pigments normaux et une proportion minime de pigments modifiés ; un peu plus tard, la biliverdine disparaît, le rouge brun et l'urobiline persistent seuls ; à la période terminale, l'absence complète de pigments biliaires dans les urines est un indice que la fonction biligénique n'existe plus.

Dès le début de l'affection, l'excrétion urinaire tombe à 200 grammes et au-dessous par vingt-quatre heures ; l'analyse y révèle une notable proportion d'albumine, une grande abondance de cristaux d'urates et de phosphates, de cylindres rénaux hyalins ou granuleux.

Après une courte période d'hyperazoturie (Brouardel et Bouchard) l'hypoazoturie domine ; l'urée tombe à 0,50 (Bouchard), 0,20 (Quinquaud) par vingt-quatre heures. L'urine acide est surchargée de matières extractives, leucine, tyrosine, xanthine, hypoxanthine, créatine (Schultzen et Riess), pauvre en sulfates et chlorures (Chauffard).

Quand la maladie doit guérir, on observe la disparition de l'ictère cutané, une crise polyurique et azoturique, indice du rétablissement de la perméabilité rénale. Du jour au lendemain, les urines montent à 3 ou 4 litres, l'urée à 40 et 50 grammes en même temps que disparaissent les matières extractives et les pigments biliaires. La toxicité urinaire était diminuée à la période d'état ; elle augmente aux approches de la guérison (H. Roger).

5° Marche, durée, terminaison, pronostic. — Etant donnée l'évolution souvent fort longue de la phase prodromique préictérique, il est difficile d'assigner à l'ictère grave une durée approximative. Dans les cas à terminaison fatale, la période d'état ne se prolonge généralement pas au delà de douze à quinze jours. La mort survient dans le coma, précédée de tous les symptômes de l'urémie aiguë, oligurie croissante, céphalée, vomissements, hypothermie, délire, convulsions, respiration de Sheyne-Stockes (hépato-néphrites aiguës de Richardière) ; elle peut être la conséquence d'hémorrhagies, de complications cardiaques ou pulmonaires.

L'ictère grave n'est pas fatalement mortel. La guérison, liée à la conservation de la perméabilité rénale, s'annonce par la crise azoturique et polyurique, par le relèvement du pouls, par la disparition de la cholémie et de la cholurie. Comme phénomènes critiques d'heureuse augure, on a signalé la diarrhée profuse, les sueurs abondantes, la parotide suppurée (Mossé). Cette période de déclin dure en moyenne de douze heures à trois jours : puis survient la convalescence toujours longue et difficile et qui dépasse souvent deux mois.

Les formes hypothermiques sont en général plus graves que les formes fébriles.

Les ictères à gros foie comportent un pronostic meilleur que les ictères à foie rétracté. Toutefois on donne peut-être trop d'importance à la constatation de ces volumes absolus surtout dans l'ictère grave ou par suite de l'étalement d'un foie mou sous la paroi thoraco-abdominale, il n'est pas juste de conclure d'une large surface de projection, à l'existence d'une hypertrophie. Peut-être serait-il préférable de lier le pronostic aux variations de volume de la glande hépatique.

6° Formes. — Suivant la prédominance de tel ou tel symptôme, on a décrit des formes *nerveuses, hémorrhagiques, rénales, toxiques*, etc. Quant aux *ictères graves dits secondaires*, ils présentent les mêmes grands symptômes que les ictères primitifs ; leur évolution clinique se complique toutefois des signes qui appartiennent à l'affection initiale au cours de laquelle la complication hépatique est apparue.

7° Anatomie pathologique. — Quand l'évolution a été très rapide, le foie peut conserver son apparence normale ; à peine teinté par la bile, un peu plus friable qu'à l'état normal, exangue, il est plutôt hypertrophié.

Mais, dans la majorité des cas, il présente, sur la table d'autopsie, les altérations caractéristiques de l'*atrophie jaune aiguë* de Frerichs. Il est mou, flasque, de coloration jaune ocre et s'étale comme un linge mouillé, sa lobulation n'est pas reconnaissable ; friable, il se coupe mal et sa surface de section présente une couleur gomme gutte ; les vaisseaux biliaires et la vésicule sont vides ou ne contiennent qu'un mucus peu coloré (acholie pigmentaire). A une période plus avancée, le parenchyme de l'organe est réduit à une pulpe molle et diffluente.

Au point de vue histologique, les lésions prédominent au niveau de la cellule. Sur les coupes, on constate l'absence d'ordination trabéculaire ; les rangées cellulaires sont bousculées (dislocation de la travée) ; dans les cas très avancés, les cellules méconnaissables sont atrophiées, infiltrées de granulations pigmentaires protéiques ou graisseuses ; leur noyau se colore mal ou ne se colore pas ; le protoplasma est détruit ; à la périphérie du lobule on trouve parfois des cellules tuméfiées dont le noyau est en karyokinèse (processus d'irritation). Dans les cas où l'affection a tué le malade moins par asphyxie hépatique que par infection générale les lésions sont parcellaires : à côté de lobules dans lesquels les cellules sont en totalité détruites, on en rencontre d'autres où l'altération consiste simplement en tuméfaction trouble de l'élément cellulaire. Quand la mort a été très rapide, le nombre des cellules malades est très restreint. C'est sur des faits de ce genre que s'appuyait MONNERET pour refuser à l'ictère grave l'atrophie jaune aiguë comme substratum anatomique.

Les autres éléments du foie sont également altérés : — nombre de canalicules biliaires sont obstrués par les produits de la desquamation épithéliale ; à côté d'eux on trouve une néoformation souvent abondante de pseudo-canalicules, résultat d'un processus de réparation ; — le stroma conjonctif interlobulaire, l'espace porte sont riches en cellules embryonnaires ; — enfin l'endophlébite, et l'endartérite complètent le tableau de cette désorganisation.

Parmi ces lésions les unes sont une conséquence de la mort cellulaire ; les autres constituent de véritables processus de défense qui aboutissent dans les cas favorables à l'hypertrophie compensatrice [1]. Ces dernières particulièrement bien décrites par WOIRHAYE et CAZIOT, se traduisent ainsi : prolifération conjonctive embryonnaire dans l'espace de Kiernan ; prolifération des canalicules biliaires qui présentent dans leur intérieur des cellules géantes multinucléaires ; dédoublement du noyau de la cellule hépatique. Toutes les cellules jeunes embryonnaires « sont.

---

[1] HANOT, *Des hypertrophies compensatrices*, Pres. méd., 6 avril 1895.

disent Woirhaye et Caziot, des phagocytes et des fibrilles en train de s'organiser en tissu conjonctif dans l'espace porte et autour de la veine sus-hépatique ; elles forment une cirrhose de défense, un tissu qui deviendra peut-être scléreux, mais qui, pour le moment est traversé de néo-capillaires chargés d'hématies et charriant ainsi des renforts, tandis que, de leur côté les travées sont souvent disloquées par les capillaires sanguins remplis de globules. Il y a donc congestion du foie, chimiotaxie positive, diapédèse intense et par conséquent phagocytose protectrice. »

Les altérations chimiques du foie sont constantes dans la partie détruite des lobules et dans la bile : on y trouve de la leucine, de la tyrosine, des peptones et des acides amidés ; mais la leucine et la tyrosine prédominent toujours alors que normalement on ne constate jamais leur présence. Ce sont des processus de déviation chimique qui se passent pendant la vie, et non des altérations post mortem ; ils sont communs à toutes les hépatites.

L'hématologie de l'ictère grave est encore mal connue ; comme dans toutes les maladies infectieuses, le sang présente les caractères du sang dissous ; brunâtre, diffluent, il se coagule mal et le sérum garde une coloration lie de vin due à la présence des globules rouges qu'il tient en dissolution.

Les reins sont gros, mous et pâteux ; ils rappellent le gros rein blanc de la néphrite parenchymateuse ; parfois ils présentent un degré d'altération plus avancée que le foie. Les lésions histologiques sont à la fois épithéliales et glomérulaires ; elles prédominent cependant au niveau de l'épithélium des tubuli contorti dont la lumière est oblitérée par des cylindres hyalins, par des débris épithéliaux en dégénérescence granulo-graisseuse.

La rate est tuméfiée, molle et diffluente ; les altérations sont celles de toutes les splénomégalies infectieuses.

Le cœur mou, décoloré est en état de dégénérescence granulo-graisseuse ; on observe souvent des lésions de l'endocarde et des ecchymoses sous-péricardiques.

Au niveau de l'estomac et de l'intestin, rien de particulier à signaler.

Ces multiples altérations prouvent nettement que le processus morbide ne localise pas son action sur le foie, mais que l'ictère grave doit être envisagé comme une infection générale et non comme une maladie exclusivement hépatique.

8° Diagnostic. — *Pendant la phase prodromique*, alors que la plupart des symptômes sont communs à toutes les grandes infections, comment faire le diagnostic d'ictère grave ? A quelle maladie bien caractérisée aboutiront les désordres fonctionnels et les troubles physiques? A une dothiénentérie, à un embarras gastrique simple, à une endocardite infectieuse, etc.? Nous n'avons le plus souvent aucune raison suffisante pour affirmer un diagnostic; seules l'existence d'une épidémie ou la notion étiologique peuvent créer une présomption en faveur de l'ictère grave. Il est donc bien inutile de passer en revue ces différentes affections que tous les caractères confondent à l'origine, qu'aucun symptôme ne distingue encore.

A la période d'état, malgré le groupement si net des symptômes, l'ictère grave peut être confondue avec les affections suivantes :

1° Avec la fièvre intermittente hépatique de Charcot (fièvre bilio-septique de Chauffard), variété d'angiocholite qui se différencie par les frissons répétés, l'absence ordinaire d'ictère et d'hémorrhagies, par l'extrême sensibilité du foie à la pression, par la constance du point de côté hépatique.

2° Avec la fièvre jaune. Cette maladie n'existe pas dans nos climats tempérés; très contagieuse, elle procède par épidémies à grande diffusion. Le début est plus brusque, s'annonce par des frissons violents, par une rachialgie intense telle qu'on la constate dans la variole. Les hématémèses sont profuses (vomito-négro) et l'hyperthermie constante.

3° Avec la fièvre bilieuse hématurique ou fièvre jaune palustre qui ne survient généralement que chez les paludéens de vieille date : elle débute par l'ictère après lequel apparaissent les grands frissons caractéristiques de l'impaludisme. Les urines sont hémoglobinuriques.

4° Avec la fièvre ictéro-hématurique de la quinine. Elle survient généralement six heures après l'absorption du médicament : elle s'annonce par des nausées et des vertiges, par la pâleur de la face, par la petitesse du pouls et une sensation de pesanteur lombaire ; quinze minutes après ce premier stade, la température atteint 39°-41° ; puis surviennent les vomissements bilieux avec diarrhée séro-bilieuse. Urines hématuriques ; ictère métapigmentaire. Le stade fébrile dure de douze à quatorze heures et se termine par une défervescence brusque ou graduelle.

Il ne saurait être question d'établir le diagnostic pathogénique puisque la nature de la cause provocatrice nous a échappé jusqu'à ce jour. L'intoxication phosphorée aiguë peut être seule différenciée : après l'absorption du phosphore apparaissent immédiatement des phénomènes graves de gastro-entérite douloureuse aiguë, avec vomissements et déjections d'odeur alliacée ; puis tout se calme et après une rémission de trois à quatre jours apparaissent l'ictère et la tuméfaction douloureuse du foie. Cette évolution en deux temps est un des bons signes différentiels entre les ictères graves d'origine phosphorée et infectieuse (CHAUFFARD). L'hypothermie est constante.

9° Traitement. — Il doit obéir aux indications suivantes :

1° Assurer la perméabilité rénale par la diète lactée absolue et l'emploi des diurétiques tels que : la lactose (30 à 40 grammes par jour mélangée au lait), la théobromine (1 à 2 grammes par jour en cachets) un des meilleurs excitants de l'épithélium rénal.

2° Surveiller l'antisepsie intestinale. Le régime lacté et les lavements froids répondent à cette indication. Dans le même but on aura recours aux salicylates insolubles de bismuth, de naphtol, au benzo-naphtol (2 à 4 grammes par jour chez l'adulte par doses fractionnées de 0,25 à 0,50 en cachets).

3° Favoriser les combustions organiques, pousser à la production d'urée. La médication oxydante par le benzoate de soude (2 à 4 grammes), les inhalations d'oxygène répondent à cette indication. On a proposé également les injections sous-cutanées d'essence de térébenthine (CARREAU) ; CHAUFFARD conseille d'y recourir avec une extrême prudence à cause des propriétés irritantes de la térébenthine pour l'épithélium rénal (2 à 4 grammes par vingt-quatre heures). Si cette médication produisait des abcès, il faudrait y renoncer aussitôt.

4° Soutenir le cœur soit à l'aide de la caféine dans le cas d'adynamie ou de collapsus (0,40 à 0,60 centigrammes par vingt-quatre heures), soit à l'aide de la spartéine (0,10 centigrammes).

Quant aux formes hypothermiques, il faut leur appliquer le traitement du choléra : stimulants diffusibles (acétate d'ammoniaque, alcool, éther), frictions sèches ou aromatiques, boissons chaudes.

Ces divers traitements ne doivent pas être mis en œuvre en même temps chez le même malade. Après avoir prescrit le régime lacté rigoureux, le médecin obéira aux indications du moment, n'oubliant pas qu'il a été souvent fait appel du jugement fatal porté contre l'ictère grave (Boix). En tous cas, la thérapeutique sera prudente, car il importe avant tout, de ménager les reins.

§ 4. — ICTÈRE ACHOLURIQUE. — DOCTRINE DE L'HÉPATISME

Sous le nom d'*ictère acholurique* on définit un ictère léger, de teinte jaunâtre souvent spéciale (chamois) prédominant sur certaines parties de téguments (face plantaire et palmaire) ou limité a ces parties, parfois même à l'exclusion des conjonctives. Tandis que la cholémie est évidente objectivement, la cholurie est nulle ou minime ; les urines sont claires ou même leucosuriques, les fèces normales ou surcolorées. Le début de cet ictère est insidieux, sa durée souvent indéfinie ; il s'accompagne le plus souvent de symptômes dyspeptiques et névropathiques, mais peut aussi coïncider avec une bonne santé apparente.

Ces ictères, par leur peu d'intensité, leur limitation, leur acholurie, leur bénignité, évoquent l'idée d'un type de transition entre le « tempérament bilieux » (hépatisme cholémique, cholémie de GLÉNARD, GILBERT) et la maladie de l'ictérique vrai.

1° Historique. — Dès la plus haute antiquité, les médecins avaient discerné un *tempérament bilieux* : tristes et mélancoliques ; sujets à des emportements irraisonnés, à de brusques dépressions ; dyspeptiques et à teint jaunâtre ; maigres et constipés : ainsi leur étaient apparus les malades qui servirent de types à leurs descriptions, ceux, dont nous avons précisément à nous occuper. Ils rattachaient à un trouble dans le fonctionnement du foie l'origine de ces différents symptômes, par tendance excessive à considérer cet organe comme le facteur de toutes nos misères ; multiples en effet les rôles qu'ils lui attribuaient : organe de sanguification, instrument d'hématose, transformateur des aliments apportés par la veine porte, source principale de la chaleur, siège des facultés naturelles, etc. Telle était la pure doctrine de GALIEN. A la suite de la découverte des chylifères par ASELLI (1622), de la petite circulation par HARVEY, le foie fut dépossédé de tous ses privilèges, en dépit des efforts de STAHL et de RIOLAN ; le poumon et le cœur recueillirent sa succession. Et alors, sans avoir été complètement interrompue, la tradition galénique fut singulièrement oubliée ; en 1653, BARTHOLIN écrivit l'épitaphe du foie ; en 1813, PORTAL confirma sa déchéance. La réaction fut si intense, si injuste, qu'on mit en doute l'intervention du foie dans la production de l'ascite ; comme le fait observer GLÉNARD, il fallut à trois reprises la découvrir de nouveau (LOWER, 1671, VAN SWIETEN, 1775 ; BOUILLAUD, 1840). Aussi bien la notion du tempérament bilieux tomba dans l'oubli malgré les descriptions de CHAUVEL, ADELON, FAUCONNEAU-DUFRESNE.

Cependant les expériences de MAGENDIE sur l'absorption et la transformation des matières alimentaires par la veine porte ; les recherches de TIEDEMANN, de GMELIN et de BLONDLOT sur l'action propre du foie dans les phénomènes d'assimilation ; les merveilleuses études de CL. BERNARD sur la glycogénie hépatique ; la découverte de la fonction antitoxique et uréopoiétique avaient attiré de nouveau l'attention sur le rôle du foie et du même coup sur la doctrine galénique.

En 1889-90, alors qu'en clinique on n'incriminait plus le foie que dans les maladies proprement dites de cet organe (lithiase, cirrhose, ictère, cancer), GLÉNARD élargit son rôle pathologique et proposa la doctrine *de la diathèse hépatique* ou *hépatisme...* Il définit ainsi *une disposition morbide du foie à provoquer l'éclosion de maladies en apparence très dissemblables, mais étroitement reliées entre elles, en une même famille, la famille hépatique.* Ces maladies qui peuvent se succéder chez un même sujet et se transmettre, l'une l'autre, de ce sujet à sa descendance sont : des dyspepsies, des névropathies, des entéroptoses. des maladies de la nutrition du groupe dit arthritique ou bradytrophique (obésité, goutte, diabète), des maladies proprement dites du foie (ictère, congestion, prélithiase, précirrhose, stéatose, cirrhoses, ptose). Cette disposition morbide est un processus à longue évolution, caractérisé à l'origine par une viciation simplement fonctionnelle, plus tard par des modifications structurales du foie. aboutissant ou pouvant aboutir à la constitution d'une cirrhose. Cette prédisposition peut être héréditaire (hépatisme héréditaire, familial) ou acquise. Dans ce dernier cas elle relève de l'une des causes suivantes : infection (hépatisme paludéen, typhique, etc.), intoxication (hépatisme alcoolique, saturnin, etc.), auto-intoxication (hépatisme suralimentaire, gravidique, etc.), violentes secousses morales (hépatisme émotif) ou physiques (hépatisme traumatique.)

Dans la conception de GLÉNARD, la succession des phénomènes est facile à saisir : les causes premières (infections, etc.) créent la lésion hépatique ; la maladie du foie crée l'hépatisme ; l'hépatisme crée la diathèse, c'est-à-dire, la constitution morbide.

Dès l'origine, GLÉNARD décrit deux formes d'hépatisme :

a. L'*hépatisme uricémique ou néphrétique* dans lequel évoluent des malades gros et gras, à ventre tendu et large intestin, à teint rose et de superbe apparence, candidats à la lithiase biliaire, à la gravelle, au diabète, à la goutte, à l'obésité, à l'asthme ; c'est la reconstitution, mais avec une pathogénie hépatique, des anciennes diathèses, de l'arthritisme humoral de BAZIN (1859), de l'herpétisme nerveux de LANCEREAUX (1883), de la bradytrophie cellulaire de BOUCHARD (1882) : le type le plus pur de cet hépatisme uricémique est représenté par l'hépatisme alcoolique qui peut conduire, après les phases de dyspepsie, obésité, lithiase, au diabète vrai, alcoolique à gros foie, et se terminer par l'une des formes de la cirrhose biveineuse, avec substitution de l'ascite à la glycosurie.

b. L'*hépatisme cholémique* qui groupe précisément les anciens bilieux, individus généralement maigres, à ventre flasque et intestins étroits, à teint olivâtre, irritables, dyspeptiques, névropathes et constipés; ces malades sont exposés dans l'avenir, surtout à l'entéroptose et à l'ictère, plus rarement à la lithiase, à la cirrhose hypertrophique de HANOT.

Mais, entre ces deux genres cholémique et uricémique de l'hépatisme, existe une équivalence telle que ces « tempéraments peuvent se succéder chez un même sujet, se transmettre. l'un l'autre, de ce sujet à sa descendance ».

Leur principe commun est donc un principe hépatique, plus élevé hiérarchiquement que la fonction biliaire ou la fonction urique du foie ; c'est une déviation fonctionnelle héréditaire ou acquise de la cellule hépatique elle-même.

Telle était en 1892 la doctrine de GLÉNARD.

Les malades qui servirent de base à sa description de l'hépatisme cholémique, GLÉNARD les considérait comme atteints d'oligocholie, de cholémie, les prédisposant, l'une et l'autre, à l'ictère vrai, aux ictères par vice d'excrétion comme aux maladies plus graves du foie.

Depuis lors les observations d'ictères chroniques, comparables à ceux groupés par GLÉNARD, se multiplient. En 1897, LEGENDRE signale un cas d'ictère chronique datant de douze ans chez un sujet d'ailleurs bien portant; cet ictère ne s'accompagnait ni de cholurie, ni de décoloration des fèces. La même année (Soc. méd. des Hop., 14 mai 1897), HAYEM présente un ictérique chronique dyspeptique ; les urines de ce malade sont acholuriques, mais le sérum contient des pigments biliaires normaux. *La première démonstration expérimentale de la cholémie sans cholurie était faite.*

En 1899, HAYEM avait observé quatre nouveaux cas analogues. En 1900, GILBERT et FOURNIER donnent à ces ictères le nom *d'ictères acholuriques* et reprennent l'histoire du tempérament bilieux ; il est hors de doute, après la lecture attentive et impartiale de leurs observations. que les malades en cause ne sont autres que les bilieux anciens, que les ictériques chroniques de l'hépatisme cholémique ou biliaire de GLÉ-

NARD. Dans plusieurs communications à la société médicale des Hôpitaux de Paris (1900), M. GILBERT proteste contre cette assimilation et pour mieux accentuer le séparatisme, opposant doctrine contre doctrine, il groupe ses ictères acholuriques dans une *diathèse biliaire* qu'il refuse de confondre avec l'*hépatisme cholémique*. En somme, M. GILBERT restreint la large conception de l'hépatisme de GLÉNARD à une seule des deux branches ou sous-familles de l'hépatisme : à l'hépatisme cholémique, et, comme nous le verrons, à une seule des deux variétés de cet hépatisme cholémique : la cholémie par angiocholite. Pour M. GILBERT et ses élèves, l'hépatisme cholémique ou cholémie formerait une famille spéciale, indépendante : il serait toujours héréditaire, toujours de nature excrétoire, toujours angiocholitique, ascendant, d'origine intestinale, toujours infectieux. Tandis que pour GLÉNARD, la cholémie appartient à la même famille hépatique que l'uricémie ; le plus souvent acquise, le plus souvent sécrétoire, elle peut être provoquée par l'infection, par d'autres causes premières telles que les intoxications, les excès alimentaires, les émotions violentes, des traumatismes. Au point de vue de la pathologie générale, le terme hépatisme doit être conservé pour définir la disposition morbide du foie ; pour désigner le caractère objectif le plus frappant de l'une des formes de cet hépatisme, la forme caractérisée par l'ictère, on peut employer l'une des expressions suivantes : *ictère chronique simple, hépatisme cholémique, cholémie (acquise* ou *familiale), ictère acholurique ;* l'expression d'*ictère chronique à cholurie minima* proposée par CHAUFFARD me semblerait préférable parce qu'elle est plus exacte.

De nouvelles observations ont été publiées dans la suite par GILBERT, ANTONY, MERCKLEN, CHAUFFARD, WIDAL ; on trouvera une longue série de cas identiques dans le traité des ptoses de GLÉNARD (1899).

J'ai insisté un peu longuement sur cet historique sans lequel il était impossible de comprendre l'évolution de la doctrine médicale et la genèse d'expressions synonymes, sources de confusions qui lassent les meilleures volontés.

2° Symptômes. — L'ictère à cholurie minima, manifestation objective la plus légère de l'hépatisme biliaire comprend des malades au teint jaune, plutôt amaigris, névropathes et dyspeptiques ; les symptômes essentiels qu'ils présentent sont cutanés, hématiques, urinaires, gastro-intestinaux et nerveux.

a. *Troubles cutanés*. — La peau est d'un jaune mat, comparable à celle d'un créole, assez analogue parfois à celle des chlorotiques. La pigmentation peut être à peine accentuée ; sujette à des intermittences, plus prononcée à l'occasion d'une émotion vive, d'une fatigue, d'un excès, elle présente assez souvent au niveau des conjonctives les apparences d'un ictère véritable. Dans la plupart des cas, cette xanthodermie, bien décrite en 1880 par Besnier, qui refusait de l'admettre comme un ictère véritable, prédomine à la paume de la main ou à la plante des pieds (ictère palmo-plantaire), au niveau du front et des sillons naso-labiaux, au pourtour des lèvres. Les muqueuses sont en général intactes. Les bilieux présentent parfois d'autres pigmentations : nævi pigmentaires ou grains de beauté, taches de rousseur (éphélides, lentigo) ; comme le xanthelasma, ces mélanodermies (hépatides xanthiques de Glénard) supposent un ictère d'assez longue durée, bien qu'elles puissent exister sans qu'il y ait jamais eu d'ictère franc ; l'examen de la peau révèle aussi l'existence d'angiomes capillaires si fréquemment observés par Hanot, Bouchard et Gilbert dans les affections du foie et des voies biliaires ; enfin les malades sont sujets à l'urticaire, présentent fréquemment le phénomène désigné sous le nom de chair de poule, c'est-à-dire un dermographisme très accusé sous l'influence d'une faible irritation ; parfois le syndrome cutané réalise le tableau du prurigo de Hebra.

b. *Modification du sang*. — Le sérum coloré en jaune citron peu foncé présente des reflets verdâtres. La réaction de Gmelin ordinairement positive peut être faible ou nulle ; mais comme à l'examen spectroscopique on constate toujours un obscurcissement ou un effacement complet des rayons violets, indigo et bleus, on est en droit de conclure que le sérum contient toujours des pigments biliaires normaux ou modifiés.

On ne constate pas de modifications globulaires quantitatives ou qualitatives, sauf parfois un léger degré d'anémie. Cependant, il convient peut-être d'attribuer à des altérations encore inconnues du sang la tendance que présentent certains bilieux aux hémorrhagies (épistaxis, métrorrhagies).

c. *Troubles urinaires.* — La quantité des urines de vingt-quatre heures est très variable ; aussi M. GILBERT a décrit trois types d'ictère acholurique (avec oligurie, avec diurèse normale, avec polyurie). Généralement hyperacides et claires, ces urines présentent une teneur en urée voisine de la normale ; on n'y trouve pas de pigments biliaires si l'on se borne à les rechercher par la réaction de GMELIN et l'examen spectroscopique ; mais si l'on a recours, comme l'a fait CHAUFFARD, aux procédés de Salkowski et à l'examen fractionné des urines, ces pigments apparaissent au moins par intermittences. Pour CHAUFFARD, les ictères sans cholurie seraient très rares, mais la cholurie est *minima* et *intermittente ;* elle est peut-être en relation avec le degré de perméabilité rénale.

L'urobilinurie est plus constante ; pour LEUBE, MYA, GILBERT, l'urobiline serait formée aux dépens des pigments biliaires contenus dans le sérum sanguin. Ces pigments seraient transformés par le rein en urobiline très diffusible.

L'albuminurie a été observée sous forme intermittente ou continue.

d. *Troubles gastro-intestinaux.* — L'appétit est capricieux et irrégulier ; après la digestion les malades accusent une sensation de pesanteur abdominale souvent très pénible et le syndrome plus ou moins complet de la dyspepsie flatulente ou acide. Les bilieux sont des constipés ; la constipation peut s'accompagner d'entérite muco-membraneuse que GLÉNARD attribue à une oligocholie ou à une variété de dyscholie ; de coloration généralement normale, les fèces sont parfois bilieuses, plus exceptionnellement décolorées; les hémorrhoïdes sont d'observation courante. Surtout dans l'hépatisme cholémique, on trouve des ptoses rénale, intestinale, hépatique, isolées ou associées.

e. *Troubles nerveux.* — Le bilieux est impatient et emporté, généralement actif, mais sujet à de brusques dépressions ; ses paroles sont rapides et surabondantes, ses gestes brusques et heurtés quand il ne s'immobilise pas dans une apathie qui défie toute excitation. Alternativement hypersthénique et hyposthénique il est incapable de justifier par une raison quelconque cette inconstance d'humeur et d'activité véritablement morbide. La neurasthénie et l'hypochondrie constituent le fond de son caractère.

Les somnolences sont fréquentes surtout pendant la période digestive et peuvent aller jusqu'à la narcolepsie ; certains sujets accusent une impuissance génitale absolue ou relative; les troubles nerveux les plus étranges peuvent être observés chez ces malades dont quelques-uns sont de véritables hystériques : tout récemment GILBERT a signalé la fréquence des crises d'angine de poitrine et des arthralgies biliaires.

Quelle que soit la variété des troubles fonctionnels observés chez ces malades, leur retour périodique, surtout en rapport avec les excès ou les secousses physiques ou psychiques et la nature des aliments ingérés, en constitue la caractéristique fondamentale, comme l'a démontré GLÉNARD.

f. État du foie et de la rate. — Le foie sensiblement normal comme volume est presque toujours douloureux à la pression, au moins dans l'un de ses lobes (procédé du pouce) surtout au moment des périodes digestives; il est parfois anormalement souple.

La rate qui présente généralement un volume normal peut être hypertrophiée dans certains cas (ictères acholuriques avec splénomégalie de Gilbert).

3° Évolution, pronostic. — L'ictère acholurique s'installe d'une façon tellement insidieuse qu'on ne peut fixer que très approximativement la date de son début; parfois il faut remonter jusqu'à l'enfance ou même à la naissance du sujet pour trouver le début de l'ictère qui se trouve ainsi avoir toujours existé (ictère congénital). Sujet à des variations, il présente une durée indéfinie, mais ne disparaît jamais complètement.

Les malades qui en sont atteints présentent une disposition particulière à la lithiase biliaire, à l'ictère vrai, à la cirrhose biliaire. Toutefois, ces complications possibles, ainsi que le rhumatisme biliaire, la pleurésie et la néphrite biliaire, l'appendicite enfin dont GILBERT et LEREBOULLET ont signalé les rapports étroits avec la cholémie, sont assez rares pour que la bénignité générale du pronostic ne soit pas modifiée.

Mais il ne faut pas oublier que, dans la conception de GLÉNARD, l'ictère chronique à cholurie minima constitue une forme de l'hépatisme ; il traduit objectivement cet hépatisme, c'est-à-dire une disposition anormale et devenue persistante, par conséquent morbide et chronique du foie à réaliser, sous l'influence de causes occasionnelles parfois légères, tout un groupe d'affections (dyspepsies, neurasthénies, entéroptoses, lithiase, diabète, goutte, obésité, asthme, gravelle) qui comportent un pronostic individuel. Étant admise cette localisation hépatique primitive des maladies de la nutrition, est-il possible, d'après le seul examen du foie, de porter un pronostic sur chacune de ces maladies ? Oui d'une façon générale et l'on est en droit de dire que les foies souples hypertrophiés ou déformés et sensibles comportent un pronostic meilleur que les foies durs atrophiés ou hypertrophiés et indolents ; peut-être même le clinicien aurait-il avantage à rechercher, comme je l'ai proposé, les variations nychthémérales du volume du foie, la persistance des variations physiologiques constituant un symptôme d'un heureux augure (foie variable de MONGOUR).

4° Étiologie. — La notion d'hérédité, pour certains auteurs, tient une place prépondérante. Dans les antécédents des malades on signale fréquemment l'une ou l'autre des formes de l'hépatisme cholémique (cholémie, ictère, lithiase biliaire) ou de l'hépatisme uricémique (goutte, gravelle, diabète, rhumatisme).

Mais l'ictère acholurique est loin d'être toujours héréditaire ; il peut être la conséquence d'intoxications endogènes (auto-intoxications gastro-intestinales par exemple) ou exogènes (malaria, syphilis, fièvre typhoïde, etc.).

GLÉNARD tendrait à admettre que la chlorose peut être considérée comme l'un des premiers syndromes de l'affection hépatique ; les syndromes de la neurasthénie et de la dyspepsie, qui surviendraient plus tard correspondraient à d'autres phases de cette affection hépatique ; celle-ci pourrait s'aggraver enfin à l'occasion par exemple de la ménopause qui elle-même est une cause d'éclosion ou de recrudescence des maladies du foie.

Infection et intoxication sont, d'une manière générale, les causes premières de l'hépatisme ; la lésion cellulaire est son substratum anatomique ; c'est cette lésion qui tient sous sa dépendance, à ses divers degrés, les différentes manifestations morbides.

5° Pathogénie. — *Théorie de Glénard, théorie hépatique.* — L'ictère chronique de l'hépatisme biliaire est la conséquence d'une déviation fonctionnelle héréditaire ou acquise de la cellule hépatique ; cette déviation initiale peut aboutir à une lésion organique de cette cellule : trop d'urobiline est sécrétée, pas assez de bilirubine ; en vertu de sa grande diffusibilité, l'urobiline pénètre en partie dans le sang ; résorbée par les voies lymphatiques ou veineuses, elle colore les téguments mais cette coloration n'est jamais intense, car le pouvoir tinctorial de l'urobiline est très faible. Dans les cas où l'ictère acholurique ne s'accompagne pas d'urobilinurie, on peut attribuer l'ictère à un défaut de fluidité de la bile, à une disproportion anormale entre sa partie aqueuse et ses éléments fixes ; de cette viscosité résulte un écoulement plus difficile, une rétention partielle, puis la résorption. C'est en somme, un ictère par vice de sécrétion, qui crée l'aptitude aux infections secondaires et aux ictères par vice d'excrétion.

L'ictère chronique est donc la manifestation la plus objective de l'hépatisme biliaire ; il peut entraîner à sa suite toute la série des troubles fonctionnels énumérés plus haut, et notamment la dyspepsie qui n'est pas cause, mais conséquence de l'hépatisme ; ainsi, dans l'hépatisme alcoolique, par exemple, cette dyspepsie a pour cause des lésions gastriques commandées elles-mêmes par les altérations du foie sur lesquels l'agent morbide a porté primitivement son action[1].

Vis-à-vis des maladies de la nutrition, l'hépatisme joue le

[1] Sérégé, *Étude sur le rôle du foie dans la pathogénie des gastrites chroniques* (Th. de méd. de Bordeaux, janvier 1903).

rôle de cause seconde ; ce sont les infections, intoxications, etc.
qui sont les causes premières des maladies propres à la diathèse sous ses différentes formes (diabète, lithiase, goutte, dyspepsies, neurasthénie, entéroptoses, etc.).

Théorie de Hayem, théorie angiocholique. — L'ictère chronique acholurique a pour origine la dyspepsie qui entraîne à sa
suite la duodénite, enfin par voie d'infection secondaire, l'angiocholite catarrhale cause d'ictère par rétention.

Théorie de Gilbert. — C'est au point de vue de la pathologie
locale la théorie angiocholique de HAYEM et au point de vue de
la pathologie générale la théorie de l'hépatisme de GLÉNARD,
avec cette différence toutefois que GILBERT nie l'existence d'une
variété acquise de la diathèse, admise par GLÉNARD, et que,
dans la variété héréditaire, il localise l'hérédité dans les cellules des canaux biliaires et non, comme GLÉNARD dans la cellule
hépatique elle-même. Pour prouver que la cellule hépatique est
saine, GILBERT s'efforce de démontrer qu'il n'y a point d'urobiline dans le sang du cholémique, mais seulement de la bilirubine, et que l'urobiline décelée dans l'urine est sécrétée par le
rein aux dépens de la bilirubine du sang. La réalité de ces deux
faits est contestée par GLÉNARD.

L'ictère acholurique serait ainsi pour GILBERT un ictère par
rétention dû à l'oblitération plus ou moins complète des voies
biliaires par une angiocholite catarrhale d'origine infectieuse
intestinale. Cette angiocholite serait elle-même la conséquence
d'une prédisposition familiale à l'infection biliaire ; la nature de
cette disposition tiendrait à une modification de l'activité vitale
des cellules des canaux biliaires. C'est grâce au terrain que
l'infection biliaire se limiterait à l'angiocholite légère, alors
qu'ailleurs elle évolue vers des types plus avancés d'infection biliaire chronique. Que ce terrain vienne à être débilité
par une maladie infectieuse accidentelle, alors on peut voir
chez un sujet atteint au préalable d'ictère acholurique, se développer les autres symptômes plus graves d'infection biliaire
(lithiase, cirrhose biliaire, etc.).

6° Diagnostic. — Comme le font observer HAYEM et GIL-

BERT[1], c'est le plus souvent faute d'un examen suffisant, que l'ictère acholurique est méconnu. On tend en effet, à considérer la teinte jaune de la peau, vu sa faible intensité, comme normale et on ne voit que la dysepsie et la neurasthénie qui lui sont secondaires. Chez un sujet qui présente le complexus symptomatique de l'ictère acholurique, il faut étudier avec soin ses antécédents familiaux, fouiller avec minutie son passé individuel, examiner scrupuleusement l'état du foie et de l'intestin, rechercher enfin la présence des pigments biliaires dans le sérum. Songer, chez un dyspeptique où chez un neurasthénique, à l'hépatisme biliaire, tel est le meilleur moyen d'éviter les erreurs de diagnostic.

7° Traitement. — Le traitement de l'ictère acholurique, qui reconnaît pour cause seconde une viciation acquise ou originelle de la cellule hépatique avec trouble de la sécrétion biliaire, et pour cause première une infection, une intoxication, une violente secousse psychique ou physique, doit répondre aux indications suivantes :

1° Combattre la cause première (paludisme, saturnisme, alcoolisme, rhumatisme, surmenage nerveux, causes d'infection, ptoses, etc.), par une médication appropriée.

2° Combattre la cause seconde (troubles de sécrétion et, éventuellement, troubles d'excrétion de la bile) ; pour cela :

α) Régime alimentaire : suppression des corps gras, des boissons alcooliques, usage modéré des farineux et en particulier du pain ; éviter les viandes faisandées ou marinées ; parfois diète lactée exclusive pendant trois jours ou rarement douze jours ; exceptionnellement une durée plus longue est indiquée (le lait imbibe la fonction biliaire). Pour GLÉNARD, le lait est plutôt contre-indiqué dans la cholémie alors qu'il trouve son indication bien nette dans l'uricémie.

β) Laxatifs fréquents (à titre d'antiseptiques et de cholagogues) : sulfate de soude ou sel de Seignette à la dose de 8 à 10 grammes tous les matins ; on peut encore prescrire après le

---

[1] *Société médicale des hôpitaux*, 1900, p. 1065.

repas du soir une pillule d'aloès (5 à 10 centigrammes) ou de podophyllin (3 à 5 centigrammes).

γ) Alcalins, soit pour combattre l'hyperacidité du milieu humoral, hyperacidité nuisible à la fonction régulière de la cellule hépatique (bicarbonate de soude 3 à 6 grammes par jour) ; soit à titre d'excitant spécial de la fonction hépatique (eau alcaline chaude de Vichy, de Karlsbad).

3° Combattre les symptômes fonctionnels ; l'hydrothérapie froide ou tiède rendra les plus grands services.

CHAPITRE VIII

INFLAMMATIONS DES VOIES BILIAIRES

Pour comprendre comment se constituent et se développent
les inflammations des canaux biliaires, il faut se rappeler que
ces canaux relient entre elles deux sources de toxi-infections,
la cellule hépatique et l'intestin. La cellule hépatique écoule
par les voies biliaires non seulement la bile, son produit normal
d'excrétion, mais encore des toxines et des germes apportées
par la circulation générale ; quant à l'intestin, il constitue un
danger permanent pour les voies biliaires avec lesquelles il se
continue directement : la flore intestinale peut en effet remonter
le courant de la bile dans des conditions que j'ai déjà précisées
et que je rappellerai bientôt.

Telle est l'origine des inflammations des voies biliaires, les
unes *descendantes*, c'est-à-dire à point de départ cellulaire, les
autres *ascendantes* à point de départ intestinal.

Malgré leur commune origine, toutes les inflammations des
voies biliaires ne présentent pas la même physionomie clinique.
Il faut étudier séparément leur localisation dans les canaux
biliaires proprement dits (*angiocholites*) et dans la vésicule
(*cholécystites*). La *lithiase* forme chronique de l'infection biliaire
doit être décrite isolément.

§ 1. — ANGIOCHOLITES

On appelle angiocholites les inflammations des voies biliaires
intra et extra-hépatiques.

Les *angiocholites descendantes, terminales ou toxiques* sont
encore mal connues, malgré les travaux de Wyssokowitsch,

CORRADO, MIGNOT, GILBERT et DOMINICI ; on les rencontre dans le cours des cirrhoses, des hépatites aiguës ou subaiguës ; véritables trouvailles d'autopsie, elles n'ont pas d'histoire clinique et c'est à peine si l'on peut en soupçonner l'existence ; la pathologie expérimentale nous en offre un bel exemple dans l'intoxication phosphorée aiguë.

Je n'aurai donc en vue dans cette description que les angiocholites *ascendantes, trunculaires ou infectieuses.*

1° Historique. — A l'étude des angiocholites se rattachent les noms de CRUVEILHIER qui le premier figura les abcès biliaires, de FRERICHS et de MONNERET qui décrivirent la fièvre pseudo-intermittente hépatique, de CHARCOT, GOMBAULT, JOFFROY, CHAUFFARD qui étudièrent surtout l'anatomie pathologique de cette affection dont GILBERT et GIRODE, DUPRÉ et DOMINICI[1], essayèrent de fixer l'étiologie et la pathogénie.

2° Anatomie pathologique. — L'angiocholite peut être limitée aux troncs extra-hépatiques ou aux canaux interlobulaires ; elle peut s'étendre aux deux systèmes à la fois. Quelle que soit sa localisation, elle se présente sous l'une des trois formes suivantes : *catarrhale ou exsudative, suppurative, proliférative ou scléreuse.*

Tuméfaction avec épaississement de la muqueuse des conduits biliaires, desquamation des cellules épithéliales, telles sont les lésions essentielles de *l'angiocholite catarrhale* lésions qui peuvent déterminer une obstruction complète (*angiocholite oblitérante*) des plus fins canalicules biliaires et même du canal cholédoque ; autour des canalicules intra-hépatiques, l'examen microscopique révèle une abondante infiltration de cellules embryonnaires, susceptible d'aboutir à la transformation scléreuse. Les lésions passent le plus souvent inaperçues à l'autopsie.

Dans *l'angiocholite suppurée*, le foie mou, et volumineux présente à sa surface des taches blanc jaunâtre correspondant à des petits foyers purulents ; lorsque le contenu de ces foyers est

---

[1] Thèse de Paris, 1894.

16.

coloré par la bile, les taches prennent une coloration vert foncé.

Ces abcès peuvent exister en nombre infini ; ils présentent généralement la dimension d'un grain de mil ou de chènevis constituant ainsi les abcès *miliaires disséminés* dont le pus peut être collecté à l'intérieur ou à la périphérie du canal biliaire (*abcès angiocholitique ou péri-angiocholitique*) (fig. 27 et 28). Tout abcès qui communique avec un canal biliaire prend une coloration verte et devient un *abcès biliaire*. Ces abcès biliaires peuvent être

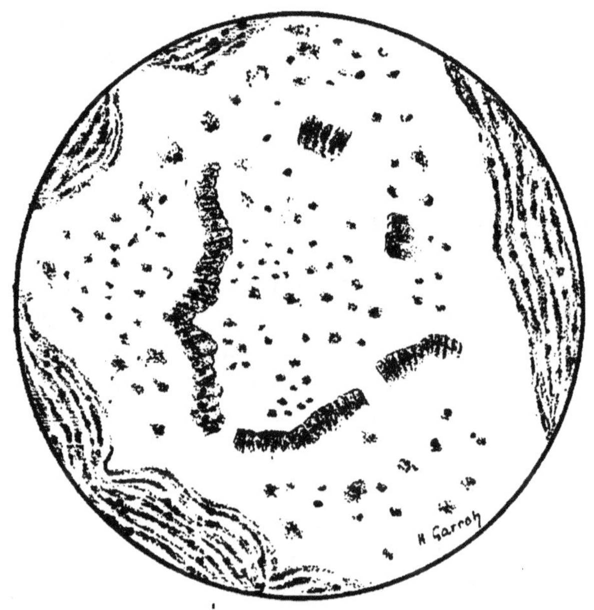

Fig. 27.

Angiocholite. Lumière d'un canal biliaire distendu par du pus.

solitaires ou *agminés* ; dans ce dernier cas, ils forment des foyers dont la face interne anfractueuse donne attache à des brides qui cloisonnent en tous sens la cavité abcédée (*abcès aréolaires de Chauffard*). Autour d'eux, les cellules hépatiques tassées et aplaties sont en voie de nécrobiose.

Les abcès angiocholitiques ou péri-angiocholitiques peuvent se compliquer de lésions secondaires locales (pyléphlébite suppurée,

péritonite enkystée sous-hépatique) ou d'inflammations à distance telles que l'endocardite ulcéro-végétante (JACCOUD, NETTER
et MARTHA).

Dans l'*angiocholite scléreuse ou oblitérante*, les parois des voies
biliaires présentent sur une plus ou moins grande étendue, un
épaississement sous forme de plaques ou de nodules; plaques et

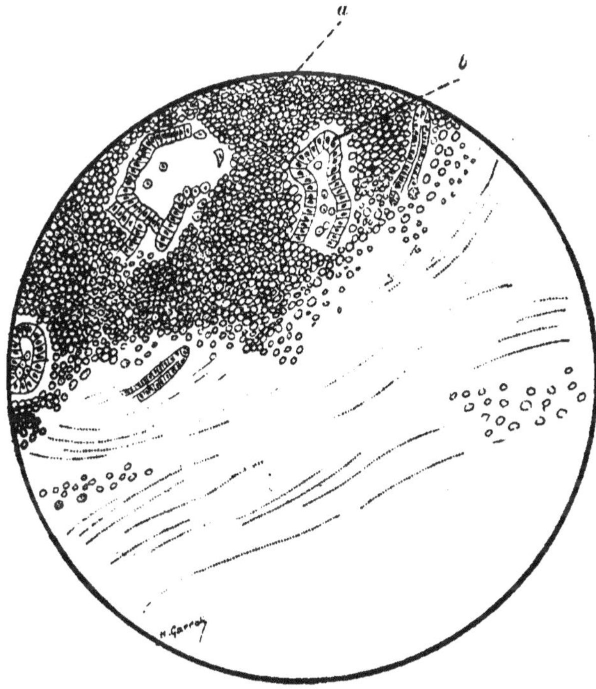

Fig. 28.
Angiocholite.
a, manchon de cellules rondes entourant les canaux biliaires.
b, canaux biliaires.

nodules renfermant des éléments conjonctifs qui sont en voie
d'organisation fibreuse et peuvent déterminer le rétrécissement
du canal. Ce rétrécissement a pour conséquence la dilatation
des conduits situés en amont.

3° Étiologie, pathogénie. — Je rappelle que l'appareil

biliaire est constamment menacé par l'invasion des germes intestinaux, et qu'il se défend contre leur ascension grâce surtout à la direction descendante du courant biliaire.

Aussi, en tête de l'étiologie des angiocholites, nous trouverons toutes les lésions locales qui oblitérant plus ou moins les canaux biliaires gênent l'excrétion de la bile (calculs, cancers des voies biliaires, sténoses cicatricielles, parasites venus de l'intestin ou descendus du foie, cancer du pancréas, etc.).

Les maladies infectieuses qui s'accompagnent toujours d'une parésie de l'appareil biliaire et d'hypocholie sécrétoire, agissent dans le même sens ; elles favorisent en outre l'infection en exaltant la virulence des saprophytes qui encombrent normalement la portion juxta-intestinale du cholédoque et en diminuant le pouvoir antiseptique de la bile.

Dans le pus des abcès angiocholitiques on a constaté une grande variété d'espèces microbiennes : le coli-bacille, grand envahisseur des voies biliaires, apparaît en tête de liste (GILBERT et GIRODE, BOUCHARD, LÉTIENNE, DUPRÉ, etc.); puis viennent les saprophytes intestinaux (streptocoques, staphylocoques, tétragènes) et les bacilles spécifiques (bacille d'Eberth, vibrion cholérique, pneumocoque, bacille de Koch). Ces infections si polymorphes ne sont peut-être pas toujours d'origine intestinale et l'on doit admettre, selon toute vraisemblance, que les bactéries pathogènes peuvent passer directement du sang dans la bile : ainsi se produiraient les angiocholites descendantes.

Il est facile de réaliser expérimentalement les angiocholites sur les espèces animales. Une simple ligature du cholédoque au niveau de la zone habitée de ce canal détermine rapidement l'ascension microbienne et des lésions de l'appareil biliaire. GILBERT et DOMINICI, CHARRIN et ROGER, DUPRÉ, MIGNOT, SERGENT, CLAUDE, GOUGET, en injectant différents microbes dans le cholédoque, ont reproduit les lésions de l'angiocholite depuis le type catarrhal jusqu'aux formes suppurées les plus graves.

4° Symptômes. — Certaines formes d'angiocholite catarrhale passent complètement inaperçues par suite de la faible intensité de la réaction pathologique qu'elles provoquent. D'autrefois, les signes de l'angiocholite sont confondus dans la symptomatologie générale de l'infection primitive qui lui a donné naissance.

Ces faits mis à part, trois symptômes essentiels caractérisent la forme *catarrhale* et *suppurée* de l'angiocholite : la *fièvre*, l'*ictère*, la *sensibilité douloureuse* du foie.

La *fièvre* peut évoluer sous trois types distincts :

Dans la forme la plus solennelle, elle reproduit le tableau de l'accès palustre avec ses trois stades de frissons, d'hyperthermie et de sueurs (*fièvre intermittente hépatique de Charcot*). Mais la similitude avec les accès paludéens n'est pas complète : intermittences irrégulières des crises hyperthermiques, pas d'action favorable de la quinine, pas d'hématozoaires dans le sang, abaissement de l'urée au moment des paroxysmes fébriles (REGNARD).

Au lieu d'être franchement intermittente, la fièvre peut être rémittente, la température s'abaissant chaque matin (*fièvre rémittente bilio-septique de Chauffard*).

Enfin la *fièvre hépatalgique de Charcot* est essentiellement éphémère ; procédant par accès solitaires, elle se rencontre souvent dans l'angiocholite d'origine lithiasique et accompagne le plus souvent la migration d'un calcul. Au début de la colique hépatique les accès éclatent et la température monte à 40-41° ; la crise douloureuse terminée, la température descend à la normale et tout rentre dans l'ordre jusqu'à l'apparition d'une nouvelle colique hépatique.

La fièvre qui peut apparaître au cours des angiocholites catarrhales simples n'est pas constante dans les formes suppuratives. Elle est vraisemblablement due soit à la résorption de toxines microbiennes pyrétogènes, soit à une véritable septicémie passagère.

L'apyrexie tient soit au défaut de réaction de l'organisme, débilité par l'âge ou la misère physiologique (DUPRÉ), soit à la nature des toxines résorbées ; on sait en effet que les toxines coli-bacillaires, par exemple, sont apyrétiques.

L'*ictère* est un symptôme inconstant ; tantôt il relève de l'obstruction des canalicules par les produits de leur desquamation épithéliale ou par dislocation de la travée (ictère de la pneumonie, de la fièvre typhoïde, etc.) ; — tantôt il résulte des modifications fonctionnelles ou organiques de la cellule hépatique. Suivant sa pathogénie, l'ictère est ortho ou métapigmentaire.

MM. GILBERT et LEREBOULLET ont récemment rapporté sous le nom d'*angiocholites anictériques*, plusieurs cas d'angiocholite subaiguë ayant pour trait commun l'absence complète d'ictère pendant la plus grande partie de leur évolution, réserve faite d'un ictère initial (*Soc. Méd. des Hôpitaux*, 28 avril 1900).

Mais, c'est surtout dans les angiocholites suppuratives que l'ictère fait défaut ; dans la plupart des observations, cette absence d'ictère résulte de la suppression de la sécrétion biliaire, d'une véritable acholie ; elle constitue donc un symptôme grave.

Les urines sont généralement rares et albumineuses. La qualité des pigments qu'elles contiennent varie suivant la nature de l'ictère.

Le *foie* peu volumineux est mou, surtout dans les formes suppuratives, tout au moins anormalement souple et douloureux à la pression.

Les symptômes de l'*angiocholite scléreuse* sont ceux de toute rétention biliaire. La douleur inconstante, intermittente ou continue peut simuler une crise de colique hépatique. A l'origine, l'ictère est orthopigmentaire par obstruction incomplète ; il se transforme ultérieurement si la cellule hépatique s'altère ; on assiste alors au développement d'une véritable insuffisance hépatique qui traduit une cirrhose par obstruction.

La durée des accidents est subordonnée à celle de l'obstacle ; elle oscille entre quelques mois et plusieurs années (LANCEREAUX).

5° Marche, durée, terminaison. — L'angiocholite catarrhale légère est peut-être susceptible d'une *restitutio ad integrum* à peu près parfaite ; mais elle peut aboutir soit à la lithiase canaliculaire, soit à la cirrhose hypertrophique avec ictère chronique.

Les angiocholites suppurées, même quand elles déterminent

des lésions étendues, peuvent guérir comme en témoignent les
cicatrices retrouvées au niveau des canaux biliaires, cicatrices
qui sont parfois cause de rétention biliaire plus ou moins complète. Toutefois, cette terminaison relativement heureuse est
rare ; le plus souvent, l'angiocholite suppurée aboutit à la
mort en quatre ou cinq mois dans des cas à évolution lente, en
quelques jours dans des formes aiguës.

6° Complications. — Les complications les plus ordinaires
de l'angiocholite sont locales (péritonite hépatique, phlébite
sous-hépatique) ou générales et métastatiques (endocardite mitrale, plus rarement tricuspidienne, abcès pulmonaires, intra-
cérébraux, etc.)

Si l'infection a envahi simultanément le foie et le pancréas,
on peut observer, en même temps que l'angiocholite, une pancréatite suppurée.

7° Diagnostic. — L'*angiocholite catarrhale* passe le plus souvent inaperçue à moins qu'elle ne soit accompagnée d'ictère ;
elle se confond alors avec l'ictère catarrhal.

L'*angiocholite suppurative* doit être différenciée surtout de la
fièvre intermittente palustre ; le traitement par la quinine,
efficace seulement dans l'infection malarienne, jugera en dernier ressort.

Mais elle peut être confondue avec toutes les lésions suppuratives périhépathiques s'accompagnant de fièvre à grandes
oscillations, qu'il s'agisse de fièvre rémittente ou intermittente
(pyonéphrite, cholécystite, etc.) En l'absence d'ictère, la sensibilité douloureuse et diffuse du foie permettra seule de localiser l'infection au niveau des voies biliaires.

D'une manière générale, le diagnostic de l'angiocholite est
toujours difficile ; il le devient surtout quand il s'agit de la différencier d'un kyste hydatique suppuré ou d'un abcès dysentérique ; seuls les commémoratifs et la douleur objective du
foie permettront quelquefois d'éviter l'erreur.

Les mêmes difficultés se présentent quand il s'agit de l'*angiocholite scléreuse;* elles portent moins sur le diagnostic d'obstacle

biliaire que sur la nature de l'obstacle (corps étranger, calcul. cancer). Dans l'hypothèse d'un calcul, le début des accidents est plus solennel, tandis que dans le cancer la douleur est sourde et continue. Dans la plupart des cas, l'évolution seule de la maladie tranchera les difficultés.

8° **Pronostic.** — Le pronostic des angiocholites est toujours grave ; les formes catarrhales peuvent aboutir en effet à la cholélithiase ou à la cirrhose hypertrophique ; quant aux formes suppuratives, elles sont presque fatalement mortelles.

9° **Traitement**. — Il doit répondre aux deux indications suivantes) : assurer l'antisepsie intestinale par le régime lacté, et l'antisepsie des voies biliaires par l'emploi des préparations salicylées et du salol ; dans le même but on peut encore utiliser l'essence de térébenthine, la terpine et le terpinol dont l'action cholalogue s'ajoute à l'action antiseptique. Contre la douleur hépatique on aura recours aux différents procédés de révulsion locale.

Les résultats de cette thérapeutique n'étant pas brillants, on s'est retourné vers la chirurgie qui n'a pas donné beaucoup mieux.

Suivant la nature et la localisation de l'angiocholite, MM. TERRIER [1] et LONGUET [2] ont proposé plusieurs modes d'intervention :

Dans le cas de gros abcès biliaires, ils conseillent l'*angiostomie*. c'est-à-dire l'ouverture de l'abcès avec fixation de la poche à la paroi. Cette opération a été réalisée pour la première fois en 1893 par SOUNDER ; le malade a subi trois interventions successives et a succombé d'épuisement après la dernière. Rarement l'occasion se présentera de recourir à cette opération, car les abcès biliaires n'acquièrent presque jamais un aussi gros volume ; en serait-il ainsi qu'il faut s'attendre à de sérieux mécomptes par suite de la multiplicité des collections purulentes disséminées dans le parenchyme hépatique et hors d'atteinte du bistouri.

[1] TERRIER, *Rev. chir.*, octobre 1895.
[2] LONGUET, Th. Paris, 1896.

Cependant comme il est logique d'ouvrir tout abcès collecté dont le diagnostic s'impose, le chirurgien doit intervenir ; au surplus, le prétendu abcès biliaire pourrait bien n'être qu'un kyste en voie de suppuration ou qu'un abcès dysentérique.

Dans les *angiocholites avec abcès miliaires disséminés*, on ne peut songer à ouvrir les unes après les autres toutes les petites collections. Au moins pourrait-on favoriser leur drainage par la cholécystostomie, si la présence de l'ictère permettait de supposer une obstruction des gros conduits biliaires ? M. LONGUET propose même cette opération dans les formes catarrhales, comme le seul moyen de « couper l'infection dès le début à sa phase pré-suppurative ».

Sans vouloir discuter la légitimité d'une pareille intervention, on ne peut cependant pas opérer délibérément toutes les angio-cholites catarrhales. Ne conviendrait-il pas alors de rechercher l'indication opératoire dans l'étude des variations de volume du foie, ainsi que je le proposerai pour la lithiase ? Si l'on considère comme parvenu au terme de sa résistance tout foie dont les limites sont immuables ou qui régresse d'une façon progressive, on pourrait être autorisé à intervenir quand on constate cette fixité dans le volume ou l'atrophie persistante.

L'étude des variations de volume du foie dans l'angiocholite n'a pas encore été faite ; il est probable qu'elle donnera des résultats conformes à ceux que j'ai observés dans la lithiase et dans les cirrhoses.

Ne pourrait-on pas encore accepter comme une indication pro-pice de l'intervention, le moment où l'on constate la transforma-tion de l'ictère ortho-pigmentaire en ictère métapigmentaire ?

En toute hypothèse, l'opération régulière de choix me paraît être la cholécystostomie ; dans les formes ictériques elle sera susceptible d'assurer un drainage des voies biliaires qui luttera contre l'infection ; dans les formes anictériques par acholie sécrétoire, elle aidera peut-être au retour de la fonction bili-génique par simple action traumatisante.

Dans la limite de ces indications, je crois qu'une intervention chirurgicale est très raisonnable et qu'elle pourra donner, avec quelques mécomptes, d'heureux résultats.

Lorsque l'angiocholite est limitée au cholédoque rempli de pus, la cholédocostomie constitue évidemment la seule opération logique ; dans sa thèse, Longuet rapporte trois observations faites par surprise ; elles ont donné cependant trois décès rapides.

Le traitement chirurgical de toutes les formes d'angiocholite ne doit être qu'un traitement d'exception aussi longtemps que persisteront les difficultés du diagnostic et des indications opératoires.

§ 2. — Cholécystites

L'infection biliaire localisée ou prédominant au niveau de la vésicule prend le nom de cholécystite.

1° Anatomie pathologique. — Tantôt la vésicule est dilatée, constituant ainsi une véritable tumeur biliaire ; tantôt elle est atrophiée et ratatinée comme dans la lithiase vésiculaire.

Le contenu de la vésicule (en dehors de la cholécystite calculeuse qui sera décrite dans la lithiase biliaire) est constitué soit par du mucus, soit par du pus véritable ou du muco-pus. On peut ainsi distinguer deux formes principales de cholécystites : *la cholécystite catarrhale* et *la cholécystite suppurée*.

Dans la *cholécystite catarrhale* le contenu vésiculaire est formé par une sérosité claire et filante qui se distingue de la bile incolore car elle ne présente pas la réaction caractéristique des sels et acides biliaires. Ce mucus, produit de la muqueuse vésiculaire irritée, s'accumule parfois en quantité si considérable qu'il constitue une véritable *hydropisie de la vésicule biliaire*.

Dans la *cholécystite suppurée*, le pus présente les caractères ordinaires du pus d'abcès chaud ; il peut distendre la vésicule au point de former un véritable abcès qui prend le nom d'*empyème vésiculaire*.

Dans la *cholécystite catarrhale*, les lésions histologiques se traduisent par un épaississement des parois avec boursoufflement de la muqueuse parfois recouverte d'exsudats fibrineux.

Dans la *cholécystite suppurée* la muqueuse, rouge, œdématiée

présente le plus souvent des ulcérations multiples et peut être
tapissée d'une membrane purulente.

Ces ulcérations constituent parfois le point de départ de perforations qui feront communiquer ultérieurement la cavité de la
vésicule avec la grande cavité péritonéale ; ou bien, si des adhérences protectrices se sont établies, elles amorceront des trajets
fistuleux dont les dispositions anatomiques sont essentiellement
variables. Elles peuvent encore, en se cicatrisant, provoquer
une rétraction plus ou moins étendue des parois de la vésicule.

A l'examen microscopique, on constate une désorganisation
complète de la muqueuse, la destruction du revêtement épithélial et des éléments glandulaires, l'infiltration du derme par
des cellules rondes dont l'abondance peut constituer de petits
abcès pariétaux.

Dans l'hydropisie et l'empyème de la vésicule, on observe toujours une occlusion plus ou moins complète du canal cystique,
constituée soit par un calcul, soit par un rétrécissement d'origine inflammatoire.

2° Étiologie, pathogénie. — Les cholécystites relèvent des
mêmes conditions étiologiques et pathogéniques que les angiocholites. Toutefois la bile cystique peut être infectée sans
entraîner la cholécystite ; elle se trouve alors dans un véritable
état de microbisme latent, imputable surtout aux germes intestinaux qui ont remonté le cours de la bile [1].

Que la cholécystite soit ou non suppurée, les recherches
récentes de Gilbert et Lippmann [2] permettent d'affirmer que le
liquide vésiculaire est toujours fertile ; le coli-bacille et l'entérocoque constituent les agents ordinaires de l'infection qui peut
être aussi déterminée par le bacille d'Eberth à l'une quelconque
des périodes de la fièvre typhoïde et même longtemps après la
guérison. D'après une observation récente de Bezançon l'agent
spécifique de la dothiénentérie pourrait encore provoquer d'em-

[1] Etienne, *Archives de méd. exp.*, 1891, p. 770.
[2] Gilbert et Lippmann, *Soc. de biologie*, 25 octobre 1902.

blée la cholécystite sans fièvre typhoïde[1], se comportant ainsi comme un vulgaire saprophyte.

La puerpéralité semble constituer une cause prédisposante de cholécystite. M. Potocki a publié tout dernièrement un cas de cholécystite chez une femme enceinte de huit mois et demi[2]; à cette occasion Pinard fit observer qu'il ne s'agissait pas d'une simple coïncidence et qu'un certain nombre de faits analogues pouvaient être recueillis; de nouvelles études devraient être entreprises pour fixer les rapports de la cholécystite avec l'état puerpéral.

Comme l'ont fait remarquer MM. Gilbert et Lippmann, l'infection de la bile vésiculaire peut encore être due à des anaérobies; aussi bien quand les cultures aérobies n'ont donné aucun résultat, il faut recourir aux cultures anaérobies.

3° Symptômes. — Dans un grand nombre de cas la cholécystite, même suppurée, peut passer inaperçue; elle évolue sans tumeur appréciable, sans réaction générale ou locale; cette forme latente s'observe surtout dans les cholécystites qui compliquent la fièvre typhoïde (Hagenmüller) et ne mérite pas de nous retenir au point de vue clinique.

L'*hydropisie simple* de la vésicule biliaire s'accompage de signes objectifs assez nets. Dans l'hypocondre droit, en un point correspondant à l'encoche de la vésicule biliaire, la palpation permet de reconnaître une tumeur circonscrite, régulière, piriforme, tendue et n'offrant qu'une fluctuation incertaine; parfois cette tumeur fait une saillie nettement appréciable à la vue; son volume est variable; il égale souvent celui du poing. Cette tumeur mate à la percussion est mobile; elle suit le foie dans son excursion respiratoire, s'abaisse en inspiration, s'élève en expiration. On peut lui imprimer souvent de légers mouvements latéraux. A mesure qu'elle s'accroît, elle envahit la région ombilicale et descend dans le flanc, parfois jusqu'à la crête iliaque; son pédicule peut s'allonger

[1] Bezançon et Philibert, *Soc. méd. des hôpitaux*, 22 octobre 1901.
[2] Potocki, *Soc. d'obstétrique de Paris*, juin 1902.

sous forme d'un cordon qui devient perceptible à la palpation.

La tumeur biliaire présente assez souvent des variations périodiques de volume : elle augmente, diminue, peut même disparaître complètement. Ces variations signalées pour la première fois par J.-L. Petit ont été observées depuis par Andral, Barth et Besnier.

Dans l'*hydropisie simple* de la vésicule, les troubles fonctionnels sont à peu près nuls, à moins que la tumeur n'ait acquis un excessif développement ; il est rare que l'hypocondre soit spontanément douloureux et que la palpation de la région vésiculaire provoque une sensation pénible.

On ne constate pas de réaction générale.

La cholécystite suppurée peut débuter brusquement comme une appendicite sous forme d'une douleur aiguë siégeant dans l'hypocondre droit et s'irradiant dans le ventre. Cette douleur qui s'accompagne presque toujours de nausées, de vomissements et d'accès fébriles annoncés par de grands frissons, mal localisée tout d'abord, se fixe sur le point vésiculaire ; la palpation même superficielle, le moindre effort respiratoire la réveillent avec une très grande acuité.

Plus souvent toutefois, la cholécystite suppurée s'annonce par des troubles digestifs (anorexie, digestions pénibles, diarrhée), par des accès de fièvre intermittente ou rémittente bilio-septique, qui précèdent de plus ou moins longtemps la douleur vésiculaire ; cette douleur spontanée et lancinante mais que provoque surtout la pression et les grands mouvements respiratoires, s'irradie vers le creux épigastrique.

Quand la collection purulente est formée, la tumeur biliaire présente les même caractères que dans la cholécystite catarrhale, à cette différence près que la palpation est plus douloureuse et que la région vésiculaire est le siège d'un empâtement diffus déterminé par la péricholécystite.

Au centre de la zone d'empâtement on trouve bientôt un foyer plus douloureux et qui devient fluctuant ; une incision à ce niveau donnerait issue à du pus mélangé de bile.

L'empyème de la vésicule n'atteint jamais les proportions de l'hydropisie ; il s'ouvre spontanément avant d'avoir acquis un volume considérable ; la quantité de pus collecté dépasse rarement 2 0 ou 300 grammes.

La contraction des muscles abdominaux (défense musculaire) ne permet pas toujours d'apprécier la tumeur vésiculaire ; de plus, la cholécystite suppurée peut évoluer sans déformation notable de l'hypocondre lorsqu'une infection biliaire chronique

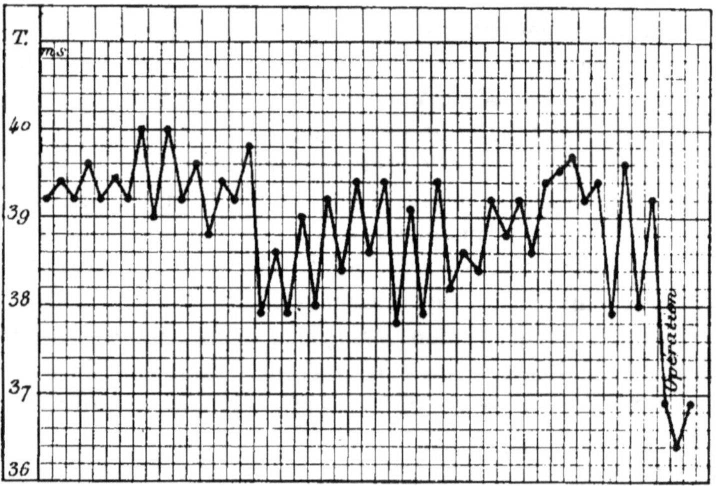

Fig. 29.

Courbe de la température dans un cas de cholécystite calculeuse
infectée par le coli-bacille. Opération. Guérison.

secondaire à la lithiase a provoqué une sclérose pariétale de la vésicule avec inflammation péricholécystique.

Dans la cholécystite suppurée, le foie déborde généralement des fausses côtes.

Les urines ont le caractère de l'urine fébrile ; elles sont rares et hautes en couleur.

L'ictère ne survient jamais dans les cas purs de cholécystite suppurée ; son existence doit mettre sur la trace d'une obstruction (par calcul ou cancer) du cholédoque ou de lésions angiocholitiques concomitantes.

Les oscillations de la température sont les mêmes que dans l'angiocholite suppurée (fig. 29).

4° Marche, durée, terminaison. — La guérison spontanée
de la cholécystite suppurée est rare; elle s'observe plus fréquemment dans l'hydropisie simple de la vésicule biliaire.

Dans le cas d'empyème, la vésicule est à tout moment exposée
à se rompre et à déverser son contenu dans la cavité péritonéale,
d'où péritonite suraiguë rapidement mortelle. Mais, lorsque
dans le cours de poussées inflammatoires, des adhérences péritonéales ont eu le temps de s'organiser avec la paroi abdominale
ou les organes voisins, le contenu de la vésicule s'évacue soit au
dehors (fistule abdominale), soit dans un viscère, le plus souvent
dans l'intestin ; la guérison peut alors survenir spontanément
après une période plus ou moins longue de suppuration, à moins
que la maladie ne se termine par ictère grave.

5° Pronostic. — Le pronostic de la cholécystite suppurée
est donc toujours sérieux ; il serait plus bénin dans la cholécystite catarrhale si cette affection n'aboutissait trop souvent à la
lithiase biliaire. La cholécystite gravidique peut occasionner un
accouchement prématuré.

6° Diagnostic. — Dans les formes à début suraigu, la cholécystite peut être confondue avec une colique hépatique, néphrétique ou intestinale, avec une névralgie intercostale droite inférieure, avec une gastralgie.

Pendant les premières heures, il sera souvent difficile d'établir
un diagnostic exact entre ces différentes affections, à cause de
la diffusion de la douleur et de la défense musculaire ; aussi
convient-il d'attendre, pour se prononcer, que le maximum
douloureux soit nettement localisable par la palpation.

L'appendicite peut créer les mêmes difficultés. Outre que la
douleur appendiculaire siège quelquefois très au-dessus du point
de Mac Burnay, le fond de la vésicule biliaire peut descendre
très bas dans l'hypocondre et venir en contact presque immédiat avec l'appendice, de telle sorte que, si le siège élevé de la
douleur n'est toujours pathognomonique de cholécystite, sa situation basse ne signifie pas toujours appendicite.

Le diagnostic peut être d'autant plus difficile que la coexistence de la cholécystite et de l'appendicite ne constitue pas une rareté absolue. M. DIEULAFOY [1] a réuni plus de 30 observations de ce genre. Presque tous les malades ont un passé biliaire qui trompe le médecin et fait méconnaître l'appendicite pendant un certain temps. Il est probable que l'infection débute par la vésicule et se transmet par voie descendante à l'appendice.

Quand la vésicule est descendue par une collection, la tumeur biliaire pourrait être confondue avec un rein mobile, une hydronéphrose ou une pyélonéphrite.

Avec le rein mobile, on évitera l'erreur en tenant compte de la consistance et de la forme spéciale de l'organe en ptose, de la sensibilité spéciale, spécifique même que réveille la palpation par le procédé néphroleptique.

L'*hydronéphrose* présente souvent tous les caractères des tumeurs liquides de la vésicule biliaire : siège lombo-abdominal, forme arrondie, lisse ou mamelonnée, mobilité quelquefois considérable, ballottement, indolence à la pression, sonorité antérieure disparaissant quand la tumeur acquiert un gros volume, par suite du refoulement du côlon. Mais dans la généralité des cas, la tumeur est franchement abdominale et fluctuante ; quant à l'hydronéphrose intermittente, elle se caractérise nettement par les crises douloureuses qui coïncident avec l'accroissement de la tuméfaction, par la sensation de soulagement consécutive aux débâcles urinaires.

Dans la *pyélonéphrite*, la présence du pus dans l'urine, l'intensité des douleurs rénales et l'existence d'une tumeur lombo-abdominale constituent les bases du diagnostic.

L'hématologie peut rendre des services, lorsque les inflammations des voies biliaires s'accompagnent d'ictère. Dans un cas particulièrement délicat où les symptômes principaux consistaient dans un ictère récent avec décoloration des selles, léger état fébrile, gros foie indolore, H. CLAUDE put établir le diagnostic de suppuration des voies biliaires d'après l'examen du sang qui révélait une leucocytose notable avec 90 p. 100 de polynucléaires (Soc. méd. des hôpitaux, 13 mars 1904.)

[1] *Académie de médecine*, 16 juin 1903.

M. Pick indique également la leucocytose comme signe précieux d'infection cholé-lithiasique.

Dans la cholécystite gravidique survenant après l'accouchement, les symptômes fébriles et les douleurs abdominales pourraient faire penser à un début d'infection puerpérale. On évitera cette méprise si l'on prend soin d'examiner l'abdomen avec méthode : l'absence de douleurs au niveau du corps de l'utérus, la rétraction normale de cet organe, l'examen des lochies permettront de rejeter l'hypothèse d'une infection utérine.

7° Traitement. — Il doit être d'abord préventif. Dans toutes les maladies infectieuses, susceptibles de retentir sur le foie, principalement dans celles qui ont une origine gastro-intestinale, il faut assurer l'antisepsie de l'intestin par le régime lacté.

Quand la cholécystite est constituée, le traitement médical curatif impose encore ce régime auquel s'ajoutera la prescription du calomel à dose fractionnée et des salicylates à la fois désinfectants et provocateurs de l'hypersécrétion biliaire.

Le Dr Reichmann (de Varsovie) prétend que l'usage interne du bleu de méthylène peut rendre des services. Il prescrit ce médicament à la dose de 0 gr. 03, 0 gr. 05 ou 0,10 centigrammes, répétés 3 fois par jour. Afin d'éviter l'irritation de la vessie, il ajoute à chaque prise 0,10 de poudre de muscade ; il faut s'abstenir de cette médication aussi longtemps que persistent les nausées et les vomissements.

Lorsque l'état général ne s'améliore pas et lorsque la tumeur biliaire persiste, il faut recourir au traitement chirurgical.

La ponction simple de la vésicule biliaire enflammée doit être abandonnée ; seule l'incision de la vésicule est une opération rationnelle.

Cette *choléchytotomie* peut se pratiquer dans deux circonstances différentes :

Ou bien la vésicule a contracté des adhérences avec la paroi abdominale ; dans ce cas l'opération consiste simplement à ouvrir le foyer enkysté sans rapprocher les lèvres de l'incision ; on établit ainsi une fistule cutanée que l'on fermera plus tard si l'oblitération n'a pas de tendance à se produire spontanément.

Si la vésicule malade n'a pas contracté d'adhérences, on a le choix entre plusieurs interventions. On peut inciser la vésicule et suturer les lèvres de l'incision à la plaie cutanée ; on traitera plus tard la fistule, s'il y a lieu ; — on peut encore, après évacuation du pus suturer les lèvres des incisions vésiculaire et abdominale et réduire la vésicule dans l'abdomen ; c'est la *cholécystotomie dite idéale* par BERNAYS.

Si la vésicule présente des parois trop altérées on peut la supprimer (*cholécystectomie*), à condition qu'elle ne soit pas adhérente.

S'il y a coïncidence de cholécystite et d'appendicite une double intervention s'impose.

§ 3. — LITHIASE BILIAIRE

La présence de concrétions calculeuses dans les voies biliaires extra et intra-hépatiques constitue la lithiase biliaire.

1° Historique. — Les travaux qui ont eu pour objet l'étude de cette question sont considérables. Au xvi⁰ siècle avec VÉSALE, FALLOPE, FERNEL, commence la période des constatations cadavériques ; au xviii⁰ siècle, MORGAGNI, HOFFMANN, HALLER, BŒRHAWE, WALTER étudient minutieusement les concrétions et les symptômes qui les manifestent ; en 1757 paraît à Londres la première monographie due à COE ; en 1790 DURANDE préconise le remède qui porte encore son nom. Au commencement du siècle, CHEVREUL en découvrant la cholestérine, éclaire nos connaissances sur la constitution chimique des calculs.

La période contemporaine commence avec la monographie de FAUCONNEAU-DUFRESNE (1851). Depuis lors les travaux se multiplient : apparaissent successivement les leçons de CHARCOT, les travaux de DENUCÉ, JANOWSKI, PILLIET, les études de BOUCHARD sur les maladies par ralentissement de la nutrition [1], études qui mettent en évidence le rôle important

---

[1] BOUCHARD, *Maladies par ralentissement de la nutrition.* Paris. 1892.

du terrain dans le déterminisme de la lithiase biliaire. Les idées de Bouchard furent vivement combattues par Naunyn, (1891) et ses élèves Thomas, Kausch et Jankau ; elles furent reprises et modifiées par Glénard qui considère la lithiase biliaire comme une des formes de l'hépatisme.

A la bactériologie de la lithiase se rattachent les noms de Galippe, Gilbert et Dominici, Gilbert et Fournier, Hanot, Létienne, Mignot, Claude, etc. Les travaux de ces auteurs établirent définitivement l'origine microbienne des concrétions biliaires.

2° Anatomie pathologique. — Il est exceptionnel de ne rencontrer dans la vésicule biliaire qu'un seul calcul ; le plus souvent on en trouve de cinq à dix.

Leur volume qui est en raison inverse de leur nombre, varie de la dimension d'un grain de sable, (gravelle biliaire), à celle d'un œuf. Les gros calculs ont généralement une forme olivaire ; les plus petits et ceux de

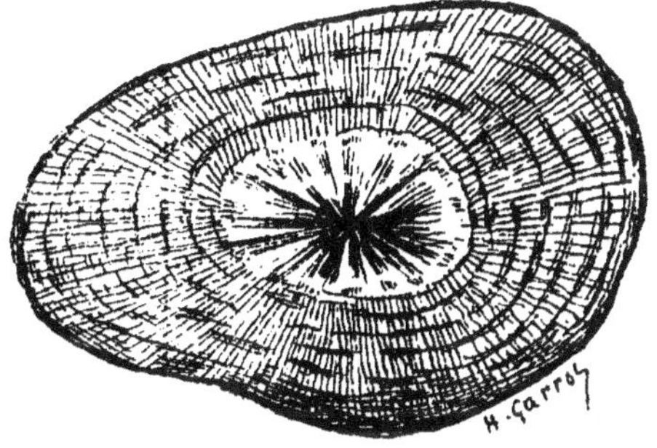

Fig. 30.

Calcul biliaire avec ses couches successives autour d'un noyau central.

moyenne dimension sont polyédriques, en forme de coin, de pyramide triangulaire ; ils présentent un nombre variable de facettes (4 à 5) légèrement concaves ou convexes, pouvant s'emboîter comme des surfaces articulaires (fig. 30, 31 et 32).

Dans certains cas la surface des calculs au lieu d'être lisse et polie apparaît rugueuse, mamelonnée : ce sont les calculs mûriformes décrits par Bouisson.

De coloration noirâtre, brune, jaune ou verdâtre, ils sont en général assez friables pour qu'on puisse les écraser entre les doigts et présentent une densité inférieure à celle de l'eau (0,8), sauf les calculs pigmentaires dont la densité serait un peu plus forte (1,08 d'après Thomsen).

a. *Siège*. — Ils occupent généralement le fond de la vésicule biliaire, peuvent être libres dans sa cavité (fig. 33) ou adhérer aux parois qui les emprisonnent (calculs enchatonnés). Les canaux cystique, hépatique, cholédoque (fig. 34) peuvent également renfermer des calculs; exceptionnellement on a vu des cholélites se développer dans les canaux biliaires intra-hépatiques; plus rarement encore se produirait la cristallisation en plein lobule hépatique, injectant en quelque sorte la cavité distendue de la trabécule hépatique intra-lobulaire (cas de CASSAET).

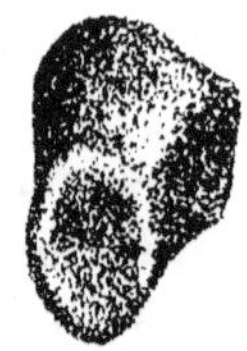

Fig. 31.

Type de calcul
biliaire.

b. *Structure et composition chimique*. — Ils sont formés d'un noyau et d'une couche corticale.

Le *noyau* plus ou moins central, ordinairement noirâtre,

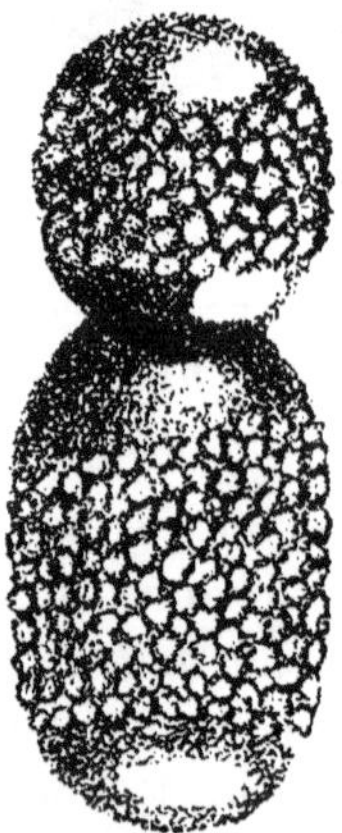

Fig. 32.

Deux calculs de cholestérine
articulés.

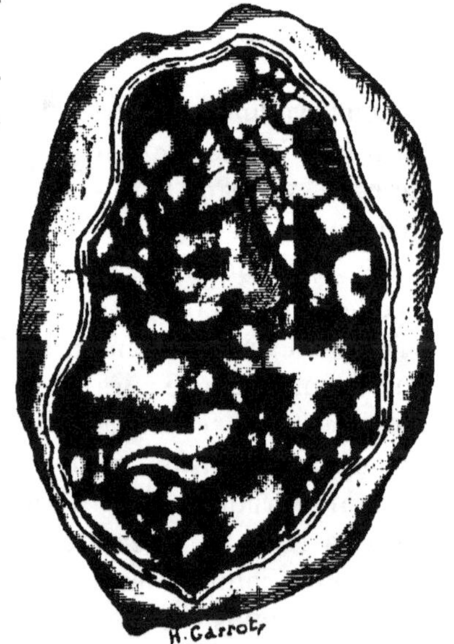

Fig. 33.

Calculs de la vésicule
biliaire.

peut être constitué soit par du pigment biliaire ou des sels de chaux mélangés à du mucus et à des débris épithéliaux, soit par un corps étranger (ascaris lombricoïde, douve, noyau de prune).

Autour du noyau, centre de cristallisation pour NAUNYN, se disposent des lamelles de cholestérine en couches concentriques et stratifiées. Ces lamelles constituent la majeure partie des calculs. Elles sont recouvertes d'une écorce mince et lisse formée de pigments biliaires précipités et de sels calcaires.

Dans un petit nombre de cas la structure du calcul est homogène dans toute l'épaisseur et donne à la coupe une apparence terreuse s'il s'agit de sels calcaires, cristalline pour les calculs de cholestérine.

Au point de vue de la composition chimique, on peut admet-

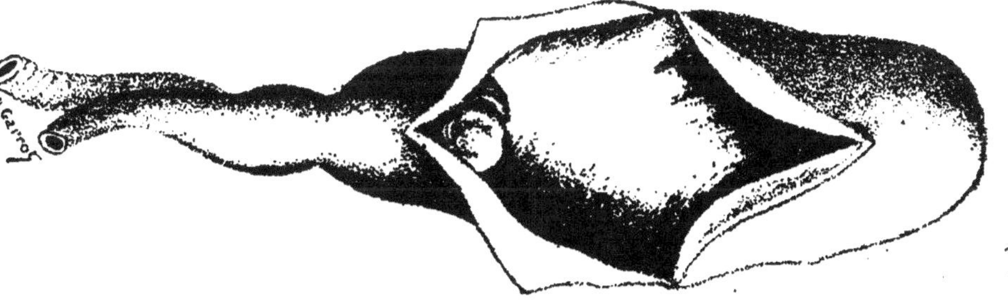

Fig. 34.
Type de calcul du canal cystique,

tre deux grandes variétés de calculs : les *calculs de cholestérine* à faible densité, solubles dans le chloroforme et l'éther, facilement combustibles ; et les *calculs pigmentaires* composés de bilirubine ou d'un des produits d'oxydation de la bilirubine combiné à la chaux. Il existe des types purs de chacune de ces deux variétés ; mais le plus grand nombre des calculs biliaires appartient au type mixte.

Dans toute l'épaisseur des calculs existe une substance fondamentale albuminoïde, une trame organique qui forme comme le squelette de la concrétion.

Les calculs se fracturent parfois spontanément dans la vésicule. Lorsque cette fracture ne peut être imputée à un choc, ou à des contractions violentes de la vésicule dans le cours de coliques hépatiques, on peut l'expliquer de différentes manières. ORD l'a attribuée à l'expansion du noyau qui ferait éclater le calcul à la manière d'une bombe, ou à la pénétration de champignons qui affaiblissent la résistance des zones extérieures. NAUNYN met en cause l'infiltration dans la masse du calcul d'une certaine quantité de cholestérine qui recristallise et fait éclater les couches successives.

CHAUFFARD a montré que les calculs pouvaient être envahis par des micro-organismes.

c. *Lésions des voies biliaires*. — Si les calculs ont séjourné pendant longtemps dans le cholécyste, la vésicule est atrophiée et scléreuse ; la sclérose est généralement précédée par l'hypertrophie des fibres lisses vésiculaires qui, tôt ou tard, dégénèrent et subissent la transformation fibreuse ; la muqueuse dégénérée adhère intimement aux calculs ; elle présente assez souvent des lésions cicatricielles plus ou moins limitées, indices d'anciennes ulcérations.

Si le canal cystique n'est pas oblitéré, la vésicule contient en même temps que les calculs, de la bile ou un mélange de bile et de pus ; dans le cas opposé, on ne trouve dans la vésicule qu'un liquide muqueux, souvent incolore, plus ou moins purulent.

Parfois au lieu de l'atrophie, on constate une dilatation plus ou moins considérable de la vésicule. Cette dilatation peut être due à la présence d'un calcul formant soupape et qui permet l'entrée de la bile dans la vésicule en s'opposant à sa sortie ; dans d'autres circonstances elle est la conséquence d'une hypersécrétion de la muqueuse vésiculaire coïncidant avec une oblitération du canal cystique ; la bile est alors remplacée par un liquide muqueux, transparent et qui n'ayant aucune issue distend progressivement la vésicule (*hydropisie de la vésicule*) dont le contenu peut s'élever à plusieurs litres.

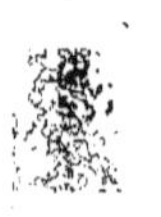
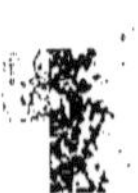

Dans le cas d'obstruction prolongée, le canal hépatique et le cholédoque peuvent aussi se laisser dilater au point d'atteindre le volume de l'intestin. Ils contiennent alors des calculs nageant dans la bile ou dans un liquide muco-purulent ; les parois de ces vaisseaux présentent les altérations de l'angiocholite chronique ; par places on trouve sur leur muqueuse des ulcérations dont la cicatrisation peut être suivie de rétrécissement fibreux.

L'infection constitue pour la muqueuse de la vésicule lithiasique la cause principale d'ulcérations et de gangrène : ainsi se produisent les fistules biliaires ; elle peut déterminer une angiocholite suppurée avec ses différentes complications, foyers métastatiques, infection générale, etc.

3° Étiologie. — Les principales causes étiologiques de la lithiase biliaire sont les suivantes :

a. *Sexe*. — Trois fois plus fréquentes chez la femme que chez l'homme, elle apparaît surtout à la période génitale de la vie féminine, de 25 à 35 ans ; la raison de cette prédominance tient peut-être à ce fait que chez la femme se rencontrent surtout deux grandes causes de stagnation de la bile : la grossesse et la fréquence des prolapsus viscéraux, surtout de l'hépatoptose.

b. *Age*. — La lithiase se manifeste surtout après vingt-cinq ans et c'est à l'autopsie d'individus morts après soixante ans qu'on rencontre le plus fréquemment des calculs biliaires.

Sur 117 cas personnels à LANCEREAUX, l'âge se répartit de la façon suivante :

	FEMMES	HOMMES
De 15 à 20 ans.	3	»
De 20 à 30 ans.	21	»
De 30 à 40 ans.	33	»
De 40 à 50 ans.	16	1
De 50 à 60 ans.	25	1
De 60 à 70 ans.	10	3
De 70 à 80 ans.	»	4
	108	9

La statistique de HARLEY, moyenne des statistiques des différents auteurs concorde avec la précédente :

Au-dessus de 40 ans.	750 cas.
Entre 30 et 40 ans.	200 cas.
Entre 20 et 30 ans.	40 cas.
Au-dessous de 20 ans	10 cas.

c. *Genre de vie*. — Maladie des citadins surtout dans les pays froids et humides, des sédentaires, des gros mangeurs, des obèses, de tous ceux qui absorbent beaucoup et dépensent peu.

d. *Tempérament.* — La lithiase est une des manifestations d'une nutrition ralentie, de la bradytrophie, suivant l'expression de Bouchard ; elle relève du même processus pathologique que le diabète, l'obésité, la goutte, la lithiase urique, le rhumatisme chronique, les migraines, l'asthme, etc., auxquels elle succède ou qu'elle remplace. Ces diverses maladies constituent de véritables équivalents pathologiques.

Pour Glénard la lithiase biliaire est une des formes de l'hépatisme.

e. *Causes mécaniques.* — D'une façon générale on peut dire que toutes les causes qui occasionnent un ralentissement au cours de la bile favorisent la formation des calculs biliaires : tels, par exemple, le défaut d'exercice, l'atrophie de la musculature de la vésicule chez les vieillards, la constipation habituelle, les grossesses répétées, mais surtout le port des ceintures et du corset qui, particulièrement chez la femme, provoquent la stase biliaire par compression directe ou indirecte du foie et des canaux biliaires.

Exceptionnellement on a observé comme centre de précipitation des cholélites un corps étranger parasitaire : Lobstein a rencontré un morceau d'ascaris lombricoïde ; Bouisson, un morceau de douve (chez un bœuf) ; MM. Devet et Guerbet (*Soc. de Biol.* 11 février 1905) ont signalé des hydatides comme cause du processus lithogène.

f. *Causes infectieuses.* — Mais à côté de la stase biliaire, on relève souvent à l'origine de la lithiase des maladies infectieuses qui paraissent en avoir provoqué l'éclosion ; au premier rang apparaît la fièvre typhoïde ; puis viennent la tuberculose, la grippe, la fièvre intermittente et la pneumonie.

4° Pathogénie. — Trois théories ont été émises pour expliquer la formation des calculs biliaires.

a. *Théorie de Bouchard.* — La cholestérine qui provient en faible partie de l'alimentation, en plus grande quantité des tissus organiques et en particulier du système nerveux, s'élimine par la bile ; elle est maintenue en dissolution dans ce liquide par les sels biliaires et les savons de potasse et de soude, à condition que le milieu soit alcalin. Cette cholestérine se précipite et forme des calculs si elle est produite en excès par suite d'une alimentation vicieuse ou si la bile devient acide ; or, l'acidité biliaire peut résulter soit d'un défaut d'alcalinité des humeurs, conséquence elle-même d'une insuffisante combustion des acides dans l'organisme (ralentissement de la nutrition), soit d'une fermentation acide causée par une inflammation de la vésicule.

Si la chaux prédomine dans la bile, la cholestérine peut encore se précipiter, car la chaux déplaçant la potasse et la soude, s'emparant des acides gras et des acides biliaires forme des savons et des sels biliaires de chaux insolubles. « Cette prédominance de la chaux peut résulter d'un excès de la chaux alimentaire, ou d'un obstacle à la fixation de la chaux par les tissus ou d'une redissolution de la chaux des tissus ; ces deux dernières conditions sont réalisées quand les acides sont surabondants dans l'économie. »

En somme, ce qui, d'après BOUCHARD, commande le déterminisme pathogénique de la lithiase biliaire, c'est l'état spécial de l'organisme caractérisé par la lenteur et la difficulté des combustions, par le retard des échanges nutritifs.

b. *Théorie de Naunyn*. — La cholestérine n'est pas un produit de sécrétion du foie ; elle est sécrétée par l'épithélium glandulaire de la vésicule biliaire. Si cet épithélium s'enflamme, cholestérine et sels de chaux sécrétés en excès se précipiteront pour former des calculs. Telle est la théorie du *catarrhe lithogène*, nettement opposée à la théorie de BOUCHARD.

c. *Théorie toxi-infectieuse*. — La cholestérine ne provient du foie que pour une faible part ; les lésions de la muqueuse des voies biliaires déterminent toujours la production en excès de cette substance et de la chaux, par suite leur précipitation ; or, les lésions de la muqueuse biliaire sont toujours la conséquence d'une invasion microbienne surtout par le coli-bacille et le bacille typhique (lithiase coli-bacillaire, lithiase typhique) ; d'autres espèces interviennent peut-être, mais elles sont encore inconnues.

La lithiase serait donc le résultat d'une infection biliaire, mais par des germes à virulence atténuée. Les toxines chimiques comme les toxines microbiennes seraient susceptibles de provoquer les lésions de la muqueuse du cholécyste (CLAUDE) et par suite la lithiase.

La théorie toxi-infectieuse de la lithiase biliaire peut donc se résumer ainsi : la cholestérine, la chaux et la trame organique décrite par POSNER sont excrétées par l'épithélium des canalicules et de la vésicule biliaire. Par suite d'une inflammation de la muqueuse des voies biliaires, ces éléments, constitutifs des calculs, sont formés en plus grande abondance et se précipitent comme ils le feraient, en quelque sorte, dans une solution sursaturée. Quant à l'inflammation de la muqueuse, elle résulte d'une action locale imputable aux agents microbiens, à leurs produits solubles ou aux toxines minérales.

Cette conception pathogénique de la lithiase s'appuie non seulement sur la clinique, mais encore sur les deux faits expérimentaux suivants, bien établis à l'heure actuelle : la présence de germes au centre des calculs et la possibilité de réaliser la lithiase en produisant la toxi-infection biliaire (GILBERT et FOURNIER, MIGNOT, etc.). Tout récemment, M. GÉRARD (*Soc. de Biologie*, 25 février 1905) a étudié les conditions dans lesquelles une solution de sels biliaires saturée de cholestérine, à la température de 37°, laisse déposer cette substance. Une solution stérile de ces sels biliaires et de cholestérine, additionnée de 0^{gr},50 p. 100 de chlorure de sodium et de 0,20 p. 100 de phosphate de potasse, est ensemencée par le *B. coli*. Au bout de deux ou trois jours, la culture se trouble et laisse déposer un sédiment cristallin microscopique formé par de la cholestérine. Une solution-témoin, non ensemencée et placée comme la première à l'étuve à 38°, reste limpide.

Estimant que le dépôt de la cholestérine était dû, ainsi que l'ont déjà pensé certains auteurs, comme GALIPPE, NAUNYN et LÉTIENNE, à une modification du milieu par l'action des bactéries, M. GÉRARD a recherché, dans le produit de la culture, le glycocolle provenant du dédoublement de l'acide glycocholique. Il a pu en effet isoler du glycocolle.

Le *B. coli* est donc susceptible de modifier la composition de la solution des sels biliaires et, par suite, de provoquer le dépôt d'une certaine quantité de la cholestérine dissoute à la faveur de ces sels.

Il est probable que pour réaliser le catarrhe lithogène efficace, l'agent toxi-infectieux doit se trouver en présence d'une excrétion biliaire primitivement modifiée comme quantité ou comme qualité ; or, nous savons que certaines infections générales déterminent une hypocholie relative et que nombre de circonstances (fatigues, surmenage, grossesse, vices d'alimentation, hérédité, etc.) sont susceptibles d'altérer la composition normale du chimisme biliaire.

Le terrain se trouve ainsi préparé pour l'infection. La théorie purement humorale se concilie alors avec la théorie toxi-infectieuse : *les modifications chimiques de la bile, héréditaires ou acquises constituent la cause prédisposante et l'infection la cause occasionnelle.*

5° Physiologie pathologique. — Les calculs une fois formés peuvent migrer ou séjourner indéfiniment dans la vésicule biliaire sans donner lieu à aucun accident ; il en est ainsi chez le vieillard par suite de la disparition des fibres musculaires de la vésicule devenue moins facilement irritable.

A la vérité, l'appareil musculaire des voies biliaires est peu développé ; il est néanmoins suffisant pour déterminer l'expulsion des calculs, surtout quand se produisent des contractions violentes sous l'influence d'une irritation directe de la muqueuse biliaire (chocs, traumatismes) ; ces contractions de la vésicule peuvent encore être mises en jeu par des excitations psychiques (émotions), périphériques (refroidissement) ou centrales, surtout par celles qui ont pour point de départ la muqueuse intestinale au niveau de l'ampoule de Vater ; alors, apparaissent les *coliques hépatiques*, qui surviennent généralement, deux heures après les repas, au moment où la bile est déversée dans l'intestin.

Dans sa progression le calcul rencontre une série d'obstacles constitués surtout par les coudures et les rétrécissements normaux des conduits ; contre ces obstacles luttent les contractions des voies biliaires et le flux biliaire. Ces contractions sont douloureuses et provoquent des coliques.

La douleur de la colique hépatique avec ses irradiations s'explique par les richesses des canaux biliaires en cellules et en filets nerveux ; telle était au moins la manière de voir généralement adoptée jusqu'au jour où MM. Tripier et Paviot invoquèrent une « pathogénie péritonique » de la colique hépatique [1]. Pour ces auteurs, ce n'est pas aux contractions de la vésicule biliaire que l'on doit rapporter les douleurs de la colique hépatique, mais à des poussées de péritonite, consécutives elles-mêmes à l'inflammation du cholécyste. Tripier et Paviot adoptent la même pathogénie pour la colique appendiculaire, pour la colique néphrétique. En somme, la colique dite hépatique n'est pas synonyme, pour ces auteurs, de migration calculeuse mais d'inflammation vésiculaire propagée au péritoine.

Une semblable interprétation est, il faut bien le reconnaître, conforme à cette loi générale d'après laquelle un organe abdominal ne devient douloureux que dans le cas où le péritoine qui l'entoure vient à s'enflammer.

Parfois le calcul se fixe dans le conduit où il s'est engagé sans pouvoir ni avancer ni reculer. Cet *enclavement* s'observe surtout dans le canal cystique et à la terminaison du cholédoque. L'arrêt des calculs détermine un empyème ou une hydropisie de la vésicule, une dilatation plus ou moins considérable en amont des voies biliaires, enfin, dans un avenir plus ou moins éloigné, la cirrhose calculeuse.

L'ictère est un symptôme inconstant de l'obstruction calculeuse des voies biliaires. Son intensité, quand la perméabilité des gros conduits est encore suffisante, autorise à penser qu'il n'est pas exclusivement fonction d'un obstacle à l'excrétion, mais qu'il peut relever de l'angiocholite concomitante : il traduirait alors une lésion hépatique assez avancée.

La lithiase canaliculaire apportant un obstacle au cours normal de l'excrétion biliaire favorise l'ascension et la pullulation des germes venus de l'intestin ou apportés par la voie sanguine.

[1] Sem. médicale, 28 janvier 1903.

6° Symptômes. — La présence du calcul biliaire traduit, d'après GLÉNARD, une étape avancée de l'hépatisme biliaire. Mais cet hépatisme se manifeste d'abord par un ensemble de symptômes qui permettant de prévoir la formation ultérieure du calcul, permettent aussi de l'éviter dans nombre de cas.

De même qu'il existe une *précirrhose*, il existe une *prélithiase* (GLÉNARD) caractérisée par des signes fonctionnels très variables et différemment groupés : crampes d'estomac, crises nerveuses gastriques, vomissements fréquents, indigestions sans cause spéciale, constipation, étouffements, oppression, migraines menstruelles, névralgie intercostale, douleur à l'épaule droite. Les malades chez lesquels on trouve ces différents symptômes isolés ou associés sont en outre sujets à l'entéroptose et présentent fréquemment un signe objectif capital, *le point cholécystique sensible à la pression* (procédé du pouce) ; ils ne sont encore que candidats à la lithiase qui peut s'annoncer ainsi plusieurs années à l'avance.

Au point de vue de la thérapeutique préventive, il importe de bien connaître cette période de prélithiase.

La lithiase biliaire constituée passe souvent inaperçue si le ou les calculs restent fixés dans le fond du cholécyste ; s'ils se mobilisent, la maladie prend au contraire une allure des plus nettes, mais les symptômes varient suivant que la *migration* sera régulière ou irrégulière, suivant le point de l'arbre biliaire où s'arrêtera le corps étranger. Ces différentes éventualités doivent être envisagées séparément.

a. *Migration régulière.* — Le symptôme capital de la migration calculeuse est la *colique hépatique* qui apparaît d'ordinaire au moment de la chasse biliaire, deux ou trois heures après les repas ; survient alors une douleur aiguë, déchirante, présentant un maximum d'intensité dans·l'hypocondre droit et dans l'épigastre, s'irradiant dans les seins, dans le dos surtout du côté de la pointe de l'omoplate, dans le ventre ; exaspérée par la pression sur la vésicule, cette douleur provoque chez le malade les attitudes les plus bizarres, qui toutes ont pour but d'éviter la compression de la région hépatique. La douleur s'accompagne de nausées, de vomissements d'abord alimentaires, puis muqueux et bilieux ; aussi longtemps que dure la crise, l'intolérance gastrique est absolue.

Le pouls est généralement calme, plutôt ralenti ; à l'auscultation du cœur, on peut observer un bruit de galop droit à maximum xyphoïdien, indice d'une augmentation de pression dans l'artère pulmonaire et dans le ventricule correspondant ; les accidents peuvent aboutir à une véritable crise de dilatation aiguë des cavités droites. L'hépatique devient alors un véritable cardiaque et peut succomber dans l'asystolie. Nous savons, depuis Potain, que ces accidents ont pour cause la vaso-constriction réflexe des vaisseaux pulmonaires produite par l'irritation des voies biliaires et que l'arc tout entier du réflexe appartient au grand sympathique. (Voir page 223).

Les troubles nerveux le plus souvent observés sont : des crises convulsives hystériques ou épileptiformes, une paralysie transitoire, la tétanie et des accidents inhibitoires entraînant simplement la syncope, mais capables d'aboutir à la mort avec arrêt du cœur en diastole.

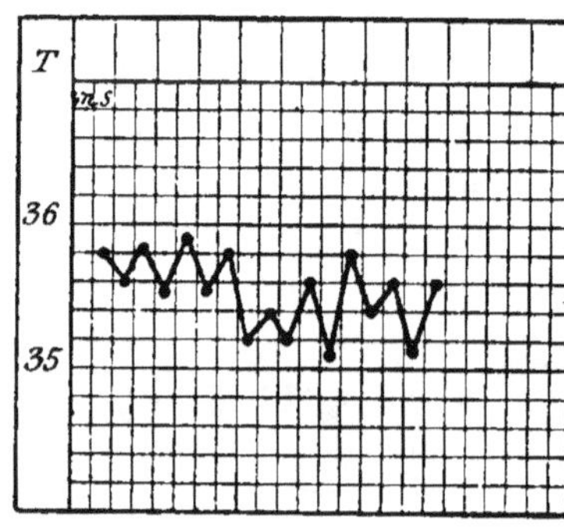

Fig. 35.

Courbe de la température dans un cas de lithiase biliaire non infectée.

La colique hépatique évolue sans fièvre, sauf dans les cas d'infection biliaire (fig. 35).

Elle peut se terminer après une seule crise ou présenter une série d'accès paroxystiques séparés par des rémissions plus ou moins longues ; elle dure rarement plus de quarante-huit heures.

La fin de la crise est annoncée par l'émission d'urines pâles et abondantes, types d'urines nerveuses. Pendant la crise ou immédiatement après, Ord, Kraus, Exner ont observé une glycosurie transitoire ; dans les mêmes conditions. quelques observateurs ont provoqué la glycosurie expérimentale que Mikulicz déclare exceptionnelle. Dans le cas d'ictère concomittant, les urines contiennent des pigments ; très inconstant, cet ictère n'apparaît généralement que le deuxième ou troisième jour après la crise ; il disparaît très vite. — Pendant la crise, le gonflement du foie serait constant pour BEAU, NAUNYN et WOLF ; souvent les malades accusent la sensation d'une masse énorme remplissant l'hypocondre droit au niveau duquel PETER aurait constaté une élévation de température de quelques dixièmes de degré.

Chez les personnes âgées dont la sensibilité de la muqueuse vésiculaire est émoussée, chez les individus ayant présenté antérieurement des crises de colique hépatique et dont les canaux excréteurs sont probablement dilatés, la crise se réduit souvent à une sensation de malaise général accompagné de nausées et de douleurs vagues au niveau de l'estomac.

La colique terminée, les malades éprouvent une sensation de bien-être instantané ; ils se remettent très vite.

Il est bon de procéder après chaque colique à la recherche des calculs dans les selles afin d'asseoir le diagnostic sur une base indiscutable. Il suffit de tamiser soigneusement les selles diluées dans l'eau. Malgré toutes les précautions, on ne retrouve pas toujours le calcul dont le volume fort variable n'est pas en rapport avec l'intensité de la colique hépatique.

Le tamisage ou criblage des matières fécales est une corvée particulièrement désagréable que le médecin ne peut cependant confier au premier venu, car la recherche des corps étrangers dans les fèces demande une grande attention.

Depuis de nombreuses années, M. HOWARD LILIENTHAL emploie une méthode dont l'exécution peut être confiée aux soins du malade ou de son entourage.

Mode opératoire : prendre un fil métallique d'une certaine force (fil télégraphique par exemple) et faire avec ce fil un cercle un peu plus grand que l'ouverture du vase ou de la cuvette que l'on doit employer. Fixer sur ce cercle deux épaisseurs de gaze à pansement ou de moustiquaire, soit au moyen d'un simple surjet, soit par quelques épingles de sûreté, en ayant soin de faire le sac assez ample pour que le fond plonge dans la cuvette quand le haut se trouve fixé au bord du vase par l'anneau métallique. Si le malade ne peut se déplacer, le dispositif est porté aux water-closets, une fois la défécation terminée. De toutes façons, les matières peuvent être facilement léviguées par ce procédé : l'eau entraîne les matières dissociées, tandis que les plus fines concrétions sont retenues par le tissu et conservées pour un examen ultérieur. On arrive à isoler ainsi des calculs biliaires plus petits que des graines de moutarde (*Médical Record* 9 janvier 1904).

b. *Arrêt du calcul.* — Le calcul peut s'arrêter en un point quelconque de son parcours :

Soit dans la vésicule qui s'épaissit, se moule sur le calcul et se supprime en faisant corps avec lui ;

Soit dans le vestibule ou au niveau de l'orifice externe du canal cystique. La vésicule se transforme alors en une véritable tumeur à contenu muqueux (hydropisie de la vésicule) susceptible de devenir purulent (empyème) ;

Soit dans le canal cystique ; il provoque alors le plus souvent une atrophie graduelle et sans conséquence de la vésicule ;

Soit enfin et le plus souvent (32 fois sur 44 d'après JOURDAN) dans la portion sus-duodénale du canal cholédoque ; suivant la durée de l'obstruction, un simple ictère par rétention ou une cirrhose porto-biliaire par obstruction compliqueront la scène morbide ; généralement l'obstruction biliaire prolongée présente deux périodes bien distinctes : l'une aseptique, qui se traduit par l'ictère, la seconde infectieuse caractérisée par les symptômes de l'angiocholite.

c. *Migrations anormales du calcul biliaire.* — Sous l'effort des contractions expulsives, la vésicule biliaire peut se rompre brusquement ; plusieurs accidents peuvent alors survenir. Si la rupture de la vésicule n'a pas été précédée d'une péritonite locale, la bile inonde le péritoine et détermine la production d'une péritonite suraiguë, généralisée, rapidement mortelle dans le cas d'infection biliaire, curable si la bile n'est pas infectée.

Mais, dans la plupart des cas, la perforation se fait lentement ; elle a été précédée par un travail inflammatoire qui a provoqué la formation d'adhérences protectrices, cloisonnant la cavité péritonéale ; la perforation fait alors communiquer la vésicule biliaire avec l'extérieur ou avec un organe voisin ; ainsi se forment les *fistules biliaires.*

Les *fistules biliaires cutanées ou externes* aboutissent à la paroi abdominale ; elles siègent ordinairement au-dessous des fausses côtes ou dans le voisinage de l'ombilic, exceptionnellement au-dessus du pubis ou vers le pli de l'aine. M. Princeteau (*Soc. an. de Bordeaux*, 1904), a rapporté un cas d'élimination au voisinage du point de Mac Burnay. Ces fistules externes sont graves par suite de la déperdition constante de la bile.

Les *fistules biliaires internes* comportent un pronostic plus favorable ; dans la grande majorité des cas, la perforation s'ouvre dans le duodénum ; les fistules cystico-gastriques et cystico-coliques sont plus rares.

La symptomatologie de ces perforations est mal connue. Pendant une phase de durée variable, on constate les signes d'une infection biliaire à retentissement péritonéal plus ou moins accentué. Au moment où se produit la perforation survient une douleur déchirante, profonde, accompagnée parfois de vomissements bilieux, de selles également bilieuses ou purulentes.

Par les fistules internes s'éliminent souvent des calculs très volumineux qui peuvent déterminer des accidents d'*obstruction intestinale.*

Cette obstruction intestinale lithiasique est grave ; en effet, d'après une statistique de Dufourt [1] la mortalité ne serait pas inférieure à 56 p. 100 ; les chances de guérisons par la laparotomie sont minimes puisque la mortalité opératoire s'élève à 86 p. 100.

Cette complication se manifeste d'abord par des coliques intestinales siégeant principalement au niveau de l'ombilic. Ces douleurs sourdes, intermittentes, sont bientôt suivies des symptômes complets de l'obstruction intestinale, à marche lente ou aiguë : vomissements bilieux, puis fécaloïdes ; tympanisme, suppression absolue des émissions gazeuses par l'anus, arrêt des matières fécales, éructation et hoquet. Le palper abdominal permet, dans quelques cas, de saisir un point douloureux ou un empâtement

---

[1] Duffourt, Lyon médical, 6 janvier 1889.

dans la région ombilicale ; mais le plus souvent l'exploration ne donne aucun résultat.

Le diagnostic d'obstruction est facile ; mais il n'en est pas de même du diagnostic de la cause, d'autant plus que les antécédents de lithiase font presque toujours défaut. Parfois, dans les matières vomies on peut trouver des calculs à facettes ; mais, il n'est pas nécessaire d'attendre cette éventualité toujours problématique pour intervenir. L'opération s'impose aussitôt que les accidents deviennent menaçants.

Exceptionnellement les calculs biliaires peuvent émigrer vers le vagin, le bassinet, le rein droit, la vessie ou la plèvre avec formation de fistules bilio-pleuro-bronchique ; l'ouverture dans la veine porte est encore plus rare puisqu'il en existe à peine trois ou quatre cas authentiques.

7° Diagnostic. — Il importe de ne pas oublier l'existence d'une période souvent fort longue de *prélithiase* et de ne pas mettre sur le compte d'une neurasthénie les symptômes qui caractérisent cette période.

A cette occasion, je ferai remarquer que le diagnostic de neurasthénie fonctionnelle s'affirme trop facilement. Nombre de sujets prétendus neurasthéniques sont en réalité des hépatiques prélithiasique ou précirrhotiques qui relèvent non pas d'un traitement moral, mais d'une thérapeutique hygiénique et médicamenteuse bien définie. Une étude attentive des troubles fonctionnels accusés par le malade, une palpation bien faite et souvent renouvelée, permettant de saisir les modifications objectives du foie, éviteraient au clinicien et au malade bien des mécomptes.

Quand le calcul est formé, plusieurs éventualités cliniques doivent être envisagées.

A. Il n'y a pas eu de colique hépatique franche. — Le malade n'accuse qu'une sensation de pesanteur dans l'hypocondre droit et des crises pseudo-gastralgiques sur lesquelles a insisté Trousseau dans sa description de la colique hépatique à point gastrique. Dans ces cas qui peuvent être confondus avec la gastralgie, avec l'obstruction pylorique, on recherchera par une palpation bien faite à réveiller la sensibilité objective de la vésicule biliaire ; les antécédents du malade, la présence d'urobiline dans l'urine et l'épreuve de la glycosurie alimentaire pourront faire soupçonner la lithiase.

B. IL Y A COLIQUE HÉPATIQUE. — Avec LANCEREAUX, il y a lieu de reconnaître deux sortes de coliques hépatiques, l'une cystique, l'autre cholédoque, selon que le calcul s'arrête et séjourne dans l'un ou l'autre de ces canaux. La première souvent peu intense et de longue durée, est d'autant plus difficile à reconnaître qu'elle n'est pas accompagnée d'ictère. La seconde qui a l'ictère pour symptôme habituel échappe moins à l'attention du médecin.

Si le médecin assiste à la crise, les doutes seront levés presque aussitôt ; sinon, il faut éliminer successivement :

La gastralgie qui ne présente pas les irradiations de la colique hépatique, et l'indigestion simple que les vomissements soulagent aussitôt, tandis qu'ils n'ont aucune influence sur la durée de la colique hépatique.

La *colique appendiculaire* peut être aussi soudaine que la colique hépatique ; mais les irradiations se font plutôt vers l'ombilic et vers les aines. L'appendicite s'accompagne en outre d'un groupement de symptômes presque pathognomoniques : sensibilité exquise à la pression au niveau du point de M. BURNAY, hyperesthésie à la piqûre de la peau qui recouvre la fosse iliaque droite, diminution ou disparition du réflexe abdominal, ténesme vésical.

La *péritonite généralisée* se caractérise par la douleur abdominale, le facies grippé, le pouls petit et fréquent. Les lithiasiques en crise, assis sur leur lit, repliés sur eux-mêmes présentent une attitude bien différente de celle qui caractérise les péritonéaux immobilisés dans le décubitus dorsal. Cependant il ne faut pas oublier que, dans la lithiase comme dans l'appendicite, la douleur peut être très diffuse à l'origine des accidents et sa localisation ne se préciser que dans les heures suivantes. Cette diffusion primitive de la douleur est toute en faveur de la pathogénie péritonéale de la colique hépatique, invoquée par Tripier et Paviot. (Voir page 308).

Les crises gastralgiques du tabès. Le plus souvent, au moment des crises fulgurantes dans les membres, le malade éprouve de vives douleurs partant des aines et remontant jusqu'à l'épigastre où elles se fixent. Les vomissements sont incessants : alimentaires d'abord, ils sont formés ensuite d'un liquide muqueux, incolore, mêlé de bile et quelquefois de sang. Ces crises qui apparaissent et disparaissent avec une égale brusquerie durent deux à trois jours; l'estomac fonctionne très bien dans l'intervalle des accès. Dans certains cas sur lesquels Charcot a particulièrement attiré l'attention, elles simulent absolument la colique hépatique. La différenciation n'est possible que par l'analyse minutieuse des autres symptômes de l'ataxie locomotrice.

L'ulcère simple de l'estomac, précédé de crises hyperchlorhydriques dans la majorité des cas peut être facilement reconnu par les douleurs en broche et les hématémèses.

La perforation de l'estomac surtout quand elle survient chez des sujets atteints d'ulcère gastrique latent peut donner lieu à des hésitations. Toutefois la douleur présente un caractère bien spécial que tous les malades définissent de même : il semble qu'ils aient reçu un coup de poignard dans l'épigastre. Du reste, les signes de péritonite se généraliseront avec une telle rapidité que le doute ne sera permis que dans les deux ou trois premières heures.

La colique néphrétique. Le siège et les irradiations de la douleur diffèrent; mais la coïncidence assez fréquente des deux affections ne permet pas toujours de déterminer ce qui revient à chacune d'elles.

La colique saturnine. Rétraction du ventre, soulagement de la douleur par une large pression sur l'abdomen, constipation; stigmates du saturnisme.

Un empoisonnement par des agents caustiques ou irritants : début immédiat des accidents; douleur stomacale médiane sans irradiations : caractères spéciaux des matières vomies.

L'ouverture d'un kyste hydatique dans les voies biliaires : si l'existence du kyste n'était pas antérieurement connue, le diagnostic est impossible. Dans le cas opposé, la coïncidence d'une colique hépatique avec affaissement de la tumeur lèvera tous les doutes.

La pénétration dans le cholédoque d'un ascaris lombricoïde. Tout au plus peut-on la supposer, si l'on a constaté dans les selles les œufs du parasite.

Souvent au cours d'une intervention pour coliques hépatiques franches on ne trouve pas de calculs dans les voies biliaires. De ces faits plusieurs interprétations ont été proposées. Suivant RIEDEL la crise douloureuse aurait eu pour origine une poussée de cholécystite avec réaction péritonéale ; KEHR met en cause une insuffisante mobilité des parois de la vésicule incapable de se vider convenablement ; enfin KOHLER pense que ces coliques peuvent être dues à une oblitération du col de la vésicule par la distension du cholécyste outre mesure rempli de bile[1].

C. IL Y A FIÈVRE. — L'examen du cœur et de l'aorte permettront d'éliminer d'emblée l'*endocardite* et l'*aortite ulcéreuses.*

Les gros abcès du foie d'origine traumatique et dysentérique, seront reconnus grâce aux anamnestiques et aux modifications locales de la région hépatique.

Les petits abcès multiples consécutifs à une pyohémie, à une pyléphlébite, sont d'un diagnostic plus difficile car les phénomènes ressemblent à ceux de l'angiocholite calculeuse suppurée et les deux affections peuvent coïncider.

D. IL Y A TUMEUR BILIAIRE. — Le diagnostic doit être établi avec un *kyste hydatique pédiculé* de la face inférieure du foie. On se basera sur l'absence d'antécédents lithiasiques et sur les autres symptômes révélateurs d'un kyste hydatique (dégoût des graisses, poussées d'urticaire) ; au besoin on aurait recours soit à la ponction, soit à l'incision exploratrice. On procédera de même dans tous les cas de tumeur biliaire très volumineuse.

E. SIÈGE ET NATURE DES CALCULS. — Il est important d'établir aussi exactement que possible au moins le diagnostic du siège en raison des déductions opératoires qu'il comporte.

[1] KRUKENBERG, *Klin. Woch.,* n° 29. 1903.

18.

Les calculs intra-hépatiques ne donnent lieu qu'à des coliques frustres avec congestions répétées du foie et subictère.

Les calculs de la vésicule peuvent être sentis; en outre, ils traduisent généralement leur présence par une sensibilité vive de la vésicule, par des poussées hyperthermiques fréquentes, par des coliques récidivantes sans ictère.

L'ictère à répétition, fébrile ou apyrétique, surtout quand il n'est pas accompagné de douleurs violentes permettra de supposer un calcul de cholédoque [1].

La radiographie n'a pas donné les résultats que l'on avait escomptés. La situation des calculs dans une partie du corps que la respiration met constamment en mouvement est déjà un obstacle; mais le plus important paraît dû à la composition chimique des calculs.

Pour le plus grand nombre, en effet, ces calculs sont formés de cholestérine, transparente aux rayons X, sauf quand elle est fortement pigmentée (GILBERT, FOURNIER, OUDIN).

Malgré ces difficultés, MAUCLAIRE et INFROIT (Ac. des Sciences. 21 sept. 1903) ont réussi les premiers à confirmer par la radiographie, le diagnostic clinique de lithiase vésiculaire. Ils recommandent une technique spéciale dont on trouvera une description complète dans leur note à l'Académie des Sciences.

M. G. DENIGÈS a proposé un nouveau mode d'essai des calculs biliaires :

On pulvérise une partie du ou des calculs à examiner, et on en met gros comme un ou deux grains de millet dans un tube à essai avec 2 centimètres cubes d'acide acétique cristallisable, puis on porte à l'ébullition, qu'on maintient au moins une demi-minute. L'acide acétique dissout tous les éléments caractéristiques des concrétions biliaires, et c'est avec la solution obtenue. le plus souvent colorée en jaune foncé, parfois en vert ou jaune vert, qu'on tente les essais suivants :

a. *Recherche de la cholestérine.* — 1° On dépose sur une lame de verre, porte-objet, une goutte de solution acétique encore

---

[1] V. EHRET, *Diagnostic du siège des calculs biliaires*, Sem. méd., 7 janvier 1903.

presque bouillante, et on la laisse s'évaporer spontanément à l'air. On constate qu'elle s'étale d'abord sur le verre, puis se rétracte, et au bout de quelques minutes à peine l'acide s'est à peu près évaporé en abandonnant, dans le cas de la présence de la cholestérine, un dépôt que le microscope montre formé de longues aiguilles entre-croisées (l'examen peut être pratiqué à sec, avec l'objectif 2 de VERICK par exemple).

Pour mettre ces cristaux sous leur forme classique de lamelles rhomboïdales, souvent dentelées et comme entaillées en simulant des marches d'escalier, on achève de dessécher complètement le résidu à une douce chaleur, on le mouille *aussitôt après* d'une goutte d'alcool à 90°-95° et, lorsque ce dissolvant s'est évaporé à la température ambiante, on dépose une goutte d'eau sur les cristaux, on recouvre d'une lamelle mince et on examine au microscope.

D'ailleurs, si la cholestérine est abondante dans les calculs analysés, la solution acétique, refroidie *complètement* dans le tube même qui la renferme, soit sous un courant d'eau, ou par immersion prolongée dans l'eau froide, abandonne de fines aiguilles cristallines qui troublent le liquide et le rendent même chatoyant par agitation.

On peut confirmer la présence de la cholestérine par la réaction colorée de SALKOWSKI, en mettant dans un tube IV ou V gouttes de la solution acétique du calcul, 2 centimètres cubes de chloroforme, 2 centimètres cubes d'acide sulfurique pur (ces derniers exactement mesurés) et 1 goutte d'eau.

On passe trois ou quatre fois le tube dans une flamme et on le secoue pendant quelques instants de façon à bien mettre en contact les deux réactifs ; si les deux liquides s'émulsionnent, on chauffe très légèrement pour les séparer.

Le chloroforme et l'acide sulfurique se colorent en jaune orangé plus ou moins intense ; ce dernier présente en outre une fluorescence verdâtre marquée. Quant à la couche chloroformique, examinée au spectroscope, elle donne dans le bleu deux bandes d'absorption si voisines qu'elles paraissent presque confondues, pour certaines concentrations.

De plus, par addition au mélange d'une trace d'azotite de

sodium, I ou II gouttes de solution à $\frac{1}{10.000}$, puis nouvelle agitation du contenu du tube, le chloroforme prend une teinte rose ou carmin, le plus souvent après s'être presque décoloré lors de l'addition du nitrite.

b. *Recherche des pigments biliaires.* — Lorsque le liquide acétique est coloré en vert, la présence de ces pigments est à peu près certaine. Dans tous les cas, la moitié de ce liquide refroidi est additionnée d'une goutte de solution à 1 p. 100 d'azotite de sodium : il doit se former immédiatement, avec les matières colorantes de la bile, une coloration verte, passant aussitôt au bleu, puis rapidement au violet.

Si l'on pratique à ce moment l'examen spectroscopique du liquide, après avoir étendu d'acide acétique ou d'alcool, si c'est nécessaire, on aperçoit une bande d'absorption dans le jaune rouge et dans le vert.

On pourrait encore ajouter à la solution acétique primitive, chaude, quelques gouttes d'eau oxygénée qui ferait apparaître avec les pigments biliaires une coloration verte permanente. Cette dernière réaction est une variante de celle qu'a indiquée récemment M. Hugounenq et qui consiste dans l'emploi du peroxyde de sodium pour transformer la bilirubine en biliverdine.

c. *Recherche des acides biliaires.* — Enfin, la dernière portion de la liqueur acétique primitive pourra être employée à la recherche des acides biliaires par la réaction de Pettenkofer, en mettant dans un tube I ou II gouttes de cette liqueur, 1 centimètre cube d'alcool, une goutte de solution à 1 p. 100 de sucre de canne, et enfin 1 centimètre cube d'acide sulfurique concentré qu'on fera couler le long des parois du tube.

En secouant doucement ce récipient on mélangera peu à peu les divers liquides qu'il renferme : une coloration rouge plus ou moins violacée indiquera la présence des acides biliaires.

Toutefois, cette réaction ne peut être tentée en présence de cholestérine qui donne aussi, dans les mêmes conditions, une coloration comparable à celle de l'acide cholalique et de ses dérivés. Dans ces conditions on opérera ainsi : le reste de la solution acétique du calcul sera évaporé à sec au bain-marie et le résidu sera mis à bouillir pendant quelques instants avec 2 centimètres cubes d'eau et 11 gouttes de solution d'oxalate neutre de potasse à 25 ou 30 p. 100. On laissera refroidir, on filtrera sur un tout petit filtre, on évaporera le filtrat à sec et, après refroidissement, on ajoutera au dernier résidu 1 centimètre cube d'alcool, I goutte de solution sucrée et 1 centimètre cube d'acide sulfurique, pour essayer la réaction de PETTENKOFER.

8° Pronostic. — Comme le fait justement observer CHAUFFARD, le pronostic de la lithiase biliaire est absolument individuel. Le lithiasique est un infecté des voies biliaires toujours en puissance d'infection ascendante, qui peut aboutir à la constitution d'une cirrhose en tout comparable à la maladie de Hanot (GILBERT et LEREBOULLET, BARIÉ et HAUSER, DEBOVE) [1]. Mais ces infections toujours possibles sont plutôt rares cliniquement ; aussi bien le pronostic de la lithiase jugé dans son ensemble reste bénin, même en tenant compte des récidives et des complications immédiates ou tardives. L'essentiel est d'établir de bonne heure le diagnostic et le traitement.

Cette bénignité relative admise par PORTAL, FRERICHS, V. SWIETEN, LANCEREAUX, a été en quelque sorte consacrée au 3° Congrès international des médecins des Compagnies d'assurance (Paris, mai 1903), qui, après une longue discussion et sur la proposition de WEILL-MOUTON, a accepté les conclusions suivantes :

« Les antécédents de lithiase biliaire, dans un passé assez éloigné, ne sont pas des motifs d'ajournement quand l'examen des organes est en tous points satisfaisant. Les opérés peuvent être admis après trois ou quatre ans d'observation ».

9° Traitement. — Il faut envisager successivement le traitement de l'hépatisme biliaire ou de la prélithiase, celui de la colique hépatique, enfin le traitement de la lithiase.

A. TRAITEMENT DE LA PRÉLITHIASE. — C'est le traitement hygié-

---

[1] DEBOVE, *La lithiase comme cause de cirrhose hypertrophique biliaire*, Sem. méd., 11 mai 1904.

nique de la diathèse, de la prédisposition héréditaire ou acquise, de l'hépatisme biliaire suivant la conception de GLÉNARD.

Les prédisposés doivent supprimer tout travail excessif; on leur conseillera d'éviter une existence sédentaire, de recourir aux exercices réguliers (marche, bicyclette, gymnastique suédoise, escrime, etc.).

Ils surveilleront les fonctions de la peau en les stimulant par des frictions sèches, des lotions froides alcoolisées, par des douches suivies de massage, par des bains alcalins. La constipation sera évitée par l'usage méthodique de purgatifs salins à petites doses (10 à 12 grammes de sulfate de soude ou de magnésie), par des laxatifs végétaux peu irritants, tels que les préparations de cascara et de rhubarbe d'après la formule suivante :

Poudre de Cascara . . . .   } àà 25 centigr.
   —   rhubarbe. . . . . . . }

pour un cachet. Faire 10 cachets semblables. Prendre un cachet aussitôt après le repas du soir, en cas de constipation.

Comme régime alimentaire : viandes grillées ou rôties peu grasses, lait et laitages, légumes verts crus ou cuits, pommes de terre principalement; fruits, si l'estomac les supporte. Les sucreries et les pâtisseries ne seront permises qu'en petite quantité. Peu de pain et de préférence du pain dit de ménage plutôt que du pain riche.

Trois repas par jour.

Boissons plutôt abondantes, peu alcooliques : vin léger coupé d'eau minérale faible, Évian, Vals, Vittel, Pougues; si le malade est un dyspeptique, il boira de l'eau pure ou additionnée d'une petite quantité de cognac.

B. TRAITEMENT DE LA COLIQUE HÉPATIQUE. — Il a pour but de calmer la douleur sans mettre obstacle à la migration du calcul.

Si la colique hépatique est en imminence, on pourra recourir utilement à l'emploi des cholalogues : salicylate de soude (2 ou 3 grammes par jour); huile d'olives, suivant la méthode de

Chauffard, à doses massives (200 à 400 grammes en deux fois à demi-heure d'intervalle) ; la bile de bœuf a été administrée sous forme de pilules, mais elle présente l'inconvénient de rendre la bile plus épaisse et moins fluide.

Si l'emploi de ces moyens ne parvient pas à supprimer la crise douloureuse, on recourt sans hésiter à l'injection de morphine. 1 à 2 centigrammes).

L'orage passé, il ne faut pas oublier que la douleur peut réapparaître au moindre spasme des voies biliaires. C'est pourquoi les purgatifs sont à condamner ; pour provoquer des selles, on se contentera de prescrire des lavements. Le tube digestif sera maintenu au repos le plus absolu ; aussi pendant quelques heures on n'autorisera que des prises d'eau bouillie ou d'eaux faiblement minéralisées (EVIAN, VITTEL, CONTREXEVILLE), du lait écrémé et du thé à petites gorgées. Le repos au lit est naturellement de rigueur.

C. TRAITEMENT DE LA LITHIASE NON COMPLIQUÉE. — Après avoir traité la colique hépatique, le médecin ne doit pas se contenter de formuler quelques vagues prescriptions d'hygiène et abandonner son malade. Il peut dans un grand nombre de cas sinon éviter tout au moins diminuer beaucoup le nombre et l'intensité des crises de colique hépatique.

Pour CHAUFFARD[1] les médicaments les plus aptes à prévenir les accès de coliques hépatiques sont le salicylate et le benzoate de soude et l'huile de Haarlem. Suivant la gravité des cas et la tolérance des sujets CHAUFFARD, après s'être assuré de l'intégrité du filtre rénal, donne de 1 à 2 grammes par jour de salicylate et autant de benzoate de soude pris en 2 ou 4 cachets au moment des repas ; souvent aussi il y adjoint 1 à 2 grammes de sel de Carlsbad. Ce traitement doit être continué pendant dix à vingt jours chaque mois suivant la gravité, le nombre des crises et la durée plus ou moins longue des rémissions obtenues ; et cela pendant des mois, souvent même pendant plus d'un an. C'est au

[1] CHAUFFARD, *Du traitement primitif des coliques hépatiques à répétition*, Sem. méd., 1901.

prix de cette persévérance que la cessation des crises pourra être obtenue.

L'huile de Haarlem empruntée à la vieille pharmacopée a rendu les plus grands services ; c'est une drogue balsamique et résineuse complexe dont l'huile de genévrier paraît une des parties constituantes les plus actives. Tous les huit à dix jours, CHAUFFARD en fait prendre une ou deux perles dans la soirée.

CASSAET (*Soc. de méd. de Bordeaux*, 1904) a rapporté d'heureux résultats obtenus par l'emploi du suc hépatique dans quatre cas de lithiase avec ictère. Quelques jours après l'administration quotidienne de 10 centimètres cubes de solution glycérinée de suc hépatique à 20 p. 100, l'ictère et les douleurs disparurent ; survint une débâcle de calculs, dont quelques-uns très volumineux.

MOUTIER [1] dit avoir déterminé chez plusieurs malades l'expulsion sans douleur des calculs et la rémission de tous les accidents de la lithiase par les courants de haute fréquence.

L'hygiène du lithiasique doit être surveillée attentivement. BOUCHARD en a tracé les grandes lignes : repas espacés, réguliers et peu copieux ; quantité strictement nécessaire de viandes, de graisses, et d'aliments féculents ou sucrés ; éviter les substances riches en cholestérine (cervelles, boudins, jaunes d'œuf).

La prohibition des jaunes d'œuf est basée sur ce fait qu'ils renferment 1,75 p. 100 de cholestérine, et, comme cet alcool est la substance constitutive principale des calculs biliaires, il a paru sage de les éliminer de l'alimentation des lithiasiques.

Les recherches de NAUNYN et de ses élèves confirmées par celles de DOYON et DUFOURT ont montré que cette élimination n'est pas justifiée.

Légumes verts et fruits à volonté. Pas de boissons gazeuses, sucrées ou fortement alcooliques. Vie active au grand air, exercices physiques, stimulation cutanée.

L'efficacité des cures hydro-minérales n'est pas contestable ; VICHY revendique le premier rang (Grande Grille) puis viennent Carlsbad et Marienbad, Pougues, Vittel et Capvern.

[1] *Presse méd.*, 24 décembre 1898.

Sans prétendre guérir les lithiasiques, Chauffard estime que ce traitement peut donner les meilleurs résultats en transformant tout au moins un lithiasique douloureux en lithiasique latent ; il permettra d'éviter bien des interventions « et, dit Chauffard, si j'allais jusqu'au bout de ma pensée je dirais qu'il ne devrait pas y avoir de traitement chirurgical de la cholélithiase. Les lithiasiques ne deviennent trop souvent justiciables du chirurgien que parce que, nous, médecins, nous les soignons trop tard ou d'une façon intermittente et écourtée ».

La *lithiase biliaire non compliquée* échappe donc à l'action du chirurgien et l'intervention systématique comme la réclament certains chirurgiens tels que Lejars[1] et Francis Munch, n'est pas justiciable. Deaver et Lilienthal, moins absolus, proposent d'opérer tous les malades qui ont présenté une première fois les accidents mécaniques dus à la migration d'un calcul sous prétexte de les soustraire aux complications ultérieures de la lithiase[2] : infection, obstruction intestinale, cancer des voies biliaires, pancréatite hémorrhagique, etc. Ces chirurgiens reprennent l'argumentation émise en faveur de l'intervention chirurgicale systématique dans l'appendicite qu'ils comparent volontiers à la cholécystite lithiasique. D'abord, en ce qui concerne l'appendicite la question est loin d'être jugée en faveur de l'intervention systématique ; de plus comme le fait remarquer Chauffard, la gravité des deux affections n'est pas la même : la marche beaucoup plus lente des accidents dans la cholécystite rend la surveillance efficace et n'autorise pas l'abandon d'une thérapeutique médicale bien dirigée.

Ainsi donc, dans la lithiase non compliquée, l'intervention chirurgicale n'a pas sa raison d'être ; elle ne pourrait être discutée que dans les cas où le calcul emprisonné dans la vésicule

---

[1] Lejars, *Indication de l'intervention chirurgicale dans la lithiase vésiculaire* (Sem. méd., 19 novembre 1902).

[2] Voir : Sem. méd., 1903, pp. 51 et 74 ; 13ᵉ Congrès international de médecine, 1900. Rapports de MM. Naunyn, Gilbert, Tournier.

Voir : Sibille, Th. Paris, 1904. *Résultat éloigné des principales opérations sur les voies biliaires.*

biliaire détermine par la répétition des crises douloureuses un véritable état de mal lithiasique.

D. TRAITEMENT DE LA LITHIASE COMPLIQUÉE D'INFECTION [1]. — Plusieurs hypothèses doivent être envisagées. L'infection peut être grave d'emblée et se signaler par de grands accès fébriles oscillant autour de 40° avec sub-ictère, douleur sous-hépatique vive à la palpation, langue sèche, subdélire nocturne. Dans ces cas qui dénotent une intoxication profonde il n'y a pas à hésiter; l'ouverture large de la vésicule avec drainage biliaire doit être faite le plutôt possible

Il faut également opérer à bref délai les lithiasiques chez lesquels on constate l'existence d'une vésicule grosse, tendue et douloureuse ou d'un empâtement plus ou moins profond et diffus de la région sous-hépatique avec fièvre continue et leucocytose permanente.

Si l'infection atténuée ne se manifeste que par de rares accès de fièvre hépatalgique avec sensibilité légère de la vésicule bilaire sans empâtement, sans ictère, sans modification de l'état général, sans amaigrissement rapide, on doit surseoir à toute intervention et instituer le traitement médical qui a donné des guérisons inespérées.

En réalité chaque cas comporte ses indications spéciales; il n'est pas possible de substituer au sens clinique, souverain juge en matière de détermination, des formules absolues et inflexibles.

L'opération décidée, on aura le choix entre l'une des interventions suivantes : cholécystotomie (simple taille de la vésicule); cholécystectomie (suppression totale de la vésicule); cholécystentérostomie (communication entre la vésicule et une anse intestinale).

La cholécystectomie serait l'opération idéale mais elle n'est pas toujours possible.

On devra autant que possible s'abstenir de toute intervention chez les obèses à ventre flasque et mou, à myocarde dégénéré.

[1] CHAUFFARD, *Des indications thérapeutiques dans la cholélithiase infectée*, Sem. méd., 20 janvier 1904.

E. TRAITEMENT DE LA LITHIASE COMPLIQUÉE D'OBSTRUCTION CHRONIQUE DU CHOLÉDOQUE. — Je rappellerai tout d'abord la loi dite de COURVOISIER-TERRIER : si l'oblitération du cholédoque est le résultat de la compression exercée par un cancer de la tête du pancréas, on constate au-dessous du bord inférieur du foie, une tumeur biliaire constituée par la vésicule dilatée remplie de bile. Si, au contraire, la rétention biliaire provient de l'obstruction du cholédoque par un calcul arrêté dans sa migration, on ne trouve pas de tumeur biliaire ; la palpation ne permet pas de sentir la vésicule. Cette distinction est vraie dans la grande majorité des cas.

Le diagnostic établi, quelles limites convient-il d'imposer au traitement médical de l'ictère chronique par obstruction calculeuse du cholédoque? A quel moment convient-il d'opérer?

L'accord ne s'est pas établi entre chirurgiens[1] :

Dans son traité sur la chirurgie du foie, SCHWARTZ écrit :
« Lorsque l'obstruction calculeuse du cholédoque s'accompagne
« d'accidents sérieux, d'amaigrissement, il ne faut pas attendre,
« et du moment qu'il n'y a aucune contre-indication, il faut
« intervenir au bout de trois à quatre mois. »

KEHR, cité par SCHWARTZ admet que dans la lithiase du cholédoque confirmée et durant depuis trois mois, il n'y a pas à attendre plus longtemps si le malade maigrit et a la fièvre. Enfin NAUNYN fixe le terme d'un an pour s'assurer de « la ténacité des manifestations pathologiques et de l'impossibilité de les guérir par un traitement médical ».

Toutes ces limites sont arbitraires et empiriques. Seules les réactions hépatiques peuvent nous servir de guide pour décider du moment de l'intervention ; elles ne se prescrivent pas à échéance fixe ; elles apparaissent un peu plus tôt, un peu plus tard, suivant les individus, suivant les tares acquises ou héréditaires.

Aussi longtemps que le foie paraîtra susceptible de se défendre par ses propres moyens, avec le secours des agents médicaux, tout acte opératoire est condamnable ; pendant la durée de la phase dite de tolérance, on est toujours en droit d'escompter la

---

[1] Voir : *Discussion à la Société de chirurgie*, 1896-1897.

migration spontanée du calcul hors des voies d'excrétion. L'intervention chirurgicale dans la lithiase biliaire ne saurait donc constituer qu'un traitement d'exception, subordonné à la valeur fonctionnelle de la cellule hépatique.

En poser l'indication équivaut donc à résoudre une question de pronostic.

Le taux de l'urée, pris exclusivement par quelques chirurgiens comme base d'appréciation, est peut-être le symptôme le plus infidèle. Il est acquis que le foie malade sécrète moins d'urée que le foie bien portant ; mais, outre que cet organe n'est pas le seul aux dépens duquel se fabrique l'urée excrémentitielle, à quel chiffre minimum d'urée correspondra l'ultime résistance de la cellule hépatique ? Question tout à fait insoluble, d'autant plus que le dosage de l'urée devrait être pratiqué en fonction du poids, de la taille, de l'exercice, de l'alimentation, etc., facteurs dont il n'est pas tenu compte dans les expertises chimiques. Parfois, le chiffre de l'urée tombe si bas, à 0,50 par litre, comme l'a observé BOUCHARD, que cette seule constatation suffit à juger la valeur fonctionnelle du foie. Mais il ne faut pas tenir compte de ces cas extrêmes, qui sont au-dessus de toute discussion.

En réalité, comme le fait observer VER-ECKE dans son mémoire sur l'hypoazoturie au Congrès de Toulouse (1902), la diminution de l'urée n'est pas en « rapport nécessaire ni direct avec les seules lésions hépatiques ; elle dépend plutôt de l'état de la nutrition générale des malades que de l'état fonctionnel du foie ».

L'épreuve de la glycosurie alimentaire a eu son heure de succès ; mais depuis les travaux de COLRAT, elle a soulevé tant d'opinions contradictoires et fourni des résultats si peu comparables, qu'on est autorisé à n'en pas tenir grand compte.

La recherche de l'élimination du bleu de méthylène n'est pas plus instructive ; les intermittences décrites par CHAUFFARD et que j'ai observées moi-même chez le plus grand nombre des ictériques, ne précisent pas le degré d'altération de la cellule hépatique : elles démontrent surtout que l'épithélium rénal altéré fonctionne d'une manière intermittente ; il me paraît bien difficile d'élargir l'interprétation de cette épreuve.

En somme, ces différentes méthodes qui nous permettent

d'affirmer la souffrance de la cellule hépatique n'autorisent aucune conclusion sur le pronostic éloigné.

Il convient, dans une telle discussion, de ne pas perdre de vue que le foie, organe à fonctions multiples, peut être insuffisant en totalité ou partiellement ; vouloir établir un pronostic d'ensemble en déterminant le degré d'une ou de plusieurs de ces insuffisances fonctionnelles est une faute d'autant plus grave que nos méthodes de déterminations sont elles-mêmes singulièrement insuffisantes. Aussi, pour formuler le pronostic à longue échéance qui commandera l'intervention, il me parait préférable laissant de côté le mécanisme peu connu des réactions cellulaires, d'étudier sur place la réaction de la glande organisant sa défense globale.

Or, la clinique nous montre, sans discussion possible au moins pour les cirrhoses consécutives à l'obstruction du cholédoque, que l'hypertrophie est le symptôme capital de la défense active du foie ; elle est due en grande partie à l'abondance des macrophages issus de la rate (VÉRIGO). L'atrophie du même organe signifie guérison lorsqu'elle coïncide avec les différents symptômes critiques bien étudiés : polyurie, azoturie, etc. ; aggravation, mise en échec de la défense quand elle apparait isolément. Dans ce dernier cas, l'atrophie suit une marche progressive et constante ; est le signal sinon d'une perte absolue de la fonction, au moins d'un affaiblissement tel qu'un pronostic grave s'engage aussitôt.

L'obstacle cesse alors d'être toléré ; à ce moment, le malade ne peut plus être abandonné à ses défenses naturelles ; l'intervention chirurgicale s'impose, et l'on conçoit qu'elle aura d'autant plus de chances de succès qu'elle sera plus rapprochée de la phase de régression. Aussi, j'ai de la peine à comprendre cette opinion émise par un membre de la *Société de Chirurgie* 1896 : « Je ne crois pas, disait-il, qu'il soit prudent d'opérer des malades qui ont le foie gros. »

Mes observations personnelles[1] et des faits empruntés à RENDU,

---

[1] MONGOUR, *Du moment de l'intervention chirugical dans les ictères d'origine lithiasique* (6e Congrès de Médecine de Toulouse, 1902).

à Chauffard, me permettent d'affirmer que les gros foies dans les ictères d'origine lithiasique tolèrent mieux l'intervention chirurgicale que les foies rétractés; s'ils pouvaient contre-indiquer un acte opératoire, ce serait en raison de ce fait qu'ils signifient défense hépatique encore efficace, donc opération prématurée.

On pourrait obtenir des indications opératoires plus précises en tenant compte, non pas du volume absolu du foie, mais des variations de volume de cet organe.

Je rappelle :

1° Que les variations de volume du foie constituent le signe capital de sa défense active;

2° Que les foies atrophiés ou hypertrophiés et qui persistent tels sans changer de volume, ont perdu tout pouvoir d'adaptation et doivent être considérés comme voués à la déchéance. La percussion et la palpation méthodiques du foie, pratiquées journellement, constituent ainsi, le meilleur moyen de fixer le début de l'intolérance hépatique et par conséquent le moment de l'intervention chirurgicale.

En présence d'un ictère chronique par obstruction, l'intervention s'imposera le jour où il sera bien établi que le foie reste fixé dans son volume.

Les modifications peuvent être constatées aussi bien dans le sens de l'atrophie que dans le sens de l'hypertrophie; mais un foie qui régresse constamment est aussi malade qu'un foie qui s'hypertrophie sans cesse. La tendance à l'hypertrophie ou à l'atrophie constantes imposent les mêmes indications chirurgicales que l'absence de variations de volume.

Dans certains cas, le clinicien se trouve en présence de difficultés insurmontables pour apprécier le volume du foie, soit parce que les parois abdominales sont insuffisamment dépressibles, soit parce que la glande hépatique ne déborde pas suffisamment les fausses côtes. Dans ces conditions, il faut chercher l'indication opératoire dans les modifications de la biligénie.

Lorsque la rétention de la bile dans le foie aura mis la cellule hépatique en péril, nous verrons se substituer aux pigments biliaires normaux, décelables par la réaction de Gmelin, les pigments anormaux, urobiline et rouge brun. La recherche de ces pigments, pour des raisons données en étudiant la physiologie pathologique des ictères, doit être faite simultanément dans les urines et dans le sérum. Cette précaution est d'autant plus indispensable qu'au déclin des ictères biliphéiques en voie de guérison, les urines ne contiennent que des pigments biliaires modifiés et de l'urobiline ; comme, à cette phase, le foie entre en régression, on serait exposé à conclure, par le seul examen des urines, à une déchéance de la cellule hépatique ; mais, à ce moment, le sérum présente une telle abondance de pigments normaux que la valeur fonctionnelle du foie ne saurait être mise en doute. Au contraire, lorsque dans le cours d'un ictère ortho-pigmentaire par obstruction mécanique, le sérum ne contient que des pigments modifiés avec traces ou absence de pigments normaux, lorsque ces constatations hématologiques coïncident avec une aggravation de l'état général, il n'y a pas de temps à perdre : l'intervention s'impose.

L'étude des variations du volume, lorsque le foie est perceptible à la palpation, peut être faite en même temps que les recherches hématologiques.

Telles sont, pour moi, les bases d'une intervention rationnelle dans tous les ictères chroniques par obstruction ; c'est au médecin qu'il appartient de les établir, en réservant au chirurgien le choix du mode d'intervention.

Je ne prétends pas soulever toutes les difficultés ; mais je crois abandonner le moins possible au hasard, dans l'état actuel de nos connaissances.

CHAPITRE IX

DES CONGESTIONS DU FOIE

Le terme général de congestion sert à désigner l'accumulation de sang dans les vaisseaux d'une région ou d'un organe : suivant que l'afflux est constitué par du sang artériel ou par du sang veineux, la congestion est dite *active* ou *passive*.

Or, le foie est une véritable éponge qui, pour s'adapter aux multiples conditions biologiques, se congestionne et se décongestionne sans cesse ; aussi bien le volume de cet organe est-il extrêmement mobile et susceptible de varier dans des limites dont les expériences de GLÉNARD et SIROT rendent parfaitement compte : en quelques heures il se réduit au tiers de son volume ou augmente de la même quantité.

Il est donc bien difficile de préciser à quel moment la simple hyperhémie fonctionnelle devient congestion pathologique? Le mieux est encore de s'en rapporter à la notion clinique et de considérer comme *foies pathologiquement congestionnés ceux dans lesquels l'augmentation de volume imputable à l'hyperhémie s'accompagne d'un sentiment de tuméfaction douloureuse dans l'hypocondre droit.*

Suivant que la congestion est active ou passive, nous nous trouvons en présence de deux syndrômes morbides aussi distincts par leur étiologie et leurs manifestations cliniques que par leurs conséquences anatomiques et leur traitement.

§ 1. — CONGESTION ACTIVE

1° Étiologie, pathogénie. — Dans tous les cas, la congestion active est le résultat d'une vaso-dilatation réflexe des capillaires hépatiques. Cette vaso-dilatation peut être mise en jeu par des causes très diverses qui sont ou non toxi-infectieuses.

a. *Causes toxi-infectieuses.* — L'apport des agents toxiques se fait par la veine porte ou par l'artère hépatique. Par la veine porte arrivent au foie des poisons exogènes tels que le phospore, accidentellement introduits dans le tube digestif; des poisons endogènes qui ont pris naissance au cours des fermentations gastro-intestinales; enfin des toxines microbiennes. La congestion hépatique d'origine gastro-intestinale est surtout fréquente chez les gros mangeurs et chez les dyspeptiques. Depuis longtemps, elle avait été observée par PORTAL, BROUSSAIS, ANDRAL et BUDD; mais c'est au professeur BOUCHARD que revient le mérite d'en avoir fait une étude méthodique et complète. « Sur 389 observations personnelles de dilatation de l'estomac, j'ai reconnu que la tuméfaction du foie s'observe dans la proposition de 23 p. 100. Cette tuméfaction est mobile; elle augmente, diminue et disparaît suivant que les accidents dyspeptiques s'aggravent ou s'améliorent[1]. » LE GENDRE, HAYEM, GLÉNARD, ont fait les mêmes constatations vérifiées par MILLON[2], sur les enfants. « Le foie, chez les enfants atteints de troubles gastro-intestinaux est sujet à des variations de volume étonnantes; ces variations sont énormes d'un jour à l'autre; le foie des enfants est véritablement élastique à ce point qu'une augmentation de volume se traduisant une fois par un abaissement du bord inférieur à 6 centimètres au-dessous du rebord costal peut se réduire deux jours après à 3 centimètres, même moins, pour se manifester de nouveau trois jours plus tard. »

Suivant une heureuse expression de BOIX qui, dans sa thèse[3], a donné un résumé très fidèle des travaux antérieurs, tous ces foies dyspeptiques *font l'accordéon.*

Dans un autre groupe de congestion active qui s'observe au cours des grandes infections générales (variole, pneumonie, rhumatisme, syphilis, impaludisme), l'agent morbide arrive au foie

---

[1] BOUCHARD, *Soc. méd. des hôpitaux,* 1884.
[2] Th. Paris, 1893.
[3] BOIX, *Le foie des dyspeptiques,* Th. Paris, 1895.

par l'artère hépatique : si l'infection générale se complique d'une lésion de l'intestin (fièvre typhoïde, dysenterie), deux voies d'invasion sont offertes à la cause morbigène, l'une par la veine porte, l'autre par l'artère hépatique.

C'est par leurs produits solubles, par la formation d'une *ectasine vaso-dilatatrice* que les germes infectieux déterminent la congestion du foie ; quelle que soit la nature de l'agent toxique, cette congestion qui aboutit à un hyperfonctionnement de la glande, à une exagération du pouvoir antitoxique et phagocytaire doit être considérée comme une réaction de défense.

Au groupe des congestions toxiques mais dont la nature est encore indéterminée, appartiennent celles que l'on rencontre dans certaines dyscrasies, telles que la goutte et le diabète : SCUDAMORE, GARROD ont particulièrement insisté sur la tuméfaction douloureuse du foie comme signe précurseur de l'accès de goutte.

En somme, toutes les toxi-infections, nombre de dyscrasies peuvent se compliquer de congestion hépatique véritable réaction de défense dont l'intensité est en rapport avec la valeur du foie et la nature de l'agent morbigène.

· b. *Causes non toxi-infectieuses*. — Dans ce nouvel ordre de faits, le réflexe vaso-dilatateur est mis en jeu soit par une émotion, soit par la suppression d'un écoulement plus ou moins périodique (flux menstruel ou hémorrhoïdal), soit enfin par un traumatisme tel que le froid ou la contusion.

2° Symptômes. — Dans sa forme la plus légère, celle que l'on rencontre surtout chez les dilatés permanents de l'estomac, la congestion hépatique se caractérise essentiellement par un sentiment de pesanteur douloureuse dans l'hypocondre droit, ou dans la région épigastrique, par l'hypertrophie du foie douloureux à la pression. Ces symptômes physiques et fonctionnels s'accompagnent presque toujours d'un état gastrique (inappétence, nausées), souvent même de troubles nerveux tels que lassitude extrême, inaptitude au travail, insomnie et vertiges. Une légère tuméfaction de la rate est de règle. Cette forme essentiellement bénigne et passagère dure en moyenne de deux à trois jours ; elle cède en tous cas rapidement à une thérapeutique bien dirigée.

Mais le tableau symptomatique peut se compliquer. Aux symptômes précédents s'ajoute l'ictère ; cet ictère léger est pléiochromique et s'accompagne d'une diarrhée bilieuse. Les urines sont riches en pigments biliaires normaux, en urobiline et en urée ; la glycosurie alimentaire est en général positive. Souvent le malade présente des épistaxis et une dyspnée qui relève du météorisme abdominal par inertie de l'intestin.

Pas de fièvre, et parfois même hypothermie.

Dans cette forme, le dépérissement et la perte des forces font des progrès rapides.

Ces accidents durent en moyenne une huitaine de jours, puis tout semble rentrer dans l'ordre jusqu'à l'apparition d'une nouvelle crise congestive provoquée par un écart de régime.

Dans les infections générales, telles que la fièvre typhoïde et la pneumonie, la congestion hépatique est pour ainsi dire constante ; elle n'aboutit pas à l'ictère sauf complication d'angiocholite et se manifeste simplement par une hypertrophie du foie légèrement sensible à la pression ; elle disparaît avec la maladie causale.

La congestion hépatique des pays chauds se caractérise par l'ictère, un état gastrique très prononcé, une douleur hépatique très vive. Elle procède souvent par poussées successives.

3° Anatomie pathologique. — Foie volumineux, de couleur rouge sombre uniforme, friable ; à la coupe le sang s'écoule en larges nappes, et le tissu est semé d'ecchymoses surtout sous-capsulaires.

La vésicule biliaire renferme une bile visqueuse, épaisse et très foncée.

L'examen histologique montre les capillaires intralobulaires dilatés remplis de globules rouges et de leucocytes. Les cellules hépatiques sont tuméfiées, troubles, chargées de granulations pigmentaires jaune d'or ; à un degré plus avancé on constate des lésions d'angiocholite des petits capillaires biliaires et la dégénérescence granulo-graisseuse de la cellule hépatique.

4° Pronostic. — Le pronostic des congestions aiguës du foie, surtout des congestions tropicales, est toujours sérieux car bien souvent la lésion survit aux symptômes ; il est surtout grave dans les formes à répétition des goutteux et des dyspeptiques.

Premier degré de l'hépatite, la congestion aiguë peut aboutir aux dégénérescences parenchymateuses, à la cirrhose confirmée ou aux différentes formes d'ictères infectieux.

5° Traitement. — Il comporte comme indications essentielles :

La révulsion sur la région hépatique à l'aide de ventouses sèches et scarifiées ou de sangsues ; la déplétion biliaire immédiate par de grands lavements froids suivant la méthode de KRUHL et l'administration du calomel à dose purgative (20 centigrammes à 80 centigrammes) ; l'antisepsie intestinale par le régime lacté et le calomel à dose fractionnée (1 à 2 centigrammes tous les matins) ; le traitement de la cause toutes les fois qu'elle est accessible (hygiène du goutteux et de l'arthritique).

Dans les formes prolongées, à répétition, on retirera les meilleurs effets d'une cure thermale à Vichy ou à Carlsbad.

Dans la congestion active du foie, surtout dans cette forme de congestion particulièrement rebelle à la thérapeutique qui relève de l'hépatisme gastrique et qui se traduit essentiellement par une sensibilité épigastrique objective et subjective des plus nettes, SÉRÉGÉ (de Vichy) a conseillé des mouvements d'ampliation thoracique forcée. Ces mouvements qui provoquent une véritable aspiration dans les veines sus-hépatiques activent la circulation du foie et diminuent, par conséquent, la congestion de cet organe. Ils consistent en mouvements d'élévation au-dessus de la tête, les bras en extension et réunis sur la ligne médiane, puis dans l'écartement des bras toujours en extension ; pendant que le malade fait une profonde inspiration, les bras sont ramenés le long du tronc. Ces mouvements sont exécutés 8 ou 10 fois de suite ; on commence par 2 ou 3 séances quotidiennes, puis on répète les séances toutes les deux ou trois heures suivant l'état du malade. Comme mouvements complémentaires, SÉRÉGÉ prescrit aussi des mouvements capables d'activer la circulation abdominale, tels que :

flexion du corps en avant, à droite et à gauche, circumduction, rotation, le malade étant dans la position debout ; puis flexion du tronc sur les jambes, le malade étant étendu horizontalement, et les mains fixées derrière la tête, par le seul jeu des muscles abdominaux. (Avant d'ordonner ces mouvements, il est indispensable d'ausculter soigneusement le cœur du malade. Si on découvre une lésion, on agira avec la plus grande prudence, surtout si cette lésion siège au cœur droit).

Cette thérapeutique, à laquelle les recherches de SÉRÉGÉ sur l'angle d'abouchement des veines sus-hépatiques dans la veine cave (voy. p. 50) apportent aujourd'hui un appui scientifique, n'est pas nouvelle. Depuis longtemps elle est pratiquée empiriquement chez les Suédois [1].

§ 2. — CONGESTION PASSIVE (FOIE CARDIAQUE)

La congestion passive du foie est toujours la conséquence du mauvais fonctionnement du cœur : lorsque la pression sanguine est trop élevée dans l'oreillette droite, les veines sus-hépatiques se vident avec difficulté, le sang stagne dans le foie et la congestion passive se constitue ; l'étude de la congestion passive est donc celle du *foie cardiaque*.

Décrite par CORVISARD, ANDRAL, GENDRIN, BOUILLAUD, la congestion passive du foie peut aboutir à la formation de cirrhoses bien définies, à l'étude desquelles se rattachent les noms de WIRCHOW, FRERICHS, ROKITANSKY, CORNIL et RANVIER, SABOURIN, TALAMON, POTAIN et HANOT.

1° Étiologie, pathogénie. — Je rappelle que les veines sus-hépatiques, dans l'immense majorité des faits, s'ouvrent dans la veine cave inférieure et qu'à l'embouchure de cette dernière dans l'oreillette se trouve une valvule dite valvule d'Eustachi généralement peu développée, le plus souvent invisible, dans

[1] SÉRÉGÉ. Du rôle de l'aspiration sus-hépatique dans le traitement des manifestations gastriques de l'hépatisme (*Soc. de Med. de Bordeaux*, 21 avril 1905, et *Journal de Med. de Bordeaux*, avril 1905). Dr LAGRANGE F. La médication par l'exercice, 1894.

tous les cas insuffisante pour fermer complètement l'orifice de la veine cave inférieure et pour empêcher le reflux du sang veineux dans ce vaisseau. Il résulte de cette disposition que toutes les fois que la valvule tricuspidienne sera insuffisante, le sang refluera dans l'oreillette droite, puis dans la veine cave inférieure, enfin dans les veines sus-hépatiques ; la veine centrale lobulaire s'élargit, s'épaissit et refoule les cellules qui l'entourent ; les capillaires du lobule s'élargissent à leur tour et finalement il y a stase dans les divisions de la veine porte, d'où une série d'anomalies nutritives et fonctionnelles. Les cellules hépatiques comprimées se nourrissent moins bien, s'atrophient et deviennent granuleuses, tandis que le tissu conjonctif ambiant s'épaissit peu à peu. Ainsi, la congestion passive du foie se trouve immédiatement liée à l'insuffisance tricuspidienne.

C'est donc surtout dans les maladies mitrales, dans les myocardites dégénératives, dans les cardiopathies secondaires aux affections pleuro-pulmonaires que l'on rencontrera la congestion passive du foie ; elle sera beaucoup moins fréquente chez les aortiques qui présentent rarement de l'insuffisance tricuspidienne.

Si les lésions du foie cardiaque étaient exclusivement conditionnées par l'excès de pression dans le système sus-hépatique, on devrait les rencontrer beaucoup plus souvent, étant donné le grand nombre des cardiopathies arrivant à la période de non compensation.

Aussi, d'après GÉRAUDEL (*Bull. Soc. Anat.*, 3 juin 1904), la théorie mécanique est insuffisante pour expliquer les lésions du foie cardiaque. En effet :

1° Il est aisé de constater qu'il n'y a pas une gamme ménagée dans les altérations cellulaires allant de l'apparence normale de l'épithélium hépatique de la région périportale à sa disparition dans la région sus-hépatique.

Au contraire, le foie apparaît nettement dédoublé en deux zones entourant chacune, comme d'un manchon, la veine correspondante, et entre ces deux zones, il ne s'agit pas d'une question de degré en plus ou moins dans une même réaction, ici légère, là maxima. Il y a réellement différence *qualitative* de réaction. *La zone sus-hépatique s'atrophie et dégénère; la zone portale s'hypertrophie et résiste.* Entre ces deux zones, la démarcation est des plus nettes : envisagé au niveau d'une travée, le passage s'effectue brutalement sur deux à trois cellules au plus, et non par transitions progressives.

Or, cette constatation de fait ne peut s'accorder en aucune façon avec l'hypothèse d'une simple action mécanique de l'ectasie sur les trabécules. Entre la veine sus-hépatique et la veine porte, le réseau capillaire interposé ne comporte aucune disposition anatomique qui permette d'admettre un changement brusque dans cette action mécanique de la pression, et partant une différence brusque dans ses effets, ici nocifs, là inefficaces.

Il y a plus; on observe toujours que le maximum des lésions n'est pas au pourtour de la veine sus-hépatique, mais dans la partie périphérique de la zone sus-hépatique, de telle sorte que c'est au pourtour immédiat de la veine sus-hépatique, là où la pression étant maxima devrait avoir le maximum de nocivité sur la cellule, qu'on observe les moindres lésions.

2° La théorie classique dit : c'est par l'effet de l'augmentation de pression que disparaissent les cellules hépatiques, car elles sont aplaties par les capillaires dilatés de plus en plus, au fur et à mesure que ces capillaires progressent vers la veine sus-hépatique jusqu'à s'accoler deux à deux, aux dépens de la gaine trabéculaire qui s'efface.

Or, on constate d'abord que, dans la zone porte, le capillaire n'est nullement dilaté. En second lieu, dès son entrée dans la zone sus-hépatique, le capillaire s'élargit non progressivement, mais brusquement et conserve sans changement notable cette augmentation de calibre jusqu'à la veine sus-hépatique. Il en résulte qu'il n'y a nullement effacement de l'espace entre deux capillaires, où est normalement logée la trabécule hépatique. *La gaine trabéculaire conserve son diamètre,* sans se laisser réduire par les capillaires adjacents qui viendraient s'adosser deux à deux. Les cellules hépatiques altérées gardent leur situation normale au milieu de cette gaine et ne se répandent pas au hasard dans la zone lésée. Leur diminution et leur effritement font apparaître comme de plus en plus large relativement la gaine qui, elle, garde ses dimensions.

Ce qui a jusqu'ici fait méconnaître la conservation de la gaine trabéculaire, c'est ce fait que, dans le foie cardiaque constitué, il y toujours hémorrhagie, infarctus de la zone sus-hépatique, de telle sorte que les gaines trabéculaires se trouvent bourrées de globules sanguins tout comme les capillaires. On a considéré toutes ces mailles du lac sanguin qu'est devenue la zone sus-hépatique, comme des espaces capillaires dilatés et venus au contact par effacement de la gaine trabéculaire, alors qu'en réalité, cette dernière persiste à côté du capillaire, et qu'on pourrait par la pensée la vider de ses globules et la remplir à nouveau de sa trabécule, rétablissant ainsi dans son architecture normale la zone sus-hépatique à une sorte d'angiome; il serait plus juste de parler d'infarctus systématisé.

D'après GÉRAUDEL, la théorie mécanique est donc insuffisante, puisqu'elle ne peut pas expliquer la systématisation parfaite du foie cardiaque en deux zones, et l'intégrité de la zone portale.

Elle est de plus inexacte, car elle suppose à tort que la gaine trabéculaire est aplatie de plus en plus jusqu'à effacement, alors que cette gaine persiste.

Dans l'hypothèse de GÉRAUDEL, la lésion des cellules hépatiques et des capillaires de la zone sus-hépatique serait une véritable lésion d'intoxication, non une lésion mécanique. C'est parce qu'il y a dystrophie par auto-intoxication de la trabécule que celle-ci se disloque et que ses cellules dégénèrent. C'est parce qu'il y a dystrophie par auto-intoxication du capillaire que celui-ci se laisse distendre et traverser par l'hémorrhagie.

Le foie cardiaque serait une hépatite par auto-intoxication, et cette *hépatite par cyanose* est systématisée, parce que l'auto-intoxication respecte davantage la zone portale irriguée par le sang oxygéné de l'artère hépatique. Cette zone portale résistante du foie a pour limites celles de l'irrigation artérielle.

La zone sus-hépatique fragile, c'est la zone d'irrigation purement veineuse. Et, dans cette zone fragile, la partie la plus centrale l'est relativement moins, du fait de l'irrigation artérielle des parois de la veine sus-hépatique elle-même. (V. page 53).

L'auto-intoxication cyanotique apparaît alors comme un réactif à la fois rigoureux et délicat révélant dans le foie considéré comme un, deux zones très différentes, l'une portale, c'est la zone résistante, l'autre sus-hépatique, c'est la zone fragile.

Si tous les cardiaques ne font pas également tôt « leur asystolie dans le foie », c'est moins par suite d'une disposition anatomique individuelle d'abouchement des veines sus-hépatiques dans la veine cave inférieure que par l'existence d'une fragilité constitutionnelle ou accidentelle de la cellule hépatique (alcoolisme, syphilis, paludisme, tuberculose).

2° Symptômes, diagnostic. — La pathologie du foie cardiaque est constituée par quatre symptômes essentiels, groupés ou dissociés suivant la gravité des cas, et qui sont : l'hypertrophie, la douleur hépatique, l'ictère et l'ascite.

Le foie est volumineux ; l'hypertrophie atteint surtout le lobe droit qui, sur la ligne mamelonnaire, peut dépasser 20 et 25 centimètres ; son bord inférieur est tranchant, à peine émoussé.

Cette *hypertrophie* peut être *pulsatile*. En appliquant la main sur la partie du foie débordant les fausses côtes, on perçoit en effet de véritables battements expansifs, sensiblement synchromes avec le choc de la pointe et précédant un peu le pouls radial ; ils relèvent de l'insuffisance tricuspidienne, du reflux du sang dans les veines sus-hépatiques ; cette régurgitation sanguine se fait également sentir au niveau des jugulaires qui présentent le pouls jugulaire veineux vrai.

Le *foie est douloureux* spontanément ; la palpation et la percussion même légères réveillent en outre une douleur objective très nette.

La rate est quelquefois hypertrophiée, mais à un moindre degré que le foie.

L'ictère est toujours léger ; il résulte (expérience de LÉPINE) du refoulement de la bile dans les lymphatiques par suite de l'énorme congestion des veines sus-hépatiques.

Dans les urines on rencontre des pigments biliaires normaux ou modifiés suivant la valeur fonctionnelle de la cellule hépa-

-tique. Ces urines sont généralement hautes en couleur, peu abondantes, riches en urobiline et en phosphates, pauvres en urée et en chlorures.

Leur densité est accrue et oscille entre 1.025 et 1.030. La glycosurie expérimentale est en général positive.

L'ascite peut être aussi abondante que dans la cirrhose alcoolique mais elle ne s'accompagne pas d'un réseau veineux sous-cutané aussi développé ; elle relève plutôt de la cirrhose que de la congestion.

Le foie cardiaque s'accompagne toujours d'une dyspnée plus ou moins intense, dyspnée à la fois mécanique et toxique, et de troubles digestifs (flatulence, anorexie, etc.).

Plusieurs types cliniques doivent être envisagés. — Dans un premier groupe de malades, au cours de l'asystolie, le foie est touché au même titre que les autres viscères : avec la stase hépatique on observe alors des œdèmes périphériques, de la congestion pulmonaire et de la dyspnée. A chaque retour de l'asystolie, le syndrome hépatique se reconstitue mais à la longue le foie perd de sa souplesse ; il revient plus difficilement à son volume initial ; il marche vers la cirrhose.

Dans un second ordre de faits, tout le syndrome asystolique se passe en quelque sorte dans le foie ; le malade se présente comme un hépatique avec un gros foie douloureux, de l'ictère, des troubles digestifs, de la dyspnée et une ascite plus ou moins volumineuse. La cardiopathie est latente, à tel point qu'on chercherait en vain le souffle de l'insuffisance tricuspidienne ; mais suivant la nature de la lésion cardiaque, on observe soit un souffle, soit une modification de rythme. En somme le malade fait son asystolie dans le foie : il présente, suivant l'expression de Hanot, le tableau de *l'asystolie hépatique.*

Le *diagnostic* de foie cardiaque est souvent difficile, surtout dans des cas où après plusieurs poussées d'asystolie s'est constituée la *cirrhose cardiaque hypertrophique* avec ascite, hépatomégalie persistante et subictère. Il faut alors éliminer toutes les variétés de gros foie depuis la cirrhose hypertrophique biliaire jusqu'au foie cancéreux ou syphilitique ; c'est en étudiant avec soin les antécédents du malade, c'est en recherchant les symptômes physiques d'une cardiopathie latente que l'on pourra établir un diagnostic différentiel : la congestion des bases, l'existence d'une pleurésie droite, d'un œdème péri-malléolaire après la fatigue plaideront toujours en faveur d'un foie cardiaque.

Aussi souvent que le clinicien se trouvera en présence d'un gros foie, il ne devra jamais oublier de mettre en discussion l'hypothèse d'un foie cardiaque et d'ausculter avec soin l'organe central de circulation.

3° Pronostic. — Lorsque la congestion passive du foie peut être considérée comme un accident éphémère survenant au cours d'une cardiopathie, le pronostic est lié à l'état du myocarde.

Mais si les crises d'asystolie hépatique se répètent, la congestion se transforme en cirrhose cardiaque et le foie diminue progressivement de volume. Aussi bien, les gros foies cardiaques surtout ceux qui varient de volume, qui s'hypertrophient ou se rétractent suivant les nécessités du moment, comportent toujours un pronostic meilleur que les foies atrophiés et invariables dans leur volume.

4° Anatomie pathologique. — Le foie de la congestion passive présente une coloration brun foncé: il est hypertrophié surtout aux dépens du lobe droit; son poids oscille entre 2.000 et 3.000 grammes; sa forme générale est peu altérée, seul le bord tranchant est légèrement émoussé.

La capsule est épaisse et fibreuse.

Sur une coupe, le sang veineux s'échappe en abondance et le parenchyme hépatique se présente parsemé de taches brunes et jaunâtres alternativement claires et foncées, qui donnent au tissu du foie un aspect bien spécial comparable à une tranche de noix muscade d'où le nom de *foie muscade*; les zones foncées ont pour centre une veine sus-hépatique distendue; les zones claires se groupent autour des espaces portes. Les lésions prédominent dans le lobe droit et sous la capsule. où se voient des foyers d'apoplexie, c'est-à-dire une infiltration sanguine parenchymateuse.

A la phase de sclérose, la coloration muscade s'observe encore, mais le foie est plus dur et parsemé de bandes conjonctives qui partent de la capsule et suivent la distribution des veines sus-hépatiques ; souvent il présente de véritables granulations comme dans la cirrhose de Laennec.

Les coupes histologiques donnent un aspect variable suivant la phase à laquelle on observe le processus pathologique.

Quand la lésion est à ses débuts, on constate simplement une dilatation des veines sus-hépatiques entourées de capillaires également dilatés et gorgés de sang (ectasie centro-lobulaire).

A un degré plus avancé, les cellules hépatiques comprimées par les dilatations vasculaires s'aplatissent, dégénèrent et s'infiltrent de granulations graisseuses ou hématiques (atrophie trabéculaire).

Plus tard enfin, les veines sus-hépatiques subissent la dégénérescence fibreuse : de leurs parois partent de véritables bandes de tissu conjonctif qui en s'unissant à celles qui proviennent des vaisseaux avoisinants circonscrivent de véritables anneaux dont le centre est occupé par l'espace porte autour duquel le lobule paraît orienté : c'est un type de la disposition décrite par Sabourin sous le nom de *foie interverti*. Dans la zone limitée par les anneaux de sclérose les cellules hépatiques atrophiées à l'extrême sont à peine reconnaissables ; dans la zone périportale elles conservent leurs caractères normaux ou contiennent quelques granulations graisseuses.

Suivant que tout le réseau sus-hépatique est envahi que la lésion se cantonne dans les grosses veines de ce réseau ou sous la capsule d'enveloppe, la cirrhose est à petites ou à grosses granulations. Dans tous les cas, c'est par la périphérie que commence la destruction du lobule.

En résumé, la filiation des lésions qui du foie muscade simple aboutissent à la cirrhose cardiaque est facile à suivre : à l'origine, ectasie capillaire avec simple atrophie trabéculaire ; plus tard pyléphlébite sus-hépatique ou sous-capsulaire avec formation de larges bandes de sclérose, atrophie et dégénérescence des cellules hépatiques.

L'origine péri-sus-hépatique de la cirrhose cardiaque n'est donc pas contestable (Cornil, Sabourin).

Telle est la description classique du foie cardiaque ; elle diffère sensiblement de celle qui vient d'être exposée par Géraudel et qui peut se résumer ainsi :

Dans la zone portale, intégrité ou hypertrophie légère des cellules et absence de dilatations capillaires ; — dans la zone sus-hépatique, dystrophie totale du parenchyme, dystrophie trabéculaire, d'où dislocation de la travée et altérations des cellules qui la composent ; dystrophie capillaire, d'où ectasie et rupture avec, comme conséquence, infarctus systématisé de la zone.

La systématisation des lésions est fonction des différences du régime circulatoire. Le sang distribué à la partie du parenchyme qui entoure l'espace porte vient de l'intestin directement. Le sang distribué à la partie du parenchyme qui entoure la veine sus-hépatique vient de l'intestin, mais irrigue le territoire portal avant d'atteindre le territoire sus-hépatique ; aussi, la zone portale mieux irriguée résiste mieux à l'action nocive du sang mal oxygéné, tandis que la zone sus-hépatique cède.

Evidemment, les recherches si intéressantes de Géraudel appellent de nouvelles études.

Sous prétexte que l'espace porte ne conserve pas toujours son intégrité absolue et que des tractus fibreux peuvent partir du centre porto-biliaire, certains auteurs (Talamon, Rendu) ont affirmé la systématisation portale de la cirrhose cardiaque. Mais la sclérose péri-portale ne présente jamais l'importance de la lésion sus-hépatique ; elle est tout à fait contingente et déterminée par des facteurs pathologiques spéciaux tels que l'alcoolisme, la goutte et l'athérome.

5⁰ Traitement. — Il convient tout d'abord de faire observer qu'on ne peut établir, pour les différents accidents de stase hépatique d'origine cardiaque, une formule thérapeutique applicable à tous les cas. En effet, les accidents hépatiques peuvent se manifester d'une façon passagère, déterminant transitoirement des troubles organiques et fonctionnels ; ils peuvent au contraire persister après la crise d'asystolie aiguë, constituant le *foie cardiaque permanent*.

Restant dans la limite des larges indications, il semble que

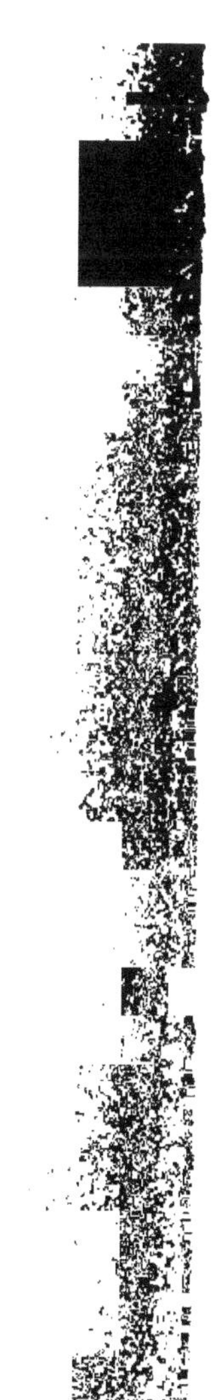

l'on puisse opérer de la façon suivante dans la généralité des cas et quelle que soit l'hypothèse acceptée sur la pathogénie du foie cardiaque.

1° Repos complet et régime lacté absolu aussi longtemps qu'il sera toléré par l'estomac et accepté par le foie ; si l'on était obligé de transiger avec le régime lacté rigoureux, il faudrait resteindre l'alimentation pour éviter que les intoxications exogènes ne viennent aggraver l'auto-intoxication cyanotique ;

2° Dégager les poumons par l'application de ventouses sèches ;

3° Applications de ventouses scarifiées sur le foie ;

4° Purgatifs répétés. On peut utiliser l'eau-de-vie allemande (15 grammes). l'huile de ricin, le calomel ; la glycérine prise le matin à jeun à la dose d'une cuillerée à bouche dans un verre d'eau de Vichy facilite bien souvent la régularité des fonctions intestinales. Les eaux minérales purgatives, la gomme gutte, l'aloès, le cascara donnent parfois d'excellents résultats. Il ne faut pas, d'après HUCHARD, abuser des purgatifs salins qui diminuent souvent la sécrétion urinaire dans les douze heures qui suivent leur absorption. Cependant, d'après Albert ROBIN, le sulfate de soude absorbé en partie par l'intestin s'élimine par le rein et provoque la diurèse quand les effets purgatifs sont terminés ;

Quel que soit le purgatif choisi, il faut le manier avec une extrême prudence et recourir plutôt aux petites doses fréquemment renouvelées qu'aux doses massives ;

5° Trois ou quatre jours après le début du traitement, on utilisera les médicaments cardiaques dont on devra surveiller l'emploi avec beaucoup de soin ; on prescrira soit le soluté de digitaline au 1/1000 ou codex (XX à XL gouttes pour commencer), soit le sulfate de spartéine (10 à 12 centigrammes par vingt-quatre heures), soit le strophantus sous forme de teinture (V à X gouttes par jour) d'extrait (2 à 3 pilules d'un milligramme) ou de strophantine (1/10 à 5/10 de milligramme). Il ne faut pas oublier que les mêmes médicaments cardio-vasculaires ne conviennent pas à tous les malades ; c'est au médecin qu'il appartient de résoudre les questions de susceptibilité individuelle ;

6° Quand la diurèse sera nettement prononcée, on l'entretien-

dra en prescrivant la théobromine à la dose progressive de
1 gramme à 1 gr. 50 pendant quinze jours. Les tisanes diurétiques sont trop oubliées.

Telle est, exposée dans les grandes lignes, la thérapeutique
du foie cardiaque ; elle permet tout au moins de parer aux éventualités les plus urgentes.

Le foie cardiaque est également justiciable de la gymnastique
respiratoire telle que je l'ai exposée à l'occasion de la congestion active, d'après les travaux de Sérégé. Le traitement mécanique doit être surveillé de très près chez les cardiaques, car
il pourrait déterminer une surcharge aiguë du cœur aggravant
les symptômes asystoliques (Voir page 336).

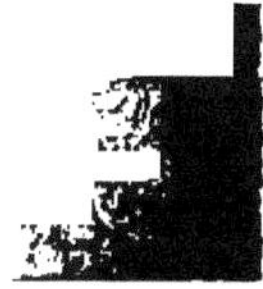

CHAPITRE X

SUPPURATIONS HÉPATIQUES ET PÉRIHÉPATIQUES
D'ORIGINE SANGUINE ET LYMPHATIQUE

Les toxi-infections provocatrices de suppurations hépatiques sont apportées au foie par la bile ou par le sang.

Les infections d'origine biliaire ont été étudiées à l'occasion de l'ictère et des angiocholites ; elles constituent une catégorie clinique nettement différenciée.

Il nous reste donc à étudier les infections d'origine sanguine et qui arrivent au foie, nous l'avons déjà vu, par la veine porte, par l'artère hépatique ou par les veines sus-hépatiques.

Les vaisseaux lymphatiques peuvent également véhiculer l'infection ; par leur intermédiaire se produisent les suppurations de la surface du foie ou péri-hépatites. Nous les étudierons dans ce même chapitre, malgré leur importance relative, pour ne pas multiplier les divisions.

Ces toxi-infections suppuratives sont dites *primitives*, quand elles surprennent un foie relativement sain ; *secondaires* quand elles s'attaquent à un organe déjà malade.

Primitives ou secondaires, elles débutent toujours par la diapédèse leucocytaire au niveau du point où se fixe l'agent morbide. Cette diapédèse est originairement une réaction de défense ; mais poussée à l'extrême par suite de l'intensité de l'irritation, elle devient un processus morbide. Les leucocytes tassés les uns contre les autres se nourrissent mal et dégénèrent ; les éléments cellulaires qu'ils compriment subissent également la nécrose : ainsi se trouve constitué le pus, magma de substances protéiques, de graisses, d'albumine, de nucléine pulvérulente, etc.; ce pus se collecte dans la région dont la charpente est effondrée ; il est contenu dans une cavité ; à ce moment l'abcès est formé.

Pourquoi l'infection ou mieux les toxi-infections produisent-elles tantôt les lésions aiguës suppuratives, tantôt des dégénérescences cellulaires lentes ou des lésions chroniques de cirrhoses ? C'est dans les conditions de terrain, c'est dans le degré de virulence de la cause morbide qu'il faut rechercher surtout la raison d'être de ces altérations différentes. Je rappelle cette notion de pathologie générale dont j'ai fait entrevoir ailleurs toute l'importance.

ARTICLE PREMIER

ABCÈS DU FOIE

Les abcès du foie doivent être divisées au point de vue clinique en *petits abcès* ou *abcès métastatique* et en *grands abcès*.

§ 1. — PETITS ABCÈS DU FOIE

1° **Étiologie, pathogénie**. — Les *petits abcès* du foie s'observent :

Dans le cours des grandes infections médicales (infection puerpérale, fièvre typhoïde, endocardite, pneumonie, grippe, appendicite, dysenterie, etc.) ;

Dans les septicémies d'origine traumatique ou opératoires ;

Plus rarement à la suite de contusions du foie ;

Enfin au cours de l'angiocholite infectieuse ; l'étude des abcès angiocholitiques ayant été faite, je n'y reviendrai pas.

L'agent morbide dans les suppurations *d'origine sanguine* peut arriver au foie par des chemins différents :

Par l'artère hépatique ; ainsi se propagent le plus souvent les infections provocatrices d'*abcès métastatiques du foie* observés à la suite de phlébite, d'endocardite, de panaris, de furoncle, etc.

Par les veines : soit par la veine porte (abcès consécutifs aux infections spléniques, gastriques, intestinales, appendiculaires, à toutes celles qui ont pour point de départ des organes du petit bassin) ; — soit par les veines sus-hépatiques. Dans ce dernier cas les germes infectieux arrivent au foie à contre-courant ; ils s'engagent dans les veines sus-hépatique par une voie rétrograde ; en démontrant que les abcès pyémiques observés dans la septicémie des femmes en couches naissaient autour des veines sus-hépatiques, WIDAL a mis hors de doute l'existence de cette infection rétrograde niée par certains auteurs.

Enfin l'infection peut être transportée *jusqu'au foie par les lymphatiques* ou le tissu cellulaire comme dans l'appendicite [1] ; mais c'est une exception.

L'étiologie complexe des petits abcès du foie explique la richesse de leur flore microbienne ; les espèces le plus fréquemment rencontrées sont : le streptocoque, les staphylocoques pyogènes blanc et doré (FONTAN, KARTULIS), le coli bacille (ACHARD) le bacille d'Eberth, etc...

2° Anatomie pathologique. — Au sein du parenchyme hépatique hyperhémié, foncé en couleur et mou, on trouve de nombreux abcès dont le volume varie de la tête d'une épingle à celui d'un pois, d'une amande. Le mode de production de ces abcès a été bien déterminé : les agents pathogènes introduits par la circulation sanguine forment au niveau des capillaires de minuscules embolies microbiennes ; les leucocytes affluent, produisant une thrombose qui oblitère la lumière du vaisseau et s'extravasent au dehors. Le caillot infectieux subit la fonte par peptonisation, la dégénérescence granuleuse ; autour de lui, les cellules du foie et les globules blancs se nécrosent ; l'abcès pyémique est alors formé avec sa forme sphérique ; il contient des microbes, des leucocytes, des débris cellulaires et des hématies qui lui donnent sa coloration brunâtre ou jaunâtre ; la multiplicité des foyers s'explique par le nombre des embolies microbiennes simultanées.

Presque toujours le foie est hypertrophié. Les vaisseaux portes

---

[1] ABBADIE, Th. de Bordeaux, 1902. *Abcès du foie consécutifs à l'appendicite.*

et les canaux biliaires conservent généralement leur intégrité ; les cellules hépatiques sont troubles et infiltrées de granulations.

3° Symptômes. — La formation des abcès métastatiques du foie s'annonce par les symptômes généraux qui accompagnent toute pyémie : grands frissons avec hyperthermie soudaine et brusque défervescence, sueurs profuses, teint terreux, douleurs articulaires.

Puis la localisation hépatique se précise ; le foie devient gros et douloureux ; un ictère léger apparaît, ictère métapigmentaire avec abondance d'urobiline ; les urines sont rares, hypoazoturiques.

La rate est presque toujours volumineuse.

Les autres organes, surtout les poumons et l'encéphale peuvent présenter différents troubles fonctionnels déterminés par des localisations suppuratives ayant même origine que celles du foie.

4° Diagnostic. — Il est souvent très difficile, impossible même quand on ne constate pas de réaction hépatique caractéristique, telle que l'ictère ou la sensibilité douloureuse du foie : dans ces conditions, seul le diagnostic de septicémie peut être affirmé.

La tuberculose aiguë, le typhus, la fièvre typhoïde peuvent être confondus facilement avec l'hépatite suppurée aiguë. La constatation de frissons multiples, les sautes brusques de la température, la tuméfaction du foie, l'altération des traits, enfin l'ictère permettront quelquefois d'éviter l'erreur.

5° Pronostic, traitement. — Les petits abcès du foie échappent à toute thérapeutique efficace dans la majorité des cas ; les malades succombent généralement dans le marasme et l'hecticité.

Cependant il ne faut pas abandonner le malade à son sort. Le sulfate de quinine, l'alcoolature d'aconit administrés simultanément avec les bains tièdes ont donné à LANCEREAUX les meilleurs résultats. Peut-être il y aurait-il avantage à recourir aux injections de sérum antistreptococcique, voire aux injections de sérum antidiphtérique dont l'action n'est pas exclusivement spécifique ; ces injections pourraient être faites par la voie intra-veineuse comme j'ai eu l'occasion de les pratiquer dans les cas graves de diptérie bulbaire, à la dose de 10 et 20 centimètres cubes renouvelées dans les vingt-quatre heures.

Le collargol, dont on a tant vanté les propriétés bactéricides, trouverait aussi ses indications. On l'emploierait soit en pommades à 15 p. 100, soit en injection intra-veineuse. Dans ce but, on prescrit une solution à 20 p. 100 et on injecte chaque jour de 0,08 à 0,12 de collargol et l'on renouvelle, suivant les cas, toutes les huit, douze, vingt-quatre ou trente-six heures.

La multiplicité constante des abcès ne permet pas de mettre en discussion le traitement chirurgical.

§ 2. — Grands abcès du foie

Bien différente est l'allure clinique des grands abcès du foie qui, eux, n'échappent pas à toute action thérapeutique.

1º Étiologie, pathogénie. — Les grands abcès sont le plus souvent uniques ; on les décrit encore sous le nom d'*abcès dysentériques ou tropicaux*. Cependant, ils ne sont pas toujours d'origine dysentérique et peuvent être observés à la suite de toute affection ulcéreuse du tractus gastro-intestinal (fièvre typhoïde, tuberculose intestinale, appendicite).

Dans la généralité des cas, l'infection est transportée par la veine porte.

Qu'ils soient ou non dysentériques, leur bactériologie est encore enveloppée d'incertitudes. En différentes circonstances on a trouvé dans le pus de ces abcès le staphylocoque, le streptocoque, le coli-bacille, le bacille pyocyanique ; mais le plus souvent les ensemencements sont demeurés stériles et les examens directs sur lamelle négatifs. Cette stérilité du pus a été attribuée soit à l'action de la bile cependant peu aseptique, soit à l'activité pyogène des toxines, soit enfin à une influence chimique encore inconnue de la cellule hépatique sur les agents bactériens. La stérilité du pus de certains kystes hydatiques suppurés du foie donnerait raison à cette dernière théorie.

Depuis que l'amibe du côlon a été dénoncé comme l'agent pathogène de la dysenterie, on a cherché ce protozoaire dans le pus des abcès dysentériques et on l'y a rencontré dans bon nombre de cas, soit seul, soit accompagné de micro-organismes qui, pour KARTULIS, seraient de simples agents d'infections secondaires transportés par les amibes de l'intestin dans le foie. LAVERAN n'a jamais trouvé l'amibe. Ce fait ne doit pas surprendre, car la preuve de la spécificité de la dysenterie n'est pas encore faite. Il semble acquis, au contraire, que plusieurs espèces microbiennes soient susceptibles de provoquer le processus dysentérique : le bacille de CHANTEMESSE et WIDAL (1888) dont l'étude a été reprise par VAILLARD et DOPTER en 1903, le bacille de ROGER (1900), le cocco-bacille de LESAGE (1902), les spirilles de LE DANTEC, etc.

Quelque soit l'agent pathogène de la dysenterie, les rapports qui unissent cette affection à l'hépatite suppurée sont incontestables ; prévus par ANNESLEY et DUTROULAU, ils ont été démontrés sans discussion possible par KELSCH et KIENER ; la fréquence de la dysenterie dans les antécédents des sujets atteints d'abcès du foie serait même supérieure à celle du rhumatisme chez les malades atteints d'endocardite. Mais tandis que pour KELSCH et KIENER, abcès tropical et dysenterie relèvent de la même cause, pour BUDD, l'abcès tropical est toujours secondaire et dû au transport direct jusqu'au foie des principes septiques puisés par les radicules portes au niveau des ulcérations dysentériques de l'intestin.

Quant aux rapports de la dysenterie et de la malaria signalée par HASPEL en 1850, ils sont loin d'être démontrés.

Comme causes prédisposantes de l'hépatite des pays chauds il faut citer : 1° *la race*, les indigènes étant généralement moins exposés que les étrangers ; 2° *l'arrivée récente ou le séjour prolongé dans un pays tropical* ; 3° *le changement brusque de climat* dans un sens ou dans l'autre.

Comme causes occasionnelles interviennent le refroidissement. le traumatisme, les fatigues excessives, l'usage des boissons alcooliques et des mets épicés, la suppression brusque du flux dysentérique.

20.

L'étiologie de l'hépatite suppurée de nos pays est plus obscure ; comme la dysenterie ne peut être invoquée qu'à titre exceptionnel, il est probable que des ulcérations intestinales d'origine microbienne ou traumatique ouvrent la voie au germe infectieux provocateur de l'abcès hépatique qui s'observe surtout chez les adultes de vingt-cinq à trente-cinq ans. Les nouveau-nés dans nos climats présentent assez souvent des abcès hépatiques si la ligature du cordon ombilical n'a pas été pratiquée aseptiquement.

2° Anatomie pathologique. — Généralement solitaires, (trois fois sur quatre) les grands abcès ont pour siège de prédilection le lobe droit du foie et la face convexe de ce lobe ; la raison de cette localisation si curieuse nous est connue depuis les travaux de Sérégué[1]. Je rappelle simplement que le foie droit reçoit par la veine grande mésaraïque le sang venu de l'intestin grêle et de la première moitié du gros intestin, c'est-à-dire des parties du tube intestinal qui sont le siège le plus ordinaire des ulcérations dysentériques ou autres.

L'abcès présente un volume variable ; il contient généralement un demi-litre de pus, mais peut en renfermer 4 ou 5 litres.

Le pus a tous les caractères du pus phlegmoneux ; ressemblant ordinairement à une bouillie de chocolat ou lie de vin, il est parfois coloré en vert par la bile. Dans une variété appelée par Kelsch et Kiener *abcès fibreux ;* le pus sirupeux contient des grumeaux nageant dans une faible quantité de liquide ; il est stérile.

Avant la collection de l'abcès le parenchyme hépatique gorgé de sang, ramolli et friable est d'un brun noirâtre presque ecchymotique ; les noyaux des cellules ne se colorent plus et les trabécules sont dissociés par une abondante infiltration leucocytique.

Lorsque le pus est collecté, la structure des parois de l'abcès varie suivant l'ancienneté de la lésion : dans tout abcès à

[1] Sérégé, Journal de médecine de Bordeaux, 1901, et Congrès de Toulouse, 1902.

marche rapide, la paroi limitante est villeuse, molle, anfractueuse et se continue sans démarcation nette avec le tissu hépatique hyperémié; si l'évolution est plus lente, les parois se détergent, une véritable membrane pyogénique s'organise qui, dans le cas de guérison, se rétractera pour former une cicatrice fibreuse. Si la suppuration persiste pendant longtemps comme à la suite d'ouverture fistuleuse, la membrane pyogénique devient une coque rigide, inextensible, sans aptitude cicatricielle.

L'histogenèse de l'abcès tropical a été étudiée par KELSCH et KIENER; elle se résume dans l'infiltration leucocytique des capillaires intertrabéculaires et des espaces conjonctifs, infiltration qui étouffe les éléments glandulaires : ceux-ci se nécrosent et constituent avec les leucocytes dégénérés les éléments du pus.

Lorsque l'abcès du foie se développe lentement, les cellules hépatiques qui l'environnent, et celles du lobe voisin s'hypertrophient; il faut considérer ce processus d'hypertrophie comme un acte compensateur qui traduit la suractivité fonctionnelle des éléments glandulaires.

L'abcès une fois formé se développe par extension centrifuge. Le tissu hépatique qui entoure immédiatement les grands abcès est œdémateux; au delà, le parenchyme est sain. Dans le cas d'abcès superficiel, la périhépatite adhésive ou suppurative est de règle.

Le foie est en général augmenté de volume. Les voies biliaires sont intactes; il en est de même des vaisseaux sauf au voisinage du foyer où des caillots fibrino-purulents obstruent les veines.

Si l'on s'en rapporte à certains faits observés par CAMBAY, le pus pourrait être résorbé sur place. Cette terminaison doit être considérée comme exceptionnelle. L'ouverture naturelle ou artificielle du foyer purulent apparaît au contraire comme la fin normale des grands abcès hépatiques; à la suite de cette ouverture, la membrane pyogénique se rétracte, la cavité purulente se rétrécit peu à peu; ses parois se rapprochent et finissent par se souder entre elles.

Les *abcès fibreux* décrits par KELSCH et KIENER sont généralement multiples; leur nombre varie de 3 à 12 et leur volume oscille entre celui d'une noisette et d'un œuf de pigeon. Ils contiennent un pus grumeleux et sont formés de petites nodosités blanchâtres, fermes comme des gommes syphilitiques, ramollies à leur centre seulement. Ce qui caractérise ces abcès, c'est la tendance sclérosante due peut-être à une moindre virulence de l'agent infectieux.

Entre les petits abcès du foie d'origine pyohémique et les grands abcès solitaires se place une variété anatomo-pathologique décrite par CHAUFFARD en 1883 sous le nom d'*abcès aréolaires*. L'abcès se forme en plein tissu hépatique, prend la disposition générale d'un infarctus classique, à sommet central, à base superficielle; il est constitué à la façon d'une éponge par des aréoles d'inégale grandeur communiquant entre elles, à parois fibreuses, remplies de pus et tapissées d'une membrane pyogénique. Ces abcès qui sont le plus souvent d'origine angiocholitique peuvent se développer à l'intérieur et autour des veines sus-hépatiques ou des ramifications portes. Pour LANCEREAUX, c'est à tort que CHAUFFARD a voulu en faire un genre à part, basé uniquement sur la forme, sans indication de conditions étiologiques et pathogéniques. Nous ignorons en effet les conditions qui président à la formation de ces abcès.

CHAUFFARD attribue leur morphologie spéciale à l'atténuation de virulence des germes pathogènes et à une augmentation de la résistance du tissu hépatique, de telle sorte que la réaction scléreuse nécessaire à la constitution des alvéoles se développe en même temps que se forme la suppuration.

Ces abcès qui évoluent généralement vers la face antérieure ou le bord supérieur du foie se compliquent le plus souvent de pleurésie droite, séreuse ou suppurée; ils comportent un pronostic toujours grave car leur disposition aréolaire les rend moins facilement curables par les méthodes chirurgicales.

3° Symptômes. — Il convient de distinguer trois périodes :
a. *Première période : période de début, période présuppurative.*
— Le début est généralement insidieux, lent et progressif. Il est caractérisé par les signes d'une congestion hépatique :

douleur spontanée et provoquée siégeant en plein foie (*point de côté hépatique*), à irradiations multiples vers les lombes, le sacrum, mais surtout vers la pointe de l'omoplate droite, exaspérée par les grandes inspirations ; hypertrophie hépatique se produisant par poussées successives ; troubles digestifs (anorexie et diarrhée) ; fièvre, tantôt continue, tantôt intermittente.

L'ictère est rare.

Cette période dure habituellement de dix à vingt jours.

b. *Deuxième période : période d'état, période de formation de l'abcès.* — Le passage de l'une à l'autre de ces périodes se fait par transitions insensibles.

Le point de côté persiste et les troubles digestifs s'aggravent : la langue se sèche, les vomissements apparaissent, les selles deviennent bilieuses.

Alors l'hypertrophie du foie se précise, se localise en quelque sorte : c'est une hypertrophie lisse, lobaire qui projette en avant les fausses côtes droites et forme une voussure, le plus souvent très limitée, comme une tumeur. Le tissu sous-cutané s'œdématie, les veines épigastriques se dilatent ; parfois la main appliquée sur la tuméfaction perçoit des battements et l'oreille des frottements. Si l'abcès devient tout à fait superficiel, la fluctuation peut être perçue.

La respiration gênée par la douleur et par la tuméfaction du foie, par la coexistence d'une congestion pulmonaire ou d'une pleurésie de la base gauche est pénible, saccadée, irrégulière, à type costal supérieur, le diaphragme se trouvant immobilisé par la souffrance.

Le pouls est petit et serré durant les accès fébriles.

Les troubles nerveux relèvent de la fièvre et de l'insuffisance hépatique plus rarement observée que dans les petits abcès.

A ces symptômes s'ajoutent un dépérissement progressif, la décoloration des téguments, l'amaigrissement et l'altération de plus en plus profonde des traits.

Troubles urinaires mal connus. Ictère rare.

A cette période de suppuration, la fièvre se caractérise souvent par de grands accès vespéraux précédés de frissons, suivis de sueurs profuses.

En somme, le point de côté hépatique, la tuméfaction douloureuse et localisée du foie, la fièvre, constituent les symptômes caractéristiques de l'abcès tropical.

4° Marche, durée, terminaisons. — Au point de vue de l'évolution, trois groupes de faits doivent être distingués :

Les *cas aigus* qui débutent généralement par un frisson violent accompagné de nausées et de vomissements bilieux, et qui présentent l'allure d'un véritable état typhoïde. Le pus se collecte alors en quinze ou vingt jours.

Les cas à *évolution subaiguë* dont la durée moyenne est comprise entre quatre et dix semaines ; c'est le type le plus commun.

Les *formes chroniques* dont la durée se compte par mois et qui peuvent être chroniques d'emblée ou débuter sous l'apparence d'une forme aiguë. Si la collection ne s'évacue pas, le malade se cachectise peu à peu ; suivant l'expression de GILBERT, une véritable phtisie hépatique s'installe, « expression d'autant « plus juste que, souvent à cette période, il se produit, sous « l'influence de la périhépatite, une petite toux sèche, quin- « teuse, très douloureuse et qu'apparaît la fièvre intermittente « ou rémittente caractéristique des suppurations hépatiques. » Le malade succombe alors par cachexie progressive, à moins que la collection ne s'évacue.

Quelle que soit la forme considérée, la guérison de l'abcès tropical est exceptionnelle lorsque les malades sont abandonnés à eux-mêmes. TOMES cité par LANCEREAUX a calculé que la mortalité en dehors de toute espèce de traitement était de 90 p. 100. ROUIS compte sur 203 cas :

       Mort 162
       Guérison imparfaite 2
       Guérison absolue 39

Au contraire, la guérison peut être considérée comme la règle après l'intervention chirurgicale. Toutefois, même dans ces conditions, la mort peut survenir plus ou moins longtemps après le début du mal ; elle est la conséquence soit d'une infection pyoémique, soit d'une complication (pleurésie, péritonite, péricardite) soit de l'épuisement causé par une suppuration prolongée. Parfois elle résulte d'une véritable insuffisance hépatique.

Abandonné à lui-même, l'abcès hépatique peut s'ouvrir dans plusieurs directions :

A la peau, et c'est le mode d'évacuation le plus favorable, soit au-dessous de l'appendice xiphoïde, soit dans un espace intercostal, dans l'aisselle, et même à la face interne des cuisses.

Dans les bronches ; l'ouverture est alors précédée par un travail de symphyse phréno-hépatique et phréno-pulmonaire ; elle s'annonce pendant plusieurs jours par une toux sèche et quinteuse, par l'apparition d'un foyer broncho-pneumonique de la base. Tout à coup elle se traduit par une vomique purulente ou constituée par un liquide analogue à de la bouillie de chocolat. La tumeur hépatique s'affaisse, la fièvre tombe et souvent des phénomènes cavitaires apparaissent à la base droite.

La guérison par vomique est possible ; mais souvent la mort est une conséquence de la diffusion des lésions broncho-pulmonaires ou de la fièvre hectique qui dénote une évacuation insuffisante de l'abcès.

Dans la plèvre ; on observe alors tous les signes ordinaires des épanchements pleuraux.

Dans l'intestin ou dans l'estomac ; la perforation est annoncée par une douleur violente analogue à un coup de poignard, par une diarrhée abondante mêlée de sang et de pus. L'ouverture dans l'intestin n'est pas suivie, au moins dans la généralité des cas d'infection stercorale par suite de la disposition de l'orifice de communication qui ne permet pas au contenu intestinal de pénétrer dans la poche abcédée ; par ce mode d'évacuation, la guérison peut être obtenue soit en un temps, soit après une période souvent longue de rétentions et de déhiscences successives.

Dans le péritoine. La réaction de la séreuse dépend de la virulence du pus ; à côté de la péritonite suraiguë et mortelle on peut observer la tolérance et même l'enkystement d'un abcès aseptique.

Exceptionnellement on a constaté l'ouverture dans le péricarde ou le médiastin, dans le bassinet du rein droit, dans la veine cave, dans les voies biliaires.

La durée de l'hépatite suppurée n'est pas moins variable que ses modes de terminaison : d'après les statistiques de Rouis, elle oscille entre dix et quatre cent quatre-vingts jours, la durée moyenne étant de soixante jours environ.

5° Diagnostic. — A la phase présuppurative, le diagnostic des grands abcès du foie ne se pose même pas ; on peut tout au plus, en supposer la formation en se basant sur la fièvre et l'hypertrophie douloureuse du foie, en tenant compte de l'état actuel ou antérieur de l'intestin mais surtout d'une dysentérie en évolution ou guérie même depuis longtemps.

Quand le pus est collecté, nombreuses sont les causes d'erreur ; il convient cependant de limiter le diagnostic différentiel aux difficultés les plus courantes soulevées par l'examen clinique.

A. EXISTE-T-IL UN ABCÈS DU FOIE ? — M. H. DE BRUN (*Rev. de Méd.*, 10 novembre 1904) insiste, surtout dans les cas frustres, sur la valeur des trois signes suivants : langue sèche, rouge et desquamée, pleurite sèche à droite, constance du pouls malgré les variations de la température. Néanmoins l'hésitation sera souvent permise et le diagnostic doit être établi avec les affections suivantes :

Hypertrophie généralisée du foie. — Pas de douleur, pas de fièvre ; l'hypertrophie diffuse ne forme pas tumeur ; l'évolution est très lente.

Kyste hydatique du foie. — Le kyste non suppuré peut être soupçonné par deux symptômes assez caractéristiques, l'urticaire et la dyspepsie des matières grasses; quand il forme tumeur, celle-ci se développe lentement sans réaction douloureuse et sans fièvre.

Mais quand le kyste suppure, seule une ponction lèvera tous les doutes si l'on constate des crochets dans le liquide.

Cancer massif du foie. — Il peut évoluer avec la même rapidité que les formes aiguës de l'abcès tropical et s'accompagner de poussées hyperthermiques dues à l'infection biliaire ascendante ; le foie est toujours hypertrophié, souvent douloureux. Les considérations tirées de l'âge du malade, des anamnestiques, de la cachexie constituent les meilleurs éléments de diagnostic différentiel.

Tumeurs de la vésicule biliaire. — Leur forme, leur siège, leur mobilité permettront souvent d'éviter des erreurs de diagnostic.

Abcès sous-phrénique. — Le foie est abaissé, non hypertrophié ; le point douloureux est plus élevé et la matité remonte plus haut. Le malade présente en outre des signes manifestes d'une paralysie diaphragmatique uni ou bilatérale que l'examen radioscopique rend encore plus évidents. Toutefois, en l'absence de toute notion étiologique, il est bien difficile de différencier l'abcès sous-phrénique de l'abcès tropical de la face convexe du foie.

Pyo-pneumothorax sous-phrénique. — LEYDEN désigne aussi les collections hydro-aériques situées à la partie supérieure de la cavité abdominale et qui, refoulant en haut le diaphragme donnent lieu à des signes cavitaires que l'on perçoit dans le thorax. Ces signes cavitaires mettront le foie hors de cause ; outre que le pyo-pneumothorax évolue dans la généralité des cas d'une manière très brusque, avec tous les symptômes d'une péritonite suraiguë perforante, il s'accompagne d'un météorisme épigastrique constant.

Pleurésie purulente. — Il faut étudier avec soin la courbe de la matité, sa forme, ses déplacements et recourir toutes les fois qu'il sera possible à l'examen radioscopique.

Dans le cas d'épanchement pleural, la limite supérieure de la zone mate se projette sur l'écran sous forme d'une ligne mal limitée peu distincte, irrégulière ; dans l'hypothèse d'une collection sous-phrénique, le diaphragme surélevé se projette au contraire suivant un arc à contours bien définis, à convexité supérieure.

Abcès du grand droit de l'abdomen. — Ils sont d'autant plus difficiles à reconnaître qu'ils surviennent chez les dysentériques. Leur forme allongée dans la direction du muscle, leur immobilité pendant les mouvements respiratoires, leur mobilité transversale sont autant de signes différentiels.

B. QUEL EST LE SIÈGE DE L'ABCÈS ? — Dans la majorité des cas, l'abcès occupe la convexité du lobe droit et s'accompagne de symptômes thoraciques : refoulement du diaphragme, diminutions du murmure vésiculaire, troubles fonctionnels de la respiration, congestion des bases, œdème circonscrit de la paroi thoracique. Dans ces cas d'abcès de la face convexe, l'examen radioscopique peut rendre de grands services. M. BERGONIÉ a rapporté une observation des plus instructives. Il s'agissait d'une malade atteinte d'abcès du foie, chez laquelle la percussion révélait une zone de matité très étendue remontant bien au-dessus de la ligne diaphragmatique. Deux ponctions aspiratrices faites au point d'élection n'avaient pas amené le résultat attendu et l'on vint demander aux rayons X l'explication de cet insuccès. Or, l'examen radioscopique révéla que la face supérieure du foie était surmontée d'une ombre très opaque en forme de gourde renversée. Cette ombre à pédicule très mince s'élargissait de manière à remplir tout le côté droit du thorax et c'est de part et d'autre de ce pédicule que la ponction avait été faite. Une ponction faite sur les indications fournies par l'examen radioscopique amena plus d'un litre de liquide [1].

Lorsque l'abcès siège sur la face concave, les douleurs irradiées prédominent dans la direction de l'abdomen, et l'on observe parfois un ictère par compression.

L'abcès développé aux dépens du bord antérieur forme une tumeur saillante sous la paroi abdominale œdématiée ; à la palpation on percevra parfois un frottement dû à la perihépatite et considéré à tort comme pathognomonique par MALCOLMSON.

Le diagnostic des abcès du bord postérieur présente des difficultés à peu près insurmontables.

C. QUEL EST LE NOMBRE DES ABCÈS ? — La persistance des symptômes généraux après le traitement opératoire et l'évacuation complète de l'abcès au dehors, permettra seule de supposer l'existence de plusieurs abcès.

6° Pronostic. — Il est toujours grave étant donnée la difficulté du diagnostic ; beaucoup de malades succombent en effet à des abcès méconnus qui auraient bénéficié d'une intervention chirurgicale.

Le diagnostic établi, tout dépend de l'état général du malade et de la précocité de l'opération.

7° Traitement. — A la phase présuppurative, le traitement

[1] J. BERGONIÉ. Congrès égyptien de médecine, 1904.

est essentiellement médical : repos absolu, antisepsie intestinale obtenue par le régime lacté et l'administration du calomel à petites doses répétées, révulsion sur la région hépatique sous forme de pointes de feu ou de vésicatoires volants.

Mais, aussitôt que le diagnostic d'abcès est nettement établi, il faut en provoquer sans retard l'évacuation par le traitement chirurgical.

Les méthodes lentes sont aujourd'hui abandonnées. Je rappelle qu'elles procédaient en deux temps : à l'aide de caustiques tels que la pâte de Vienne, on cherchait à créer des adhérences entre la poche abcédée et le péritoine pour protéger la séreuse contre les dangers de l'inondation purulente ; plus tard, quand on jugeait les adhérences suffisamment solides, on procédait à l'ouverture de l'abcès. Ce manuel opératoire faisait perdre un temps précieux ; de plus il était souvent inutile car, dans tous les grands abcès du foie, la périhépatite est assez constante pour ne pas avoir à redouter l'irruption de pus dans le péritoine ; en supposant même l'absence de toute adhérence, il est toujours possible en cours d'opération de protéger le péritoine, par des incisions méthodiques. En tous cas la pénétration du pus dans la cavité péritonéale ne doit pas être considérée comme une éventualité fatalement mortelle et les dangers qu'elle comporte sont moins à craindre que les conséquences de la temporisation.

La méthode rapide préconisée par STROMEYER-LITTLE de Shanghaï doit être considérée comme la méthode de choix. Elle consiste dans l'incision méthodique, couche par couche des plans qui recouvrent l'abcès. Suivant le siège de la poche purulente l'incision sera antérieure, latérale ou postérieure, transpéritonéale ou transpleurale, complétée ou non par la résection d'une ou de plusieurs côtes ; toutes les précautions d'usage seront prises pour que le pus ne puisse pénétrer dans le péritoine. Une fois la poche ouverte, on procède à son lavage avec l'eau stérilisée ou une solution faiblement antiseptique, lavage qui ne sera pas renouvelé ; on draine et on panse.

Les suites opératoires sont en général simples et la durée de la cicatrisation évaluée par MABBOUX à trente jours en moyenne, est certainement beaucoup plus courte qu'avec les anciennes méthodes.

Si, après l'incision, la fièvre et la diarrhée persistent, ou peut être à peu près certain que d'autres collections existent dans le foie. Il faudra les rechercher par la ponction.

Parmi les complications opératoires qui peuvent survenir, il faut citer la carie costale, les fistules et la cholérrhagie.

La *carie costale* est rare ; elle est sans doute provoquée par le contact du pus.

Les *fistules* s'observent surtout dans les collections haut situées sous le diaphragme, la rigidité des parois thoraciques ne permettant pas aux parois de la poche de venir en contact ; la résection costale sera souvent le meilleur moyen thérapeutique de remédier à cette complication.

La *cholérrhagie* consiste dans un véritable écoulement de bile qui souille le pansement et qui, dans certains cas, peut être évalué à plusieurs centaines de grammes par jour. Cet accident rare survient en général quelques jours après l'incision, au moment où les parties sphacélées s'éliminent. Son pronostic est subordonné à la durée et à l'abondance de l'écoulement. Dans la plupart des cas, la cholérrhagie se tarit d'elle-même sans entraîner de complications.

ZANCAROL, puis FONTAN ont préconisé le curettage des abcès ; cette pratique est considérée comme inutile et dangereuse par MONOD, POZZI et SEGOND.

La *ponction aspiratrice* envisagée comme méthode de traitement a certainement donné des succès ; mais elle expose à de tels dangers qu'il est sage de n'y pas recourir.

Le traitement médical se réduit à surveiller l'évacuation régulière des matières intestinales, à l'administration des toniques, à la prescription du régime azoté qui favorise hautement la réparation des plaies suppurantes.

ARTICLE II

PÉRIHÉPATITES

On désigne ainsi les localisations inflammatoires qui portent soit sur la capsule fibreuse du foie, soit sur le feuillet péritonéal qui forme la couche la plus superficielle de cette capsule ; d'origine lympathique, elles peuvent s'associer ou rester indépendantes.

Par analogie avec les inflammations du péricarde et de la plèvre, on peut décrire une *forme sèche*, une *forme hémorrhagique*, une *forme purulente;* la forme séreuse n'est qu'une variété de tuberculose péritonéale.

§ 1. — PÉRIHÉPATITES SÈCHES

1° Étiologie et symptômes. — Les périhépatites sèches peuvent être *primitives* ou *secondaires*.

a. *Périhépatites sèches primitives*. — Primitives, elles sont rares et du reste fort peu connues, soit qu'elles coexistent avec une péritonite généralisée, soit qu'elles constituent une localisation inflammatoire nettement limitée. Dans ce dernier cas, on doit les considérer comme une conséquence de la résorption de produits toxiques endogènes ou exogènes, de l'alcool le plus souvent, par les lymphatiques et les vaisseaux sous-capsulaires ; peu à peu, l'action inflammatoire se propage au foie, déterminant une véritable cirrhose par un processus analogue à celui qui a été décrit dans les pneumonies chroniques pleurogènes. Telle est l'origine des cirrhoses dites *centripètes ou capsulaires*. Entouré d'une capsule épaissie, opaque, blanc nacré (foie glacé) qui l'enserre de toutes parts (symphyse hépatique), le foie adhère intimement à la paroi abdominale et au diaphragme ; souvent la périhépatite s'accompagne de péricardite (symphyse péricardo-périhépatique) : les communications lymphatiques qui existent entre le foie et le péricarde explique la coexistence des deux lésions (Oddo).

L'ascite et des troubles cardiaques en rapport avec les altérations du péricarde constituent les symptômes les plus constants de cette forme de périhépatite.

L'affection se termine généralement par le syndrome de l'asystolie hépatique.

Le diagnostic est toujours très difficile à établir.

Quant au traitement, il est celui de la cirrhose compliquée d'accidents cardiaques.

b. *Périhépatites sèches secondaires.* — Secondaires, les périhépatites sèches reconnaissent comme causes ordinaires : les traumatismes de la région hépatique avec contusion du foie, les abcès ou les kystes hydatiques suppurés évoluant dans l'épaisseur du parenchyme hépatique, et affleurant l'écorce du foie, les cirrhoses alcooliques enfin ; mais en réalité, la plupart des maladies du foie peuvent se compliquer à un moment donné de périhépatite.

Anatomiquement, la lésion consiste dans un épaississement de la capsule d'enveloppe du foie qui prend un aspect blanchâtre. Au début la surface de l'organe est recouverte d'un exsudat fibrineux, jaunâtre qui à la longue devient fibreux, et s'organise en fausses membranes très vasculaires ; ces dernières forment entre le foie, le diaphragme et la paroi costo-abdominale des adhérences assez lâches d'abord, puis de plus en plus résistantes.

Ces périhépatites sèches secondaires procèdent souvent par poussées.

Elles provoquent au niveau du foie des douleurs vives, à irradiations variables ; exagérées par les mouvements respiratoires, par la toux, par la pression, ces douleurs limitent l'ampliation thoracique.

Le signe physique le plus net est constitué par un *frottement périhépatique* perçu à l'auscultation et à la palpation ; il peut être comparé au bruit de cuir neuf de la péricardite.

2° Évolution. — Suivant leur étiologie, ces périhépatites rétrocèdent ou aboutissent à la symphyse costo-hépatique, péricardo-périhépatique.

Dans les inflammations aiguës du foie, la périhépatite sèche en accolant les feuillets péritonéaux, constitue une lésion favorable qui protège la grande cavité péritonéale contre la pénétration des produits septiques.

Les périhépatites chroniques avec poussées aiguës doivent faire pressentir la formation d'une cirrhose alcoolique ; celles dont l'évolution est subaiguë et qui présentent une extension progressive sont le plus souvent liées à l'existence d'une suppuration intra-hépatique.

3º Pronostic. — Le pronostic des périhépatites secondaires est lié à celui de la cause qui les a provoquées.

4º Traitement. — Leur traitement consiste dans l'application de révulsifs au niveau de la région douloureuse ; il est incontestable qu'elles bénéficieront d'une thérapeutique pathogénique s'adressant à la cause première.

§ 2. — PÉRIHÉPATITES PURULENTES (PYOPÉRIHÉPATITES)

1º Étiologie pathogénie. — Comme les périhépatites sèches, les périhépatites purulentes peuvent être primitives ou secondaires.

a. *Primitives*, elles succèdent le plus souvent à une contusion de la région hypogastrique ou de l'hypocondre droit ; on suppose que le traumatisme agit en déterminant au niveau du viscère contusionné, une fissure par laquelle les germes envahissent le péritoine périhépatique ; il ne faut pas oublier en effet que le foie, même à l'état normal contient toujours des micro-organismes à virulence atténuée.

La tuberculose pourrait se localiser primitivement au niveau de la capsule du foie et produire dans cette région des abcès spécifiques (LANNELONGUE).

b. *Secondaires*, elles sont consécutives, soit à une affection du foie (abcès, kystes hydatiques suppurés, lithiase biliaire, et surtout cholécystite suppurée et tuberculose hépatique) ; soit à une lésion ulcéreuse de l'estomac ou de l'intestin (ulcère et cancer, dysenterie, fièvre typhoïde, appendicite) ; — soit à une inflammation utéro-annexielle (salpingo-ovarite, infection puerpérale) ; soit à une suppuration de la cavité thoracique (pleurésie purulente) ; soit enfin à une pyohémie.

L'infection peut être provoquée par l'ouverture directe d'un abcès dans le péritoine hépatique ou résulter du transport des germes infectieux par les lymphatiques.

2º Anatomie pathologique. — La périhépatite suppurée est sus ou sous-hépatique.

Sus-hépatique, c'est-à-dire située à la face antéro-supérieure du foie, elle répond à la totalité de cette face ou se limite à un lobe, le ligament suspenseur formant cloison de séparation,

Sous-hépatique, elle occupe une étendue plus ou moins grande de la face inférieure du foie. Dans certaines circonstances l'organe tout entier baigne dans le pus.

Ces collections purulentes présentent un volume très variable, d'une noix à une tête d'adulte.

Les parois de la poche sont formées par le péritoine hépatique très épaissi, recouvert de fausses membranes fibrineuses au début, le processus s'organisant plus tard en tissu scléreux.

Le contenu est formé tantôt par du pus phlegmoneux, verdâtre s'il contient de la bile, sanieux à odeur fétide, stercorale ou gangréneuse ; tantôt par un liquide cruorique (hématocèle sushépatique).

Le foie peut être sain au-dessous de l'abcès ou présenter des lésions inflammatoires plus ou moins étendues ainsi que sa capsule d'enveloppe.

L'inflammation peut retentir sur les organes voisins surtout sur la plèvre (pleurésie sèche ou purulente) et sur le péricarde (péricardite sèche ou purulente), parfois même sur le poumon et provoquer une pneumonie de la base, point de départ d'une caverne.

3° Symptômes. — L'évolution est aiguë dans le cas de pénétration directe de l'agent pathogène (rupture d'une collection purulente, traumatisme); elle est lente si l'inflammation s'est propagée par la voie sanguine ou lymphatique.

La douleur est le plus constant et le plus important des signes fonctionnels ; elle siège dans l'hypocondre droit avec point maximum variable ; exaspérée par les mouvements respiratoires, par la toux, par la pression, elle s'irradie surtout dans la direction de l'angle inférieur de l'omoplate droite et dans l'épaule du même côté.

Suivant le mode de formation de la collection purulente, la douleur atteint d'emblée son maximum d'acuité ou s'accroît progressivement ; elle s'accompagne de dyspnée et d'une toux sèche, fréquente, parfois quinteuse.

Plus ou moins vite apparaissent des vomissements porracés ; le faciès se tire, les yeux s'excavent, le pouls filiforme s'accélère et la maladie prend tout à fait l'allure d'une péritonite.

Les signes physiques sont constitués par la voussure de l'hypocondre droit et de la région épigastrique, par l'élargissement des espaces intercostaux, l'abaissement du foie avec élévation de la matité sus-hépatique qui forme en avant, en arrière et sur les côtés une courbure à *concavité inférieure* ; l'œdème de la paroi est à peu près constant ; la pression est douloureuse sur le trajet du phrénique et dans la région tuméfiée au niveau de laquelle il est possible de percevoir la crépitation superficielle de la péritonite sèche ; quant à la fluctuation il est généralement difficile de la constater.

La ponction pratiquée au point le plus saillant et le plus douloureux permettra d'affirmer l'existence de la collection et sa localisation périhépatique grâce au signe décrit par Pfühl en 1877 ; si à l'aiguille exploratrice laissée en place dans la cavité de l'abcès on adapte un manomètre, on constate que la pression du liquide augmente pendant l'inspiration et s'abaisse pendant l'expiration ; c'est l'inverse qui se produit dans les collections intrapleurales.

Les symptômes généraux sont ceux de toutes les suppurations : fièvre entre 38° et 39° à grandes oscillations ; frissons répétés, urines rares et hautes en couleur, faciès pâle et terreux, amaigrissement progressif.

4° Marche, durée, terminaisons. — Si le pus ne s'évacue pas, la mort dans la cachexie est la terminaison fatale après une évolution généralement assez longue.

Mais l'abcès peut s'ouvrir spontanément :

Au dehors, en un point quelconque de la paroi abdominale ; ce mode de terminaison exceptionnel du reste, est toujours précédé de la formation d'un abcès de la paroi abdominale. La guérison peut survenir après une période de fistulation plus ou moins longue ou bien la mort est la conséquence d'une complication telle que la gangrène, l'érysipèle, l'infection purulente, etc.

21.

Dans un organe voisin (cavité péritonéale, péricarde, intestin, estomac). L'ouverture est alors précédée d'une douleur déchirante et soudaine ; puis suivant l'organe dans lequel s'est ouvert le foyer purulent, on observe des hématémèses avec selles purulentes, des troubles cardiaques avec dyspnée excessive ou les symptômes d'une pleurésie droite suraiguë. On a constaté l'ouverture directe dans la bronche avec production de vomique ; cette terminaison est dangereuse à cause de la fréquence des broncho-pneumonies suppurées et des gangrènes secondaires du poumon.

L'intervention chirurgicale a donné des résultats assez favorables.

5° Diagnostic. — Dans les formes suraiguës, la marche des accidents permettra parfois d'établir le diagnostic. Mais, dans les cas à évolution plus lente, de nombreuses erreurs peuvent être commises.

Dans les pyopérihépatites de la face supérieure, le diagnostic doit être fait avec les abcès et les kystes suppurés du foie. La radiographie pourrait être d'un utile secours : une collection étendue en surface serait plutôt une périhépatite, tandis qu'une collection formant tumeur appartiendrait plutôt à un kyste ou à un abcès. — En se basant sur la forme de la matité sus-hépatite à concavité inférieure dans la pyopérihépatite, on évitera toute confusion avec une pleurésie purulente ; après ponction, le signe de Pfühl lèvera toutes les difficultés.

Quand la tumeur est sous-hépatique, on est exposé à la confondre avec une cholécystite suppurée et plus généralement avec toutes les collections affectant la même topographie sous-hépatite.

Au surplus, le diagnostic d'abcès est seul important à établir, car, quelle que soit son origine et sa localisation, la conduite thérapeutique reste invariable ; l'ouverture large et précoce. Aussi ne faut-il pas hésiter à recourir à la ponction exploratrice seule décisive, sous réserve d'intervenir aussitôt qu'elle aura transformé les doutes en certitude.

6° Traitement. — Le traitement est exclusivement chirurgical.

§ 3. — Pyo-pneumo-périhépatites

On désigne ainsi les collections périhépatiques qui contiennent à la fois du pus et des gaz. On les appelle encore *abcès gazeux sous-diaphragmatiques*. Le terme du pyopneumothorax doit être abandonné, l'affection n'étant pas thoracique.

1° Étiologie, pathogénie. — Elles succèdent le plus habituellement à la perforation d'un des segments du tube digestif (ulcère de l'estomac, cancer) ou à une communication bronchique avec une poche abcédée : ainsi s'explique la présence des gaz. La production spontanée de ces gaz par fermentation putride d'une pyopérihépatite est regardée comme possible, mais elle n'est pas démontrée. Dans le pus, on a trouvé des coli-bacilles, des microcoques, des bactéries, hôtes de toutes les collections péri-intestinales (CLAISSE, COURTOIS-SUFFIT, GILBERT).

2° Anatomie pathologique. — Elle se différencie de celle des pyopérihépatites par l'extrême fétidité du pus et l'ampliation beaucoup plus prononcée de la poche qui refoule souvent le diaphragme jusqu'au niveau de la 3° côte.

3° Symptômes. — Dans une première période, les signes locaux et généraux sont ceux de la pyopérihépatite ; ils persistent plus ou moins longtemps, puis tout à coup éclate une dyspnée intense, signe de l'envahissement gazeux. La matité hépatique fait place à la sonorité ; au niveau de la zone sonore, l'auscultation révèle un souffle amphorique avec tintement métallique et bruit de flot déterminé par la succession hippocratique. La sonorité pulmonaire est diminuée par suite de la compression du poumon.

Quand l'abcès gazeux évolue du côté du ventre le météorisme abdominal prédomine, la matité hépatique disparaît ainsi que les signes du pneumothorax ; on observe seulement les symptômes d'une pleurésie concomitante.

Abandonnée à elle-même l'affection doit être considérée comme fatalement mortelle.

4° Diagnostic. — Il est surtout facile de confondre le pyo-pneumothorax sous-phrénique avec le pneumothorax partiel inférieur. Leyden a indiqué les principaux éléments de diagnostic qui permettent d'établir l'existence du pyo-pneumo-thorax sous phrénique :

Existence dans les antécédents des symptômes d'une affection abdominale ;

Absence de toux et d'expectoration au cours d'une affection occupant la base du thorax ;

Extension des signes physiques dans une région inférieure à celle occupée d'ordinaire dans les cas de pleurésie ;

Persistance d'une respiration normale à la partie supérieure, au-dessus de la région du tympanisme ; mobilité anormale de la matité à la suite des changements de position ;

Déplacement du cœur en haut et à gauche si la lésion est à droite, cas le plus commun ;

Production fréquente de vomiques fétides dans lesquelles on peut rencontrer des éléments originaires de la cavité intestinale ;

Signe de Pfühl. Il n'a pas toujours dans ces cas très grande valeur, car le diaphragme est souvent paralysé ; or, l'intégrité du diaphragme est indispensable pour la production de ce signe.

Aucun de ces signes n'est pathognomonique.

Quand la collection évolue vers l'abdomen, elle peut être confondue avec l'occlusion intestinale, l'appendicite, la colique hépatique ou néphrétique, etc. La persistance des accidents douloureux et de la fièvre commandera une intervention qui seule pourra lever les doutes.

5° Traitement. — Il est exclusivement chirurgical et a donné d'heureux résultats.

§ 4. — Périhépatite hémorrhagique

Trois observations sont actuellement connues ; deux fois le diagnostic ne fut fait qu'à l'autopsie. Ces épanchements sanguins relèvent vraisemblablement de la même pathogénie que ceux observés dans la plèvre ou dans la tunique vaginale. Sous l'action d'une cause irritative qui peut être un traumatisme ou une tumeur telle qu'un kyste hydatique du foie, se développe une périhépatite sèche dont les fausses membranes très vasculaires se rompent à un moment donné.

ARTICLE III

PYLÉPHLÉBITES

Les inflammations de la veine porte sont désignées sous le nom de *pyléphlébites*.

Je décrirai seulement la phlébite du tronc ou des grosses branches, l'étude de l'inflammation des ramuscules intra-hépatiques se rattachant à celle des cirrhoses du foie.

La pyléphlébite peut être *adhésive* ou *suppurative*.

§ 1. — PYLÉPHLÉBITE ADHÉSIVE

1º **Étiologie, pathogénie.** — Deux ordres de causes, les unes mécaniques, les autres infectieuses peuvent en provoquer la formation.

a. *Les causes mécaniques* plus particulièrement importantes sont : *Extrahépatiques* (compression de la veine porte par une tumeur de la face inférieure du foie ou des organes voisins, par des lésions de périhépatite scléreuse ou de péritonite sous-hépatique); *intrahépatiques* (gommes, lésions cirrhotiques, cancer, dilatation calculeuse des voies biliaires, etc.)

b. *Les infections* qui se compliquent le plus souvent de pyléphlébite adhésive sont la syphilis, le cancer, la tuberculose, l'infection palustre; l'ulcère de l'estomac et du duodénum, l'appendicite peuvent aussi présenter cet accident au cours de leur évolution.

Tout obstacle mécanique ralentit le cours du sang dans la veine porte et amène la coagulation de ce liquide qui forme un thrombus; ce thrombus irrite les parois de la veine altérée déjà par l'agent de compression et provoque la pyléphlébite.

Les causes toxi-infectieuses agissent soit par elles-mêmes, soit par leurs toxines ; transportés par les vasa-vasorum, les agents nocifs déterminent une inflammation de l'endoveine et la coagulation ultérieure du liquide sanguin (Vaquez, Vidal, Sabrazès et Mongour).

Le thrombus peut oblitérer complètement le vaisseau ou seulement en diminuer le calibre ; limité à une portion du tronc porte, il peut se prolonger jusqu'aux ramifications intra-hépatiques.

Gintrac, Botkin et d'autres auteurs admettent que la pyléphlébite peut engendrer la cirrhose. Frerichs, au contraire, considère la pyléphlébite comme conséquence et non comme cause de l'altération veineuse. Pour Lancereaux, aucune de ces opinions n'est exacte. Puisqu'il existe des oblitérations de la veine porte sans cirrhose, c'est que cette oblitération ne retentit pas fatalement sur le parenchyme hépatique. Les deux lésions, quand elles coexistent, résultent d'une même condition étiologique. L'agent pathogène irrite simultanément le foie et les parois veineuses. D'ailleurs, les nombreux cas de cirrhose hépatique sans pyléphlébite indiquent suffisamment que l'inflammation de la veine porte n'est pas sous la dépendance de la maladie du foie.

2° Anatomie pathologique. — Dans les thromboses de date récente, le canal veineux semble peu altéré dans ses parois ; un peu plus résistant qu'à l'état normal, il contient des caillots mous, cruoriques et peu adhérents.

Dans les phlébites de vieille date, la veine présente des parois rigides, fibreuses, chondroïdes ou calcaires ; le caillot fibrineux et adhérent dans les couches périphériques est cruorique dans sa partie centrale ; l'endoveine est recouverte de bourgeons qui pénètrent le caillot et qui, par leur prolifération ultérieure, et leur dégénérescence fibreuse transformeront le vaisseau en un tube plein.

Dans le cas de pyléphlébite néoplasique, la tumeur bourgeonne dans la lumière du vaisseau à l'encontre du courant sanguin et remonte jusqu'aux branches d'origine de la veine.

Les cellules hépatiques subissent la dégénérescence graisseuse dans tout le territoire irrigué par le vaisseau thrombosé ; parfois il se produit une véritable cirrhose périlobulaire analogue aux cirrhoses expérimentales obtenues par la ligature de la veine porte.

La rate toujours tuméfiée présente une consistance ferme ; sa surface est lisse et sa capsule fréquemment épaissie.

L'estomac et l'intestin sont rétractés si l'affection dure depuis un certain temps ; ils présentent aussi bien au niveau de la muqueuse que du feuillet péritonéal une coloration ardoisée, bleuâtre ou noirâtre due à la stase sanguine.

Le péritoine hyperémié est parsemé de taches ecchymotiques ; il contient un liquide fortement albumineux, séreux ou sanguinolent et se trouve parfois recouvert de fausses membranes.

Les reins et les autres organes ne présentent aucune modification dépendant directement de la pyléphlébite.

3° Symptômes. — La pyléphlébite adhésive ne présente une symptomatologie bien nette que dans le cas où l'oblitération est complète et porte sur le tronc même de la veine porte.

Les formes aiguës sont exceptionnelles ; les formes lentes sont les plus communes. *L'ascite, les hématémèses, le développement du réseau veineux sous-cutané, parfois l'hypertrophie splénique* considérable en constituent les symptômes essentiels.

Il est facile de concevoir la pathogénie de ces symptômes qui sont une conséquence de l'obstacle au cours du sang, de la dilatation rétrograde des affluents de la veine porte, en particulier de la veine splénique et du plexus gastro-œsophagien. Les veines œsophagiennes devenues variqueuses peuvent se rompre et entraîner la mort subite.

Le réseau veineux sous-cutané diffère de celui qu'on observe dans la cirrhose hépatique, en ce sens que les veines de la partie inférieure de l'abdomen sont le siège d'une dilatation au moins égale à celle des veines de la région supérieure, d'où une certaine ressemblance avec le développement veineux observé dans les cas d'obstruction de la veine cave. La raison de cette différence est facile à saisir, si l'on remarque que dans la cirrhose, l'obstacle à la circulation de la veine porte existant au niveau des capillaires hépatiques, la circulation se rétablit par l'intermédiaire des branches collatérales décrites par SAPPEY dans l'épaisseur du ligament falciforme, les épigastriques et les mammaires, tandis que dans l'oblitération du tronc de la veine porte tous ces rameaux auxiliaires devenant inefficaces, le sang des mésentériques se déverse dans les veines iliaques par l'anastomose des hémorrhoïdales internes avec les hypogastriques (Lancereaux).

L'ascite n'est pas un symptôme constant; il peut être suppléé par une hématémèse ou par une diarrhée profuse; quand il existe, il se reproduit extrêmement vite.

La foie d'abord tuméfié s'atrophie plus tard; la rate est hypertrophiée.

Les troubles digestifs sont assez constants : anorexie, vomissements glaireux, diarrhée muqueuse, puis sanguinolente.

L'affection évolue sans fièvre, mais retentit sur l'état général : le malade dépérit, ses forces s'amoindrissent; après un temps plus ou moins long apparaît l'œdème des membres inférieurs, premier signe de la cachexie.

Les urines sont peu abondantes, hautes en couleur; elles sont chargées d'urobiline; l'épreuve de la glycosurie alimentaire est positive si les reins sont encore perméables. L'ictère est rare : il résulte soit d'une altération secondaire des cellules hépatiques, soit de la compression des voies biliaires.

4° Diagnostic. — Le diagnostic de la pyléphlébite adhésive est relativement facile dans les cas à symptomatologie complète; la reproduction rapide de l'ascite en quelques heures permettra d'éliminer la cirrhose biveineuse.

La péritonite tuberculeuse de l'adulte à forme ascitique peut prêter à confusion; il sera généralement facile de la distinguer par la marche plus lente des accidents, par la fièvre, la douleur à la pression de la paroi abdominale et par l'examen cytologique du liquide obtenu par ponction. Dans l'ascite purement mécanique de la pyléphlébite, ce liquide ne contient que des cellules endothéliales; dans le cas de péritonite tuberculeuse, il abonde surtout en lymphocytes.

Quand la pyléphlébite évolue lentement, il est presque impossible de la différencier de la cirrhose de Laennec, si ce n'est peut-être par le mode de développement du réseau veineux sous-cutané.

La cirrhose paludique se distingue par la tuméfaction excessive du foie et de la rate, par la constance du subictère, par l'absence régulière d'ascite.

La cirrhose syphilitique est anascitique dans l'immense majorité des cas et le foie présente des irrégularités caractéristiques.

L'épithélioma primitif des voies biliaires avec obstruction néoplasique de la veine porte s'accompagne d'ascite et d'un ictère intense.

Pour déterminer la cause de la pyléphlébite, il faut remonter avec soin aux antécédents (syphilis, alcoolisme, etc.) et tenir compte des symptômes accessoires (signes de cachexie, de compression viscérale, etc.)

5° Marche, durée, terminaisons. — La pyléphlébite se termine presque toujours par la mort qui survient brusquement à la suite de la rupture d'une grosse varice gastro-œsophagienne, ou lentement après une période plus ou moins longue de cachexie.

La terminaison fatale s'annonce quelquefois par la somnolence, l'hypothermie, une légère parésie des membres inférieurs, symptômes comparables à ceux observés par SCHIFF, ORÉ, CL. BERNARD, ROGER, dans la ligature expérimentale de la veine porte.

6° Traitement. — Exclusivement symptomatique, il consiste à combattre la diarrhée ; les préparations à base d'opium, de tanin et d'ergotine remplissent ce but. L'ascite sera évacuée aussi souvent que nécessaire.

§ 2. — PYLÉPHLÉBITES SUPPURÉES

1° Étiologie. — Elles relèvent toujours d'une cause infectieuse transportée le plus souvent jusqu'à la veine porte à la faveur d'une lésion de la muqueuse gastro-intestinale : ulcères de l'estomac et du duodénum, typhlites, appendicites ulcéreuses ou perforantes, fistules anales et déchirures du rectum. Les ulcérations tuberculeuses et dysentériques qui déterminent si souvent des lésions spécifiques ou suppuratives du foie sont rarement une cause de pyléphlébite.

En dehors des lésions du tube digestif, la pyléphlébite suppurée peut être consécutive à une péritonite circonscrite ou diffuse, à une cholécystite suppurée, à des abcès de la rate, à la phlébite ombilicale des nouveau-nés.

En résumé, la porte d'entrée peut siéger dans l'un quelconque des départements d'où partent les branches afférentes de la veine porte.

Les suppurations hépatiques, angiocholites suppurées, kystes suppurés, abcès sous-hépatiques peuvent déterminer une phlébite des rameaux intra-hépatiques.

2° Anatomie pathologique. — Le tronc porte se présente sous forme d'un cylindre volumineux, gris sale, adhérent aux parties voisines. Les parois sont tomenteuses, ulcérées par places ; la cavité du vaisseau contient un thrombus puriforme et grumeleux, parfois franchement purulent. On peut suivre les lésions vasculaires jusqu'au vaisseau d'origine en rapport avec le foyer infectant ; mais, suivant la remarque de CHAUFFARD, le processus pyogène ne s'étend que dans le sens de progression du courant sanguin ; aussi la veine splénique peut être complètement vide de pus alors que tout le tronc porte est transformé en un foyer purulent.

La pyléphlébite se continue jusque dans les rameaux intra-hépatiques ; ces vaisseaux présentent sur leur trajet des dilatations ampullaires véritables abcès intraveineux qui, par ulcérations des tuniques vasculaires s'ouvrent dans le tissu du foie. Ainsi se forment de petits abcès nodulaires, emboliques qui peuvent se disséminer secondairement plus ou moins loin dans le parenchyme hépatique.

Les voies biliaires sont intactes ou présentent des lésions d'angiocholite à tous les degrés d'évolution.

Généralement la rate est volumineuse et congestionnée ; la péritonite partielle est constante ; la péritonite diffuse est plus rare.

3° Symptômes, diagnostic et pronostic. — Si la pyléphlébite survient comme complication d'une infection intercurrente en pleine évolution, les symptômes passent à peu près inaperçus, car ils se confondent avec ceux de la maladie originelle.

La symptomatologie est également insaisissable si l'inflammation reste limitée à un rameau secondaire ; l'autopsie seule en révélera l'existence.

Dans les cas aigus, la maladie s'annonce par des accès fébriles pouvant atteindre 40°, précédés de frissons, suivis de selles profuses et à périodicité très irrégulière.

En même temps on observe une hypertrophie volumineuse et douloureureuse du foie et de la rate. Les troubles digestifs sont constants : inappétence, vomissements, diarrhée séreuse ou dysentériforme, urines rares et rougeâtres.

Les accidents qui relèvent de l'oblitération de la veine porte, ascite et circulation collatérale font généralement défaut.

L'ictère assez rare n'existe que dans le cas de propagation inflammatoire aux troncs biliaires (CHAUFFARD) ; c'est toujours un ictère léger, métapigmentaire.

La pyléphlébite suppurée est une affection presque toujours mortelle. Elle évolue généralement en quelques semaines, mais peut durer plus de deux mois après une série de rémissions trompeuses.

Le diagnostic de cette affection est toujours très difficile ; elle sera surtout confondue avec l'angiocholite infectieuse dont elle présente le tableau symptomatique à peu près intégral. Seule, la constatation du cordon phlébitique pourrait lever les doutes, mais la palpation de l'hypocondre donne une sensation d'empâtement diffus, conséquence de la péritonite concomitante, et qu'il est difficile de rapporter à sa véritable cause.

Dans nombre de cas, c'est surtout la connaissance des accidents antérieurs qui permettra de supposer la pyléphlébite suppurée.

4° Traitement. — Le traitement médical des pyléphlébites est purement symptomatique ; à l'aide des médicaments appropriés on combattra la fièvre, les hémorrhagies, les douleurs, la diarrhée. Dans la pyléphlébite adhésive et ascitique, on pourrait songer à l'opération de Talma dont je discuterai la valeur à propos du traitement des cirrhoses veineuses.

CHAPITRE XI

ZOONOSES HÉPATIQUES

Je rappelle que l'on entend sous cette dénomination des affections hépatiques déterminées par des parasites animaux ; on peut les opposer aux phytonoses, maladies infectieuses proprement dites et dues aux parasites végétaux (microbes, bacilles, etc.). Les parasites animaux du foie de l'homme appartiennent à deux grands groupes zoologiques : les *Protozoaires* et les *Helminthes*. Un seul parasite très rare a été signalé dans le groupe des *articulés :* c'est le *pentastomum denticulatum*, forme larvaire de la *linguatule tænioïde*.

a) ZOONOSES HÉPATIQUES DUES A DES PROTOZOAIRES . . . . . { Abcès amibiens. Coccidioses hépatiques.

b) ZOONOSES HÉPATIQUES DUES A DES HELMINTHES . , ... { Bilharziose hépatique. Distomatose hépatique. Lombricose hépatique. Echinococcose (kyste hydatique).

§ 1. — ABCÈS AMIBIENS

Les amibes sont des organismes de petite taille (100 μ environ pour les espèces les plus grandes) constitués uniquement par une masse de sarcode ou protoplasma, clair à la périphérie (ectoplasma), granuleux et vacuolaire au centre (endoplasma). Elles renferment un noyau nucléolé et émettent pour la locomotion et la préhension des aliments, des prolongements obtus, caractéristiques, désignés sous le nom de pseudopodes ; leur reproduction a lieu par scissiparité ou sporogonie (fig. 36). Elles vivent dans la terre humide ou dans les eaux chargées de matières organiques et pénètrent dans le corps humain soit avec l'eau, soit avec les aliments.

L'*amœba coli* serait pour Kartulis l'agent pathogène de la dysenterie des pays chauds (dysenterie amibienne) ; des amibes grouillent littéralement sur le fond des ulcérations dysentériques ; elles s'insinuent dans l'épaisseur des couches muqueuses et

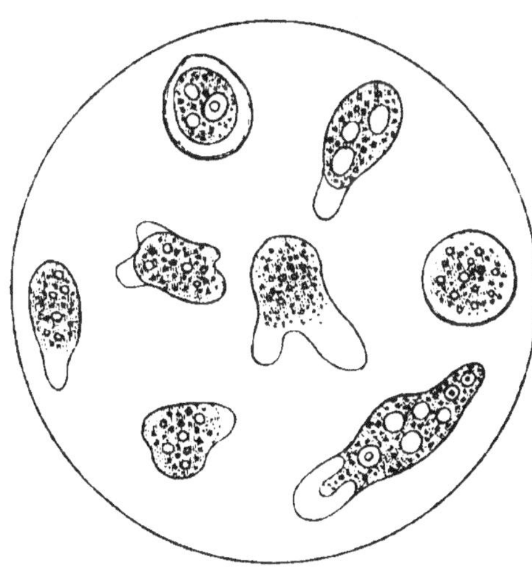

Fig. 36.
Amibes.

musculaires, s'accumulent dans les vaisseaux sanguins et par eux sont transportées jusque dans les ramuscules intra-hépatiques de la veine porte. Leur présence dans le foie où elles arrivent accompagnées de microbes divers, streptocoques, staphylocoques, bacilles puisés dans le milieu intestinal, détermine la formation des grands abcès hépatiques dont nous avons étudié l'évolution clinique et le traitement.

Je n'insisterai pas davantage sur la valeur spécifique de l'amibe qui a été discutée à propos des grands abcès du foie et de leurs rapports avec la dysenterie.

§ 2. — COCCIDIOSE HÉPATIQUE

Elle est due à des *coccidies* essentiellement constitués comme les amibes par une masse protoplasmique génératrice de spores ;

les coccidies sont fréquemment observées chez le lapin domestique et le lapin de garenne déterminant une maladie désignée sous le nom de *gros ventre*. Le foie altéré par la coccidie oviforme est hypertrophié, parsemé de masses blanchâtres et caséeuses; le contenu de ces masses, vu au microscope est composé de corps ovoïdes assez semblables à des œufs d'helminthes. C'est sur l'herbe où le lapin a déposé ses ordures chargées de coccidies, expulsées à travers les canaux biliaires, que se fait la multiplication sporogonique et c'est en ingérant cette herbe que les autres lapins contractent le germe de la phtisie hépatique coccidienne (MÉGNIN). Aussi avait-on proposé l'envoi en Australie de lapins infectés pour détruire ceux qui infestent cette région.

Chez l'homme, la coccidiose hépatique peut aboutir à la constitution d'une cirrhose (VODWISSOTSKY) ou à la formation d'abcès caséeux multiples renfermant en quantité considérable l'agent pathogène; elle peut aussi déterminer les lésions de l'angiocholite ulcéreuse avec ictère.

La généralisation a été constatée dans certains cas. Malheureusement il est difficile de fixer les caractères cliniques de cette infection très rare du reste.

Dans un cas observé par SILLOCK (1890), la maladie débuta par un frisson : elle présenta comme symptômes essentiels une fièvre rémittente, des douleurs des membres, des nausées avec défaillances, une tuméfaction douloureuse du foie et de la rate, une diarrhée légère et de l'albuminurie. Un malade observé par GUBLER succomba dans un état de prostration complète avec délire.

Si certaines tumeurs épithéliales malignes reconnaissent comme agent pathogène une coccidie, le cancer du foie devrait être considéré comme une parasitose hépatique.

Mais, cette hypothèse n'est pas suffisamment démontrée pour autoriser une étude de cette affection à l'occasion des zoonoses; il est plus sage de réserver l'avenir, et sans tenir compte de la pathogénie, d'isoler la description du cancer hépatique dans un chapitre spécial.

Parmi les helminthes susceptibles de déterminer des zoonoses hépatiques, les uns vivent dans le foie à l'état adulte et font de cet organe leur habitat naturel (bilharzia, douves); les autres ayant pour habitat naturel un autre organe se rencontrent accidentellement dans le foie (lombrics); d'autres enfin passent dans le foie une partie ou la totalité de leur vie larvaire.

Parmi les maladies déterminées par des vers adultes dont le foie constitue l'habitat normal, deux sont particulièrement intéressantes à connaître, la bilharziose et la distomatose.

§ 3. — BILHARZIOSE

La bilharziose, à vrai dire, est une maladie générale, à localisation hépatique possible; fréquente en Égypte, en Tunisie, et tout le long de la côte orientale d'Afrique, elle est due à un parasite la *bilharzia hæmatobia* ou *schistosomum hæmatobium*, remarquable par l'accouplement permanent du mâle et de la femelle; le parasite se nourrit dans le sang où il est plongé; il ne cause par lui-même aucun dommage, mais ses œufs armés d'un éperon perforent les parois des vaisseaux dans lesquels ils sont pondus puis cheminent à travers les tissus qu'ils irritent et dilacèrent (fig. 37). Suivant la voie par laquelle se fait l'élimination des œufs, la maladie se présente sous des aspects très différents; l'élimination par les voies génito-urinaires se manifeste par un symptôme capital, l'hématurie (hématurie d'Égypte); l'élimination par les veines du gros intestin, se caractérise par la diarrhée, le melœna, le prolapsus du rectum; si les œufs

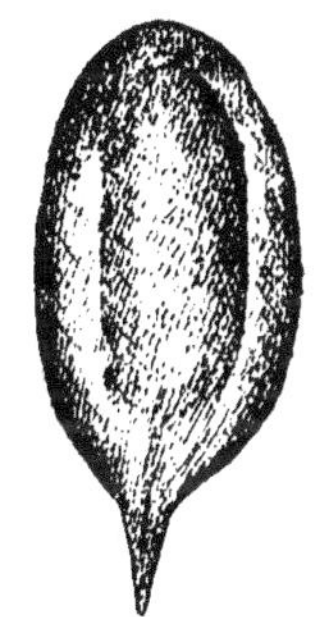

Fig. 37.
Œuf de *Bilharzia hæmatobia* (160 µ sur 60 µ). Coque lisse avec éperon polaire.

ont été entraînés dans le foie, l'organe dur, opaque, présente les lésions d'une cirrhose légère et l'on trouve une quantité considérable d'œufs accumulés dans la veine-porte et dans le parenchyme hépatique.

Les symptômes consistent en troubles digestifs, inappétence et dyspepsie; mais ils sont le plus souvent effacés par ceux qui se rapportent aux désordres simultanés des voies urinaires, des poumons, etc. Le météorisme abdominal, l'hypertrophie de la rate et du foie, l'ascite et l'ictère apparaissent aussitôt que la maladie est constituée. La maladie évolue d'une façon progressive et sans fièvre.

La bilharziose est une maladie grave et d'un diagnostic très difficile ; elle peut durer plus de quinze ans chez les individus revenus en Europe.

Lorsque la ponte a eu lieu dans la vessie, ou dans l'intestin, le diagnostic peut être fait par l'examen des urines et des matières fécales. On trouve alors des œufs, qui en dehors de leur taille considérable $\frac{160\ \mu}{60\ \mu}$ ont une forme caractéristique due à la présence d'un éperon polaire.

Le traitement anthelminthique est sans efficacité.

§ 4. — DISTOMATOSE HÉPATIQUE

Elle peut être produite par plusieurs espèces de distomes dont les plus importants sont : le *distomum hépaticum* et le *distomum sinense*.

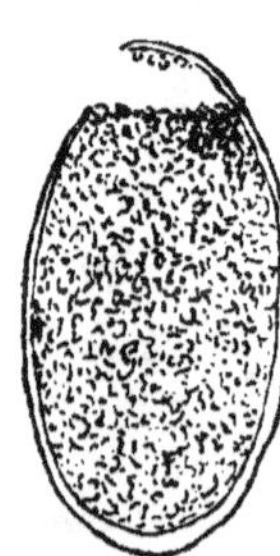

Fig. 38.

Œuf de la grande douve du foie (105 μ sur 66 μ) operculé. Coque noire.

Chez le mouton, le *distomum hépaticum* (fig. 38) détermine une maladie très grave connue sous le nom de *cachexie aqueuse* et qui fait des ravages considérables dans les troupeaux en France, en Angleterre et en Allemagne. Venus de l'intestin les distomes remontent les voies biliaires et déterminent souvent une cirrhose du foie qui aboutit à l'atrophie fibreuse de cet organe ; les lésions de la distomatose des bovidés ont été particulièrement bien décrites dans ces derniers temps par MM. CORNIL et PETIT (*Soc. de biologie*, juillet 1901).

Le distomatum hépaticum est très rare chez l'homme ; il n'en est pas de même du *distomatum sinense* qui, découvert simultanément en 1874 dans l'Inde par MAC CONNELL, et à Maurice, par MAC GREGOR, a été fréquemment rencontré au Japon, en Chine, en Corée, au Tonkin. Les habitants des villages qui cultivent le riz, n'ayant d'autre eau potable que celle de leurs fosses d'irrigation, prennent le parasite en buvant cette eau; c'est d'autant plus vraisemblable que, à une faible distance dans l'intérieur, où l'eau potable est meilleure, l'endémie parasitaire est inconnue, malgré la similitude de l'alimentation.

Le malade au teint subictérique, présentant avec une hypertrophie douloureuse du foie et de la splénomégalie, des accès fébriles tantôt intermittents, tantôt rémittents, donne tout à fait l'illusion d'un paludéen; l'appétit est vorace.

Venus de l'intestin, les distomes remontent les voies biliaires où ils s'arrêtent et se nourrissent du sang puisé dans les vaisseaux du canal biliaire. Ils provoquent des lésions d'angiocholite, de cirrhose, avec dégénérescence granulo-graisseuse du foie.

L'évolution des accidents est lente; leur durée oscille entre une et plusieurs années. La guérison est possible lorsque les douves parvenant à s'échapper des voies biliaires, sont expulsées par les fèces. Mais en général la mort survient à la suite d'un dépérissement progressif au milieu des symptômes caractéristiques de l'obstruction biliaire chronique.

La présence des œufs de distome dans les matières fécales peut faire soupçonner la distomatose; ils sont facilement reconnaissables à leur coque noire, à leur clapet dont le diamètre varie suivant l'espèce.

On ne connaît pas encore de thérapeutique efficace. Le fer et l'iode sont les agents qui ont donné les meilleurs résultats.

§ 5. — Lombricose hépatique

De l'intestin grêle, son habitat ordinaire, l'*ascaris lombricoïde* peut passer dans le canal cholédoque; il tombe dans la vésicule biliaire ou reste engagé dans un conduit biliaire. Dans ce dernier cas surtout, il peut provoquer des suppurations hépatiques ou un ictère grave fatalement mortel. J'en ai rapporté un cas à la Société de Médecine de Bordeaux (14 novembre 1898).

Parfois l'ascaris est accompagné de l'*oxyure vermiculaire*.

La présence des œufs du parasite (fig. 39) dans les selles d'un

malade présentant des accidents de suppuration hépatique ou
d'ictère pourrait seule autoriser le diagnostic de lombricose du
foie.

En effet, les symptômes de la maladie sont ceux de l'obstruction ou de l'infection biliaire ; ils n'ont
rien de spécifique. Le diagnostic de la maladie n'a jamais, du reste, était fait.

L'œuf d'ascaris lombricoïde mesure $\frac{96\,\mu}{70\,\mu}$;
il présente une coque recouverte d'une cou-
che brillante d'aspect ciselé.

L'œuf d'oxyure avec lequel on pourrait
le confondre est asymétrique, il mesure
$\frac{64\,\mu}{39\,\mu}$ et présente une face presque plane
opposée à une partie convexe.

Ces différents parasites agissent surtout
par les agents d'infections secondaires
(streptocoques, staphylocoques, coli-bacilles, etc.) puisés dans
l'intestin et qu'ils transportent jusqu'au foie.

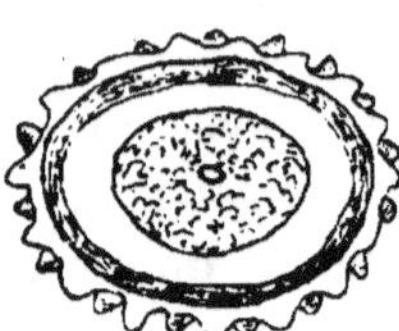

Fig. 39.

Œuf d'ascaris lom-
bricoïde (96 μ sur
70 μ) Coque recou-
verte d'une couche
brillante.

§ 6. — ÉCHINOCOCCOSE HÉPATIQUE

Parmi les helminthes qui passent dans le foie leur vie larvaire, M. E. Bossuat (Archiv. de parasitologie, 1902, 25 septembre) a étudié principalement un cistode, le *floriceps saccatus*
dont la forme adulte a été trouvée dans l'intestin d'un squale
et dont la larve habite le foie du mâle du poisson-lune. Divers
tænias, le *tænia serrata*, le *tænia marginata*, le *tænia crassicólis*
ont été retrouvés dans le foie à l'état larvaire, mais le plus
important au point de vue pathologique est le *tænia echinococcus* qui détermine la maladie désignée sous le nom de kyste
hydatique du foie.

A. — KYSTE HYDATIQUE

On désigne sous ce nom des tumeurs liquides développées
dans le foie et dues à un parasite du groupe des Cestodes, le

tænia echinococcus ou *hydatide*, parvenu à la phase vésiculaire de son évolution.

C'est à l'ensemble de l'hydatide et de sa membrane périkystique que s'applique l'expression de kyste hydatique.

Les hydatides peuvent se développer dans presque tous les organes, même dans le tissu osseux ; leur siège favori est le foie ; on les rencontre avec une fréquence décroissante dans le poumon, le rein, la rate, le cerveau, le péritoine, les os, etc.

1° Anatomie pathologique. — Le tænia echinococcus (fig. 40) est le plus petit des vers cestoïdes ; sa longueur ne dépasse pas 4 millimètres. Il est formé de 4 ou 5 segments ; le segment antérieur est pourvu d'une ventouse et d'une petite tête cylindro-conique à rostre acuminé, saillant, sur lequel s'insèrent une double couronne de 28 à 50 crochets, d'une longueur qui varie de 30 à 45 μ.

Le segment postérieur, aussi long à lui seul que le reste du corps de l'helminthe, est pourvu d'organes génitaux contenant un certain nombre d'œufs ovoïdes de 27 à 30 μ de grand diamètre et revêtus d'une coque cornée résistante.

L'habitat ordinaire de ce tænia est l'intestin grêle du chien. Parvenu à maturité, le segment postérieur se détache et la destruction de sa paroi dans l'intestin ou dans les milieux ambiants met en liberté les œufs qui résistent longtemps à la désagrégation des matières fécales et à la putréfaction.

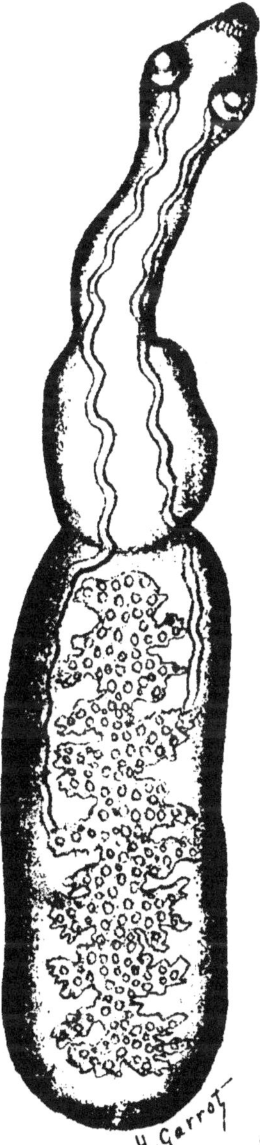

Fig. 40.
Tænia echinococcus
très grossi.

L'embryon contenu dans l'œuf ne peut passer à l'état larvaire que dans le corps d'hôtes intermédiaires tels que l'homme, le bœuf, le mouton, le porc, l'âne.

Si donc, l'un de ces œufs déposé sur les plantes potagères ou entraîné par les eaux de pluies est ingéré par l'homme, à plus forte raison si l'homme vivant en promiscuité avec le chien avale un cucurbitain tout entier, la coque de l'œuf est ramollie par l'action du suc gastrique ; le parasite embryonnaire muni de ses crochets devient libre ; on lui donne le nom d'*embryon hexacanthe*.

Cet embryon émigre de l'intestin et arrive dans le foie soit en suivant les radicules de la veine porte, soit en cheminant à travers les tissus.

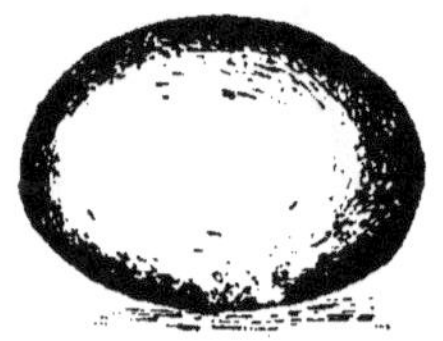

Fig. 41.

Hydatide de petite taille.

Parvenu dans son milieu favorable, il arrête sa migration et se greffe sur place ; il perd ses crochets et se transforme en une sphérule creuse que remplit un liquide clair comme l'eau de roche. On lui donne alors le nom d'*hydatide* (fig. 41), *de vésicule mère* ou d'*échinocoque*.

En cet état, l'hydatide se montre constituée par une vésicule plus ou moins grande, à paroi épaisse, d'aspect blanchâtre et tremblotante.

La paroi offre à considérer une membrane interne, mince, granuleuse, dite *membrane germinale* ou *fertile* et une membrane externe dite *membrane hydatique* formée par une cuticule épaisse, réfringente et stratifiée en lames concentriques qui lui donnent un aspect des plus caractéristiques (fig. 43).

L'hydatide peut persévérer dans cet état et acquérir un volume considérable ; elle constitue alors un *acéphalocyste* ou *kyste stérile*. Mais le plus souvent la membrane germinale bourgeonne.

A la face interne de cette membrane germinale se forment de petites expansions vésiculeuses portées par un pédicule ; ce sont les *vésicules proligères* qui, elles, portent directement comme les cysticerques ordinaires, les têtes de tænia dont le nombre, pour le cas particulier, est considérable (V. fig. 42).

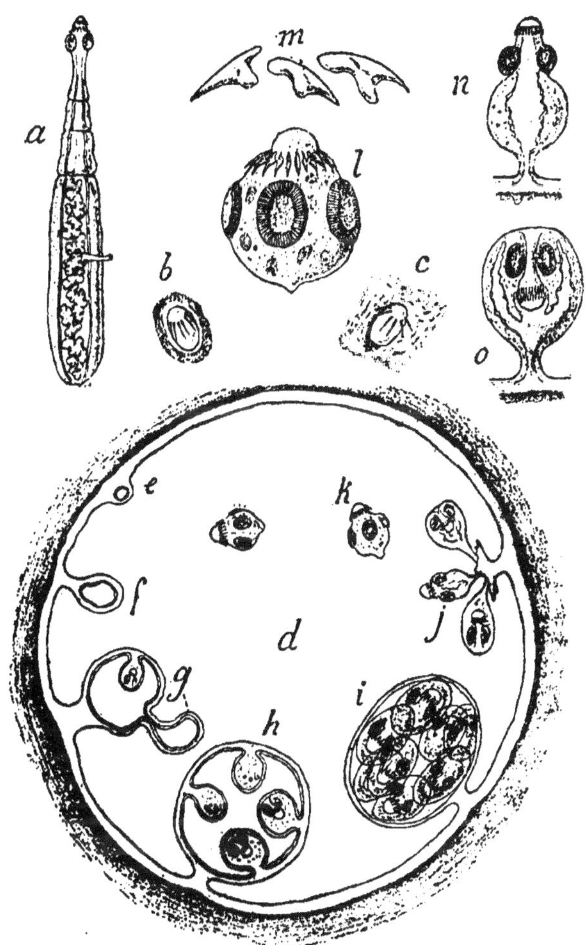

Fig. 42.

Kyste hydatique du foie aux différentes phases de son évolution
(d'après Dieulafoy).

a, *tænia nana* ou *echinococcus* à l'état de *strobile*, avec la tête ornée d'une double couronne de crochets et de quatre ventouses. Le dernier segment contient un ovaire avec un pore génital latéral. — *b*, *œuf* dont la coque granuleuse renferme l'*embryon exacanthe*. — *c*, *embryon hexacanthe* ingéré perforant les tissus à l'aide de ses crochets. — *d*, *kyste hydatique* formé par la distension de l'embryon fixé et enkysté dans le foie. — *e*, sous la membrane péri-kystique stratifiée, la paroi propre, *membrane fertile* ou *proligère*, donne naissance à des bourgeonnements sessiles qui se creusent de cavités secondaires, *vésicules* ou *hydatides filles*. — *f*, vésicule sans échinocoques, telle qu'en produit le *kyste acéphalocyste*. — *g*, vésicule avec un échinocoque et une *hydatide petite fille*. — *h*, hydatide produisant des *scolex*, dont chacun a la tête de l'échinocoque. — *i*, hydatide pleine d'*échinocoques* tassés. — *j*, mise en liberté des *échinocoques* par l'éclatement de l'hydatide fille. — *k*, *scolex* libres dans l'hydatide mère. — *l*, *scolex d'échinocoque* avec ses quatre ventouses et sa couronne de crochets. — *m*, crochets isolés. — *n*, échinocoque encore pédiculé et adhérent à la paroi fertile, et dont la trompe est évaginée. — *o*, le même avec la trompe invaginée.

L'échinocoque se reproduit encore en donnant naissance à des hydatides secondaires ou vésicules filles qui donneront à leur tour naissance à des *vésicules tertiaires* ou petites filles (fig. 42). Ces vésicules sont en tout point comparables par leur structure à l'hydatide mère et peuvent, comme elle, donner naissance par leur membrane interne germinale à des vésicules proligères productrices de nombreuses têtes de tænia. Comme cette dernière aussi, elles peuvent rester stériles (*acephalocystes*).

Les hydatides filles prennent naissance sur l'hydatide mère non pas sur la membrane germinale comme les vésicules proligères, mais au niveau de la membrane externe cuticulaire dont quelques éléments sont restés vivants et ont gardé la faculté de proliférer.

La prolifération se fait en dedans ou en dehors. Les vésicules seront donc intenses ou externes.

Dans le cas de formation endogène, le plus fréquent chez l'homme, l'hydatide mère et les vésicules secondaires peuvent atteindre un volume considérable, rester flottantes les unes dans les autres ou à côté les unes des autres si elles sont nombreuses, ou se tasser par suite de leur extrême abondance.

La prolifération exogène est celle qui produit la forme décrite sous le nom d'*échinocoque multiloculaire*, à moins d'admettre, ce qui est peu vraisemblable, la présence dans une même région du foie d'un nombre considérable d'embryons juxtaposés qui auraient donné naissance chacun pour son compte à une hydatide mère. Cette forme spéciale a été pendant longtemps attribuée à une tumeur colloïde ou à un carcinome gélatineux.

A mesure que l'hydatide se développe au sein des organes, ceux-ci réagissent et cherchent à se protéger contre elle ; le tissu conjonctif prolifère et finit par constituer une enveloppe isolatrice *périkystique*. Elle est formée de lames conjonctives dans lesquelles se ramifient de gros vaisseaux sanguins provenant de l'artère et de la veine porte. Par l'intermédiaire de ces vaisseaux se fait l'apport du sang nécessaire à la croissance du parasite. Parfois de gros vaisseaux biliaires rampent à la surface de l'enveloppe périkystique ; ils peuvent se rompre dans la cavité du kyste et déverser la bile qui détermine la mort du parasite.

Le liquide kystique, véritable hydropisie des hydatides, présente les caractères suivants : absolument limpide (sauf les cas où il est coloré par la bile) et comparable à l'eau de roche, il est neutre ou légèrement alcalin, de densité comprise entre 1.005 et 1.150 ; il contient surtout du chlorure de sodium (4 à 8 gr. par litre), des traces de phosphates et de glycose, de l'acide succinique, de la cholestérine, de la tyrosine ; on n'y trouve pas d'albumine sauf dans le cas où l'hydatide est morte.

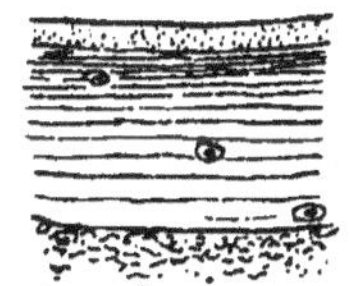

Fig. 43.
Coupe de la paroi
d'une hydatide.

Dans un cas de kyste hydatique du foie observé chez un homme de soixante ans, l'analyse faite par M. le professeur agrégé Barthe donna les résultats suivants :

Quantité. 1l,700
Densité à + 15°. 1007
Réaction neutre.
Traces d'albumine.
Chlorure de sodium. . . . . 5gr.10 par litre.

Dans le dépôt, le microscope revéte la présence d'échinocoques.

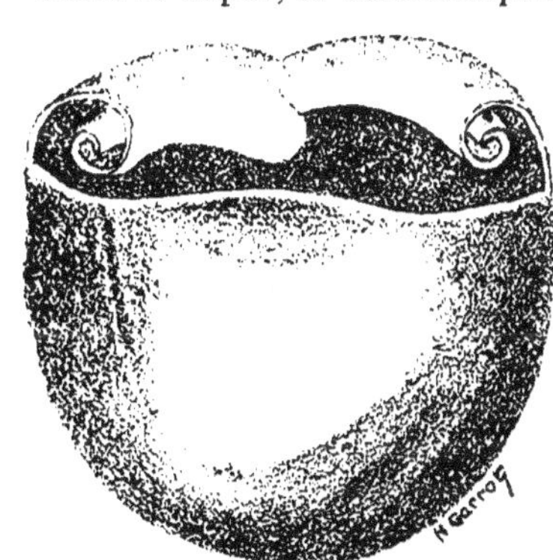

Fig. 44.
Kyste à échinocoques expectoré.

On peut y trouver aussi des débris de membrane (fig. 43 et 44) des crochets ou des têtes de tænias.

Ce liquide contient en outre des ptomaïnes et des toxalbumines (Mourson, Boinet, Viron) inconnues dans leur composition, mais dont l'existence est démontrée par les phénomènes toxiques que provoque la résorption rapide du contenu kystique accidentellement épanché dans le péritoine. Tout récemment, MM. Boinet et Chazoulière, se sont livrés à *l'étude d'une ptomaïne extraite d'un kyste hydatique du foie*. Lorsque les vésicules hydatiques sont en pleine vitalité, le liquide clair, transparent, dans lequel elles nagent est peu toxique ; viennent-elles à subir une transformation régressive, une sorte de nécrose aseptique, sous l'influence de la ponction et de l'électrolyse, elles donnent naissance à des produits toxiques et dans certains cas, à une ptomaïne que les auteurs ont isolée et étudiée, en suivant la méthode d'extraction des ptomaïnes de *Gautier*.

Le sel obtenu est cristallisé en longues aiguilles soyeuses, prismatiques, en forme de feuilles de fougère. Ces cristaux sont transparents et très solubles dans l'eau. Leur réaction est acide au tournesol ; 3 milligrammes de chlorhydrate de cette ptomaïne injectés sous la peau d'une souris la tue en cinq minutes ; pour le cobaye la dose doit être portée à 5 centigrammes. L'injection de cette ptomaïne est douloureuse. Chez la souris, l'injection intra-péritonéale de 2 milligrammes entraîne une mort presque foudroyante. Si l'on injecte dans les veines d'un lapin 5 centigrammes de ce sel, l'animal a des convulsions, de l'accélération suivie du ralentissement de la respiration, de l'augmentation du nombre des battements cardiaques, de la dilatation des pupilles, du collapsus et un abaissement de la température de 4°5. Quelques convulsions précèdent la mort, qui arrive en une demi-heure. La grenouille peut supporter des doses relativement plus élevées : 2 centigrammes sont nécessaires pour entraîner la mort en une trentaine de minutes.

Au voisinage du kyste hydatique, les cellules glandulaires du foie sont atrophiées par compression ; mais dans l'ensemble, le foie présente une hypertrophie de suppléance, due à l'augmentation de volume des cellules hépatiques dont un certain nombre contiennent plusieurs noyaux (Josias, Ponfick, Hanot, Chauffard, Kahn).

Le kyste hydatique peut se rompre, suppurer, ou bien si le parasite meurt, subir par involution, une nécrose aseptique spontanée (Chauffard et Widal), qui aboutit à la transformation caséeuse du liquide, à la dégénérescence fibreuse ou calcaire de la poche qui le contient : c'est là un processus de guérison.

Les kystes hydatiques du foie siègent le plus souvent dans la convexité du lobe droit ; leur volume variable peut atteindre et dépasser celui d'une tête d'adulte ; ils sont généralement solitaires.

Peuvent-ils se développer dans les voies biliaires ? Admise jadis, cette opinion a été, depuis une quarantaine d'années, rejetée par tous les auteurs classiques, notamment par DAVAINE, FRERICHS et RENDU. Deux raisons selon ces auteurs s'opposaient à l'admission d'une semblable hypothèse : 1º l'action toxique de la bile à l'égard du parasite echinococcique ; 2º l'impossibilité reconnue, pour les vésicules hydatiques, de se développer dans une cavité muqueuse. Au surplus, ajoutaient-ils « une hydatide développée dans la cavité d'un conduit biliaire serait nécessairement chassée dans l'intestin par la bile qui s'accumulerait derrière elle ».

Pour M. DÉVÉ, aucune de ces objections n'a de valeur absolue ; il n'est pas exceptionnel en effet de voir des hydatides persister transparentes dans une poche depuis longtemps envahie par la bile ; d'autre part dans les cas de cholépéritoine hydatique, les germes contenus dans la cavité péritonéale continuent souvent à se développer, en dépit de la présence prolongée de l'épanchement bilieux dans la séreuse (*Rev. de chir.*, 10 juillet 1902). Expérimentalement, M. DÉVÉ (*Soc. de Biol.*, 17 janvier 1903) a montré que les scolex résistent, quelque temps au moins, à l'action de la bile, et qu'ils peuvent ultérieurement poursuivre leur évolution vésiculaire. Il a de plus déterminé le développement de kystes hydatiques du poumon, chez le lapin, par inoculation de sable échinococcique dans la cavité muqueuse trachéobronchique (*Soc. de Biol.*, 16 juillet 1904). Récemment, CALVERT a rapporté l'observation d'un homme à l'autopsie duquel il a pu vérifier l'origine bronchique de kystes secondaires multiples du poumon (*Saint Bartholomew's Reports*, XXXIX, 1903, p. 207). Un fait observé par le Dr DÉVÉ paraît démontrer en ce qui concerne le foie la possibilité d'un développement analogue — homologue — de kystes secondaires dans les canaux biliaires. (*Soc. de Biol.*, 11 février 1905).

2° Étiologie. — Partout où le chien et les ruminants, spécialement le mouton, qui sont les hôtes nécessaires au cycle évolutif du tænia echinococcus se trouvent en présence de l'homme, celui-ci peut être infecté par les echinocoques. La maladie s'observe donc sur tous les points du globe, mais elle est plus fréquente dans le pays où les habitudes domestiques font du chien un commensal plus intime de l'homme. (Nord de l'Allemagne, Australie et Islande.)

Maladie de l'âge adulte, le kyste hydatique du foie est aussi rare chez l'enfant que chez le vieillard.

Il existe une relation évidente entre les traumatismes du foie et la présence des kystes hydatiques dans cet organe. Pour l'expliquer, il faut admettre que le traumatisme agit soit en commandant la localisation, soit en imprimant une impulsion nouvelle à l'évolution d'un kyste hydatique préexistant.

La distribution géographique des kystes multiloculaires dont on connaît une centaine de cas, échappe à toute explication ; cette forme est spéciale au sud de la Bavière, au Wurtemberg et au nord de la Suisse ; le seul cas observé en France se rapportait à un Bavarois (CARRIÈRE. Th. de Paris, 1868).

3° Symptômes. — Le kyste hydatique du foie peut rester à l'état latent et constituer une trouvaille d'autopsie. Ces formes spéciales plutôt exceptionnelles mises à part, l'évolution du kyste se traduit par un ensemble de symptômes assez nettement définis.

A. PÉRIODE DE DÉBUT. — Correspondant à la phase de germination profonde du parasite, compatible avec une santé générale parfaite, elle se prolonge jusqu'au moment où la tumeur hydatique est devenue perceptible.

Quatre symptômes essentiels peuvent la caractériser : des *douleurs intermittentes dans l'épaule droite*, des poussées d'*urticaire* résultant probablement de la résoption du liquide kystique, un *dégoût électif pour les aliments gras* avec régurgitations graisseuses laissant sur le papier l'empreinte d'une tache d'huile, enfin des signes de *pleurésie sèche ou avec épanchement*

A côté de ces symptômes sur la valeur desquels Dieulafoy a particulièrement attiré l'attention, on peut observer une sensation de pesanteur dans l'hypocondre droit, des troubles dyspeptiques vagues (vomissements, diarrhée), des hémorrhagies diverses, (épistaxis, hémoptysies, hématémèse, métrorrhagie) ; des palpitations de cœur, des crises d'oppression, parfois même du subictère ; toute cette symptomatologie assez vague n'autorise jamais au diagnostic ferme.

B. Période d'état ou de tumeur. — A cette phase, les symptômes varient suivant le volume de la tumeur et la direction qu'elle prendra en se développant.

a. *Évolution antérieure*. — L'évolution antérieure ou costo-abdo-

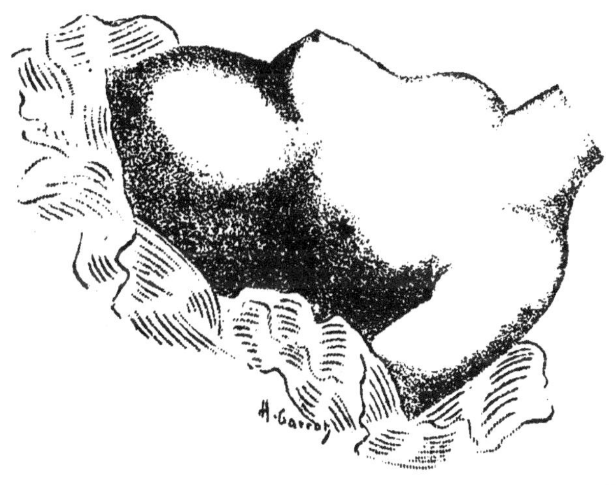

Fig. 45.
Kyste hydatique du foie, vu de profil.

minale est la plus fréquente et la plus caractéristique. Le kyste vient faire saillie soit à l'épigastre (fig. 45), soit au niveau des fausses côtes sous forme d'une tumeur indolore, globuleuse, sessile et circonscrite, élargissant les espaces intercostaux déjetés en dehors. Exceptionnellement fluctuante, elle est plutôt rénitente, élastique, mais parfois aussi, très dure.

Si le kyste est nettement perceptible à la palpation, la percussion à son niveau permet de recueillir, dans nombre de cas, une sensation très particulière découverte par BLATIN (1813) et décrite par BRIANÇON (1828) sous le nom de *frémissement hydatique.*

Pour la percevoir, on applique doucement sur la tumeur les quatre doigts de la main gauche et l'on percute l'un d'eux d'un petit coup sec, rapide et bien détaché ; on obtient alors une sensation toute spéciale, justement comparée au tremblement élastique que donne la percussion d'une masse de gélatine. La nature de ce phénomène est très discutée. Pour les uns le frémissement serait la conséquence de la collision des vésicules filles ; mais comme il s'observe également dans les cas de poche uniloculaire ne contenant aucune vésicule de seconde génération cette explication n'est pas acceptable. Pour POTAIN, une poche kystique quelconque à parois très minces et distendues par un liquide très fluide pourrait donner lieu à un frémissement analogue ; c'est ainsi qu'on l'a observé dans l'ascite et sur un kyste du ligament large qui n'était pas un kyste hydatique (SEGOND) : il serait donc facteur de la tension du liquide dans la poche kystique. Sans être pathognomonique, le frémissement hydatique présente toutefois une valeur très réelle ; mais c'est un signe d'une extrême rareté.

A côté de ces signes positifs se groupent toute une série de symptômes négatifs très importants : *pas d'ascite, pas d'hypertrophie de la rate, pas d'ictère, pas de développement veineux sous-cutané, pas d'œdème des membres inférieurs.*

En devenant plus volumineux le kyste finit par *pointer* sur la paroi costo-abdominale ; en même temps, il détermine des troubles fonctionnels graves : impossibilité de la marche et de la station debout, gêne respiratoire, crises d'angoisse, douleurs vives à la pression de l'hypoconde et qui doivent être rapportées à l'existence d'une périhépatite sèche ; ces douleurs peuvent apparaître spontanément et s'exaspérer sous l'influence du moindre effort respiratoire.

Dans cette évolution antérieure, la limite supérieure du foie ne subit aucun déplacement ; seul le bord inférieur s'abaisse.

b. Évolution descendante ou abdominale. — Le kyste forme une tumeur sous-hépatique, globuleuse, rénitente dont les limites et les connections sont difficiles à préciser. Entre le foie et la tumeur on ne constate pas comme dans les tumeurs de la vésicule biliaire l'existence d'une zone sonore indiquant une interposition de l'intestin, mais une dépression brusque comparée au ressaut d'une marche d'escalier. La tumeur remonte et s'abaisse en même temps que le foie et le diaphragme.

Cette migration inférieure peut donner lieu à des signes de compression de la veine porte, de la veine cave inférieure ou des voies biliaires : ascite, œdème des membres inférieurs, ictère chronique.

c. Évolution ascendante ou thoracique. — Pas de tumeur perceptible. A mesure qu'il s'accroît, le kyste refoule devant lui la moitié droite du diaphrame et le poumon correspondant, mais le foie ne s'abaisse pas. On constate alors la plupart des signes physiques observés dans les épanchements pleuraux enkystés de la base droite : voussure thoracique, déjettement des côtes en dehors, matité à la percussion, diminution ou abolition des vibrations, diminution ou disparition du murmure vésiculaire ; comme signes fonctionnels, décubitus latéral droit, toux, dyspnée, palpitations.

Dans des cas très rares, le kyste évoluant au-dessus de la face supérieure du lobe gauche du foie, donne lieu aux symptômes de la pleurésie gauche avec épanchement.

Pendant cette période d'état ou de tumeur, les fonctions digestives, malgré l'absence de fièvre, sont fréquemment troublées : l'appétit est médiocre, les digestions pénibles et si l'estomac est comprimé, surviennent des vomisssements ; cependant le malade maigrit assez peu à moins qu'une grande partie du foie ne soit détruite.

C. Période terminale. — La marche du kyste hydatique du foie n'est pas fatalement progressive. Le kyste peut subir un travail de régression et guérir spontanément par suite de la mort des parasites (*nécrose aseptique*). Mais le plus souvent il s'accroît d'une façon lente ; cette augmentation de volume com-

patible pendant fort longtemps avec une bonne santé peut entraîner à la longue des troubles de compression très graves par
eux-mêmes et par leur retentissement sur l'état général. Les
malades ont la peau sèche ; ils maigrissent, perdent leurs forces
et leur existence se termine dans une véritable cachexie ; la mort
peut être hâtée par une infection intercurrente (tuberculose,
pneumonie, gastro-entérite, etc.).

Toutefois, ce dénouement est rare ; le plus souvent l'évolution
du kyste aboutit à la suppuration ou à l'ouverture spontanée.

4° Complications. — La *suppuration* et la *rupture* sont si
fréquentes qu'elles pourraient être considérées comme une terminaison régulière.

La *suppuration* précède généralement la rupture et la prépare ;
elle s'annonce par le syndrome de toutes les suppurations profondes : frissons répétés, accès de fièvres vespéraux résistant à la
quinine, déchéance organique caractérisée par la pâleur des téguments, l'amaigrissement et la persistance d'une diarrhée fétide.

En même temps le kyste devient douloureux ; la douleur est
à la fois spontanée et provoquée ; elle reconnaît pour cause la
périkystite infectieuse qui accompagne toujours la transformation purulente du kyste.

Le mécanisme de cette complication inflammatoire a été mis
en évidence par Chauffard et Widal. Ils ont montré que le
liquide hydatique normalement aseptique constituait un milieu
de culture favorable pour les différents microbes pyogènes ;
mais la membrane hydatique étant absolument imperméable
arrête les microbes comme un filtre parfait. Pour que la suppuration envahisse le liquide hydatique, il faut que les parois de la
poche kystique aient été au préalable fissurées ou altérées par
une *périkystite suppurative* ; c'est au niveau de la capsule conjonctive entourant l'hydatide, dans cette couche si riche en gros
vaisseaux sanguins et biliaires que se fait l'apport pyogène
par la voie biliaire, par la voie sanguine ou la voie lymphatique
et d'où résulte la périkystite ; puis l'infection envahit le liquide
kystique ; cette infection peut être aussi la conséquence d'une
inoculation opératoire.

Comme dans les grands abcès du foie, le pus est en général peu virulent ; il ne contient pas de microbes.

Devenu purulent, le kyste tend à s'ouvrir après avoir provoqué autour de lui une réaction inflammatoire, la formation d'adhérences qui l'unissent aux viscères avoisinants ; ces adhérences préviennent, en cas de rupture, la diffusion du pus dans l'interstice des différents organes.

L'ouverture peut être antérieure : elle se produit alors au niveau de la paroi costo-abdominale comme un véritable phlegmon ; la peau d'abord œdémateuse, devient rouge sombre, s'amincit peu à peu, puis se perfore. Cette ouverture considérée comme favorable reste plus ou moins longtemps fistuleuse si la poche se vide mal ; parfois elle se complique d'une fistule biliaire toujours lente à se tarir.

L'ouverture supérieure ou intra-thoracique est propre aux kystes de la convexité. Elle se fait dans la plèvre, les bronches et le péricarde.

Les ouvertures péricardiques toujours mortelles ne sont que des curiosités cliniques.

L'ouverture dans la plèvre est rare : elle suppose en effet l'absence de toute adhérence entre les deux feuillets de la séreuse, la persistance de la cavité pleurale. On observe alors tous les signes d'une pleurésie purulente suraiguë avec son cortège habituel de troubles physiques et fonctionnels.

La règle en cas de migration thoracique c'est l'ouverture bronchique. La rupture est tantôt brusque, tantôt précédée de symptômes de pleurésie sèche ou avec épanchement parfois même d'*hémoptysies ;* elle s'annonce chez quelques malades par une odeur spéciale de l'haleine comparée à celle de la marmelade de prune, dite *odeur d'échinocoques* (EICHORST).

Au moment où la collection fait irruption dans les bronches, le malade éprouve une douleur déchirante avec sensation d'angoisse et d'étouffement ; puis survient une vomique : en toussant le malade rejette par la bouche des flots d'un liquide purulent mélangé à des vésicules et à des débris de membranes. Localement on constate alors des signes caverno-amphoriques limités à la base du poumon.

Après la rupture on observe parfois une amélioration passagère, mais la mort est la terminaison habituelle de l'évacuation bronchique ; elle survient par broncho-pneumonie, gangrène pulmonaire, septicémie ; elle peut être due à une hémoptysie foudroyante précoce ou tardive.

L'*ouverture inférieure ou abdominale* d'un kyste suppuré peut se faire dans le péritoine ; elle détermine, dans la majorité des cas, une péritonite suraiguë rapidement mortelle.

L'évacuation dans les voies digestives est plus fréquente ; la communication se fait presque toujours au niveau du côlon. Au point de vue du pronostic, les ouvertures bas situées et notamment les ouvertures coliques sont plus favorables que les ouvertures portant sur un point plus élevé (estomac).

Au moment de la rupture, le malade éprouve une douleur abdominale très vive, accompagnée de vomissements de pus et de débris de membranes dans le cas de communication gastrique ; si la fistule est plus basse, survient une débâcle constituée par les mêmes produits.

L'ouverture dans les voies biliaires n'est pas très rare. La guérison peut s'en suivre, la bile exerçant une action mortelle sur les hydatides. Mais la terminaison n'est pas toujours aussi heureuse. Des hydatides filles engagées dans le cholédoque peuvent migrer dans le duodénum en produisant simplement un ictère passager avec colique hépatique ; mais elles peuvent aussi déterminer une rétention biliaire absolue et chronique avec les chances d'infection qu'elle comporte. Enfin le kyste suppuré peut provoquer d'emblée une angiocholite infectieuse.

La rupture dans les voies urinaires, dans la veine porte, dans la veine cave inférieure est tout à fait exceptionnelle.

Pour que le kyste se rompe, il n'est pas nécessaire qu'il soit suppuré ; sans inflammation péri-kystique antérieure, la poche dont les tissus s'atrophient progressivement peut à l'occasion d'une cause provocatrice légère (accès de toux, effort, traumatisme), céder sous l'action de la pression excentrique du liquide. En se rompant elle s'évacuera, suivant ses connexions, soit au dehors, soit dans un viscère ; dans le cas où s'établit une communication viscérale, le kyste aura les plus grandes chances de subir la transformation purulente. La résorption du liquide kystique non suppuré peut donner lieu à des phénomènes particuliers d'*intoxication hydatique* qui atteignent leur maximum quand l'évacuation se produit dans le péritoine où cette résorption est beaucoup plus rapide que partout ailleurs. De tous les accidents possibles, le plus bénin est l'urticaire, accompagné ou non d'hyperthermie ; le malade peut encore présenter les signes d'un embarras gastrique avec fièvre jusqu'à 40°, céphalée, langue saburrale, nausées, constipation ou diarrhée ; dans d'autres circonstances, l'intoxication se traduit par le collapsus avec hypothermie, nausées, dyspnée et vomissements.

Après rupture d'un kyste non suppuré, la réaction péritonéale est variable. Tantôt éclate une péritonite généralisée avec toutes ses conséquences ; tantôt les premiers symptômes de péritonite s'apaisent, l'épanchement s'enkyste et la guérison survient. Toutefois, même en tenant compte de cette évolution favorable, la rupture du kyste n'est pas sans danger, car les vésicules filles peuvent continuer leur germination et donner lieu à la production de kystes secondaires multiples.

La toxicité du liquide hydatique est due à la présence dans ce liquide d'une ptomaïne analogue à la mytilo-toxine des moules (MOUSSON et SCHLAGDENHAUFFEN). Elle serait en rapport direct avec l'état des hydatides : hydatide vivante, liquide très toxique ; hydatide morte, liquide pas toxique (voir p. 392).

De l'énumération de ces désordres, il résulte que la terminaison fatale est le fait habituel, dans le cas de rupture spontanée ou d'infection. La statistique de LANCEREAUX donne les résultats suivants :

GUÉRISON.	Spontanée, trouvaille d'autopsie.	6
	Suite de ponction.	6
	Ouverture dans les bronches	2
Sortie de l'hôpital dans le même état		28
MORT	Suite de suppuration	5
	Suite d'ouverture dans le cholédoque	2
	— — dans la vésicule.	1
	— — à la peau.	1
	Par insuffisance hépatique	3
	Par d'autres infections (tuberculose, etc.) .	6

5° Diagnostic. — Le diagnostic n'est possible qu'au moment où le kyste détermine une tumeur appréciable. A la période de début, des poussées répétées d'urticaire, un dégoût marqué pour les matières grasses, la fréquence de la scapulalgie, pourront faire songer à un kyste hydatique dont la radioscopie permettra de vérifier l'existence à condition que la tumeur occupe la face convexe du foie; au contraire, si le kyste s'est développé aux dépens de la face antérieure ou de la face inférieure de cet organe, la radioscopie n'est d'aucun secours. M. BERGONIÉ et moi-même en avons eu encore tout récemment la preuve chez une malade qui présentait un volumineux kyste hydatique de la face antérieure formant au niveau de la région épigastrique une tuméfaction considérable et bien limitée. — Je rappelle, à cette occasion, que l'examen radioscopique permet de délimiter une ligne de séparation très nette à l'état normal entre la zone thoracique lumineuse et la zone hépatique très sombre. « Tout ce qui ne se traduit pas par une modification dans la courbure si caractéristique de cette ligne, par des brisures ou des inégalités dans la pureté de son dessin, par une modification dans sa situation en comparaison de la courbe formelle du côté gauche, tout cela passe inaperçu à l'examen radioscopique... Encore faut-il que la base du poumon soit libre de toute infiltration importante et la plèvre sans épanchement[1] ».

Quand la tumeur lentement développée devient manifeste, sa rénitence, la perception du frémissement hydatique et les signes négatifs tels que l'absence de splénomégalie, d'ictère, d'ascite, d'œdème des membres inférieurs, rendront le diagnostic facile. Mais les cas aussi simples sont bien rares et le plus souvent le diagnostic différentiel doit être discuté avec beaucoup de soin.

Les confusions possibles varient suivant le siège de la tumeur.

A. Dans les kystes à *évolution antérieure* l'erreur peut être commise avec toutes les affections qui s'accompagnent d'hypertrophie du foie.

Gros foie de la leucocythémie. — Conservation de la forme

---

[1] J. BERGONIÉ. Les rayons X dans l'examen du foie. Congrès égyptien dans l'examen du foie, 1904.

normale de l'organe, rate et ganglions hypertrophiés, leucémie.

Cirrhose hypertrophique de Hanot. — Conservation de la forme normale du foie, absence de tumeur, ictère chronique, augmentation de volume de la rate, souffle splénique.

Foie syhilitique. — Antécédents, foie irrégulièrement hypertrophié, saillies globuleuses, ascite, grosse rate.

Cancer du foie. — Dans le cancer massif, l'hypertrophie assez régulière porte surtout sur le lobe droit ; les fèces sont généralement décolorées et grisâtres ; la marche est rapide, la cachexie précoce.

Dans le cancer nodulaire (primitif ou secondaire) on constate un foie marronné avec ascite et ictère. Il ne faut pas se dissimuler que le diagnostic entre le cancer et le kyste hydatique du foie présente des difficultés considérables ; les erreurs sont très fréquentes (cas de POTHERAT, SEGOND, RECLUS).

Grands abcès du foie. — A supposer que les antécédents ne suffisent pas à lever les doutes, l'erreur serait sans importance puisque le traitement de choix est le même dans les deux cas.

B. Dans les kystes à *évolution supérieure*, le foie n'étant pas abaissé d'une manière notable, de nombreuses causes d'erreur surgissent. Les unes sont exceptionnelles : abcès par carie costale, abcès tuberculeux périhépatiques, kystes hydatiques du diaphragme, échinocoques primitives de la plèvre et du poumon. Les autres sont plus fréquentes : pleurésie chronique, pleurésie purulente, tuberculose, pneumonie chronique et gangrène pulmonaire. Il serait sans utilité pratique de passer en revue chacune de ces causes d'erreur ; il faut s'attacher surtout à éviter la confusion entre la pleurésie droite avec épanchement et le kyste hydatique.

Dans le cas de kyste hydatique, au niveau de la paroi thoracique correspondante on n'entend ni souffle ni égophonie et au point de jonction de la matité et de la sonorité, la voix ne présente ni chevrotement, ni altération du timbre.

La limite inférieure du foie abaissée dans la pleurésie a conservé ses rapports normaux dans le kyste hydatique.

Dans la pleurésie, la ligne de matité supérieure décrit une courbe parabolique à hauteur maxima dans l'aisselle (courbe de

Damoiseau). Dans le kyste hydatique, la ligne de matité supérieure délimitée partout, aussi bien en avant qu'en arrière et sur les côtés se projette sous forme d'une courbe à convexité supérieure..

Enfin l'examen radioscopique pourra lever tous les doutes : dans le kyste de la face convexe on observera sur l'écran une ombre nettement limitée, soulevant le diaphragme ; dans la pleurésie, la limite supérieure de cette ombre est indécise, peu nette, irrégulière et le diaphragme fortement abaissé.

C. Lorsque le kyste se développe dans le ventre, on peut le confondre :

Avec une *distension de la vésicule biliaire.* On trouve alors chez les malades des antécédents de lithiase ; de plus, dans la généralité des cas, la matité hépatique est coupée en deux par la sonorité du côlon. Il est exceptionnel qu'un kyste hydatique s'annonce par des coliques hépatiques franches avec ictère par la rétention et la décoloration des matières; cependant quelques cas de ce genre ont été publiés.

Avec un *kyste de l'ovaire.* Si le kyste remplit tout l'abdomen l'erreur est inévitable mais sans importance puisque la laparotomie constitue dans les deux cas le seul traitement efficace.

Les kystes moins volumineux, sont généralement pédiculés ; leur développement est ascendant et la matité du kyste est séparée de celle du foie par une bande de sonorité.

La confusion est encore possible avec les collections liquides de l'épiploon et du mésentère, avec l'hydronéphrose ; mais ce sont là des éventualités exceptionnelles.

Potherat estime que d'une façon générale l'examen des urines peut fournir un signe diagnostic de grande valeur ; dans tous les cas de kystes hydatiques qu'il a observés, la présence de sels biliaires dans l'urine aurait été constante.

Tout récemment enfin MM. Darguin et Tribondeau, Tuffier et Milian (*Soc. de Biologie,* 2 novembre 1901) Sabrazès [1] ont insisté sur la valeur diagnostique de l'examen leucocytaire du sang.

---

[1] Sabrazès, *Gaz. hebd. des hôpitaux de Bordeaux,* 19 avril 1903, p. 194.

Dans l'échinococcose du foie, on ne constate pas de modification notable des globules rouges mais une légère augmentation du nombre des globules blancs ; 3 à 4 fois plus d'éosinophiles que normalement (10 à 15 p. 100). L'éosinophilie est moins marquée, mais peut être aussi appréciable quand le kyste est suppuré ; on trouve de plus dans le sang circulant des leucocytes iodophiles.

L'éosinophilie doit être mise sur le compte de l'intoxication hydatique ; mais il faut observer qu'elle est à peu près constante dans tous les cas d'helmintiase.

Malgré toutes ces précautions, dans bien des cas, le dernier mot reste à la laparotomie exploratrice ou à la ponction. La simple ponction peut entraîner des accidents très graves, soit par faute d'asepsie (suppuration du kyste et péritonite), soit par blessure d'un organe important ou d'un vaisseau ; elle peut même déterminer une mort presque foudroyante par pénétration de quelques gouttes de liquide hydatique dans la cavité péritonéale (cas de Moissenet, Martineau, Chauffard). Dieulafoy [1] a démontré que cette pénétration n'était pas à redouter si, le malade étant couché sur le dos, on aspire tout le liquide du kyste ; mais si on ne retire que quelques grammes de ce liquide, comme on le fait généralement dans les ponctions exploratrices, le contenu du kyste sous pression peut passer dans le péritoine à travers le pertuis laissé par l'aiguille et les accidents d'intoxication apparaissent. Aussi dans toute ponction, le liquide kystique, doit autant que possible, être épuisé par l'aiguille aspiratrice. Si pendant l'opération l'aiguille s'oblitère, il faut la laisser en place et pratiquer sur-le-champ une nouvelle ponction avec une autre aiguille. Quand on suppose que le kyste est vidé, il faut se garder d'exercer sur le ventre des pressions destinées à favoriser l'issue d'un reliquat de liquide ; ces manœuvres peuvent énucléer l'aiguille et projeter dans le péritoine quelques gouttes du contenu kystique. En somme, pour éviter toutes chances d'accident, il faut transformer toute ponction exploratrice en ponction évacuatrice.

Lorsque les hydatides sont vivantes, le liquide est clair, lim-

---

[1] Dieulafoy, *Pr. de méd.*, 31 mai 1899.

pide, eau de roche ; quand elles sont mortes il est louche, albumineux, chargé de granulations graisseuses, de cristaux d'hématoïdine.

A défaut de la ponction l'absence de fièvre permettra de supposer que le kyste n'est pas suppuré.

6° Pronostic. — Il est grave en raison des complications possibles, de la difficulté du diagnostic et des échecs thérapeutiques.

7° Traitement. — Le traitement *prophylactique* des kystes hydatiques repose sur la connaissance de leur étiologie. Il faut éviter l'ingestion des œufs du tænia échinococcus et par conséquent l'usage de l'eau non filtrée, de tous aliments malpropres sur lesquels ces œufs pourraient avoir été déposés. Il faut se garder d'avoir chez soi un chien atteint de tænia echinococcus et ne reprendre cet animal qu'après l'avoir entièrement débarrassé de son ver.

Bien des mesures ont été préconisées, de longue date déjà, dans les pays qui constituent les « terres classiques » de la maladie hydatique. Deux, parmi elles, sont essentielles, et doivent primer toutes les autres. Elles peuvent se formuler ainsi :

1° *Saisie d'office dans les abattoirs, et destruction effective (incinération), de tout viscère envahi par les échinocoques ;*

2° *Réglementation stricte de l'entrée des chiens dans les abattoirs urbains.*

Ces précautions, il est vrai, seront impossibles à imposer à la campagne, dans les tueries particulières, où elles échapperont au contrôle. Des inspections vétérinaires, des circulaires, des affiches constitueraient, ici, des moyens d'action d'une efficacité sans doute beaucoup plus douteuse, mais non négligeable cependant.

Quant aux autres mesures proposées : administration périodique de purgatifs et de vermifuges aux chiens de troupeaux et de boucherie, destruction de leurs excréments par incinération, alimentation des chiens et des chats avec de la viande cuite, nettoyage méticuleux des fruits et légumes que l'homme consomme crus, etc., elles sont pratiquement inapplicables.

En résumé, dit Dévé (*Soc. de Biol.*, 22 octobre 1904), si, en matière de prophylaxie anti-échinococcique, le précepte *cave canem — et felem —* reste bon à conserver, la vraie solution du problème ne réside pas là : elle consiste bien plutôt à protéger les chiens — et les chats — qui vivent au milieu de nous, en rendant leur infestation impossible.

Des mesures sévères s'imposent, à cet effet, pour le moins dans tous les abattoirs urbains, où leur application et leur surveillance seraient aisées.

Un exemple précis, qui se passe de commentaires, montrera l'urgence d'une semblable réglementation : aux abattoirs de Rouen et de Beauvais, où *les échinocoques ne constituent pas un cas de saisie,* les bouchers sont autorisés à emporter les viscères contaminés, qu'ils vendent, à bas prix, à leur clientèle, comme *nourriture pour chiens et pour chats !...*

Le traitement *thérapeutique* peut être *médical* ou *chirurgical*. Les traitements médicaux sont aujourd'hui complètement abandonnés ; ils visaient tous au même but : tuer l'hydatide en administrant au malade par la voie buccale un médicament réputé parasiticide ; c'est ainsi que l'iodure de potassium eut son heure de vogue.

M. Diaz (d'Italie) a rapporté un cas de guérison de kyste hydatique du foie sous l'influence de la radiothérapie. M. Dévé (*Soc. Biol.*, 25 février 1905) a cependant constaté que chez le lapin, l'action des rayons X sur l'évolution des greffes hydatides est dénuée de tout pouvoir bactéricide.

Le seul traitement véritablement utile est l'*intervention chirurgicale*. Actuellement trois procédés sont en usage : *la ponction simple, la ponction suivie d'injections parasiticides, l'ouverture large du kyste.*

a. *Ponction simple.* — Elle se fait avec l'aspirateur Potain ou Dieulafoy. Toutes les précautions de la plus rigoureuse antisepsie étant observées, on ponctionne au point culminant de la tumeur avec l'aiguille n° 2 de l'aspirateur Dieulafoy. L'*évacuation sera aussi complètement évacuatrice que possible* et il ne faudra jamais exercer de pression sur la poche kystique. La ponction terminée, on veillera à la parfaite occlusion de la piqûre ; on assurera l'immobilité complète du malade pendant quarante-huit heures au moins et la compression de l'abdomen sous un bandage approprié. Pour que la guérison survienne il faut que l'hydatide soit morte ou tuée par la ponction. Il en est parfois ainsi ; la soustraction du liquide hydatique change des conditions d'existence du parasite qui succombe vraisemblablement par insuffisance de matériaux nutritifs. Les hydatides mortes s'affaissent, le kyste revient sur lui-même, et la poche s'infiltre de sels calcaires comme dans les cas de guérison spontanée.

Pour affirmer la guérison, il faut prolonger la période d'observation pendant plusieurs mois. Si le liquide se reproduit, il est prudent de recourir à une seconde ponction avant de se décider à une intervention plus radicale.

La soustraction du liquide n'est en général suivie d'aucun accident ; certains malades présentent parfois du malaise, du hoquet, des vomissements, de la fièvre, des démangeaisons suivies d'une poussée d'urticaire, symptômes liés à la résorption d'une petite quantité de liquide hydatique (voir p. 405).

b. *Ponction aspiratrice suivie d'injection antiseptique et parasiticide.* — La méthode de choix consiste à évacuer tout le liquide kystique et à abandonner dans la poche 15 à 20 grammes d'une solution de sublimé à $\frac{1}{1\,000}$ (MESNARD) acidifiée suivant la formule de LA PLACE de façon à la rendre plus diffusible en empêchant toute combinaison insoluble de sublimé et des matières albumi-noïdes ; la membrane hydatique laisse facilement dialyser cet antiseptique qui peut imprégner les vésicules filles et exercer sur elles son action parasiticide. A cette dose le sublimé ne peut donner lieu à des accidents toxiques graves ; employé en lavages il a occasionné dans bien des cas des complications sérieuses dues à l'intoxication mercurielle, stomatite. diarrhée, albumi-nurie, car on n'est jamais certain de pouvoir retirer la totalité du liquide injecté.

Aussi DEBOVE a-t-il utilisé la solution de sulfate de cuivre à 5 p. 100 et CHAUFFARD l'eau naphtolée sursaturée. Tout récemment DÉVÉ (*Soc. Biologie*, 17 mai 1903) a proposé une solution formolée à $\frac{1}{2.000}$ qui tuerait les vésicules en deux ou trois minutes. La ponction suivie d'injection parasiticide a donné des résultats parfois excellents, mais elle ne réussit pas toujours dans les cas où le contenu du kyste est encombré de vésicules filles.

c. *Incision directe*. — On doit y recourir dans tous les cas où les méthodes précédentes ont échoué et d'emblée si le kyste est suppuré.

Le siège de l'incision variera suivant la place occupée par la tumeur.

Les kystes à évolution antéro-supérieure seront abordés par la laparotomie latérale ou médiane ; pour les kystes postéro-supérieurs, la voie abdominale est difficile malgré la résection du rebord costal ; aussi la voie transpleurale (ISRAEL, SEGOND) doit être préférée.

La voie lombaire est la meilleure pour attendre la variété fort rare des kystes postéro-inférieurs. L'incision sera la même que celle de la néphrotomie : incision en dehors de la masse sacro-lombaire, avec prolongement vers l'épine iliaque antérieure et supérieure (incision de GAZIN).

L'incision faite, si l'opéré présente un bon état général, si la tumeur kystique est d'accès et de manipulations faciles, si la membrane germinative se décolle sans trop de difficultés de la capsule fibreuse, on pourra pratiquer l'extirpation totale du kyste, suivie de réduction de la poche adventice abandonnée dans l'abdomen avec ou sans suture ou capitonnage. L'opération se termine par la réunion immédiate et totale des différentes incisions.

Mais si l'état général est mauvais, si la tumeur est d'accès difficile, si la poche est calcifiée, et la membrane germinative difficilement décollable, on draine et l'on panse. Pendant les premiers jours, le pansement doit être changé plusieurs fois dans les vingt-quatre heures, car il s'écoule de la poche, outre les vésicules et les débris de la membrane, une grande quantité de liquide mélangé à de la bile. Peu à peu, cette sécrétion se tarit et la cavité se comble ; en général, au bout de deux à trois semaines la guérison est obtenue.

Tous les temps opératoires de la cure chirurgicale des kystes hydatiques exposent à la dissémination des germes dans le péritoine, dans les différentes couches de la paroi abdominale, dans la cavité même qui contenait le kyste; la ponction exploratrice expose, elle aussi, à ces greffes, à ces *échinococcoses secondaires*, en laissant s'écouler par l'orifice de la ponction un peu de liquide contenant des scolex. La récidive devrait donc être constante. Elle est rare cependant, parce que les éléments les plus faciles à la déterminer, les scolex, sont doués d'une vitalité restreinte et facilement tués par l'organisme.

Cependant la possibilité de ces récidives doit faire rechercher les moyens d'éviter la dissémination des germes fertiles. Deux moyens se présentent :

1° S'efforcer d'extirper la membrane mère et son contenu ;

2° Tuer les germes du kyste avant de l'ouvrir en injectant dans la poche une solution suffisamment tænicide.

Le sublimé, liquide le plus employé jusqu'alors, n'avait pas empêché la greffe ultérieure des échinococcoques. Aussi M. DÉVÉ[1] a proposé le formol en solution au 1/100, qui, pour lui, avait une action spécifique sur les échinococcoques.

M. QUÉNU, en novembre 1904, a apporté à la Société de chirurgie le résultat de deux années d'expériences.

Dans ce laps de temps, il a opéré 4 malades atteints de kystes hydatiques du foie, par le procédé que nous allons exposer et les résultats ont été excellents et durables.

Voici comment pratique M. QUÉNU :

Il fait une incision sur la paroi abdominale de façon à mettre à nu la surface du kyste. Cette incision n'a pas besoin d'être très étendue (4 à 5 centimètres au plus) au lieu de 10 et même 12 centimètres que nécessitaient les autres procédés (LINDEMAN-LANDAU et DELBET).

Le kyste mis à nu, M. QUÉNU pratique une ponction à l'aide du trocart n° 1 de l'appareil Potain, et vide ainsi presque entièrement le kyste. Par le même trocart, il injecte ensuite dans le

[1] Thèse Paris, 1901.

kyste une quantité de formol au 1/100 variant de 50 grammes à 300 grammes, selon la capacité de la poche.

Le formol est laissé dans l'intérieur du kyste au moins *cinq minutes*. Celles-ci écoulées, on évacue le formol, puis le kyste est ouvert par une incision de 3 à 4 centimètres ; par cette ouverture la membrane fertile est extraite à la pince, ainsi que les vésicules filles, si la poche en renferme.

Suture au catgut de l'incision du kyste. Réfection de la paroi abdominale.

Comme nous le disions plus haut, dans tous les cas les résultats ont été très satisfaisants. Aucune échinococcose secondaire n'a été observée.

L'action tenicide du formol au 1/100 a, du reste, été prouvée expérimentalement par M. Dévé, qui, ayant inoculé des lapins, avec le liquide extrait du kyste ainsi traité, n'a jamais obtenu aucune trace de formations hydatiques chez les animaux en expérience, ce qui leur a permis d'affirmer que tous les scoles contenus dans la cavité du kyste avaient été tués par l'injection tenicide préalable.

Ce procédé présente donc un double avantage :

1° Il assure une guérison définitive du kyste hydatique en mettant à l'abri d'une greffe secondaire ;

2° Il permet de substituer aux larges ouvertures que nécessitent les autres procédés (marsupialisation de *Lindeman-Landau* et capitonnage de *Delbet*) une petite incision de la paroi abdominale.

B. — KYSTES ALVÉOLAIRES

Nous avons vu qu'ils étaient dus au développement exogène de l'échinocoque ordinaire ou tout au moins d'un parasite très analogue.

1° Symptômes. — Le kyste alvéolaire présente pour le lobe droit du foie une prédilection marquée. Les principaux symptômes observés sont : une douleur sourde et profonde dans l'hypocondre droit accompagnée d'une tuméfaction bosselée du foie. Pas de fluctuation, pas de frémissement hydatique, hypertrophie assez notable de la rate, fréquence relative de l'ictère, de l'ascite, de l'œdème.

La maladie a une évolution de longue durée, huit, dix et treize ans même. Elle procède par alternatives de rémission et d'aggravation ; elle se termine par la mort soit avec des phénomènes de septicémie secondaire, soit dans la cachexie progressive.

2° Diagnostic. — L'évolution et les symptômes un peu spéciaux des kystes alvéolaires permettent de les confondre plus particulièrement avec le *cancer nodulaire*, le *foie syphilitique* et la *cirrhose hypertrophique*.

Ils se distinguent du kyste hydatique ordinaire par la notion étiologique (Bavière, Wurtemberg, Hanovre, Suisse), par la constance relative de l'ictère, de l'hypertrophie de la rate, par les signes de compression plus précoces (ascite, œdème).

Le pronostic est très grave, en raison de la difficulté du diagnostic et de la tendance de ces kystes de s'ouvrir dans les vaisseaux porto-biliaires.

3° Traitement. — Guérison dans un seul cas de BRÜNNER (1891) traité par la résection costale, le grattage du foyer et sa cautérisation.

CHAPITRE XII

CIRRHOSES HÉPATIQUES

Sous la dénomination de cirrhoses, on comprend des hépatites chroniques anatomiquement caractérisées par deux ordres de lésions :

a. Par une surproduction conjonctive diffuse, généralisée à tout l'organe ou restreinte à un territoire vasculaire de cet organe (cirrhoses monolobaires), le tissu proliféré devant être parvenu à l'état adulte, franchement fibreux, riche en fibres élastiques.

b. Par des altérations cellulaires sous forme d'atrophie ou de dégénérescences.

ARTICLE PREMIER

CONSIDÉRATIONS GÉNÉRALES SUR LES CIRRHOSES

1º Historique. — Les écoles grecque et romaine, les médecins de la Renaissance avaient bien entrevu le rapport qui unissait les foies « cirrheux » à l'abus des boissons alcooliques et du vin en particulier ; nos connaissances sur les cirrhoses du foie n'en sont pas moins de date très récente.

En 1819 apparaît la première description anatomique précise d'une cirrhose hépatique ; elle est due à LAENNEC qui, incidemment, à l'autopsie d'un malade atteint de pleurésie hémorrhagique gauche avec ascite, décrivit dans ses détails essentiels le type d'un foie cirrhotique : l'organe était atrophié et ridé à sa surface ; sur une coupe, il semblait formé d'une quantité de nodules dont la grosseur variait d'un grain de mil à celui d'un grain de chènevis et dont la coloration fauve ou jaune roux tirait par endroits sur le verdâtre ; pour mettre en évidence cette coloration si particulière, LAENNEC adopta le terme de cirrhose qui par extension désignera dans l'avenir les hépatites chroniques essentiellement caractérisées par la surproduction de tissu fibreux adulte, en un mot par la sclérose. Mais LAENNEC n'avait pas entrevu la cause de cette cirrhose ; il se méprenait en outre sur la nature de la lésion qu'il considérait comme un processus néoplasique et que BUDD en 1845 rattachait à sa véritable cause, l'inflammation chronique.

En 1827, BRIGHT, dont le nom est trop oublié en hépatologie, produit cinq observations personnelles de cirrhoses du foie ; il en donne une description clinique et anatomique très complète et insiste particulièrement sur la rétraction de l'intestin ; il est très affirmatif sur l'étiologie de l'affection qu'il rapporte à l'alcoolisme.

Les recherches de KIERNAN (1833) sur la structure du foie permettent de se rendre compte du siège élémentaire de l'affection. L'auteur anglais après avoir démontré l'existence du tissu conjonctif péri et intralobulaire attribue le processus cirrhotique à l'hyperplasie de cette trame conjonctive. Cette opinion fut reprise et développée par CARWEL en Angleterre ; HALLMANN et ROKITANSKY en Allemagne ; CHARCOT et GUBLER en France ; ainsi se trouva fixé le siège histologique en même temps que la nature inflammatoire de la cirrhose (LANCEREAUX).

Jusqu'en 1846, le foie cirrhotique fut synonyme de foie *scléreux atrophié*. Mais à cette date REQUIN publie les premières observations de cirrhose hypertrophique ; considérée d'abord comme la première phase de la cirrhose de LAENNEC, cette cirrhose à gros foie conquit peu à peu son autonomie grâce aux travaux d'OLIVIER DE ROUEN (1871) et de HANOT (1874) ; elle fut enfin définitivement isolée par HANOT et GILBERT (1890) sous le nom de *cirrhose alcoolique hyperthrophique* : les caractères anatomiques de la lésion et l'évolution particulière de la maladie justifiaient une description clinique individuelle.

En 1876, HANOT présente un nouveau type de cirrhose, la *cirrhose hypertrophique biliaire avec ictère chronique*, celle qui porte aujourd'hui son nom.

Les trois grands types de cirrhoses étaient ainsi constitués; à leur étude anatomo-clinique se rattachent les noms de KIERNAN, CHARCOT, SABOURIN, CORNIL, HUTINEL, CHAUFFARD, GILBERT, KELSCH et KIENER, LANCEREAUX, BOIX, GILBERT et LEREBOULLET, etc.

Entre la cirrhose biliaire et la cirrhose de LAENNEC, CHARCOT et GOMBAULT avaient créé une opposition devenue classique : *La cirrhose atrophique est une hépatite interstitielle d'origine veineuse par phlébite des veines portes interlobulaires et périlobulaires ; elle est à la fois annulaire, multilobulaire et extralobulaire ; la cirrhose hypertrophique biliaire est insulaire, périlobulaire et intra-lobulaire.*

Dans la théorie classique, le processus cirrhotique devait être considéré comme une lésion se généralisant toujours à la totalité du parenchyme hépatique. Les recherches cliniques de GLÉNARD d'abord (1891) puis les travaux de RIX, de SÉRÉGÉ et MONGOUR (1901), ont mis hors de doute l'existence des cirrhoses monolobaires que l'indépendance circulatoire des différents lobes permet de comprendre sans difficultés.

En même temps que se complètent nos connaissances sur l'histologie des cirrhoses, se modifie la conception de leur étiologie. L'alcool cesse d'être le seul facteur incriminé. En 1840, BECQUEREL décrit déjà l'influence des affections cardiaques sur la production des cirrhoses ; mais il en exagère l'importance. Successivement, la syphilis, la tuberculose (HUTINEL et SABOURIN), l'impaludisme (KELSCH et KIENER), la dyspepsie (BOUCHARD, LE GENDRE, HANOT et BOIX), la fièvre typhoïde, la scarlatine (HANOT et GASTOU), en un mot, tous des agents toxiques et infectieux, certaines dystrophies, telles que l'artériosclérose, sont reconnues comme autant d'agents cirrhogènes.

Simultanément, la symptomatologie s'enrichit de procédés expérimentaux, tels que l'épreuve de la glycosurie alimentaire et la recherche de la toxicité urinaire, procédés dont la valeur est encore discutable ; mais elle se complète surtout par les notions cliniques que GLÉNARD a groupées dans sa doctrine de l'hépatisme si féconde en déductions thérapeutiques. L'application des procédés d'examen physique et fonctionnel du foie tels que GLÉNARD les a exposés, nous permet aujourd'hui de prévoir longtemps à l'avance le processus cirrhotique et d'en retarder l'évolution.

L'étude des cirrhoses se poursuit encore ; de grandes surprises nous sont peut-être réservées, telle la découverte récente du bacille soi-disant spécifique par ADAMI de MONTRÉAL [1] ; peut-être demain serons-nous obligés de modifier complètement nos conceptions actuelles sur les cirrhoses que M. BLEICHRÖDER [2] propose de considérer non comme des affections hépatiques primitives, mais comme des maladies générales dues à une altération du sang splénique et qui seraient justiciables d'une thérapeutique par le fer, l'arsenic et la quinine.

L'avenir jugera ces différentes hypothèses encore mal assises mais que l'on doit examiner sans parti pris avec la seule préoccupation de la vérité scientifique.

2° Étiologie générale, pathogénie. — Toute l'étiologie générale des cirrhoses se résume dans les trois facteurs suivants : 1° les infections ; 2° les intoxications ; 3° les causes mécaniques représentées par la stase vasculaire se produisant soit au niveau des vaisseaux sanguins, soit au niveau des voies biliaires.

Les causes toxi-infectieuses n'interviennent jamais brutalement, à doses massives ; en revanche, leur action est continue, persistante, et s'il s'agit d'un toxique tel que l'alcool, l'apport est chaque fois minime, mais incessamment renouvelé. Aussi bien les lésions s'organisent lentement, précédées dans la plupart des cas d'une phase de tolérance très longue, pendant laquelle la cellule hépatique est plutôt altérée dans son fonctionnement que dans sa constitution interne (*précirrhose de Glénard*).

Il existe bien quelques observations de cirrhoses aiguës recueil-

---

[1] Ce microbe serait un organisme polymorphe dont la forme la plus commune est un court bâtonnet avec tache polaire, ressemblant assez au microbe de la septicémie hémorrhagique. Dans 26 cas de cirrhoses hépatiques à gros ou à petit foie, avec ou sans ictère, ADAMI l'aurait rencontré. BOIX, auquel nous empruntons ces renseignements (*Archives générales de médecine*), déclare que ce microbe lui a laissé l'impression d'un coli-bacille à l'état naissant.

[2] BLEICHRODER, *Soc. méd. Int. de Berlin* (15 janvier 1904).

lies surtout chez les enfants, mais les faits analogues sont rares ; ils n'infirment pas cette loi générale que la cirrhose est un processus à évolution lente qui doit être considéré comme l'aboutissant d'une défense hépatique longtemps soutenue contre la cause morbide ; ce processus est nettement opposable par son étiologie et par son évolution aux lésions aiguës, inflammations qui accomplissent leur cycle anatomique et clinique dans un délai beaucoup plus restreint.

Quand la sclérose est constituée, cellules, vaisseaux, tissu conjonctif, sont atteints à un degré souvent très inégal, chacun de ces éléments anatomiques ayant subi pour son compte l'action du traumatisme et réagissant individuellement suivant ses aptitudes morbides ; c'est à tort que l'on a soutenu pendant longtemps que les lésions cellulaires commandaient les lésions conjonctives ou inversement ; l'indépendance pathologique des différents tissus constitutifs du foie parait absolue.

Les lésions de cirrhose ne se généralisent pas d'emblée à la totalité du foie ; elles procèdent par segments, par territoires, peuvent même se limiter à un lobe ; aussi, comme nous possédons une grande réserve de tissu hépatique, comme les cellules saines peuvent en s'hypertrophiant hyperfonctionner, les lésions du début sont compatibles avec une longue existence. Leur extrême confluence, leur généralisation, se traduit par le tableau de la cirrhose à la période d'état avec son ascite, ses œdèmes, sa circulation collatérale symptômes qui, dans la majorité des cas, autorisent à présager une défaite irrémédiable.

Pourquoi les toxi-infections lentes et prolongées déterminent-elles ici la cirrhose du foie, tandis que chez un autre sujet elles provoqueront soit une néphrite, soit une myocardite ? Nous n'en savons rien. C'est la prédisposition héréditaire ou congénitale qui règle ce déterminisme.

3° Classification. — Les lésions de cirrhose ne se disposent pas au hasard ; elles s'orientent primitivement autour des vaisseaux dans lesquels se produit la stase ou qui véhiculent les toxi-infections. En se basant sur cette disposition anatomo-pathologique, on peut classer avec CHAUFFARD les cirrhoses en trois groupes : 1° les *cirrhoses biliaires* ; 2° les *cirrhoses vasculaires sanguines* ; 3° les *cirrhoses capsulaires*.

a. *Cirrhoses biliaires*. — Elles sont représentées par la *cirrhose hypertrophique avec ictère chronique de* HANOT, cirrhose toxi-infectieuse, et par la *cirrhose biliaire par obstruction*, d'origine primitivement mécanique, mais qui, dans la suite, peut se compliquer d'infection.

Dans les cirrhoses biliaires, les phénomènes compensateurs représentés par l'hypertrophie cellulaire et la néoformation canaliculaire sont portés au maximum.

b. *Cirrhoses vasculaires sanguines*. — Celles qui reconnaissent pour *cause la stase cardiaque* (*cirrhose cardiaque*) évoluent tout d'abord autour des veines sus-hépatiques pour les raisons que nous avons indiquées (Voir F. cardiaque).

Dans les *cirrhoses vasculaires toxi-infectieuses*, l'ordination primitive des lésions varie suivant la porte d'entrée de l'agent morbide.

Si les toxiques arrivent par la veine porte, c'est autour de ce vaisseau que devraient se disposer primitivement les lésions ; en réalité, les deux systèmes porte et sus-hépatique sont envahis en même temps par la sclérose. Cette localisation simultanée s'explique par la grande diffusion de certains toxiques, tels que l'alcool et par la présence dans le sang des veines sus-hépatiques de produits nocifs que la cellule du foie n'a pu détruire ou transformer.

Les agents toxi-infectieux qui encombrent la circulation générale et qui arrivent au foie par l'artère hépatique provoquent surtout des lésions aiguës parenchymateuses ; plus rarement ils amorcent des cirrhoses chroniques observées quelquefois à la suite de la dothiénentérie, du choléra, des fièvres éruptives, etc. ; ces cirrhoses évoluent tout d'abord à la périphérie du lobule, dans les parties du foie plus immédiatement en contact avec les capillaires de l'artère hépatique.

c. *Cirrhoses capsulaires*. — Elles succèdent soit à une périhépatite chronique, soit à une péritonite chronique généralisée. Les lésions s'organisent autour de la voie périvasculaire centripète.

Comme le fait observer CHAUFFARD, le processus est assez

exceptionnel et de nombreux faits anatomiques montrent la possibilité d'une périhépatite ancienne sans cirrhose consécutive.

La systématisation n'est cependant pas absolue car plusieurs causes morbides interviennent simultanément dans nombre de cas : ainsi chez une même malade, la cirrhose peut relever à la fois de l'alcoolisme, d'une cardiopathie ou d'une dystrophie telle que l'artério-sclérose. Dans le foie comme dans les différents organes, les processus pathologiques sont bien souvent la résultante de causes multiples ; il est alors difficile de dégager celle dont l'action fut primitive ou prépondérante et de définir les lésions qui lui appartiennent strictement.

Dans les trois groupes de cirrhose constitués sur les bases de l'anatomie pathologique, plusieurs variétés se dégagent en tenant compte de l'étiologie : on peut les classer dans le tableau suivant :

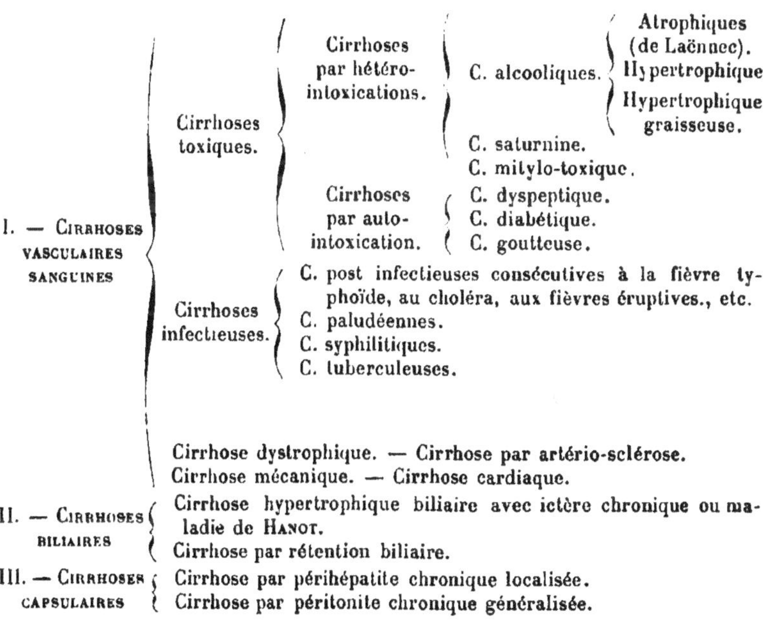

C'est dans cet ordre que j'étudierai les cirrhoses.

4° Expérimentation. — Plusieurs auteurs ont essayé de

reproduire expérimentalement les cirrhoses. Par la ligature du cholédoque, MAYER en 1872, WICKAM LEGG en 1873, CHARCOT et GOMBAUD en 1876, plus récemment VAUGHAN, HARLEY et BAWAT en liant seulement la branche gauche du canal hépatique ont déterminé les lésions essentielles des cirrhoses biliaires : la sclé-

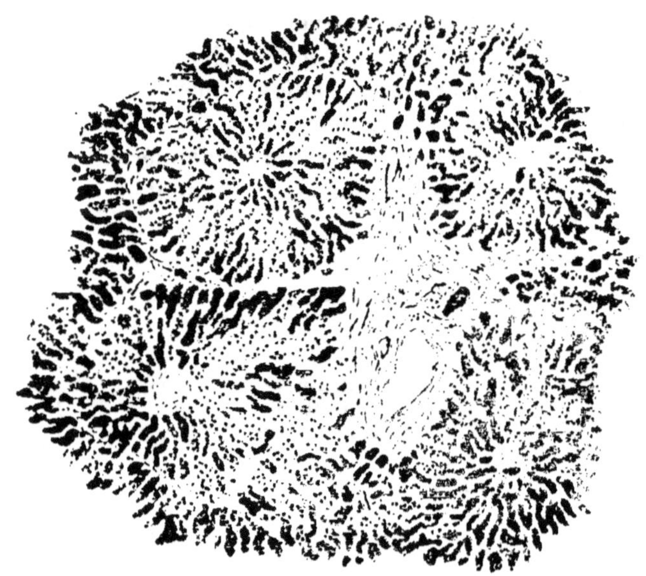

Fig. 46.

Type de cirrhose vasculaire expérimentale (d'après BOIX). Sclérose péri-portale et intra-lobulaire à tendance monocellulaire. Veine centrale du lobule sensiblement sclérosée.

rose péribiliaire, la néoformation canaliculaire et la destruction progressive des cellules hépatiques.

La reproduction expérimentale des cirrhoses vasculaires a donné des résultats moins heureux ; il est très difficile en effet de réaliser chez l'animal les conditions pathogéniques qui provoquent la cirrhose de l'homme. Les toxiques minéraux doivent être introduits à doses fractionnées et répétées pendant longtemps, sinon ils provoquent des altérations cellulaires rapidement suivies de mort et les lésions de cirrhose n'ont pas le temps de s'organiser ; pour la même raison il faut recourir à des germes à faible virulence ou à des toxines atténuées (fig. 48) comme l'ont fait HANOT et GILBERT, CLAUDE, MERTENS et BOIX, ces derniers avec les produits de filtration du Bacille coli communis.

STRAUSS et BLOCQ, LAFFITTE, LANCEREAUX ont pu reproduire au moins une ébauche de cirrhose par l'ingestion d'alcool, de plomb, de sulfate de potasse ; dans bien des cas cependant le

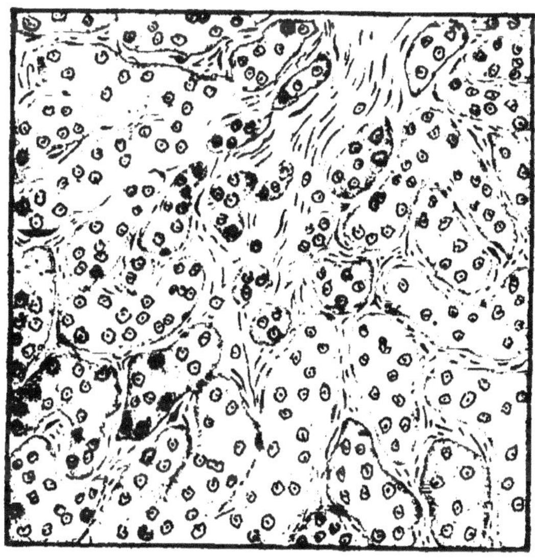

Fig. 47.

Un point de la figure précédente vu à un fort grossissement pour montrer l'endopéricapillarite et la pénétration du tissu conjonctif entre les travées cellulaires.

processus pathologique ne dépassait pas la phase initiale caractérisée par une infiltration embryonnaire autour des vaisseaux sanguins.

BOIX semble avoir été plus heureux que ses prédécesseurs. En faisant absorber quotidiennement à un lapin 0,50 centigrammes d'acide butyrique, il a reproduit les lésions caractéristiques de la cirrhose de Laënnec (fig. 46 et 47). Les acides lactique et valérianique lui ont donné des résultats moins complets, moins absolus mais tout à fait de même ordre ; par l'acide acétique il a pu déterminer également une cirrhose très accentuée ; mais de ces quatre acides qui prennent naissance dans le tube digestif, au cours des fermentations intestinales, l'acide acétique est

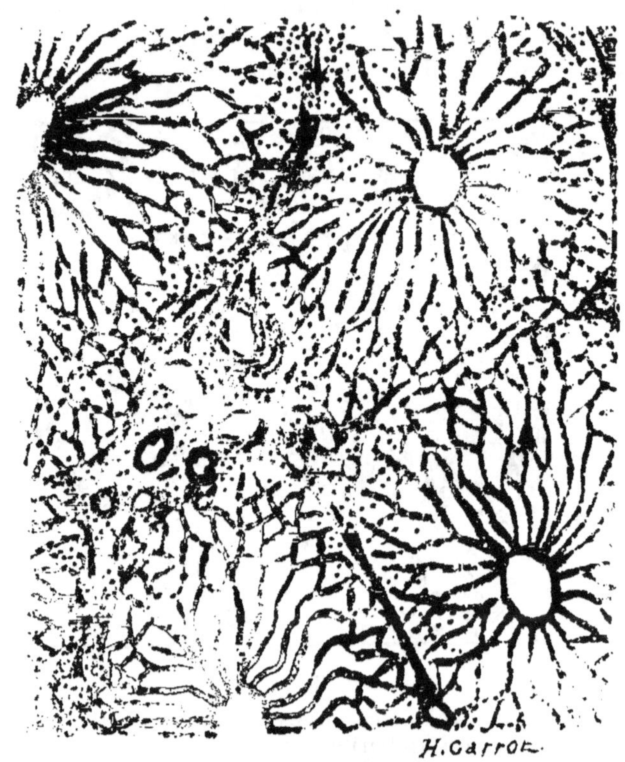

Fig. 48.

Cirrhose périlobulaire au début, dans un cas d'intoxication
pyocyanique (d'après H. CLAUDE).

celui que BOIX considère comme doué du plus grand pouvoir sclérogène.

Au cours de ses expériences, BOIX étudiant l'action sclérogène de l'alcool est arrivé aux mêmes conclusions que ses prédécesseurs, à savoir :

1° Que des doses modérées d'alcool, loin d'avoir une action

nocive sur l'organisme et en particulier sur le foie, aident au contraire à la conservation de la santé générale et permettent d'opposer aux différents agents d'intoxication ou d'infection une plus grande résistance.

2º Que des doses massives d'alcool, à ne considérer que le foie, portent leur action toxique presque uniquement sur les cellules hépatiques dont elles provoquent à la longue la déchéance graisseuse. L'alcool serait toxique mais non irritant. Nous reviendrons sur ces faits très intéressants en étudiant l'étiologie de la cirrhose alcoolique.

ARTICLE II

CIRRHOSES VASCULAIRES SANGUINES

Dans le groupe des cirrhoses vasculaires sanguines dont la pathogénie nous est connue dans ses lignes essentielles je décrirai successivement : les *cirrhoses hétérotoxiques* dont le type est représenté par la cirrhose alcoolique ; les *cirrhoses autotoxiques* dont la cirrhose dyspeptique ou cirrhose de Budd constitue l'entité clinique la mieux définie ; les *cirrhoses infectieuses* assez uniformes dans leur expression symptomatique, mais à étiologie essentiellement polymorphe ; la *cirrhose mécanique* d'origine cardiaque ; enfin des *cirrhoses dystrophiques* par artériosclérose.

§ 1. — CIRRHOSE ALCOOLIQUE ATROPHIQUE

(CIRRHOSE DE LAENEC, CIRRHOSE VULGAIRE)

1º Étiologie, pathogénie — Les causes de la cirrhose alcoolique sont les unes prédisposantes, les autres déterminantes.

A. CAUSES PRÉDISPOSANTES. — Maladie de l'âge adulte et de l'âge mûr, elle est plus fréquente chez l'homme que chez la femme et chez la femme que chez l'enfant. Toutefois, dans ces dernières années on s'est aperçu que la cirrhose alcoolique s'observait plus souvent qu'on ne le supposait chez les enfants surtout en Angleterre. D'après Hébrard sur 51 cas de cirrhoses infantiles on en trouve 7 dus à l'alcool; Tudten sur 889 autopsies d'enfants a rencontré 13 cirrhoses qui, dans la proportion de 15 à 16 p. 100, relèveraient de l'alcoolisme.

L'arthritisme, la sédentarité, les mauvaises conditions d'hygiène et, dans une certaine mesure des antécédents directs constituent autant de causes prédisposantes.

Il semble que la cirrhose de Laennec soit plus fréquente dans les pays où l'alcoolisme est le plus répandu, particulièrement suivant Lancereaux, dans les régions productrices du vin; cette assertion mériterait toutefois un sérieux contrôle.

B. Causes déterminantes. — La cause déterminante majeure, c'est l'alcool. Mais quel alcool? Dans quelles conditions et comment?

.Pour Potain, les liqueurs chargées de substances aromatiques seraient particulièrement néfastes, surtout les petits verres pris le matin à jeun ainsi que l'usage prolongé et à petites doses souvent répétées du vulnéraire (Bretagne), de l'eau de mélisse, de l'eau des Carmes, de l'eau de Cologne; aux femmes est en quelque sorte réservé le privilège de l'alcoolisme par ces dernières substances.

La bière, le cidre occuperaient un rang très inférieur dans l'étiologie de la cirrhose.

Sur un total de 218 observations personnelles recueillies en trente-cinq ans par Lancereaux, on trouve :

Simple excès de vin	74 cas
Excès combiné de vin, de rhum, etc . . .	126 —
Excès de vin et de bière	14 —
Excès de vin et de cidre	4 —
	218 cas.

Quel est le rôle et le mode d'action du vin ? En 1897, Lancereaux souleva à l'Académie de médecine un grand débat sur cette question. Accusant non pas l'alccol, mais le vin, il proposa de substituer à l'expression de cirrhose alcoolique celle de *cirrhose œnologique*.

Dans le vin, il incrimine uniquement les sels de potasse et en particulier les bi-sulfates qui sont utilisés dans le commerce pour le plâtrage des vins. Comme conclusion obligatoire, guerre au plâtrage des vins ; les vins non plâtrés n'interviennent pas comme facteurs de cirrhoses. Ces conclusions ont été combattues par M. VALLIN au nom de l'expérimentation et par LABORDE au nom de l'observation courante. « S'il est vrai, dit-il, que les sels de potasse produisent les effets morbides que leur attribue M. LANCEREAUX, il n'est pas un de nous, pas un individu au monde qui ne dut être atteint de cirrhose hépatique » vu que les sels de potasse entrent en proportion considérable dans la constitution de nos aliments journaliers, viandes, légumes, boissons.

M. ROCHÉ n'a pas vu dans le département de l'Yonne un seul cas de cirrhose chez des citadins qui font venir du vin de l'Hérault et du Gard, pays à vins plâtrés ; par contre les victimes de la cirrhose sont les artisans, les petits commerçants et les débitants de boissons qui boivent d'assez grandes quantités de vins blancs acides du pays. BOIX affirme que la cirrhose est très rare dans le midi de la France où longtemps on a plâtré les vins et où on les plâtre encore ; cette persévérance des viticulteurs à plâtrer les vins tient à ce que nul autre traitement n'a pu leur donner une couleur aussi belle, une limpidité aussi grande, une tenue aussi prolongée [1].

La théorie de LANCEREAUX à laquelle on peut opposer des expériences dont la valeur est incontestable et des faits cliniques rigoureusement observés soulève donc beaucoup d'objections.

Pour RICHE et A. GAUTHIER, le plâtrage n'agit pas directement comme facteur toxique mais en augmentant l'acidité du vin, de la bière et du cidre. Depuis la suppression du plâtrage intensif, la loi du 16 mars 1891 ayant limité à 2 grammes par

---

[1] Voir à ce sujet, P. CARLES, *Collage des vins.* 2e édition, Feret et fils, éditeurs, Bordeaux.

litre la dose de sulfate susceptible d'être employée, les viticulteurs acidifient directement leurs vins avec l'acide tartrique le toxique par excellence de la levure normale et le meilleur dissolvant de la couleur du raisin ; il fait passer cette couleur à la teinte rubis typique des vins de Bordeaux et clarifie le plus sûrement de jus de raisin ; dans certains pays, on substitue l'acide citrique à l'acide tartrique. Ces vins acidifiés favorisent la formation dans l'estomac des acides de la série grasse avec lesquels Boix a obtenu expérimentalement les plus beaux échantillons de cirrhose hépatique. La production de ces acides est proportionnelle à la consommation de vin, de bière ou de cidre ; dans l'hypothèse de Riche et d'A. Gautier ce sont eux qui interviennent surtout comme agents cirrhogènes.

Pour Boix, le vin aussi bien par son alcool que par ses aldéhydes, par ses éthers, par ses acétones et ses matières colorantes ; — les spiritueux de toute nature avec leur alcool amylique et leurs essences toxiques déterminent d'abord sur la cellule hépatique des troubles qui se traduisent par de l'urobilinurie et une augmentation de la toxicité urinaire. Aussi longtemps que le tube digestif reste indemne les choses demeurent en état ou reviennent à la normale ; mais si les agents nocifs pour la cellule hépatique viennent à altérer la muqueuse digestive, les troubles gastro-intestinaux apparaissent ; les produits viciés de la digestion, constitués surtout par les acides de fermentation, arrivent alors en excès à la cellule hépatique qui devient incapable de les transformer en substances indifférentes ; grâce à la stase, ils restent en contact avec les vaisseaux portes et leurs ramifications, déterminant ainsi la prolifération du tissu conjonctif et l'endophlébite.

En somme, dans l'hypothèse de Boix, l'alcool n'a sur la cellule hépatique qu'une action dystrophiante et stéatosante ; son action sclérogène est indirecte ; irritant à un haut degré pour la muqueuse stomacale, il provoque d'abord une gastro-entérite chronique qui augmente la production d'acides gras facteurs essentiels de la sclérose hépatique. Cette hypothèse trouve sa confirmation dans les expériences personnelles de Boix, dans les travaux de Laffitte, Raymond, Rovighi, Sughilleri et Krakow.

Pour Sérégé[1], les différents toxiques puisés dans le contenu gastro-intestinal, alcool ou poisons autochtones, déterminent d'abord des lésions cellulaires hépatiques. La muqueuse gastrique beaucoup moins vulnérable que la cellule du foie ne serait atteinte qu'après cette dernière, et les lésions de la muqueuse gastrique seraient une conséquence, non pas de l'action directe des poisons, mais de la stase porte qui s'observe régulièrement dans tous les cas où la cellule hépatique est altérée par des agents toxiques ou infectieux. Cette antériorité de la lésion hépatique est basée sur la rareté des gastriques chroniques dites primitives et sur l'extrême vulnérabilité de la muqueuse de l'estomac aussitôt que la stase porte est constituée.

Quel que soit son mode d'action, l'alcool n'en reste pas moins un des facteurs les plus constants de cirrhose hépatique. Toutefois la constance de son rôle pathogénique ne doit pas nous faire oublier l'action des essences et celle des autres produits toxiques auxquels il est mélangé.

Les toxi-infections peuvent agir comme l'alcool.

2° Anatomie pathologique. — Pour comprendre la pathogénie des grands symptômes de la maladie de Laennec l'anatomie pathologique doit précéder l'étude clinique.'

A. Examen macroscopique. — Le foie est petit, réduit au tiers ou à la moitié de son volume normal, rétracté derrière les fausses côtes ; l'atrophie peut être totale ou prédominer sur l'un des lobes, sur le lobe gauche le plus souvent ; les rapports circulatoires qui unissent le lobe gauche à l'estomac font, en effet, de ce lobe la pierre de touche de l'imprégnation alcoolique. L'organe a conservé sa forme générale, mais ses bords sont émoussés et dentelés. De coloration extérieure brune, grisâtre ou ardoisée, il semble formé de granulations jaune fauve (fig. 49), ou moins confluentes, grosses comme un grain de mil, comme un pois ou comme une noisette.

La capsule de Glisson épaissie, fibroïde, blanchâtre adhère

' Sérégé (de Vichy), *Étude sur le rôle du foie dans la pathogénie des gastrites chroniques dites primitives*, Soc. de médecine et de chirurgie de Bordeaux, 9 janvier 1903.

intimement au tissu hépatique dont on ne peut la détacher sans enlever en même temps des débris de parenchyme.

Le foie est dur, de consistance élastique ou même chondroïde ; il crie sous le couteau. La surface de section présente un aspect caractéristique : elle est parsemée de granulations qui apparaissent sous forme de petits îlots saillants de couleur chamois ou

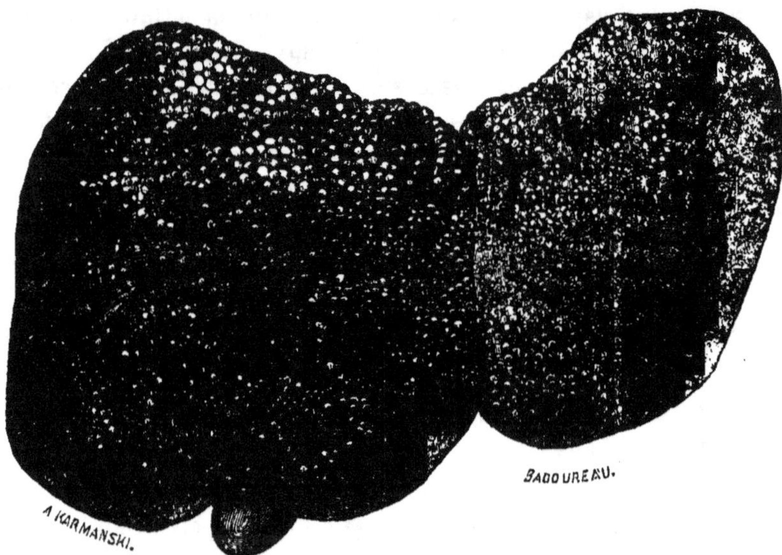

Fig. 49.

Physionomie d'un foie (1/2 grandeur naturelle) atteint de cirrhose alcoolique ; sa surface extérieure est semée de granulations à peu près régulières (d'après LANCEREAUX).

verdâtre, entourés d'anneaux constitués par le tissu scléreux d'un gris ardoisé et riche en vaisseaux.

Les lésions ne sont pas également réparties sur les deux lobes. Dans certains cas elles prédominent sur un seul lobe (*cirrhoses monolobaires*). La raison de cette localisation est facile à donner en se rappelant l'existence d'un double courant porte (voy. p. 141). Les cirrhoses alcooliques prédominent sur le lobe gauche (MONGOUR et SÉRÉGÉ) puisque l'agent toxique absorbé par l'estomac est directement apporté au foie gauche.

La cavité abdominale est généralement distendue par l'ascite : le péritoine pariétal et viscéral est épaissi, chagriné, chargé de graisse, adhérent, anormalement vasculaire ; le mésentère est rétracté ; l'intestin grêle aplati, considérablement diminué de volume et de longueur, très épaissi, est refoulé contre le rachis.

La veine porte et ses branches sont habituellement dilatées et leurs parois épaissies par le processus d'endo et de péri-phlébite ; le tronc porte peut être oblitéré par la thrombose ou la pyléphlébite adhésive, mais la veine cave est le plus souvent intacte. Les plexus veineux gastro-œsophagiens forment parfois autour du cardia de véritables varices prêtes à se rompre.

La rate est généralement tuméfiée ; elle peut atteindre 1.000 et 1.200 grammes ; sa capsule d'enveloppe est épaissie et fibreuse ; plus rarement on observe l'atrophie de cet organe.

Souvent l'hypertrophie de la rate précède la cirrhose du foie qui semble alors relever d'une protopathie splénique. CHAUFFARD a particulièrement bien étudié ces *cirrhoses d'origine splénique*. A l'origine une toxi-infection à affinité splénique presque spécifique, le paludisme ; pendant une première étape splénomégalique, rien ne permet de soupçonner une propathie hépatique ; plus tard survient une cirrhose à évolution toujours rapide et paraissant d'origine veineuse. Les constatations histologiques confirment pleinement ces données cliniques ; la cirrhose est exclusivement veineuse et périportale, sans traces d'infection biliaire angiocholitique ou péri-angiocholitique. Enfin, une dernière particularité montre bien qu'entre le foie et la rate il y a eu plus qu'une stase veineuse, puisque la veine porte, dans son tronc, reste inaltérée, alors qu'une endophlébite splénique des plus nettes atteste qu'un agent toxi-infectieux a circulé entre les deux viscères, et n'a pu le faire que dans le sens physiologique, c'est-à-dire de la rate vers le foie.

Le pancréas est ordinairement recouvert d'une épaisse couche de graisse, tantôt plus mou qu'à l'état normal, tantôt induré et rétracté (voir p. 435).

Dans la majorité des cas les reins sont hypertrophiés et ne présentent que des lésions minimes de néphrite ; ainsi sur

13 cas, MOLLARD [1] n'a trouvé qu'une seule fois la coexistence de lésions rénales et hépatiques. Cette observation est confirmée par les recherches de MILIAN et BOSSUAT [2]. Sur 89 cas de cirrhose biveineuse atrophique, l'autopsie révéla 19 fois des reins sains et normaux, 53 fois des reins sains mais plus ou moins hypertrophiés, enfin 17 fois seulement des lésions diverses (sclérose 15 cas ; congestion, 4 cas ; kystes, 3 cas ; atrophie d'un côté et hyperthrophie de l'autre, 1 cas). L'hypertrophie des reins semble plus commune chez les grands alcooliques ; elle peut être sous la dépendance directe de l'intoxication alcoolique ou bien réprésenter une hypertrophie vicariante compensatrice de l'atrophie hépatique.

Le cœur est flasque, mou, surchargé de graisse. Dans les cas où il y a coexistence de néphrite interstitielle, on observe en même temps une hypertrophie du ventricule gauche.

Les poumons sont plus ou moins congestionnés parfois même atélectasiés ; ils sont le siège habituel de taches pigmentaires disséminées à leur surface et dans leur profondeur et souvent le sommet droit présente des tubercules arrêtés dans leur évolution. Les plèvres, la plèvre droite surtout, présentent des lésions de pleurésie sèche, séreuse ou sanguinolente.

Les méninges, transparentes à la base de l'encéphale, sont opalines au sommet des hémisphères ; ceux-ci, faciles à séparer, ont leur surface pâle et leurs circonvolutions périphériques généralement atrophiées. Des kystes sanguins ou séreux ont été rencontrés sur la face interne de la dure-mère et considérés, ainsi que la cirrhose, comme une conséquence de l'abus des boissons. Mais étant donnée la rareté de ces lésions chez les buveurs, LANCEREAUX les regarde comme un reliquat d'épanchements sanguins traumatiques, les individus qui en sont atteints ayant presque toujours subi un choc cranien ; ils pourraient encore être liés à des épanchements sanguins spontanés résultant d'une exsudation sanguine favorisée par l'altération du foie.

[1] J. MOLLARD, *Sur l'hypertrophie des reins dans la cirrhose de Laënnec*, Lyon médical, 16 novembre 1902, p. 665.

[2] MILIAN et BOSSUAT, *Le rein dans les cirrhoses biveineuses du foie*, Bull. et Mém. de la Soc. anat. de Paris, avril 1903, p. 337-359.

D'après Lancereaux, les nerfs sont intacts. Cependant pour Le Masson[1], Sainton et Castaigne[2] la coexistence de la cirrhose alcoolique et des névrites périphériques ne serait pas exceptionnelle. Ces névrites se rencontreraient surtout dans les cirrhoses latentes sans ascite ; localisées de préférence aux membres supérieurs, elles s'accompagnent souvent de troubles psychiques. Goujet rattache ces névrites à l'insuffisance hépatique évoluant sur un fond alcoolique ; pour Sainton et Castaigne, elles résulteraient non pas d'une auto-intoxication hépatique, mais d'une véritable intoxication éthylique.

La tuberculose complique souvent la cirrhose alcoolique. Sur 218 cas, Lancereaux l'a trouvée 85 fois ; les lésions observées se présentent sous la forme de granulations disséminées soit dans l'épaisseur du poumon, soit à la surface du péritoine. Il peut arriver que le grand épiploon infiltré de tubercules, épaissi et induré, adhère au bord libre du foie et détermine l'agrandissement du champ de la matité hépatique, d'où résulte, dans l'appréciation du volume de cet organe, une difficulté réelle. Lancereaux estime qu'à l'aide d'une palpation bien faite on peut sentir les inégalités épiploïques et éviter toute erreur.

B. Examen microscopique (fig. 50). — Nous examinerons successivement les lésions du tissu conjonctif, des vaisseaux et du parenchyme.

a. *Tissu conjonctif.* — Sur des coupes colorées au picro-carmin, ce tissu se présente sous forme d'anneaux fibreux (cirrhose annulaire) colorés en rose circonscrivant des îlots cellulaires de dimension variable suivant que la cirrhose est à *gros grains* ou à *petits grains.*

Au centre des anneaux fibreux se trouvent des rameaux portes, artériels et biliaires ; au centre des îlots glandulaires on ne trouve pas de veine sus-hépatique (Sabourin) ce qui prouve que la lésion ne s'ordonne pas exactement autour d'un lobule ; elle est *extralobulaire* suivant l'expression de Charcot ; toutefois

---

[1] Le Masson, *Coexistence de cirrhoses éthyliques et de névrites périphériques.* Th. de Paris, juillet 1904.

[2] Sainton et Castaigne, Archiv. générales de méd., 27 septembre 1904.

dans les cirrhoses à grosses granulations, lorsque plusieurs fragments de lobules sont compris dans un anneau scléreux (cirrhose multilobulaire) on peut trouver des orifices vasculaires au

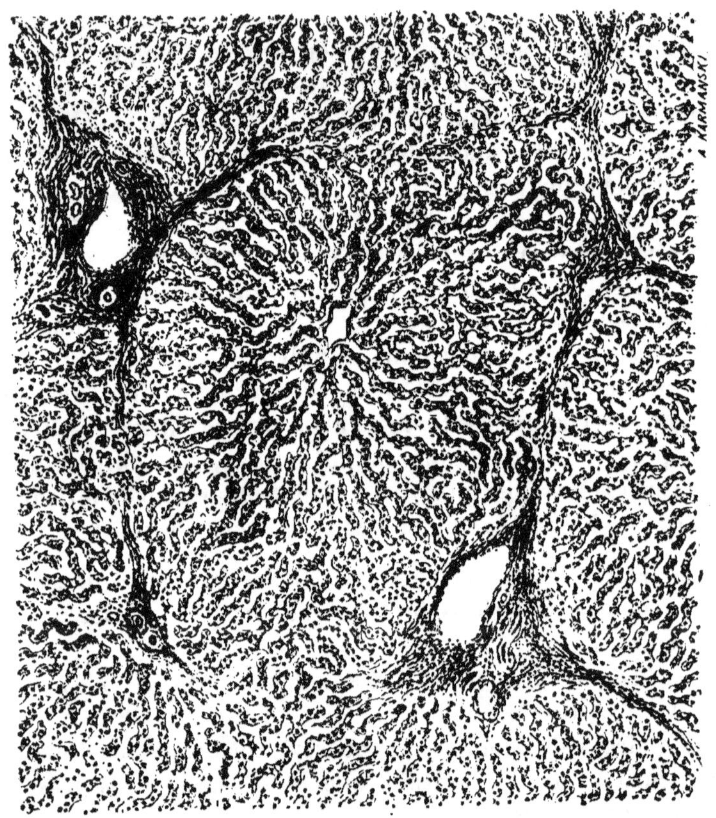

Fig. 50.

Coupe microscopique d'un foie de buveur de vin (phase précirrhotique) (d'après LANCEREAUX). Les espaces portes et la veine centrale envahis par un tissu conjonctif de nouvelle formation mettent en évidence le siège initial de la cirrhose alcoolique.

milieu des éléments parenchymateux ; il s'agit alors le plus souvent de veines sus-hépatiques.

Le tissu conjonctif est du tissu adulte, riche en fibres élastiques, contenant à peine quelques éléments cellulaires aplatis ; les vaisseaux sanguins qui le parcourent peuvent être très abondants et former de véritables angiomes.

b. *Vaisseaux.* — Dans les cas récents, les veines portes sont entourées d'un manchon de cellules embryonnaires ; plus tard leurs parois s'épaississent, perdent leurs fibres musculaires, s'entourent d'une zone conjonctive et leur cavité s'oblitère par endophlébite végétante.

Les veines sus-hépatiques présentent des altérations analogues. L'artère hépatique conserve sa perméabilité. Les canaux biliaires interlobulaires sont normaux ; mais dans les anneaux de sclérose on trouve des néocanalicules constitués par une membrane hyaline et par un petit épithélium cubique qui peut oblitérer complètement la lumière du vaisseau. Les pseudo-canalicules biliaires sont considérés par KELSCH et KIENER comme une régression de la cellule hépatique revenant à l'état embryonnaire ; par CHARCOT et ZIEGLER, comme un processus de régénération.

c. *Cellule hépatique.* — Les cellules hépatiques présentent des lésions dégénératives dont l'intensité varie suivant l'ancienneté de la lésion ; elles sont surtout manifestes au centre des îlots parenchymateux : atrophie simple, dégénérescence graisseuse ou pigmentaire ; elles disparaissent progressivement étouffées par le processus scléreux.

BRAULT[1] a fait remarquer que dans les cirrhoses en évolution un grand nombre de cellules hépatiques même parmi celles qui sont isolées au milieu des bandes scléreuses conservent leurs réserves glycogéniques intactes et les renouvellent. Le processus de destruction glycogénique ne se produit pas simultanément dans toutes les régions du foie où existent des bandes scléreuses ou même des infiltrations de cellules lymphatiques ; on comprend ainsi la période latente ou de compensation des cirrhoses et les phases de répit souvent très longues.

Comme lésions accessoires, on peut trouver dans certains foies

---

[1] *Réserves glycogéniques du foie dans les cirrhoses*, BRAULT, Pr. méd., 20 mai 1904, p. 250.

cirrhotiques des nodules formant tumeurs et décrits sous le nom d'*adénomes* (fig. 51).

Ces adénomes qui donnent par le pricro-carmin une coloration rosée plus intense sont essentiellement constitués par des cylindres épithéliaux sans membrane propre ; ils doivent être considérés comme de véritables néoplasies infectantes susceptibles de se généraliser aux poumons et au péritoine.

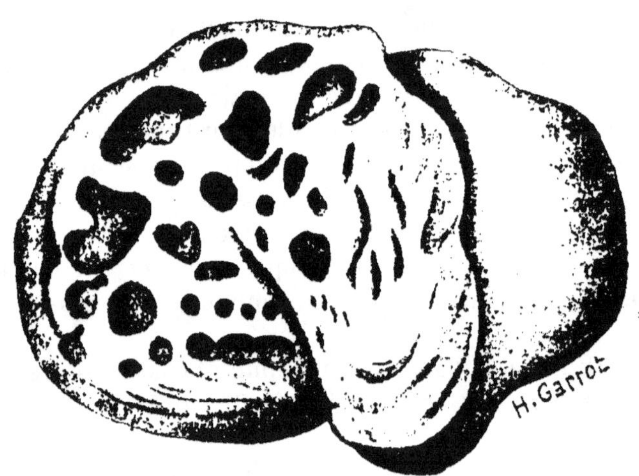

Fig. 51.
Adénome kystique du foie.

Dans la cirrhose de LAENNEC, les altérations anatomiques, nous l'avons déjà vu, ne se limitent pas au foie ; elles occupent simplement une place prépondérante.

BOUCHARD[1] a particulièrement insisté sur l'existence des lésions artérielles qui exposent aux gastrorrhagies et aux épistaxis et qui produisent des nævi développés soit sur la peau, soit sur la muqueuse de la bouche, du pharynx ou de l'œsophage.

ARURRINI[2] a trouvé dans la rate des lésions dégénératives qui

[1] BOUCHARD, *Altérations artérielles hémorrhagiques dans les cirrhoses* (Festchrift à l'occasion du jubilé de Leyden, Berlin, 22 juin 1902 et Rev. de méd., 10 octobre 1902).

[2] ARURRINI, *Lo Sperimentale*, 1902, p. 597.

vont de la tuméfaction trouble à la dégénérescence hyaline ; il a signalé également dans cet organe de nombreux amas d'hématoïdine qui attestent une grande destruction des hématies. Mais ARURRINI n'accepte pas les idées de CHAUFFARD sur l'origine splénique de certaines hépatites. Je rappelle que CHAUFFARD a développé cette hypothèse séduisante que, dans nombre de cas, la rate jouait pour le foie le rôle de cause infectante en envoyant dans la veine porte un sang chargé de toxines et de germes ; elle devient ainsi un agent producteur de cirrhose. Pour ARURRINI, lésions du foie et de la rate se trouvent sous la dépendance d'une même cause agissant simultanément.

KLIPPEL et LEFAS [1] dans 8 observations de cirrhoses biveineuses ont trouvé constamment des altérations du pancréas. Souvent peu accusées et décelables seulement par un examen attentif de coupes nombreuses, ces lésions peuvent être plus avancées que celles du foie ; elles seraient donc les premières en date. Comme elles expliquent naturellement certains symptômes observés au début des cirrhoses hépatiques (dyspeptie, vomissements, diarrhée, glycosurie provoquée, etc.), KLIPPEL et LEFAS refusent de considérer la lésion du pancréas comme une conséquence de la cirrhose hépatique. Pour eux, le terme de cirrhose du foie appliqué à la maladie de LAENNEC est justifié en ce sens qu'il rappelle et consacre la détermination anatomique la plus importante de la maladie ; mais il est des cas où la lésion du pancréas est plus avancée que celle du foie. « Le foie est alors participant aux lésions d'une maladie qui en réalité atteint primitivement et en moins de temps que lui les glandes gastro-intestinales, la rate et le pancréas. »

Nous retombons ainsi dans l'hypothèse de BLEICHRÖDER suivant laquelle les cirrhoses du foie doivent être considérées non comme des maladies hépatiques primitives, mais comme des maladies générales à localisation hépatique prédominante. Cette hypothèse séduisante après tout, n'est pas classique ; elle peut le devenir, mais de nouvelles recherches doivent la confirmer.

---

[1] *Le pancréas dans les cirrhoses veineuses du foie*, Rev. de méd.. 10 janvier 1903.

3° Symptômes. — L'aspect général d'un malade atteint de cirrhose de Laënnec à la période d'état est caractéristique : facies amaigri, ridé, de couleur jaune sale, présentant au niveau des pommettes des varicosités bleuâtres ; les yeux sont enfoncés dans les orbites et la conjonctive oculaire porte les traces d'un subictère léger. En découvrant le malade, on observe au niveau du thorax et des membres, cette même flétrissure de la peau jaunâtre, sèche et écailleuse, le même état de maigreur squelettique qui contraste singulièrement avec l'énorme volume du ventre tendu à l'extrême et sillonné de grosses veines surtout volumineuses et confluentes au niveau de l'ombilic. Les symptômes fonctionnels parmi lesquels les troubles digestifs et respiratoires déterminés par l'ascite tiennent une place prépondérante, achevant de caractériser dans ses grandes lignes le tableau de la cirrhose atrophique à sa période d'état.

Mais, sauf exceptions très rares, la maladie de Laënnec ne se constitue pas d'emblée ; elle procède par étapes et dans son évolution trois périodes cliniques peuvent être différenciées : 1° une période dite de *précirrhose* (GLÉNARD) qui traduit simplement la souffrance de la cellule hépatique : la maladie en évolution peut encore être enrayée ; 2° une *période préascitique* correspondant aux débuts du processus cirrhogène ; 3° une *période ascitique* : la maladie est au terme de son cycle et le traitement d'une efficacité douteuse.

A. PÉRIODE DE PRÉCIRRHOSE. — Pour HANOT et CHAUFFARD, la précirrhose débute avec les manifestations mal définies du processus scléreux déjà constitué.

Pour GLÉNARD auquel revient la propriété du terme, la précirrhose correspond à cette période souvent fort longue de troubles fonctionnels qui caractérisent les deux grandes formes de l'hépatisme : la cirrhose n'est pas encore faite ; elle se prépare mais peut être évitée. Ainsi, l'hépatisme uricémique, avec ses congestions hépatiques répétées, son hépatalgie, sa dyspepsie gastrique ou intestinale et ses flatulences ; avec la périodicité diurne ou nocturne de certains malaises, caractérise la précirrhose biveineuse qui, débutant par l'hypertrophie souple, peut aboutir à la cirrhose de Laënnec; celle-ci est évitable dans bien des cas si l'on peut supprimer la cause première toxique ou infectieuse qui entretient la perturbation fonctionnelle du foie ou si l'on constitue la thérapeutique rationnelle qui vise cette perturbation.

Cette phase de précirrhose, nous la retrouverons à l'origine de toutes les variétés étiologiques de cirrhoses vasculaires, qu'il s'agisse de cirrhoses toxiques (alcoolisme) ou de cirrhose infectieuses (cirrhose paludéenne, éberthienne, grippale, etc.)

Il m'a donc semblé plus profitable au point de vue thérapeutique d'accepter le terme de précirrhose dans le sens où l'entend GLÉNARD.

Cette phase de précirrhose se caractérise essentiellement par des troubles gastriques et neurasthéniques, et par des modifications objectives du foie.

Les troubles gastriques consistent dans des flatulences, des aigreurs, des douleurs gastriques qui présentent une périodicité quotidiurne ou quotinocturne en relation incontestable avec la nature de l'alimentation et *surtout avec la fonction intestinale* qui est le reflet de la fonction hépatique.

Quant aux troubles neurasthéniques, ils sont essentiellement variables : paresse et torpeur intellectuelle, affaiblissement de la mémoire, lassitude au réveil, vertiges, tendance à l'hypocondrie, etc.; leur relation avec les désordres hépatiques ne fait aucun doute; pour s'en convaincre, il suffit d'étudier avec soin l'ordre de succession de ces différents symptômes dans les anamnestiques.

Le procédé du pouce permet de saisir les modifications objectives du foie si caractéristiques à cette période: la fréquence de la déformation du lobe antérieur, allongé, déformé ou à ressaut; sa rénitence et sa dureté; la mobilité du foie liée à l'hypertrophie, enfin l'hyperesthésie signe de congestion.

Tels sont les grands symptômes qui signalent la précirrhose, l'état d'hépatisme susceptible d'aboutir directement à la cirrhose ou secondairemeut après avoir créé la goutte, la lithiase, l'entéroptose, voire le diabète.

« Il est inadmissible, dit justement GLÉNARD[1], de considérer
que l'altération du foie survenant dans le cours d'un catarrhe
gastrique, d'une dyspepsie ou d'une neurasthénie, ne commence
qu'au moment où l'on constate un ictère, une cirrhose ou un
calcul. Ces complications, impliquant au contraire une altération fort ancienne du foie, ont donc dû être précédées d'une
phase préliminaire que j'appellerai la période de prélithiase ou
de précirrhose ; le procédé du pouce permet d'en révéler l'existence par des signes objectifs du côté du foie, alors que la palpation classique ne trouve rien et laisse conclure encore la
veille du jour où surgiront l'ascite ou la colique calculeuse, à
une maladie d'estomac, d'intestin, ou à une neurasthénie ».

Il importe de bien connaitre cette phase d'hépatisme ou de
précirrhose qui précède, de plusieurs années souvent, le début de
la cirrhose, et pendant laquelle la transformation en cirrhose
peut encore être enrayée.

B. PÉRIODE PRÉASCITIQUE. — Cette période qui peut durer
plusieurs mois, un an même, est surtout caractérisée par des
troubles dyspeptiques qui ressemblent assez aux accidents
vulgaires de la dyspepsie alcoolique : pituites muqueuses ou
bilieuses au réveil, nausées après les repas, anorexie souvent
élective pour la viande et les graisses, alternatives de constipation
et de diarrhée.

Le malade se plaint de démangeaisons et maigrit ; ses forces
diminuent, son facies devient blême et terreux ; des varicosités
sillonnent ses pommettes ; surviennent des hémorrhagies œsophagiennes ou gastriques, des épistaxis par la narine droite, du
purpura.

A cette période, le foie est légèrement douloureux à la palpation et sujet à des poussées passagères d'hypertrophie signalées
par différents auteurs : c'est un foie essentiellement variable
dans son volume ; parfois l'organe est douloureux spontanément
et les douleurs s'irradient dans l'épaule droite.

La rate est généralement hypertrophiée et le ventre ballonné
dans la région sus-ombilicale.

---

[1] GLÉNARD, *Les ptoses viscérales*, 1899, p. 447.

Les urines présentent les caractères principaux des *urines hépatiques* : rares, hautes en couleur, hypoazoturiques, sauf dans le cas de poussées congestives (CHAUFFARD), elles laissent déposer en abondance des sédiments uratiques ; elles sont riches en urobiline, en pigment rouge brun, en sels biliaires ; la glycosurie alimentaire est fréquemment observée (CASSAET et MONGOUR).

GOUJET, DEBOVE, GILBERT, ont signalé parfois à cette période des signes de névrite périphérique rapportée par les uns à l'éthylisme, par d'autres à l'hépatotoxhémie.

A ces différents symptômes, se surajoute dans quelques cas, *l'œdème préascitique* des membres inférieurs décrit d'abord par MARC SWINEY en 1876, puis par GILBERT. C'est un œdème blanc, mou, indolore, bilatéral qui débute autour des chevilles où il atteint son maximum et monte progressivement jusqu'à la racine des membres ; il peut même envahir la partie sous-diaphragmatique du corps. Cet œdème qui peut apparaître avec les premiers troubles fonctionnels dus à la cirrhose, relève de la stase circulatoire dans la veine case inférieure plus ou moins rétrécie par la phlébite dans son trajet juxta-hépatique.

Ces différents symptômes se trouvent exceptionnellement réunis chez le même sujet ; plus ils sont nombreux, plus ils attirent l'attention sur le foie ; mais considérés ensemble ou individuellement ils ne permettent pas encore d'affirmer le diagnostic de cirrhose.

C. PÉRIODE ASCITIQUE. — Encore appelée période d'état ou de cirrhose confirmée, elle débute avec l'apparition de l'ascite.

a. L'ascite, dans la majorité des cas, s'installe lentement et le malade s'aperçoit de l'accumulation progressive du liquide dans le ventre à la difficulté qu'il éprouve de boutonner ses vêtements qui chaque jour lui paraissent de plus en plus étroits ; il accuse en même temps une sensation anormale de pesanteur dans la région sous-ombilicale.

Plus rarement l'ascite fait une apparition brusque et soudaine que peut seule expliquer une inflammation aiguë péritonéale ou l'existence d'une pyléphlébite.

La quantité de liquide épanché dans le péritoine est très

variable ; au début, elle ne dépasse guère 5 à 6 litres ; plus tard, lorsque la capacité du ventre s'est agrandie par distension des parois abdominales, elle peut atteindre 10 et 15 litres.

Le ventre ascitique est globuleux, proéminent, étalé sur le flanc comme un ventre de grenouille ; à la place de la cicatrice ombilicale déplissée on trouve une saillie digitiforme et réductible. Par la percussion, dans le décubitus dorsal, on délimite deux zones concentriques : au centre de l'abdomen, dans la partie sus-ombilicale, une zone sonore arrondie ; autour d'elle une zone mate qui gagne les flancs et s'étend jusqu'au pubis : la zone mate correspond au siège de l'épanchement. Comme le liquide est mobile dans la cavité péritonéale la zone sonore peut devenir mate et réciproquement : si l'on place le malade dans le décubitus latéral droit ou gauche, le liquide s'accumule dans les parties les plus déclives où l'on constate de la matité et laisse surnager la masse intestinale dans les parties plus élevées de l'abdomen qui deviennent sonores à la percussion.

A la palpation dans le décubitus dorsal, la main droite, mise à plat sur l'un des flancs pendant que la main gauche imprime en un point symétrique de brèves secousses, perçoit une *sensation de flot ondulant* caractéristique.

Le liquide ascitique est généralement *séreux* ; il peut être *séro-fibrineux, sanglant ou même chyleux.*

Le liquide *séreux* est clair, citrin, à reflet verdâtre. De réaction alcaline, sa densité varie de 1.010 à 1.016. Il ne contient par litre que 20 à 25 grammes de matières solides dont la moitié environ est formée d'albuminoïdes (sérine et globuline) ; on y rencontre des traces d'urée, de sucre, d'urobiline, de cholestérine, de sels minéraux. La paralbumine et la métalbumine ne se trouvent, d'après certains auteurs, que dans le liquide des kystes de l'ovaire.

D'après ACHARD et LOEPER le point cryoscopique du liquide d'ascite cirrhotique est compris entre — 0°49 et — 0°52 ; il est un peu moins élevé que celui de la péritonite tuberculeuse compris entre — 0°53 et 0°59. Au point de vue cytologique[1] on y trouve,

---

[1] GRENET et VITRY, *Cytologie des ascites*, Soc. de biologie, 17 juillet 1903, p. 959-960.

outre des lymphocytes et des mononucléaires en petit nombre, quelques cellules endothéliales hydropiques.

Pitres a étudié la tension abdominale dans l'ascite. Il résulte de ses recherches :

1° Que conformément aux observations de Gilbert et Weil, la pression des épanchements ascitiques n'est jamais très élevée. Dans la plupart des cas elle est inférieure à — 20 millimètres de Hg.

2° Que la pression initiale des épanchements ascitiques n'est pas directement proportionnelle à la quantité de liquide accumulé dans la cavité péritonéale ;

3° Que la pression terminale reste habituellement positive ;

4° Que la valeur totale de la décompression, c'est-à-dire la différence entre la pression du début et la pression de la fin de la parencentèse, n'est jamais très importante. Elle varie suivant les cas entre 3 et 19 millimètres de Hg. C'est vraisemblablement, ajoute Pitres, parce qu'elle est comprise entre ces limites étroites que la paracentèse abdominale est une opération beaucoup plus bénigne que la thoracentèse.

Les épanchements ascitiques *séro-fibrineux* relèvent de complications péritonéales ; le liquide dont la densité s'élève à 1.018 et au-dessus se coagule spontanément ; il est plus riche en éléments figurés, surtout en polynucléaires et contient une plus grande quantité de substances albuminoïdes, jusqu'à 30 et 40 grammes par litre.

Les *ascites sanglantes* sont dues à la rupture de vaisseaux néoformés dans les fausses membranes qui ne sont pas encore devenues fibreuses. Elles contiennent des cellules endothéliales en assez grand nombre et des globules rouges.

Les *ascites chyleuses* au cours de la cirrhose atrophique sont rares ; plusieurs cas ont été rapportés par Merklen [1], Souques [2], Achard et Laubry [3]. Le liquide est lactescent, homogène et stable ; il contient en grande quantité des leucocytes mononu-

---

[1] Merklen, *Sem. médicale*, 1897, p. 181.

[2] Souques, *Soc. méd. des hôpitaux*, 14 mars 1902.

[3] Achard et Laubry, *Soc. méd. des hôpitaux*, 14 mars 1902.

cléaires, des lymphocytes, des nucléo-albumines, et des granulations graisseuses. JOUSSET a donné de ces ascites la pathogénie suivante : une radiculite des chilifères intestinaux favorise la diapédèse des leucocytes dans le péritoine; là, les leucocytes subissent la clasmatose ; la graisse, mise en liberté, forme une émulsion, cause de lactescence. Cette lactescence peut encore être due à la présence de nucléo-albumines dont les solutions sont très opalescentes.

La pathogénie de l'ascite séreuse n'est pas univoque; dans la grande majorité des cas, surtout dans les ascites promptement récidivantes, l'ascite résulte de la transsudation du sérum sanguin sous l'influence de l'excès de pression qui existe dans la veine porte atteinte d'endo-périphlébite au niveau du tronc et des ramuscules intra-hépatiques. — La périhépatite en comprimant le sinus porte ou le tronc commun des veines sus-hépatiques peut aboutir au même résultat (RENDU). — Les ascites peu abondantes qui s'accompagnent d'une sensibilité abdominale diffuse relèvent peut-être d'une inflammation péritonéale (POTAIN, RENDU). Toutefois pour CHAUFFARD, il ne faut attribuer à l'état du péritoine, dans la pathogénie de l'ascite cirrhotique, qu'un « rôle accessoire et d'exception ». — D'après LENZMANN (*Deutsche med. Woch*, 28 novembre 1903) l'ascite des cirrhoses relève souvent d'un affaiblissement du myocarde. La rapidité avec laquelle, dans certains cas, l'ascite se produit, puis disparaît dès que le cœur se relève, ne saurait s'expliquer par un trouble mécanique autre que l'hyposystolie. Cette pathogénie semble d'autant plus acceptable, au moins pour certains cas, que l'ascite est souvent précédée d'œdème des membres inférieurs. Toutefois, pour LANCEREAUX, cet œdème n'a pas la marche ascendante et sensationnelle de l'hydropisie cardiaque; il est relativement faible au niveau des malléoles, assez mou et recouvert par un tégument légèrement coloré; souvent parsemé de taches érythémateuses et purpurines il coexiste en général avec l'aggravation du désordre hépatique et la diminution de la sécrétion urinaire à laquelle il paraît se rattacher manifestement.

b. Tantôt avant, tantôt après l'ascite, mais la suivant toujours de très près, apparaît la dilatation des *veines sous-cutanées abdo-*

minales surtout développées dans la partie droite de l'abdomen et plus particulièrement autour de l'ombilic où elles constituent un lascis comparé à une tête de méduse; ces veines qui peuvent acquérir le volume d'une plume d'oie s'abouchent en haut avec les veines épigastriques et mammaires internes également dilatées, en bas avec la veine iliaque et les saphènes. Par ces veines, auxquelles aboutissent les veines portes accessoires décrites par SAPPEY, se rétablit le courant sanguin quand le tronc principal ou les rameaux intra-hépatiques de la veine porte sont obstrués.

Le courant sanguin se fait tantôt de bas en haut, tantôt de haut en bas, ou même dans les deux sens. Dans le premier cas, le sang arrive à la veine cave inférieure par les veines saphènes et iliaques; dans le second, il aboutit au cœur par les veines mammaires internes.

Il existe du reste d'autres voies de dérivation pour suppléer à la circulation intrahépatique : ainsi les veines qui naissent autour du cardia utilisent leurs anastomoses avec les veines œsophagiennes et phréniques; leurs varices peuvent même créer de sérieux dangers; les veines mésaraïques se dilatent également, d'où la fréquence des hémorrhoïdes chez les cirrhotiques; enfin les varices du système de Retzius, c'est-à-dire, des veines anastomotiques radiculaires qui prennent naissance dans l'épaisseur même de l'intestin contribuent aussi à ramener vers la veine cave inférieure le sang qui coule dans une partie des branches d'origine intestinale.

La dilatation des veines abdominales est naturellement en rapport avec le degré de l'obstacle intrahépatique. Au niveau de ces veines, la main perçoit parfois un léger frémissement et à l'aide du stéthoscope on peut entendre un souffle doux, continu, renforcé à chaque inspiration.

c. L'atrophie du foie constitue le troisième grand symptôme de la cirrhose de Laënnec. Caché sous les fausses côtes, le foie ne présente sur la ligne mamelonnaire qu'une matité verticale de 7 à 8 centimètres; la percussion ne doit être pratiquée qu'après l'évacuation complète du liquide d'ascite. Parfois en utilisant le procédé de GLÉNARD ou la palpation bimanuelle, on peut apprécier la résistance et la dureté du foie, sentir sa surface irrégulière et granuleuse, son bord antérieur mousse et échancré. Comme je l'ai démontré, ce foie atrophié peut subir, soit quotidiennement, soit à intervalles plus éloignés, des modifications de volume intéressantes à connaître au point de vue du pronostic.

d. Dans la généralité des cas, *la rate est hypertrophiée ;* cette hypertrophie qui peut atteindre des proportions énormes est le plus souvent telle que l'organe devient accessible à la palpation : on le trouve alors dur et légèrement douloureux. L'auscultation permet de constater à son niveau un souffle doux, systolique (BOUCHARD), analogue par son timbre et son intensité au souffle utérin (LEUDET).

Dans certains cas plus rares, la rate est petite, indurée par un processus de splénite interstitielle.

En résumé, *l'ascite, la circulation abdominale complémentaire, l'atrophie hépatique et l'hypertrophie de la rate* constituent les symptômes positifs essentiels de la cirrhose de Laënnec.

Rapprochés d'un signe négatif, l'absence d'ictère, ils forment un tableau clinique dont la physionomie est déjà très expressive. Autour d'eux prennent place des symptômes secondaires qui complètent ce tableau.

Les urines sont toujours rares ; la quantité des vingt-quatre heures dépasse rarement un litre ; elles sont très acides, très denses, de couleur rouge orangé, fortement chargées d'urates et d'acide urique qui donnent un dépôt brique très épais. Elles contiennent de l'urobiline et du rouge brun. Le chiffre de l'urée est en général diminué ; cette diminution serait plutôt en rapport avec l'insuffisance de l'alimentation qu'avec le mauvais fonctionnement du foie. L'acide urique oscille entre un maximum de 2 grammes et un maximum de 0,50 par jour.

Dans ces urines on trouve encore de la leucine, de la tyrosine, résultat de la combustion incomplète des matières azotées. Cependant le rapport azoturique $\frac{Az^u}{Az^t}$ voisin de la normale $=$ 0,85 environ. Il n'en est pas de même, d'après M. DURANDEAU pour le rapport du carbone total à l'Az total $\frac{C^t}{Az^t}$ qui chez l'homme sain est voisin de 0,43 ; d'une manière générale il est plus élevé chez le cirrhotique ; il augmente d'une façon constante lorsqu'on approche du terme fatal et présente alors son maximum.

Assez souvent on a constaté dans les urines des cirrhotiques l'existence de la glycosurie alimentaire ; ces urines ont en général un coefficient urotoxique double ou triple de ce qu'il est à l'état normal.

Toutes les grandes fonctions de l'économie présentent chez le cirrhotique des altérations plus ou moins profondes.

Du côté de l'appareil cardio-vasculaire on constate une asthénie cardiaque qui relève d'une altération du myocarde et qui se traduit par l'hypotension artérielle, par des œdèmes qui prédominent aux membres inférieurs mais peuvent aussi se localiser à la face, aux paupières, à la main. A l'auscultation du cœur des cirrhotiques on perçoit parfois un souffle systolique passager sur l'interprétation duquel les auteurs ne s'entendent pas : POTAIN l'attribue à l'augmentation de la colonne sanguine dans l'artère pulmonaire et à la dilatation consécutive du cœur droit ; LANCEREAUX le rattache à l'état du muscle cardiaque, mou, friable et graisseux ; d'après LAURENT, il s'agirait d'un souffle anémique. — Chez les cirrhotiques, M. HITSCHMANN (*Centralbl. f. inn. med.* 16 janvier 1904) a décrit à la face dorsale de la main et à l'avant-bras, un pouls veineux bien apparent, pouls négatif, dû à des affaissements veineux coïncidant tantôt avec les contractions cardiaques, tantôt avec les mouvements inspiratoires ; un phénomène identique s'observerait en même temps au niveau des jugulaires. Pour HITSCHMANN, ce pouls veineux qui relève de l'atrophie périphlébitique du foie, devrait figurer parmi les signes caractéristiques de la cirrhose à côté de l'ascite et de l'œdème des membres inférieurs.

Dans trois cas de cirrhose atrophique SABRAZÈS et COUSIN ont constaté que le sang présentait une composition normale et une intégrité relative de ses éléments. Dans le sérum sanguin on trouve à peu près constamment de l'urobiline, plus rarement des traces de pigments normaux.

Du côté de l'appareil respiratoire on note une dyspnée mécanique due soit à l'ascite, soit au météorisme abdominal, soit enfin à la congestion ou à l'œdème des bases ; presque toujours la périhépatite retentit sur la plèvre droite au niveau de laquelle on perçoit des signes de pleurésie sèche, de pleurésie séreuse ou de pleurésie hémorrhagique.

Les fonctions digestives sont toujours plus ou moins troublées : anorexie, catarrhe gastro-intestinal avec météorisme, diarrhée alternant avec la constipation. Les fèces qui présentent une fétidité anormale sont souvent peu colorées par suite de l'hypocholie pigmentaire ; le météorisme est à peu près constant.

Les troubles nerveux sont multiples ; ils ont été décrits par LÉVY sous le nom d'hépatotoxhémie nerveuse (Th. Paris 1896) ; parmi les plus constants il faut citer : les modifications du caractère, l'asthénie, les vertiges, les crampes, l'insomnie, le prurit des crises épileptiformes ; le cirrhotique succombe souvent dans le délire et la folie (KLIPPEL). Ces phénomènes nerveux relèvent autant des abus alcooliques que de l'insuffisance hépatique.

La nutrition générale est toujours profondément altérée chez le cirrhotique : teint terreux et variqueux, émaciation de la face et des membres, peau sèche et écailleuse sujette à des lymphangites, à des érythèmes, à des poussées d'érysipèle qui peuvent hâter la fin du malade. Les muscles diminuent de volume et se soulèvent sous l'excitation du doigt (*myœdème*) ; les joues se creusent et le visage prend une expression spéciale qui se rapproche du *facies abdominal*.

4° Marche, durée, terminaison, complications. — La durée de la cirrhose de Laënnec peut être évaluée très différemment, suivant l'époque à laquelle on fait remonter le début de l'affection.

Pour Boix, s'il faut dix à quinze ans et souvent plus pour engendrer une gastro-entérite chronique, le processus cirrhotique actionné par cette gastro-entérite se constitue très vite, en quelques mois, exactement comme dans les expériences sur les animaux. Telle serait également l'opinion de FÉRÉOL et de BRISSAUD, d'après Boix.

Si l'on accepte au contraire l'hypothèse de GLÉNARD et SÉRÉGÉ d'après laquelle les troubles dyspeptiques signalent le début de la lésion hépatique, l'origine du processus cirrhotique doit être reporté à 15 ou 20 ans et même davantage.

Il faut cependant bien reconnaître que dans certains cas la cirrhose peut apparaître très rapidement sous l'influence d'une cause toxique. Déjà en 1879, Letulle signalait l'existence d'une cirrhose annulaire consécutive à une appendicite et qui fut constatée chez un garçon de 16 ans indemne de toute tare antérieure : un fait analogue vient d'être publié par Tuffier et Mauté (*Pr. Méd.* 29 juin 1904).

Quoi qu'il en soit, lorsque l'affection est parvenue à la phase ascitique, sa durée normale est comprise entre un et deux ans. Hanot et Debove ont signalé quelques cas à marche aiguë, dans lesquels la mort survint dans un délai de deux à six mois.

Quelle que soit la durée, les malades succombent à la cachexie progressive qui constitue la fin naturelle de la cirrhose de Laënnec et qui aboutit à l'urémie hépatique caractérisée par la céphalée, les vomissements, le délire, l'hypothermie et le coma final.

L'évolution naturelle de la cirrhose de Laënnec peut être brusquement interrompue par l'une des complications suivantes :

L'ictère grave secondaire. A la phase aseptique de la cirrhose a succédé la phase infectieuse par envahissement mono ou poly-bactérien (Dupré) ; la cellule hépatique subit des dégénérescences nécrobiotiques aiguës et le malade dont les urines contiennent surtout des pigments modifiés, succombe dans l'état typhoïde et adynamique qui caractérise l'ictère grave.

Les *hémorrhagies.* La plus commune de toutes est l'épistaxis dont la répétition engendre un état d'anémie rapidement très grave. Mais l'hémorrhagie qui menace le plus immédiatement la vie du cirrhotique c'est l'hémorrhagie gastro-intestinale qui se traduit par l'hématémèse ou le melœna. Elle résulte souvent de la rupture de varices œsophagiennes ; mais, quand il n'existe pas de varices comment l'expliquer ? Debove et Courtois-Suffit admettent que l'hémorrhagie est alors une conséquence de la rupture de capillaires altérés par l'alcool, sous l'influence d'une vaso-dilatation subite et énorme dans tout le système porte ; cette vaso-dilatation, dont la cause nous échappe le plus souvent, peut être occasionnée par une thrombose de la veine porte comme dans un cas de MÉNÉTRIER. Certains auteurs ont encore invoqué une dyscrasie sanguine due à l'altération des fonctions hépatiques, dyscrasie hémorrhagipare que l'on trouve à son maximum dans l'ictère grave. — Parfois, quoique plus rarement, les gastrorrhagies peuvent reconnaître pour cause une exulcération gastrique (LENOIR et CLAUDE) qui doit être considérée comme une lésion trophique engendrée par l'auto-intoxication hépatique.

Outre les hémorrhagies gastro-intestinales, on a signalé des hémorrhagies méningées et péritonéales.

Les *péritonites aiguës*. Les unes sont dues à l'introduction de germes par une ponction septique, les autres à l'exode spontanée hors de la cavité intestinale des agents d'infection. Ce mécanisme explique vraisemblablement la pathogénie de la péritonite tuberculeuse si fréquente en cours de cirrhose. Cette péritonite tuberculeuse alcoolique qui tend bien plus à la sclérose qu'à la caséification s'annonce par un endolorissement général du ventre, par des coliques intestinales, par une diarrhée précédée et suivie de vomissements. La paroi abdominale devient œdémateuse, blanche et miroitante; l'ascite perd sa mobilité. Après évacuation du liquide épanché, la main perçoit une crépitation neigeuse, et rencontre plus ou moins profondément des masses dures et bosselées, des noyaux d'épiploïte tuberculeuse. Le malade meurt dans la fièvre hectique.

La *pyléphlébite* est une complication rare dont le diagnostic est impossible.

Enfin le cirrhotique peut succomber à des infections intercurrentes, cardiaques, pulmonaires ou autres, auxquelles son organisme débilité ne lui permet pas de résister.

5° Pronostic. — A la phase de précirrhose, l'évolution cirrhotique peut être enrayée par l'emploi d'une thérapeutique sur laquelle GLÉNARD a donné des indications précises.

A la période ascitique, le pronostic a été considéré pendant longtemps comme fatal dans un délai de 12 à 15 mois. Cette opinion n'est évidemment pas exacte : soit spontanément, soit sous l'influence d'un traitement dont il est souvent difficile d'apprécier l'efficacité, on a vu disparaître l'ascite des cirrhoses, l'appétit renaître, les digestions s'améliorer en même temps que l'on observait une régression de tous les symptômes. Aux observations déjà anciennes de LEUDET (1874), de TROISIER, LETULLE, DIEULAFOY, LANCEREAUX, BUCQUOY, RENDU, MILLARD, VILLEMIN, etc. (1886-90) on peut en ajouter de plus récentes rapportées dans les thèses de RIBETON (Paris 1885), de COUTRAY de PRADEL (Paris 1886), de VILLEMIN (Paris 1890). Plus récemment encore APPERT (*Bull. méd.* 19 janvier 1904), PAUL COURMONT (*Soc. méd. des Hôp. de Lyon*, 26 janv. 1904) CRÉQUY (*Soc. de Thér.* 9 mars 1904) ABADIE et MONGOUR (*Soc. de Med. et Chir. de Bordeaux*, 10 février 1905) ont publié des faits analogues. J'en ai observé moi-même quatre dans l'espace de huit ans. Pour le plus ancien, la guérison remonte à sept ans ; pour le plus récent, elle date de deux ans.

Dans quelle proportion cette guérison a-t-elle été constatée ? Les statistiques ne permettent pas de le dire ; tout au plus est-il possible de fixer quelques-uns des éléments du pronostic dans la cirrhose de Laënnec.

Certains auteurs pensent trouver un de ces éléments dans l'étude de la glycosurie expérimentale : c'est ainsi que le pronostic serait plus favorable chez les malades qui ne présentent pas de glycosurie après l'épreuve de COLRAT. Théoriquement il doit en être ainsi, semble-t-il. Mais, la glycosurie, dans ces circonstances, n'est pas uniquement fonction de l'intégrité hépatique ; elle dépend aussi du degré de perméabilité rénale comme l'ont montré tous les auteurs qui se sont occupés de la question et moi-même avec GENTES (*Soc. de Biologie*, août 1899). C'est dire que pour juger de la valeur fonctionnelle du foie sur cette seule épreuve, il convient d'éliminer le facteur rein par les différents procédés actuellement en usage (mode d'élimination du bleu de méthylène, gylcosurie phloridzique, cryoscopie, etc.).

Du reste, cette étude de la fonction rénale sera toujours utile car le pronostic d'une cirrhose est toujours subordonné à l'état d'intégrité du rein.

L'examen objectif du foie est peut-être capable de fournir des renseignements plus précis.

Pour certains auteurs, et notamment pour Lancereaux, les cirrhoses biveineuses à gros foie sont le plus facilement curables ; le temps nécessaire à la guérison varie de quelques mois à deux et même trois ans.

Que le foie soit atrophié ou hypertrophié, j'ai cru remarquer d'après mes observations personnelles et d'après celles des différents auteurs, que la guérison s'observait surtout chez les malades dont la glande hépatique subit de fréquentes variations de volume et j'ajoute que ces variations se constatent principalement dans les cirrhoses hypertrophiques. La notion de foie variable que j'ai développée dans les considérations générales sur la pathologie hépatique intervient utilement au point de vue du pronostic ; mieux que tout autre procédé elle permet de juger de la valeur globale du foie (voir p. 145).

La survie peut être fort longue. Tel est le cas rapporté par le D⁰ Eyret : à l'âge de 40 ans un malade avait présenté les symptômes classiques de la cirrhose atrophique à la suite d'excès alcooliques prolongés ; il renonça à sa funeste passion pour l'alcool ; au bout de 2 ans, sa santé était parfaitement rétablie ; il vécut encore 18 années. A l'autopsie on trouva une cirrhose atrophique des plus nettes (*Munck, Méd. Woch.*, 1903, n° 8).

Mais, quelle que soit la survie possible, il importe avant tout de ne pas perdre de vue la possibilité de la guérison, soit spontanément, soit sous l'action d'un traitement médical, afin de juger à leur valeur les procédés chirurgicaux préconisés dans ces derniers temps.

La guérison de l'ascite et des troubles fonctionnels correspond-elle à une guérison anatomique ?

En d'autres termes, la *restitutio ad integrum* peut-elle être obtenue, comme s'il s'agissait d'un poumon atteint de pneumonie ou d'une région de la peau atteinte d'érysipèle ? C'est peu probable. La sclérose ne régresse pas ; elle demeure. Mais, il ne faut pas perdre de vue que la cirrhose hépatique est faite de deux lésions, les unes conjonctives, les autres cellulaires ou parenchymateuses. Si les premières sont indélébiles, les secondes sont réparables grâce à un double processus de néoformation cellulaire (régénération hépatique) et d'hypertrophie compensatrice, à condition que les cellules néoformées ou hypertrophiées ne présentent pas les mêmes altérations dégénératives que les cellules malades[1]. Ce processus réparateur atteint son maximum dans les cirrhoses hypertrophiques; il est moins efficace dans les cirrhoses atrophiques qui présentent une destruction trop rapide et trop profonde des éléments cellulaires.

Si les foies cirrhotiques à volume variable offrent, comme je l'ai constaté, plus de tendance à la guérison, cela tient probablement à ce qu'ils présentent au plus haut degré cette tendance réparatrice qui leur permet de s'adapter aux différentes conditions biologiques.

Malgré les chances possibles de guérison, le pronostic de la cirrhose de Laënnec parvenue à la phase ascitique reste grave.

6° Diagnostic. — C'est surtout à la phase de précirrhose qu'il importe d'établir un diagnostic exact, puisqu'à ce moment la thérapeutique présente son maximum d'efficacité. L'anorexie, le catarrhe gastrique, les pituites, la diarrhée, l'engraissement subit, les démangeaisons, les épistaxis, les hémorrhagies gingivales, l'insomnie, l'apparition du syndrome neurasthénique, les modifications objectives du foie hyperesthésique doivent attirer plus particulièrement l'attention du médecin.

Tous ces signes se précisent à la phase préascitique et se compliquent en outre des modifications urinaires sur lesquels j'ai insisté (oligurie, urines denses, colorées, uratiques).

Mais il est certain qu'à cette phase, un diagnostic de probabilité est seul possible et que de nombreuses confusions peuvent être commises avec les différentes formes de dyspepsie et de neurasthénie. Le traitement jugera en dernier ressort.

A la période ascitique, le diagnostic doit être fait avec les affections suivantes :

Mal de Bright. — Œdème des membres inférieurs plus précoce et plus volumineux, œdème de la face, douleurs lombaires, albuminurie, pollakiurie, hypertrophie du cœur avec bruit de galop, troubles nerveux (vertiges, céphalées).

[1] CHAUFFARD, Congrès de Moscou, août 1897; HANOT, *Régénération du foie*, Pr. méd., 6 avril 1895.

Pyléphlébite. — Elle reproduit intégralement le tableau de la cirrhose de Laënnec ; elle s'en différencie toutefois par la rapidité d'évolution (en quarante-huit heures parfois, le syndrome est réalisé au complet) et par ce fait qu'elle est toujours secondaire à une affection hépatique ou gastro-intestinale dont on peut retrouver les signes en étudiant avec soin les antécédents du malade.

La tuberculose péritonéale chronique à forme ascitique : pas d'hypertrophie de la rate, pas d'atrophie du foie ; pas de modifications urinaires ; ventre douloureux à la palpation ; peau de l'abdomen œdémateuse et luisante ; après l'évacuation du liquide d'ascite on peut sentir des gâteaux péritonéaux ; — le liquide ascitique est riche en lymphocytes, pauvre en cellules épithéliales ; louche et verdâtre il se coagule rapidement et contient des bacilles de Koch que l'on peut colorer après centrifugation et que l'on peut encore mettre en évidence par l'injection au cobaye ou par l'inoscopie [1].

La coexistence de la cirrhose avec une péritonite membraneuse ou tuberculeuse, affections relativement communes chez les buveurs, complique encore le diagnostic. La dilatation des veines sous-cutanées, l'hypertrophie splénique, l'inconstance du niveau de l'ascite suivant les positions prises par le malade militent en faveur de la cirrhose ; dans les péritonites membraneuses, le liquide épanché est au contraire peu mobile, et la ligne de matité qu'il dessine sur la paroi abdominale est tout à fait irrégulière.

---

[1] Je rappelle en deux mots les bases du procédé inoscopique :
Utiliser la coaptation fibrineuse qui purifie mécaniquement, par une sorte de collage, la plupart des liquides organiques. Pour les tumeurs incoagulables, provoquer artificiellement la coagulation par addition de fibrine liquide (plasma salé). Examiner le coagulum formé (inoscopie) en rejetant systématiquement le reste du liquide dépouillé par cette autofiltration de ses cellules, de ses impuretés, de ses germes microbiens. Faire cet examen après digestion du caillot dans un petit volume de suc gastrique antiseptique n'altérant pas les bacilles. Centrifuger l'émulsion bactérienne et examiner le culot par les méthodes ordinaires de coloration. JOUSSET (*Arch. de méd. exp.*, n° 2, mars 1903).

Dans le cancer du péritoine, l'ascite et la circulation abdominale sont moins développées, les douleurs abdominales plus vives, la cachexie plus rapide ; enfin le liquide d'ascite est souvent hémorrhagique.

Il importe de différencier les unes des autres les différentes formes de cirrhose hépatique. Laissant de côté les cirrhoses à gros foies qui ne sauraient donner lieu à confusion, j'insisterai seulement sur la *cirrhose cardiaque* à laquelle il faut toujours penser et qu'un examen attentif du cœur et des antécédents permettra d'éliminer.

Les hématémèses et le mélæna qui constituent dans certains cas le premier symptôme de la cirrhose peuvent faire croire à des lésions ulcéreuses ou néoplasiques de l'estomac ou de l'intestin. On se reportera aux différents troubles fonctionnels qui se rattachent à une altération de ces organes.

Bien souvent le diagnostic sera très hésitant car il existe des cirrhoses latentes comme des cancers latents de l'estomac et de l'intestin. Certaines cirrhoses en effet, ne présentent ni ascite, ni circulation abdominale collatérale ; on ne peut les reconnaître que par l'examen direct par la palpation, qui permet de se rendre compte de la consistance du foie, de sa forme et de percevoir les fines granulations de sa surface.

7° Traitement. — A la *période de précirrhose*, la première indication thérapeutique, celle qui domine la prophylaxie consiste dans la suppression de l'alcool sous toutes ses formes.

Il faut en même temps imposer aux malades un régime diététique et médicamenteux particulier.

Dans cette phase où la congestion hépatique est incontestable, il serait logique de recourir à la mécanothérapie, telle que je l'ai exposée à l'occasion de la thérapeutique des congestions hépatiques (voir p. 336).

A. Régime diététique. — Au début les repas seront exclusivement composés de viandes saignantes, d'œufs à la coque et de pain grillé. Comme boisson du thé léger.

Peu à peu, à mesure que s'améliorent les troubles fonctionnels, on autorisera les viandes grillées (gigot, côtelettes, filet) le bouillon et les confitures (?)

Un peu plus tard, aux aliments précédents on ajoutera les poissons (sole, raie, merlan, truite), les légumes verts très cuits accommodés au beurre, les fromages faits à point (brie, camenbert) les pommes cuites, les confitures, les compotes ; enfin on autorisera l'usage des viandes bouillies, du gibier non faisandé, des cervelles, des purées de légumes, des huîtres. Comme boisson de la bière, du vin rouge ou du vin blanc très étendu d'eau.

B. Régime médicamenteux. — Régulariser les selles en prenant chaque matin une demi-heure avant le premier repas un des paquets :

$$\begin{array}{l}\text{Sulfate de soude.} \dots \dots \dots \dots \ 40 \text{ grammes.}\\ \text{— de magnésie.} \dots \dots \dots \dots \ 30 \ \text{—}\end{array}$$

Mêler, diviser en 10 paquets.

Si les selles sont insuffisantes ou aqueuses, prendre également au repas du soir ou en se couchant une ou deux pilules :

$$\begin{array}{l}\text{Aloès} \dots \dots \dots \dots \dots \dots \ 5 \text{ centigrammes.}\\ \text{Extrait rhubarbe} \dots \dots \dots \ 2 \ \text{—}\end{array}$$

pour une pilule. 20 semblables.
Comme succédanés, les lavements froids.

Si, en dépit du traitement précédent les digestions restent pénibles, prendre au début d'un ou des deux repas principaux une cuillerée à café du mélange suivant :

$$\begin{array}{l}\text{Bicarbonate de soude.} \dots \dots \dots \ 40 \text{ grammes.}\\ \text{Magnésie calcinée} \dots \dots \dots \dots \ 20 \ \text{—}\end{array}$$

Mêlez ; une cuillère à café dans un peu d'eau.

Si les troubles persistent, recourir à la cure hydro-minérale (Vichy, Chatel-Guyon, Royat, Carlsbad).

A la période préascitique, le lait a été pendant longtemps considéré comme l'aliment de choix. Dans toute sa rigueur, le régime lacté suppose 3 à 4 litres par jour, quantité suffisante, pour assurer une alimentation compatible avec une certaine activité physique.

Il ne convient cependant pas de prolonger indéfiniment l'usage du régime lacté. Tantôt il constipe, tantôt il occasionne des diarrhées profuses et des troubles digestifs variés ; les malades s'en dégoûtent rapidement et ne parviennent pas à prendre la quantité minima correspondant à la ration d'entretien. D'une récente discussion à la Société de thérapeutique (mars 1904) il semble ressortir ce fait que dans les maladies qui s'accompagnent d'hypo-fonctionnement du foie, dans la cirrhose atrophique notamment, le lait annihile rapidement l'activité hépatique qui se trouve au contraire excitée par l'usage des graisses, des féculents, et des aliments azotés sous forme d'œufs ou de viande (ROBIN). Seules, les cirrhoses hypertrophiques dans lesquelles l'activité hépatique est augmentée, peuvent s'accommoder pendant longtemps du régime lacté. Aussi ROBIN conseille dès le début un régime mixte lacto-végétarien, mieux supporté que le régime lacté intégral et qui permet de prolonger beaucoup la cure lactée. On peut prescrire au malade des potages au lait, des œufs, des légumes cuits, des fruits cuits, des fromages frais, des féculents en purée.

« Il faut dit ROBIN recommander un régime mixte tant que des accidents ne viennent pas nous forcer à l'abandonner ; c'est là une question de doigté. » Tel est également l'avis de GLÉNARD. Cette proposition paraît très sage.

A cette période, comme pendant la précirrhose, il faut veiller avec attention à l'hygiène de l'intestin et stimuler la fonction biligénique à l'aide de petites doses de calomel (2 à 3 centigrammes par jour). L'iodure de potassium à faibles doses, (10 à 20 centigrammes par jour), et les diurétiques (lactose, théobromine) peuvent rendre quelques services.

Contre les hémorrhoïdes, on recommandera avec succès les bains de siège prolongés très chauds et renouvelés 4 à 5 fois dans les vingt-quatre heures. A défaut de ces bains locaux ou dans l'intervalle des bains on peut prescrire des lotions fréquentes avec de l'eau très chaude. Certains malades ne peuvent supporter que les applications froides ; on les accordera sous forme de compresses et de cataplasmes. A ces prescriptions on ajoutera des onctions avec des pommades à base de belladone et de cocaïne.

On combattra les épistaxis par des injections d'eau très chaude, par des applications locales de tampons imbibés d'eau oxygénée ou d'une solution d'antipyrine.

Contre les hémorrhagies gastriques on recommandera la glace en ingestion et en application sur le ventre, les préparations opiacés et les injections hypodermiques d'ergotine ou d'ergotinine.

A la *période ascitique*, il y a encore tout intérêt à essayer le régime lacto-végétarien, quitte à imposer le régime lacté absolu si le premier se montre inefficace.

Lorsque l'ascite par son volume, détermine des troubles mécaniques de la respiration et de la circulation, il faut l'évacuer par la ponction sans attendre l'urgence absolue, d'autant plus que l'évacuation du liquide péritonéal favorise la diurèse et l'élimination des poisons (Surmont).

La paracentèse de l'abdomen se pratique à l'aide d'un simple trocard ; il est indifférent de ponctionner à droite ou à gauche, mais on doit s'assurer avec soin de l'existence du liquide dans la région choisie. Il est indispensable d'opérer aseptiquement.

Quand le liquide cesse de couler, il est bon de fermer la plaie à l'aide d'une petite plaque de coton hydrophile que l'on recouvre de collodion, de traumaticine ou de stérésol.

Après la ponction, il faut maintenir le malade au lit au moins pendant quarante-huit heures.

Dans un certain nombre de cas on a constaté la guérison au moins apparente de la cirrhose et la disparition définitive de l'ascite après des ponctions répétées.

Pour éviter le retour de l'ascite, on a conseillé en Allemagne le *drainage* du liquide par la *fistulisation de la paroi abdominale*. Ce procédé a donné des résultats désastreux : les malades constamment souillés par le liquide qui s'échappe du ventre se trouvent dans une situation lamentable.

La thérapeutique médicamenteuse est plutôt décevante.

L'opothérapie hépatique n'a pas donné de brillants résultats.

Mouras (Thèse de Paris 1901) écrit en matière de conclusion : « L'opothérapie hépatique associée au régime lacté et à l'hygiène est d'un grand secours dans le traitement de la cirrhose alcoolique. Elle est efficace dans le cas d'insuffisance légère, elle n'agit pas lorsque la cellule hépatique est très dégénérée ».

Barrière (Thèse de Bordeaux, 1903) déclare simplement que « chez les individus atteints de cirrhose atrophique l'extrait glycériné de suc hépatique peut être employé à la dose de 30 centimètres cubes par jour. Il détermine une augmentation considérable de la quantité des urines émises et de celle de l'urée, du chlorure de sodium et de l'acide phosphorique excrétés », mais il ne guérit pas la cirrhose.

Les résultats favorables publiés récemment par Créquy et par P. Courmont ne sont pas de nature à exalter notre enthousiasme.

M. Perrin (Société de Biologie, 12 juillet 1904) a constaté chez trois cirrhotiques une amélioration de l'anémie et des autres symptômes sous l'influence de l'opothérapie hépatique : c'est ainsi que le nombre des hématies, réduit chez ces trois malades aux chiffres de 2.884.000, 3.839.000 et 2.986.000, s'est élévé, après quelques semaines d'opothérapie, aux chiffres de 4.538.000, 4.404.000 et 4.392.000 respectivement. Ces constatations sont évidemment intéressantes.

M. Bayo-Vilauvre (*El Jurado méd. pharm.* c. x. 1903) a traité différents cas de cirrhose hépatique (biliaire ou vasculaire) par des injections sous-cutanées de liquide ascitique fourni par le malade lui-même. Ces injections provoqueraient une abondante diurèse, la disparition de l'épanchement et l'amélioration rapide des autres symptômes, quelle que soit d'ailleurs la variété de cirrhose à laquelle on s'adresse.

Cette thérapeutique spéciale a été inspirée à M. Bayo-Vilauvre par les essais du même genre pratiqués sur des malades atteints d'affections diverses, notamment par les tentatives de traitement de la pleurésie tuberculeuse à l'aide des injections sous-cutanées de liquide pleurétique pris sur le sujet. Avec M. Gentes, j'ai publié au Congrès de Bordeaux (1904) les résultats absolument négatifs de cette thérapeutique dont l'initiateur Gilbert de Genève avait vanté les merveilleux effets en 1894. Il est à souhaiter que les injections de liquide ascitique soient plus heureuses.

Employée comme diurétique par Friedreich, Bettmann, Foutran, à la dose de 30 grammes et plus par jour, l'*urée* a été essayée par Sabrazès dans le traitement de la cirrhose atrophique. Comme elle augmente la pression glomérulaire aux dépens de la pression intra-veineuse péritonéale, elle aide à la résorption de l'ascite, mais elle ne jouit d'aucune action spécifique sur la cirrhose (Th. de Dion, Bordeaux, 1898).

La *cure de déchloruration* essayée par Widal, Achard et Paisseau (*Soc. méd. des hôp.*, 6 novembre 1903) n'a pas donné des résultats plus brillants ; d'après les recherches d'Olmer et Audibert (*Revue de médecine*, 10 mars 1904), dans l'ascite des cirrhoses, l'action de chlorure de sodium ne se manifeste jamais avec la [précision toute expérimentale notée par Widal, Lemierre et Javal dans l'œdème des brightiques ; la diminution des chlorures dans l'alimentation des cirrhotiques n'exerce qu'une influence palliative qui peut et doit être utilisée dans certains cas à titre d'adjuvant.

C. Traitement chirurgical [1]. — Les échecs multipliés du traitement médical à la période ascitique des cirrhoses biveineuses ont surexcité l'audace des chirurgiens moins dans le but de guérir la cirrhose elle-même que dans l'intention de supprimer définitivement l'ascite, la plus gênante apparemment des manifestations cirrhotiques. Les principaux modes d'intervention préconisés peuvent être classés de la façon suivante : 1° *Paracentèse* destinée à l'évacuation du liquide ascitique ; 2° *laparotomie* (abdominale ou vaginale, simplement exploratrice ou avec drainage du péritoine) pratiquée dans le même but que la paracentèse ; 3° *omentopexie* ou *épiplopexie* ou bien encore *opération de Talma*, qui en a conçu l'idée première ; 4° *anastomose portocave* ou *opération de la fistule d'Eck.*

a. *Paracentèse.* — Plus connue encore sous le nom de *ponction de l'ascite*, elle constitue une méthode d'urgence plutôt médicale que chirurgicale. Les ponctions répétées (jusqu'à

[1] Voir rapport de Montprofit (d'Angers). Traitement chirurgical de la cirrhose du foie, Congrès de chirurgie, 1904.

110 fois, Quincke) ont donné des améliorations très réelles et quelques guérisons apparentes : c'est ainsi qu'un malade de Mac Donald se portait encore bien quatre ans après la dernière ponction (il en avait subi 60).

Un de mes malades a subi 12 ponctions; la dernière remonte à quatre ans ; il se porte encore très bien.

b. *Laparotomie*. — Il convient de distinguer : 1º la *laparotomie simple* ; 2º la *laparotomie suivie de drainage;* 3º la *laparotomie vaginale*. — Il n'existe que quelques observations de cirrhose biveineuse traitée par la *laparotomie simple;* la plupart n'ont même pas été exécutées de parti pris, mais dans un simple but d'exploration. Les résultats sont tels qu'ils doivent décourager toute tentative systématique. — Dans la *laparotomie suivie de drainage*, on évite de fermer complètement la plaie abdominale afin d'assurer l'écoulement du liquide à mesure qu'il se forme. Les résultats d'une telle opération imaginée en Allemagne ont été désastreux : les malades constamment souillés par le liquide ascitique présentent rapidement des escarrhes et leur condition est encore plus lamentable qu'avant l'intervention. — La *laparotomie vaginale* consiste dans l'incision du cul-de-sac vaginal avec fistulisation. Imaginée par Villar (de Bordeaux) cette opération est passible des mêmes reproches que la précédente.

c. *Omentopexie (opération de Talma)*. — L'*omentopexie* (omentum, épiploon) consiste à fixer l'épiploon à la paroi abdominale; elle a pour but de créer des anastomoses entre les veines épiploïques dépendant du système porte avec celles de la paroi abdominale dépendant du système cave.

Le premier chirurgien qui ait exécuté cette opération, à l'instigation de Talma, est Van der Meulen (1889); son malade mourut quelques jours après l'intervention. Le premier succès opératoire est dû à Lens (1891), encore un élève de Talma; son opéré vécut cinq mois et demi. En France, les premières interventions ont été pratiquées par Vidal (de Périgueux), Monprofit, Dubourg et Mongour, Villar et Mauclaire. Depuis, les observations se sont multipliées et dans son rapport au Congrès de Chirurgie de 1905 Monprofit pouvait en recueillir 224.

L'opération comprend deux temps distincts : laparotomie exploratrice et fixation de l'épiploon à la paroi abdominale ou *omentopexie* proprement dite. Schiassi fixe l'épiploon au milieu de l'espace cellulaire compris entre le péritoine et la face profonde de la couche musculaire de la paroi abdominale (fixation extra-péritonéale). On a voulu perfectionner l'omentopexie vraie en lui adjoignant des opérations complémentaires (drainage péritonéal, grattage du péritoine, hépatopexie, splénopexie, enfouissement intra-péritonéal de la rate, cholécystopexie et cholécystostomie); ces différentes additions ne paraissent pas avoir été heureuses.

Contre l'opération de Talma, de nombreuses objections d'ordre physiologique et clinique peuvent être formulées *a priori*.

Et d'abord, l'hydropisie péritonéale ne peut pas être mise uniquement sur le compte de l'hypertension dans la veine porte ; elle peut être liée à une inflammation du péritoine ou bien à une altération du sang. Cela est si vrai qu'il n'y a pas un balancement régulier entre l'abondance de l'épanchement, la rapidité plus ou moins grande avec lequel il se reproduit et l'importance de la circulation veineuse supplémentaire; en outre, il est constant que des tumeurs abdominales, intestinales, ovariques, utérines ou autres, qui n'intéressent pas d'une façon spéciale la tension dans le système porte s'accompagnent d'une ascite absolument comparable à celle de la cirrhose hépatique.

D'ailleurs, le chirurgien qui se propose de venir en aide à la nature pour favoriser le développement de cette circulation de suppléance, doit pouvoir ajouter très peu, semble-t-il, aux moyens dont la nature dispose déjà. Le système porte, quelque autonome que soit son territoire, n'est pas un système absolument fermé, et les anastomoses sont nombreuses entre ses extrémités et celle du système cave.

La veine coronaire stomachique, branche collatérale de la veine porte, dans le trajet qu'elle décrit le long du bord droit de l'estomac, émet des rameaux cardiaques ascendants, qui s'anastomosent avec les veines œsophagiennes inférieures et avec les veines spléniques, lesquelles, à leur tour, par l'intermédiaire de la veine azygos, vont s'ouvrir dans la veine cave supérieure.

Sur les parois du rectum, à l'autre bout du tube digestif, nous trouvons un vaste réseau veineux dont les branches, fréquemment anastomosées entre elles, constituent les hémorrhoïdales. De ces hémorrhoïdales, les supérieures appartiennent au système porte, comme branche d'origine de la petite mésaraïque ; les moyennes et les inférieures, dépendances du système cave, vont se jeter : les premières dans la honteuse externe, les secondes dans le tronc même de l'hypogastrique. Entre ces deux points extrêmes, œsophage et rectum, le tube digestif, dans les endroits où il ne présente pas sur sa face postérieure de revêtement péritonéal (duodénum, côlon lombaire), donne naissance à de nombreux vaisseaux, qui vont se jeter dans les veines du péritoine pariétal, dans les rénales, les lombaires, la sacrée moyenne, devenant ainsi des dépendances du système cave. Ces anastomoses constituent le système de Retzius.

Le long du cordon fibreux de la veine ombilicale, se trouvent disposées de nombreuses veines bien décrites par SAPPEY, dont elles portent le nom. L'une d'elles, la plus importante, est la veine para-ombilicale. Par leur extrémité centrale, elles viennent s'ouvrir dans le foie ; par leur extrémité périphérique, elles s'unissent, autour de l'ombilic, aux deux réseaux veineux de la paroi abdominale antérieure : le profond, représenté par l'épigastrique et la mammaire interne, et le superficiel, formant les veines sous-cutanées de la région ombilicale. Ces veines sont à l'état normal des veines portes accessoires, et le sang y circule de l'ombilic au foie, mais le courant se renverse et le sang se dirige du centre à la périphérie dès qu'un obstacle s'oppose à la libre circulation dans la veine porte.

Et ce sont là les anastomoses normales : Comme voies de dérivation possible du sang porte, ce sont les plus importantes, mais non pas les seules.

Dans le domaine de l'estomac, de la rate, dans la région du côlon, du petit bassin, dans tout l'abdomen, de nombreuses veines anastomotiques, fréquemment observées, viennent s'ajouter aux précédentes et deviennent, comme elles, au besoin, d'importantes voies dérivatives dans la surchage de la veine porte.

Est-il vraiment utile dès lors, qu'au prix d'une opération dangereuse, le chirurgien tente de créer un nouveau système anastomotique ?

Au surplus, la nature réalise parfois spontanément une omento-fixation idéale et le malade présente cependant une ascite à répétition ; à ce point de vue, j'ai rapporté un cas des plus curieux (*J. de médecine de Bordeaux*, 6 octobre 1901) : en deux mois, mon malade avait subi 5 ponctions qui donnèrent issue à 64 litres de liquide ; l'autopsie permit de voir que l'épiploon dans sa totalité était adhérent à la partie abdominale ; la nature avait fait le maximum de l'effort pour rétablir la circulation collatérale.

Rien ne prouve que ces adhérences aient pour but de favoriser la guérison de l'ascite ; il est plus rationnel de penser qu'elles sont le résultat de la péritonite localisée ou diffuse qui précède souvent l'altération des rameaux portes extra-hépatiques.

A ces objections qui se rapportent au principe sur lequel est conçu l'opération de TALMA s'en ajoutent d'autres non moins sérieuses. La fixation du péritoine à la paroi abdominale est une opération grave par elle-même, plus grave encore par ce fait que les malades qui en font l'objet se trouvent dans un état de résistance très diminué et que le moindre choc peut leur être fatal. — Si les anastomoses recherchées arrivent à se créer, n'est-il pas sans danger d'exclure ainsi le foie de la circulation porto-cave ? Les poisons intestinaux et les toxines s'accumuleront dans le sang, les peptones ne seront plus transformées en substances assimilables, le sucre ne sera plus arrêté au passage et il est logique de supposer que les accidents d'insuffisance hépatique se précipiteront ; ils sont en effet très fréquents chez les opérés.

Les résultats obtenus sont-ils plus encourageants que les prévisions ?

La statistique réunie par MONPROFIT se décompose ainsi :

Morts 84 cas (40 p. 100).	Opératoires 42 cas (20 p. 100).	Par shock 9
		Par infection opératoire 7
		Par autre accident . . . 26
	Post-opératoires 42 cas (20 p. 100).	Par cachexie antérieure (cirrhose) 30
		Par autre affection concomitante de la cirrhose 12

Guérisons	Récidives (12 p. 100).	25
opératoires	Améliorations (12 p. 100).	26
129 cas	Guérisons (35 p. 100).	70
(60 p. 100).	Malades non suivis.	8
Résultats inconnus.		11
	Total	224

De tels résultats qui se résument en somme dans une mortalité
de 40 p. 100 contre 35 p. 100 de guérisons pourraient être à la
rigueur considérés comme favorables, s'il était « à peu près univer-
sellement admis, comme l'assure MONPROFIT, que l'ascite, une fois
constituée, indique l'incurabilité de la cirrhose atrophique par les
moyens médicaux ». Or il n'en est rien ; sans pouvoir fixer les proportions dans lesquelles se présente la guérison spontanée de
l'ascite, on peut dire que cette guérison se présente avec une fréquence telle qu'il est préférable de s'abstenir de toute intervention.

Intervenir, comme le conseille MONPROFIT, dès le début de
l'ascite c'est faire courir au malade, susceptible de guérir à moins
de frais, des risques que ne justifient ni les résultats immédiats,
ni les résultats éloignés ; intervenir à la phase ascitique, c'est à
coup sûr devancer l'heure de la mort. Quand vous aurez supprimé
l'ascite, aurez-vous du même coup amélioré la fonction hépatique ? Non ! vous l'aurez plutôt affaiblie ; aussi bien j'estime
que, dans les cas les plus favorables, l'opération abrège encore
la survie. L'omentofixation n'a même pas le mérite d'une opération d'urgence ; condamnée dans son principe, elle l'est également par ses résultats. Trêve d'essais infructueux et d'expériences *in anima vili.*

Telle est la conclusion qui s'impose lorsqu'on examine sans
parti pris les résultats individuels publiés au *Congrès de Chirurgie* de 1904.

Sur un total de 40 observations, je relève :

Guérisons	6 dont 4 appartiennent au même chirurgien.
Améliorations	2
Résultats inconnus.	2
— nuls	19
Morts	11
	40

d. *Anastomose porto-cave (fistule d'Eck)*. — Enfin une dernière opération, sortie toute faite des laboratoires de physiologie, a été récemment appliquée en clinique au traitement de la cirrhose vasculaire du foie : c'est l'*anastomose porto-cave*, anastomose absolument directe, tandis que l'opération de Talma n'est qu'un moyen détourné d'aboutir au même résultat. On lui a donné aussi les noms de *Fistule d'Eck* ou *Exclusion vasculaire du foie.*

C'est Tansini, le premier, qui, en 1902, après divers essais sur les animaux, osa préconiser chez l'homme cette opération grave, l'abouchement termino-latéral de la veine porte à la veine cave, pensant qu'elle agirait mieux et plus vite que l'omentopexie. Elle a été exécutée pour la première fois chez l'homme par Vidal (de Périgueux) ; il faut lire le récit de cette intervention dans le travail même de l'auteur, présenté au dernier Congrès français de chirurgie (1904).

Les suites de l'opération de Vidal ont été simples. L'opération ayant été faite fin de juin 1903, Vidal a noté, en octobre suivant, non pas un état stationnaire, mais une certaine tendance à la reproduction de l'ascite. L'observation n'a pas d'ailleurs pu être poursuivie, l'opéré étant mort bientôt dans des conditions très spéciales, mais très impressionnantes : « apparition soudaine de grands frissons, coma et délire, et mort en vingt-quatre heures ». D'après Vidal, la mort est due à des accidents de *pyohémie* très nets.

Vidal a jugé lui-même son intervention en concluant : « Le fait clinique que je rapporte condamne du même coup ma tentative opératoire, et c'est à des opérations moins larges, — comme l'omentopexie, qui filtre mieux le sang portal, — qu'il faudra recourir désormais. »

M. Monprofit n'adopte pas ces conclusions pessimistes ; il pense qu'« un seul fait n'est pas suffisant pour arrêter les opérateurs dans une voie qui est certainement celle du progrès, surtout si on l'améliore dans la mesure du possible, ce qui n'est pas au-dessus des forces humaines ».

En 1905, M. Vidal maintient ses conclusions précédentes, à savoir que la fistule d'Eck est une opération trop grave, non pas tant par l'acte opératoire lui-même que par ses suites, la pyohémie semblant devoir survenir fatalement dans tous les cas, à plus ou moins brève échéance, par le déversement direct dans la grande circulation du sang non filtré de la circulation portale.

§ 2. — Cirrhose alcoolique hypertrophique

Encore décrite sous le nom de *cirrhose hypertrophique de Hanot-Gilbert* qui en ont donné une description complète à la Société médicale des hôpitaux de Paris (23 mai 1890), elle reconnaît la même étiologie que la cirrhose atrophique de Laënnec dont elle se distingue surtout par l'hypertrophie du foie et une plus lente évolution.

Il est admis actuellement que les deux grandes formes, atrophique et hypertrophique, de la cirrhose biveineuse constituent deux espèces distinctes, irréductibles l'une à l'autre ; la cirrhose hypertrophique ne doit plus être considérée comme la phase initiale de la cirrhose atrophique de Laënnec ; les observations contraires à cette doctrine sont très rares ; l'une des plus récentes a été publiée par M. Claude (Soc. méd. des hôp. de Paris, mai 1903) ; dans nombre de cas analogues, il semble que l'on ait confondu les poussées congestives de la cirrhose atrophique avec l'hypertrophie vraie.

1° Anatomie pathologique. — Le foie est lourd, pèse de 2 à 3 kilos ; ses bords sont moins tranchants qu'à l'état normal et sa couleur est gris jaunâtre ou gris rosé. Il est finement granuleux surtout au niveau du lobe gauche, mais toujours plus lisse que dans la cirrhose atrophique vulgaire. A la coupe, l'organe crie sous le scalpel.

Sur une coupe examinée au microscope, la disposition du tissu de sclérose est la même que dans la forme atrophique ; toutefois les anneaux fibreux sont moins épais et moins rétractiles. Mais, tandis que dans la cirrhose de Laënnec les cellules trabéculaires disparaissent en même temps qu'évolue le tissu de sclérose, dans

la cirrhose Hanot-Gilbert ces cellules s'hypertrophient par places
et tendent à l'orientation concentrique.

Outre l'hypertrophie cellulaire, on constate dans certains
cas une régénération active caractérisée par l'apparition de
nouveaux groupes glandulaires ; tantôt la néoformation est
régulière, c'est-à-dire constituée par des lobules composés
de cellules hépatiques à morphologie ordinaire et de trabécules présentant l'ordination radiée normale ; tantôt elle est
irrégulière : les cellules sont alors rangées sans ordre, tassées
les unes contre les autres, formant des travées sinueuses
(HANOT).

L'augmentation de volume du foie résulte précisément de
l'hypertrophie et de l'hyperplasie cellulaire constituant l'une et
l'autre un processus compensateur qui explique la longue évolution de cette forme de cirrhose.

Pourquoi le même agent toxique, l'alcool par exemple, produit-
il deux processus aussi différents que ces deux formes de cirrhoses ? Ici interviennent, selon toute vraisemblance, la nature
du terrain avec ses prédispositions congénitales ou acquises et
les qualités du poison. Le riche mieux nourri, intoxiqué par des
alcools plus purs se défend contre la sclérose par l'hyperplasie
et l'hypertrophie compensatrices ; aussi les gros foies cirrhotiques sont rares dans nos hôpitaux. L'organisme du pauvre
débilité par la misère physiologique, abreuvé d'alcools inférieurs est incapable d'assurer la même réaction défensive et le
foie cédant à la poussée scléreuse fait d'emblée une cirrhose
atrophique.

2° Étiologie, symptômes. — A ces considérations se réduit
tout l'intérêt de la cirrhose hypertrophique ; son étiologie se confond avec celle de la cirrhose de Laënnec ; au point de vue symptomatique, elle réalise à peu près le tableau de forme atrophique dans les phases initiales. Plus tard elle s'en distingue
par les caractères suivants :

Surtout à la période ascitique, le foie est volumineux (fig. 52) ;
sur la ligne mammelonnaire, il peut mesurer jusqu'à 30 centimètres ; il est ferme, à rebord mousse.

La circulation collatérale et l'ascite font le plus souvent défaut ; quand ces symptômes existent, ils ne présentent pas la

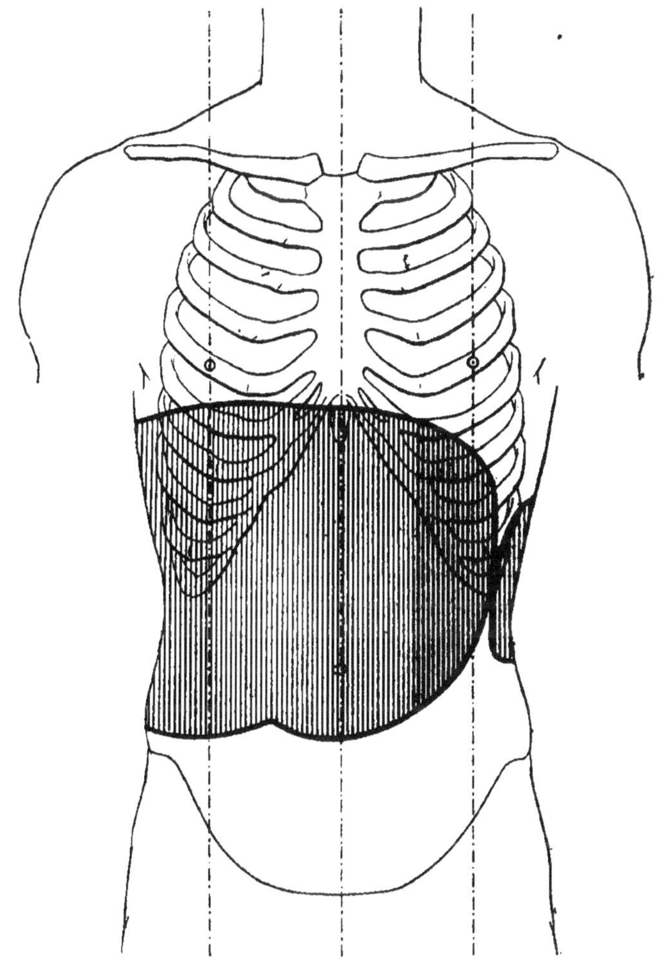

Fig. 52.
Cirrhose alccolique hypertrophique.

même intensité que dans la cirrhose atrophique ; l'ascite cède plus facilement au traitement.

Les troubles sécrétoires dus à l'altération des cellules hépatiques sont aussi moins accusés : l'acholie pigmentaire et la glycosurie alimentaire manquent souvent ; l'urobilinurie est peu abondante ; l'élimination de l'urée se fait en plus grande proportion ; enfin la toxicité urinaire au lieu d'être augmentée comme dans la cirrhose atrophique serait inférieure à la normale (SURMONT).

Le sang présente une anémie moyenne et une baisse légère de la valeur globulaire. Hyperleucocytose de degré variable (2 à 4 fois plus d'éléments blancs qu'à l'état normal). La rate est très hypertrophiée.

3° Pronostic. — Il est moins sombre que dans la cirrhose de Laënnec puisque d'après HANOT et GILBERT les deux tiers au moins des cas d'amélioration ou de guérison de cirrhose alcoolique se rapportent au type hypertrophique. Pour MILLIARD et DUJARDIN-BEAUMETZ dont l'opinion est certainement exagérée, les cirrhoses hypertrophiques seules seraient susceptibles de guérir. Toutes les complications signalées dans la cirrhose de Laënnec, notamment les hémorrhagies mortelles (VERGER et LAUBIE. *Soc. Anat. et de phys.*, de Bordeaux, 9 janvier 1899) peuvent se présenter dans la cirrhose hypertrophique alcoolique.

4° Diagnostic. — Il doit être fait les affections suivantes :

La cirrhose cardiaque. — On s'appuiera sur les commémoratifs d'une cardiopathie antérieure et sur l'existence presque constante d'œdème des membres inférieurs ayant précédé l'ascite.

Le foie leucémique se reconnaîtra facilement grâce à la coexistence de l'hypertrophie ganglionnaire.

Le foie palustre se différencie par les antécédents du paludisme, par la teinte terreuse des téguments, la diarrhée, l'albuminurie et par la régression très rapide du foie sous l'influence du traitement par la quinine.

La cirrhose hypertrophique graisseuse tuberculeuse se caractérise par : la douleur hépatique, le petit volume ou l'absence d'ascite, la continuité de l'état fébrile, la rapidité d'évolution.

Dans le *cancer du foie* on observe une hypermégalie « galopante » du foie, la cachexie rapide et profonde.

5° Traitement. — La prophylaxie et le traitement médical sont les mêmes que dans la cirrhose de Laennec ; ils comportent les mêmes indications.

Ce qui a été dit du traitement chirurgical à propos de la cirrhose atrophique s'applique également au type Hanot-Gilbert. Si les échecs ont été moins fréquents, cela tient à ce que cette forme de cirrhose est naturellement plus curable ; la bénignité relative de la cirrhose hypertrophique, loin de créer comme certains chirurgiens l'ont soutenu, une indication opératoire contre-indique encore plus formellement toute intervention.

§ 3. — CIRRHOSE HYPERTROPHIQUE GRAISSEUSE ALCOOLIQUE

Dans cette forme [1] décrite par LANCEREAUX, HANOT et GILBERT HUTINEL et SABOURIN, les lésions cellulaires au lieu d'être réduites au minimum tendent à passer au premier plan.

1° Anatomie pathologique. — Le foie volumineux est lisse et de coloration pâle : à l'examen microscopique on trouve une cirrhose formée de tissu conjonctif jeune, riche en cellules embryonnaires. Ce tissu conjonctif dissocie les travées cellulaires à tel point que la cirrhose est presque mono-cellulaire ; plus rarement la systématisation est périportale, péri-sus-hépatique ou même biveineuse. Les altérations de la cellule hépatique toujours considérables sont essentiellement dégénératives et occupent de préférence le centre des îlots. L'effondrement cellulaire déterminé par la dégénérescence graisseuse (fig. 53) peut être tel que l'induration du foie fait place à une flaccidité si caractéristique que le nom de *cirrhoses flaccides* à été donné à cette forme

---

[1] V. Thèse Le Gall, Paris, 1887.

de cirrhose (GALVAGNI, MAZOTTI). En même temps que la dégénérescence graisseuse on peut observer la tuméfaction trouble et la nécrose de coagulation.

Ces altérations cellulaires expliquent la marche rapide de l'affection qui évolue en quelques mois.

2° Symptômes. — Caractérisée dans son stade initial par

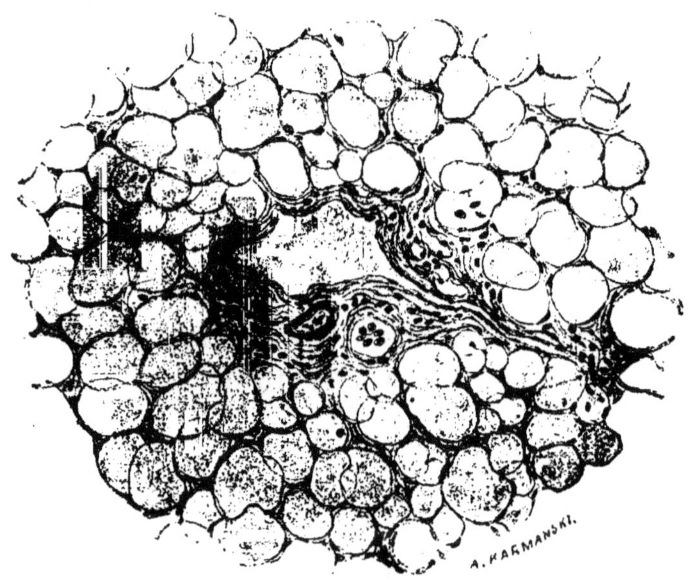

Fig. 53.

Coupe d'un foie de buveur de vin et d'eau-de-vie. Espace porte avec prolifération du tissu conjonctif et des cellules hépatiques infiltrées de graisse (d'après LANCEREAUX).

des troubles digestifs accompagnés d'amaigrissement rapide et de douleurs sourdes dans l'hypocondre droit, elle présente à la période d'état une hypertrophie généralement considérable du foie. Puis, l'affection évolue sans ascite, sans circulation abdominale, sans grande hypertrophie splénique, au milieu de phénomènes digestifs de plus en plus graves et persistant, tels que vomissements et diarrhée ; la fièvre est constante, l'ictère fréquent mais léger et métapigmentaire : la mort survient enfin

avec les signes de l'insuffisance hépatique dans le coma et l'hypothermie.

Le diagnostic est extrêmement difficile ; si la cirrhose hypertrophique graisseuse se différencie assez nettement des cirrhoses
atrophiques, elle est au contraire fréquemment confondue avec
le cancer du foie à marche rapide. Dans la plupart des cas le
diagnostic n'a été fait qu'à l'autopsie.

3° Traitement. — Le traitement ne peut être que symptomatique.

§ 4. — CIRRHOSE SATURNINE

Les expériences de CL. BERNARD, MAYENÇON, BERGERET ont
montré depuis longtemps que le plomb s'accumule dans le foie
au cours de l'intoxication saturnine. POTAIN a signalé pour la
première fois en 1860, à la Société médicale des hôpitaux, la
rétraction du foie au cours de la colique de plomb et dans un
article publié en 1888 dans la *Semaine médicale* il fait observer
que cette rétraction habituellement passagère peut devenir permanente. Ces deux communications de POTAIN constituent le
point de départ de l'étude des cirrhoses saturnines dont plusieurs
observations ont été rapportées par CONTENAT (1867), POTAIN
(1890), LAFFITTE (1892), CHARPENTIER (1896), FIALOU (1897).

1° Étiologie. — Il est entendu que seules doivent être considérées comme saturnines les cirrhoses dans lesquelles tout
facteur étiologique autre que l'intoxication plombique peut être
éliminé. Les cas de ce genre ne sont pas très nombreux, mais
ceux qui ont été bien étudiés suffisent pour affirmer l'existence
de cette cirrhose. Au surplus, M. LAFFITTE a montré que l'on
peut reproduire chez le lapin des lésions scléreuses du foie à la
suite d'une intoxication prolongée par le plomb et que ces lésions
ne diffèrent pas très sensiblement de celles que l'on observe
dans la cirrhose atrophique alcoolique.

2° Symptômes et pronostic. — Aussi bien dans la phase
dé précirrhose qu'à la période d'état, la cirrhose saturnine se

présente avec les mêmes symptômes physiques et fonctionnels que la cirrhose atrophique ; l'évolution est la même ; la guérison de l'ascite peut s'observer. Pas d'ictère. Parfois se surajoutent des signes d'intoxication saturnine (coliques de plomb, paralysie des extenseurs, liséré de Burton). Le foie est toujours diminué de volume ; la rate est tantôt atrophiée, tantôt hypertrophiée.

3º Anatomie pathologique. — Le foie jaunâtre, granuleux est toujours diminué de volume ; dans un certain nombre de cas l'atrophie est plus marquée sur le lobe gauche au niveau duquel les lésions sont en général plus avancées. Ces lésions sont celles de la cirrhose de Laënnec, avec des altérations cellulaires plus considérables ; elles portent presque exclusivement sur la périphérie des lobules et consistent soit en une atrophie simple avec conservation du noyau, soit plus rarement en une dégénérescence graisseuse ou en une infiltration pigmentaire.

4º Traitement. — Il ne comprend qu'une indication spéciale fournie par la cause pathogène : aux différentes périodes de la maladie, favoriser l'élimination du plomb par toutes les voies utilisables, tube digestif, peau et reins. On conseillera des bains fréquents, bains de vapeurs, bains sulfureux ; enfin on prescrira l'iodure de potassium qui, d'après GUBLER favorise la désassimilation des albuminates métalliques fixés dans les tissus.

§ 5. — CIRRHOSE MITYLOTOXIQUE

La *cirrhose mitylotoxique* a été décrite par SEGERS en 1891 chez les indigènes de la Terre de Feu.

Un Fuégien, absorbe paraît-il, 5 à 10 kilogrammes de moules par jour. Quelles soient bonnes ou mauvaises, la faim l'oblige à les manger.

L'absorption en grande quantité de ces mollusques conduit à une intoxication due à des poisons localisés surtout dans le foie des moules (mitylotoxine de Brieger).

L'intoxication chronique se caractérise d'abord par une teinte subictérique de la peau et par une hypertrophie du foie. A cette période, l'évolution de la maladie peut être enrayée ; sinon, la cirrhose atrophique s'installe ; sa marche est très rapide et les hémorrhagies par les différentes muqueuses sont l'indice d'un dénouement fatal à bref délai.

§ 6. — CIRRHOSE DYSPEPTIQUE (CIRRHOSE DE BUDD)

Entrevue par PORTAL, BROUSSAIS, ANDRAL, BUDD et LEVEN, elle a été particulièrement étudiée par BOIX (*Thèse de Paris*, 1894) et par HANOT. Depuis 1894, quelques cas nouveaux ont été publiés par KUTREF, ROVIGHI [1] et par MILIAN [2].

1° Étiologie, pathogénie. — Au cours des différents états dyspeptiques se produisent dans le tractus gastro-intestinal des fermentations constantes dans toutes les variétés du chimisme gastrique. Ces fermentations qui résultent de l'action des microbes contenus dans le tube digestif, déterminent la formation de produit toxiques pour le foie auquel ils arrivent par la veine porte : acides lactique, butyrique, valérique, propionique ; acides gras (oléique, palmitique, margarique, stéarique); acide oxalique ; aldéhydes, acétones, syntonine, peptotoxine de Brieger, etc.

D'après les expériences de ROVIGHI la cirrhose dyspeptique relève surtout d'une auto-intoxication par l'acide carbamique qui ne se forme chez les individus sains qu'en très petite quantité et se produit au contraire en quantité considérable dans les différents états pathologiques de l'estomac et de l'intestin. JOANNOVICS (Archives internationales de pharmacodynamie et de thérapie, 36-46, 1903) objecte aux expériences de ROVIGHI que l'acide carbamique réduit dans le tube digestif arrive au foie par la veine porte à l'état d'acide carbonique; il en est de même du carbamate d'ammoniaque qui se transforme en carbonate de même sel. Ce n'est donc pas à l'acide du sel qu'il faut attribuer

[1] ROVIGHI, *Auto-intoxication et cirrhose hépatique*, IX° Congrès de médec. int. Turin, 1898.

[2] MILIAN, *Soc. an.*, 24 mars 1899.

les lésions cellulaires expérimentales constatées dans le foie, mais au radical ammonium.

Quelle que soit leur nature, les produits qui prennent naissance au cours des digestions viciées manifestent tout d'abord leur action toxique sur le foie par des poussées congestives extrêmement mobiles décrites surtout par Bouchard, Le Gendre, Glénard, Hayem et Millon ; à la longue ces congestions répétées aboutissent à la constitution d'une cirrhose.

Mais ici se pose une objection. Étant donné le nombre considérable des dyspeptiques, comment expliquer la faible proportion des cirrhoses imputables à la dyspepsie ? Boix fait justement remarquer que l'on n'a pas recherché avec assez d'attention l'état du foie dans les gastropathies. En outre si nous connaissons plus ou moins bien la liste des poisons qui peuvent prendre naissance dans le tube digestif et altérer le foie, nous ignorons à peu près complètement en quelle quantité ils se produisent et surtout nous ne sommes que très imparfaitement renseignés sur leur valeur nocive exacte. C'est là un coefficient qu'il est à peu près impossible de déterminer, si l'on veut bien tenir compte du facteur principal, l'individu qui subit l'auto-intoxication [1].

De même que dans les intoxications exogènes la prédisposition domine toute la pathogénie. La cirrhose dyspeptique, comme toutes les autres, ne se constitue que sur un terrain préparé par l'arthritisme d'après Hanot, Boix, Le Roux, Cazalis, par l'hépatisme selon Glénard. En étudiant l'étiologie de la cirrhose de Budd, on retrouve, comme dans toutes les cirrhoses, les manifestations d'un processus général nettement caractérisé. C'est ainsi que le Dr Kabanoff de Moscou faisant la synthèse de tous les processus scléreux qu'il a rencontré des quatorze cirrhotiques, trouve : sclérose de la peau, des poumons, du myocarde, de l'endocarde, des vaisseaux, du rein, du péritoine, de la plèvre, du tractus gastro-intestinal ; de ses recherches, Kabanoff tire la conclusion suivante : « Dans aucun cas, la cirrhose du foie ne nous apparaît comme une maladie indépendante et individua-

---

[1] Boix, Thèse, p. 124.

lisée, mais tout simplement comme une part de la maladie de tout l'organisme et constitue, pour ainsi dire, un symptôme compliqué, un syndrome dans la maladie générale. » Cette doctrine nous éloigne évidemment de la conception de GLÉNARD. Toutefois la conciliation n'est pas impossible, si l'on veut bien oublier les expressions doctrinales : le foie et les différents organes de l'économie subissent simultanément l'influence de la cause morbide, mais les altérations du foie deviennent prépondérantes ; elles règlent dans une certaine mesure les autres déterminations organiques, en raison de l'importance des fonctions hépatiques.

Pour MARAGLIANO la cirrhose dyspeptique ne se différencie ni par sa pathogénie, ni par ses lésions, ni par son syndrome clinique de la cirrhose vulgaire ; cette opinion est peut-être exagérée.

2° Anatomie pathologique. — Au point de vue macroscopique, le foie présente le même aspect que celui de la cirrhose hypertrophique alcoolique.

Au point de vue microscopique, la sclérose est porto-biliaire ; les îlots de tissu scléreux s'insinuent à la périphérie du lobule entre les rangées des cellules hépatiques, de façon à écarter les séries trabéculaires les unes des autres ; l'infiltration scléreuse peut être telle qu'il en résulte une dissociation complète du parenchyme hépatique. La cirrhose de BUDD est en somme une *hépatite interstitielle diffuse généralisée à tendance mono-cellulaire*.

Pas de néo-formation canaliculaire, mais endophlébite intense respectant le plus souvent les veines sus-hépatiques.

La dégénérescence graisseuse des cellules est peu marquée ; elle s'observe surtout à la périphérie de certains lobules contre les espaces portes.

Ces altérations représentent la plus grande analogie avec celles qu'on a décrites dans la cirrhose hypertrophique graisseuse des alcooliques.

Expérimentalement l'injection des acides de fermentation (butyrique, lactique, valérique, acétique) a déterminé sur les animaux non pas une cirrhose hypertrophique diffuse, mono-cellulaire comme on pouvait s'y attendre, mais une cirrhose atrophique, comparable à celle de Laënnec (Boix) ; l'acide acétique a paru présenter le plus grand pouvoir sclérogène.

3° Symptômes. — La cirrhose dyspeptique débute par des symptômes de congestion hépatique : malaise dans l'hypocondre droit, tension douloureuse avec irradiation dans l'épaule droite, subictère des conjonctives et des téguments, présence dans l'urine des pigments biliaires modifiés, glycosurie alimentaire. Ces symptômes évoluent sans fièvre, durent plus ou moins longtemps et se répètent avec une fréquence inégale.

Le foie est constamment hypertrophié, sensible à la palpation ; mais il subit des variations de volume considérables dans un court espace de temps ; c'est une hypertrophie essentiellement mobile ; l'organe *fait l'accordéon*.

Ces poussées congestives aboutissent tôt ou tard à une hépatomégalie définitive ; le foie n'offre plus alors que de légères différences de volume. D'après Boix, on ne saurait voir là une simple congestion chronique ; étant donnée surtout la dureté remarquable de l'organe, c'est à une véritable cirrhose que nous avons affaire.

Les symptômes de la période de cirrhose acquise ont été minutieusement étudiés par Hanot et Boix auxquels j'emprunte dans son intégralité, la description clinique qui va suivre.

Chez un adulte de trente-cinq à cinquante-cinq ans, on constate, à la période d'état de la maladie, un foie volumineux débordant les fausses côtes de 4 à 8 travers de doigt, mesurant en hauteur de 20 à 25 centimètres, sur la ligne mamelonnaire. La surface en est lisse, égale, sans bosselures, ni saillies ; le bord reste facilement perceptible, quoique un peu épaissi. *L'organe est remarquablement dur ; on le dirait en bois ;* c'est le caractère le plus frappant. La palpation n'en est que peu ou pas douloureuse.

Il n'y a pas d'augmentation appréciable du volume de la rate ; il n'existe pendant longtemps pas d'ascite, pas de circulation veineuse abdominale, jamais d'ictère, mais une coloration urobilinique des téguments qui peut même manquer.

Les urines sont le plus souvent normales; elles peuvent cependant contenir de l'urobiline, parfois de l'albumine en plus ou moins grande quantité; HANOT et BOIX n'ont jamais trouvé de sucre.

Si l'on interroge les malades, on les trouve indemnes d'alcoolisme; on ne trouve chez eux ni tuberculose, ni impaludisme, ni syphilis, ni aucune cause apparente d'infection récente ou ancienne. Mais on apprend que depuis de longues années ils sont dyspeptiques, soit d'une façon constante, soit par intermittences, avec ou sans dilatation de l'estomac.

Le foie augmente progressivement de volume, l'organe n'atteignant que lentement ses dimensions extrèmes. Mais dès l'origine le foie présente une dureté ligneuse.

Parvenu à un certain degré d'hypertrophie, l'organe reste à peu près stationnaire.

Les troubles fonctionnels sont peu accusés. En dehors de la dyspepsie qui persiste, sauf intervention thérapeutique, on note seulement une sensation de pesanteur dans l'hypocondre droit, du tympanisme, de la constipation habituelle et une certaine lassitude qui rend le travail manuel plus pénible et plus vite fatigant.

Les malades sont sujets à des accidents aigus, ordinairement passagers, et consistant en crises d'embarras gastrique, pendant lesquels le foie augmente légèrement de volume, en même temps que l'urobiline apparaît dans les urines. Ils peuvent aussi subir des poussées plus ou moins intenses de péri-hépatite qui font croire à des coliques hépatiques frustres.

4° Marche, durée, terminaison, pronostic. — La durée de la maladie est fort longue, dix ans et plus. La terminaison peut avoir lieu comme dans la cirrhose de Laënnec, par production d'ascite et de circulation veineuse collatérale, par infection terminale, si une thérapeutique visant surtout le tube digestif n'enraye le processus irritatif dont le foie est le siège.

Comme dans toutes les cirrhoses, le pronostic est lié à l'état de la cellule hépatique.

5° Diagnostic. — Cette cirrhose dyspeptique peut être confondue avec :

27.

α) Le *cancer du foie* dont elle se distingue par la longue durée ;

β) Le *gros foie lithiasique* qui s'accompagne d'ictère ;

γ) La *cirrhose hypertrophique alcoolique* dont elle ne peut être différenciée que par la notion étiologique et par le volume de la rate.

6° Traitement. — Il se confond avec celui de la dyspepsie cause de cirrhose ; l'antiseptie intestinale donnera les meilleurs résultats.

§ 7. — CIRRHOSES DIABÉTIQUES, RAPPORTS DES MALADIES DU FOIE AVEC LE DIABÈTE

Au cours du diabète vrai, le foie présente des altérations qui, de l'hypertrophie simple due à la congestion, aboutissent tantôt à la cirrhose atrophique, tantôt à la cirrhose hypertrophique, soit encore à la cirrhose pigmentaire bien décrite en 1882 par HANOT et CHAUFFARD.

La cirrhose hypertrophique et la cirrhose atrophique ne se distinguent en rien de celles que l'on observe chez les alcooliques ; aussi bien les a-t-on rattachés plutôt à l'alcoolisme si fréquent chez les diabétiques qu'au diabète lui-même ; je ne leur réserverai pas une description particulière. Seule la cirrhose hypertrophique pigmentaire semble relever d'une action directe due au diabète.

A. — CIRRHOSE PIGMENTAIRE DIABÉTIQUE (DIABÈTE BRONZÉ)

Cliniquement, cette cirrhose se caractérise par les signes suivants :

Début insidieux surprenant un individu en pleine santé ou reconnu diabétique depuis plus ou moins longtemps.

A la période d'état, la maladie se caractérise par une polyurie abondante avec polydipsie et polyphagie ; par une glycosurie qui oscille entre 150 et 200 grammes par vingt-quatre heures et disparaît habituellement dans les derniers jours de la maladie ;

par des troubles gastro-intestinaux ; par des troubles nerveux sensitifs, vaso-moteurs, moteurs, trophiques et psychiques enfin par des troubles sensoriels (amblyopie, diplopie, hémiopie, otalgie, anosmie, agueusie).

Mais tous ces symptômes sont communs aux différentes formes de diabète ; deux seuls caractérisent véritablement la cirrhose pigmentaire diabétique : *la mélanodermie et l'hypertrophie du foie.*

La peau des malades se rapproche de celle du nègre ; on dirait qu'elle a été frottée avec de l'onguent gris (JEANSELME) ou passée à la mine de plomb. Cette coloration spéciale qui a fait donner à la maladie le nom de diabète bronzé est surtout intense au niveau des parties découvertes, sur le cou, la face et les mains ; nulle au niveau des muqueuses, elle ne présente pas de placards hypercolorés, ou décolorés. Dans un cas de RENDU et TRIBOULET, cette mélanodermie disparut en quelques semaines ; elle est due à l'infiltration des glandes sudoripares par le pigment noir qui existe dans les couches profondes du derme et qui est hypersécrété ; d'après HANOT et CHAUFFARD, l'hypergenèse pigmentaire se produirait dans le foie d'où le pigment serait transporté dans la peau par voie d'embolie.

L'hypertrophie du foie peut être considérable ; elle affecte surtout le lobe droit légèrement douloureux à la pression. Pas d'ascite. Pas de circulation abdominale collatérale.

La rate est généralement augmentée de volume.

La cirrhose pigmentaire diabétique marche très rapidement : en six ou dix mois, elle aboutit à la cachexie dont l'œdème des membres inférieurs constitue le symptôme initial, à moins que son évolution naturelle ne soit interrompue par la granulie, la péritonite ou la pneumonie.

On ne connaît aucun exemple de guérison.

A l'autopsie, on trouve un foie volumineux, dont la coloration ressemble tantôt à celle du cuir fauve, tantôt à celle de la rouille ; parsemé de granulations lisses, il présente le plus souvent des lésions de périhépatite. A l'examen histologique (fig. 54), les altérations sont celles de la sclérose bi-veineuse à prédominance périportale ; le tissu fibreux est infiltré de pigment ocre ainsi que les néo-canalicules biliaires formées dans le tissu fibreux ; l'infiltration a pénétré les cellules hépatiques elles-mêmes ; les noyaux cellulaires sont difficilement colorables ; chaque cellule semble atteinte d'une atrophie proportionnelle à sa surcharge en pigment. Le pigment se retrouve encore dans la moelle osseuse, la

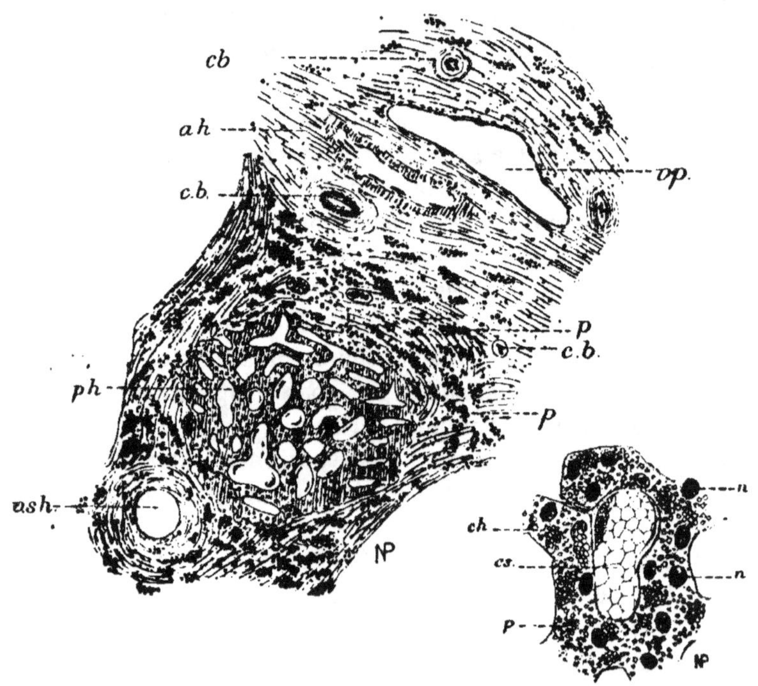

Fig. 54.

Cirrhose pigmentaire, avec diabète (d'après LANCEREAUX).

vp, veine porte. — *ah*, artère hépatique. — *cb*, calculs biliaires. — *vsh*, veine sus-hépatique. — *p*, pigment.

Fig. 54 *bis*.

Portion de la coupe précédente à un plus fort grossissement.

pituitaire, le corps thyroïde, ainsi que dans les glandes sudoripares.

Les ganglions du hile sont tuméfiés et scléreux, infiltrés de pigments ainsi que la rate et le pancréas en voie de dégénérescence scléreuse. La rate est peu augmentée de volume.

Le diabète bronzé ne pourrait être confondu qu'avec la ma-

ladie d'Addison qui se distingue par une pigmentation en plaques n'épargnant pas les muqueuses, par les vomissements, les
douleurs lombaires, l'asthénie très rapide.

Les cirrhoses pigmentaires des diabétiques sont essentiellement
d'ordre cachectique. En rapport avec des dégénérescences profondes des cellules hépatiques, elles échappent à tout traitement
curatif; il y aurait même quelque danger à soumettre les malades, en pareil cas, à une médication débilitante quelconque.

Le seul traitement possible est un traitement tonique destiné
à relever les forces du malade : usage du thé, du café à petites
doses ajoutés au lait; alimentation modérée; antiseptie intestinale[1].

B. — RAPPORTS DES MALADIES DU FOIE
AVEC LE DIABÈTE

Avant la découverte de la fonction glycogénique, le diabète
était considéré comme l'effet d'un désordre rénal ou digestif.
Après les recherches de CL. BERNARD, il fut attribué à un trouble
de cette fonction, soit par non-utilisation du glycose, soit par
formation exagérée de ce produit. CLAUDE BERNARD n'admit pas
l'existence du diabète par non-utilisation du glycose ; la seconde
hypothèse lui parut seule acceptable puisque l'intégrité du foie
semblait nécessaire à la persistance du diabète qui disparaît à
la suite d'une altération profonde de la glande hépatique.

Toutefois, malgré les recherches nombreuses auxquelles il
avait consacré une bonne partie de son existence, CL. BERNARD
reconnaissait qu'il n'avait pu arriver à la vérité définitive sur
la pathogénie du diabète : « La cause du diabète, dit-il, est plus
profonde que les causes de la glycémie qui n'est que l'expression
d'une tendance physiologique salutaire. Le véritable élément
étiologique du mal est la cause, inconnue pour le moment, qui
amène l'affaiblissement organique primitif. C'est à cette cause
qu'il faut s'adresser et non aux symptômes glycémique et glycosurique. Cette cause retentit sur le foie pour produire la glycémie et pour amener une réaction puissante de tous les phé-

---

[1] ROBIN. Traité de thérapeutique.

nomènes réparateurs ; mais cette réaction s'épuise ; la glycémie elle-même finit par diminuer quand le diabète trop persistant a épuisé l'effort organique qui tendait à la régénération ».

En somme, Cl. Bernard a dit et répété qu'on ne pouvait donner une théorie pathogénique absolue du diabète : la suractivité fonctionnelle du foie, conséquence d'une excitation directe du parenchyme, ou d'un réflexe à distance, Cl. Bernard l'invoquait seulement pour expliquer l'hyperglycémie qu'il considérait comme un acte réparateur ; quant à la cause initiale provocatrice de cette hyperglycémie défensive, Cl. Bernard l'ignorait.

Les différentes théories qui font intervenir dans la production du diabète un trouble de la fonction glycogénique ont toutes été inspirées par la découverte de Cl. Bernard.

Pavy pense qu'à l'état normal le glycogène ou amidon hépatique doit donner naissance aux graisses dans le foie ; chez le diabétique, il passe dans le sang et s'y transforme en sucre par l'action d'un ferment inconnu. — Pour Schiff, c'est une altération du sang qui communique à ce liquide le pouvoir de faire fermenter le glycogène. — Pour Tiegel, c'est la destruction plus rapide des hématies qui fournit au foie de la matière azotée à l'état naissant, apte à agir comme ferment sur le glycogène.

Depuis 1873, Bouchard sortant « de l'ornière de la glycogénie hépatique » considère le diabète comme un « trouble nutritif d'origine nerveuse ou de tout autre origine, quelquefois acquis, le plus souvent congénital. » C'est une maladie de la nutrition dont la pathogénie s'explique par une insuffisante utilisation, par un défaut de combustion du sucre dans l'organisme. Un traitement basé sur la suppression des hydrocarbones dans le régime, sur l'hydrothérapie, sur l'emploi des boissons spiritueuses et des alcalins sur le recours aux exercices modérés répondait à cette pathogénie. Ce traitement auquel on ajouta plus tard l'arsenic et la lithine, était le même pour le diabète gras dit arthritique et pour le diabète maigre ou pancréatique sur lequel Lancereaux avait attiré l'attention en 1877.

A côté de ces deux variétés de vrai diabète, dans lequel on considérait que le foie ne jouait aucun rôle, on décrivit cependant une glycosurie hépatique profondément séparée du diabète vrai par les caractères suivants : glycosurie toujours modérée, intermittente, ne dépassant pas le maximum de 5 à 7 grammes par litre et survenant seulement après les repas ; pas de polydipsie, pas de polyurie.

Cette glycosurie était considérée comme une insuffisance passagère de la glyco-fixation.

A part cette restriction, le foie déchut tellement de son rôle dans la pathogénie du diabète vrai, que la cirrhose constatée à l'autopsie d'un diabétique fut considérée comme une complication, comme une simple coïncidence, non comme la cause du diabète. On invoquait les arguments suivants :

1° Les lésions les plus étendues et les plus graves du foie ne déterminent pas de diabète ;

2° Le foie est le plus souvent normal à l'autopsie des diabétiques ;

3° Lorsque, par exception, on le trouve malade, il s'agit ordinairement de lésions telles que le cancer, la tuberculose, la syphilis qui ne peuvent éveiller l'idée d'aucun rapport pathogénique avec le diabète.

En 1890, GLÉNARD opposa à cette proposition que le foie est normal chez les vrais diabétiques, les conclusions suivantes basées sur l'observation clinique de 324 cas (234 hommes et 90 femmes) de diabète vrai.

1° Lorsqu'on explore systématiquement et méthodiquement (palpation classique, procédé du pouce) le foie chez tous les diabétiques, on trouve qu'il est accessible à la palpation et présente dans 60 p. 100 des cas, des signes physiques anormaux ;

2° Les anomalies physiques sont les suivantes : hypertrophie dans 35 p. 100 des cas ; déformation dans 4 p. 100 ; tuméfaction dans 7 p. 100 ; hyperesthésie simple dans 6 p. 100 ; ressaut derrière le rebord costal, 7 p. 100 ; atrophie, 1,5 p. 100 ; le foie est normal à la palpation dans 40 p. 100 des cas.

3° Les signes physiques anormaux sont surtout limités au lobe droit.

4° Le foie induré et indolent qui constitue l'anomalie objective des affections les plus rebelles du foie existe chez 23 p. 100

des diabétiques, dans 40 p. 100 des foies accessibles à la palpation.

Après avoir montré que, dans le cours des années, ces signes physiques considérés dans chaque lobe subissent des variations incessantes chez le diabétique ; que le processus hépatique chez ces malades peut évoluer de l'hypertrophie simple à la cirrhose atrophique avec disparition de la glycosurie, de la soif, de la polyurie et apparition de l'ascite, GLÉNARD établit d'abord nettement l'existence d'un diabète vrai causé par une lésion du foie relevant de l'alcoolisme. Chez ces malades, le diabète est la phase glycosurique d'une affection hépatique de date ancienne, affection d'origine alcoolique et dont les phases antérieures se sont traduites par les différents symptômes de l'hépatisme. En recherchant systématiquement la cause première, GLÉNARD décrit à côté du diabète vrai hépatique alcoolique, le diabète paludéen, puerpéral, grippal, syphilitique, nerveux, etc.

Si chez un diabétique on ne trouve aucune des causes premières d'hépatisme, il faudra remonter aux ascendants et, comme le fait remarquer GLÉNARD, il n'en coûte « pas plus d'admettre une hérédité hépatique que d'admettre une hérédité de dyscrasie humorale. »

En définitive, la filiation des accidents s'établit pour le diabète comme pour toutes les maladies de la nutrition (lithiase, goutte, obésité) : à l'origine, une cause première héréditaire ou acquise provoquant une maladie du foie, un état d'hépatisme qui engendre la diathèse, le diabète dans le cas particulier.

L'existence du diabète alcoolique de GLÉNARD dont la notion a eu pour conséquence immédiate la suppression dans le traitement du diabète des spiritueux largement prescrits jusqu'alors, est admise aujourd'hui par FÉRÉOL, HAYEM, ANDRÉ, HARLEY, GROS, GILBERT et RISPAL.

La pathogénie invoquée par GLÉNARD trouve une éclatante confirmation dans l'efficacité d'une thérapeutique rationnelle qui s'adresse à toutes les maladies relevant de l'hépatisme et qui se résume dans les prescriptions suivantes : 1º régime alimentaire spécial dont les farineux, les corps gras et les spiritueux doivent être plus ou moins proscrits ; 2º emploi des cholalogues, des diurétiques et des alcalins ; 3° utilisation des agents perturbateurs du foie. (cures thermales, hydrothérapie chaude ou froide) ; 4° suppression, quand on la connaît et quand on peut l'atteindre, de la cause première de la maladie.

Évidemment, nous n'avons pas pénétré le mécanisme intime qui préside à la constitution du diabète ; on peut néanmoins soutenir avec LANCEREAUX que s'il existe une relation étiologique « entre la cirrhose et la glycosurie, c'est cette dernière qui est l'effet plutôt que la cause », et reconnaître que les indications thérapeutiques déduites rationnellement par GLÉNARD ont rendu les plus grands services aux malades.

§ 8. — CIRRHOSE GOUTTEUSE

Les goutteux présentent un certain nombre d'accidents qui ont été rattachés à un trouble de la fonction hépatique : migraines de longue durée avec douleur sus-orbitaire dans l'intervalle des paroxysmes migraineux ; crises d'anorexie avec recrudescence de l'état saburral ; sensation de pesanteur dans l'hypocondre droit une ou deux heures après les repas ; sommeil nul ou fréquemment interrompu ; tension anale ; peau jaunâtre ; urines riches en pigment rouge brun, mais sans pigment normal. Une alimentation trop riche en substances azotées, le café, l'alcool exagèrent tous ces malaises.

A ces troubles fonctionnels correspondent des modifications physiques du foie : GALTIER BOISSIÈRE et MARTIN MAGRON signalent le gonflement de la glande hépatique ; GARROD, MURCHISON, TROUSSEAU, CHARCOT parlent de congestion ou de torpeur du foie ; BOUCHARD cependant dit avoir recherché inutilement la tuméfaction hépatique généralement admise par les différents auteurs au moment des accès. GLÉNARD explorant systématiquement le foie des goutteux a trouvé chez ces malades les différents types de foie hypertrophié, résistant, hyperesthésique, à arête tranchante un peu épaissie.

Puisque dans l'hypothèse de GLÉNARD, la goutte relève de l'hépatisme, on conçoit que le désordre hépatique initial puisse aboutir à la cirrhose dont plusieurs observations ont été rapportées par RENDU.

Pour ceux qui n'admettent pas la théorie de GLÉNARD, il faut attribuer cette cirrhose à la dyspepsie dont souffrent les goutteux, aux excès acooliques dont ils sont coutumiers.

Cette cirrhose est biveineuse; soit au point de vue clinique, soit au point de vue anatomo-pathologique, elle ne présente aucun caractère particulier.

§ 9. — CIRRHOSE POST-INFECTIEUSE

L'hépatite aiguë parenchymateuse qui caractérise le foie infecté (fièvre typhoïde, entérite de l'enfance, varicelle, etc.), tel que nous le décrirons d'après GASTOU peut aboutir après la guérison de l'état aigu à une *cirrhose dite infectieuse*.

Anatomiquement la cirrhose infectieuse forme, par son caractère de diffusion, le passage entre les hépatites parenchymateuses et les cirrhoses. Par sa systématisation capillaire, elle est intermédiaire entre la cirrhose atrophique et la cirrhose hypertrophique biliaire : de la cirrhose atrophique elle a le caractère annulaire, interlobulaire, multilobulaire ; de la cirrhose hypertrophique biliaire elle se rapproche par la sclérose insulaire, monolobulaire et intralobulaire, surtout par la néoformation biliaire.

C'est essentiellement une sclérose intercellulaire ou cirrhose capillaire, trabéculaire (GASTOU). Généralement volumineux, le foie cirrhotique infectieux présente à sa surface les taches blanches leucocytaires de HANOT.

Cette cirrhose résulterait d'une infection hépatique par les agents microbiens saprophytiques ou pathogènes qui pullulent dans l'estomac et dans l'intestin; l'infection serait favorisée par un véritable hépatisme provoqué par une maladie antérieure (dothiénentérie, variole, etc.) Nous revenons ainsi à la théorie de l'hépatisme de GLÉNARD.

Du reste, au point de vue symptomatique, GASTOU reconnaît que la cirrhose infectieuse se caractérise surtout par le syndrome de l'hépatisme : teinte subictérique de la peau. hémorrhagies cutanées et muqueuses, œdèmes localisés ou généralisés sans albuminurie, urobilinurie, prurit, insomnie.

Cet état d'hépatisme dure plus ou moins longtemps ; il peut disparaître, persister indéfiniment ou aboutir à une cirrhose confirmée avec les caractères classiques de la cirrhose biveineuse.

Parvenue à sa période d'état, la maladie durerait de deux à six mois.

Le traitement est celui de la cirrhose de Laënnec.

§ 10. — CIRRHOSES PALUDÉENNES

Signalées par HASPEL, GRIESINGER et FRERICHS, les cirrhoses paludéennes ont été surtout étudiées par KELSCH et KIENER (1878), par LANCEREAUX et par son élève PIQUET (Th. de Paris, 1880). Les cirrhoses atrophique et hypertrophique simples décrites chez les paludéens ne se distinguent pas suffisamment soit au point de vue clinique, soit au point de vue anatomo-pathologique des cirrhoses alcooliques pour justifier une description spéciale. Seule la *cirrhose hypertrophique pigmentaire paludéenne* constitue un type défini.

1° **Étiologie**. — Son étiologie se confond avec celle de l'impaludisme ; c'est une affection de tous les âges, de la jeunesse plus que de la vieillesse d'après la statistique de LANCEREAUX ; constatée dans les différents pays où règne la fièvre intermittente, elle serait plus fréquente chez l'homme que chez la femme, ce qui tient sans doute à ce que les femmes, par la moindre fréquence de leurs déplacements sont moins exposées au paludisme. L'alcoolisme, les excès alimentaires constituent autant de causes prédisposantes.

2° **Anatomie pathologique**. — Le foie est volumineux, lisse ou légèrement mamelonné ; de coloration jaune sombre, marbré de taches brunes, il présente une consistance ferme et coriace.

Les inégalités de la surface extérieure sont dues à la présence de granulations colorées ordinairement par la bile et par du pigment ; aussi par sa couleur, le foie paludique ressemble assez bien à un porphyre vert ou rouge suivant le degré d'infiltration biliaire ou de pigmentation sanguine (LANCEREAUX).

La surface de section présente un aspect granité, peu différent de celui de la surface extérieure.

Les principales lésions histologiques (fig. 55 et 56) sont les suivantes : prolifération abondante du tissu conjonctif de l'espace porte, ce tissu formant des anneaux incomplets qui divisent le parenchyme hépatique en îlots constitués par plusieurs lobules communiquant largement entre eux ; intégrité relative des veines sus-hépatiques, des branches de la veine porte et de l'artère hépatique : les conduits biliaires présentent toujours un certain degré d'angiocholite. A la périphérie des îlots glandulaires, les cellules de la travée sont troubles et infiltrées d'une grande quantité de granulations pigmentaires ; la dégénérescence graisseuse est moins avancée que dans la cirrhose de Laennec. En résumé, tandis que chez l'alcoolique la prolifération conjonctive évolue en même temps à la périphérie et au centre du lobule, pour s'étendre progressivement ; chez le paludéen le centre du lobule reste généralement intact.

La rate est toujours augmentée de volume, colorée par le pigment, de consistance ferme, adhérente au diaphragme.

3° Symptômes, évolution. — Pendant plus ou moins longtemps, la cirrhose paludique est précédée de poussées congestives du foie qui se traduisent par ses signes habituels : hépatomégalie douloureuse et sensation de pesanteur dans l'hypocondre droit. Peu à peu l'appétit diminue, les digestions deviennent difficiles ; les matières diarrhéiques sont fétides et peu colorées par la bile.

A la période d'état, les symptômes essentiels sont les suivants : hypertrophie du foie et de la rate, météorisme abdominal et ascite généralement peu abondante ; circulation abdominale collatérale peu intense ; décoloration de la peau et des muqueuses ; *ictère léger métapigmentaire;* crises d'hyperthermie dues soit à des poussées d'angiocholite, soit à des accès palustres.

Les urines varient de 1.500 à 2.000 centimètres cubes par vingt-

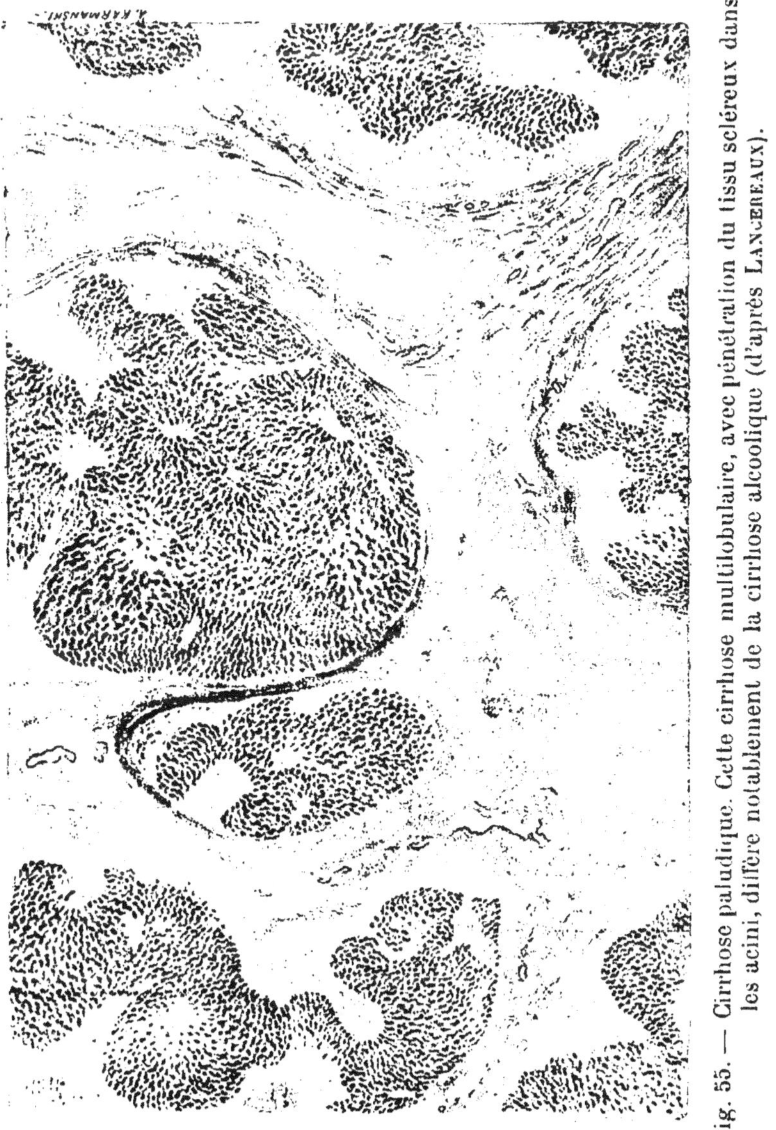

Fig. 55. — Cirrhose paludique. Cette cirrhose multilobulaire, avec pénétration du tissu scléreux dans les acini, diffère notablement de la cirrhose alcoolique (d'après LANCEREAUX).

quatre heures ; de couleur acajou, elles présentent une réaction acide ; leur teneur en urée, en chlorure, en phosphates est voisine de la normale ; elles contiennent en plus ou moins grande

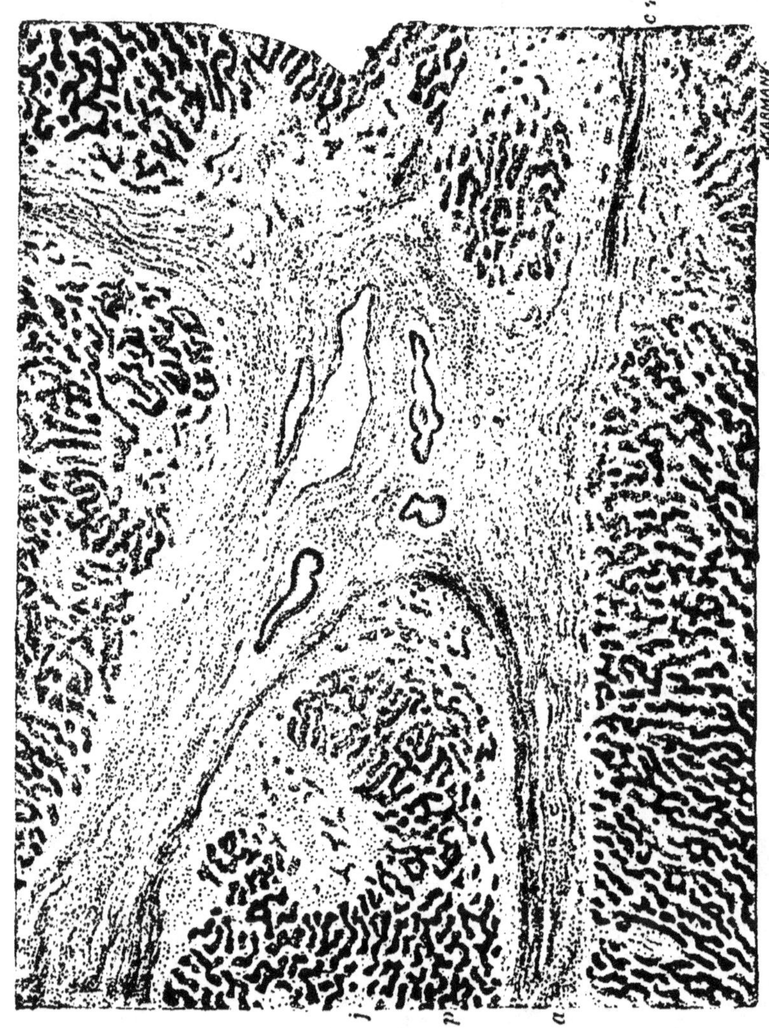

Fig. 56. — Cirrhose paludique à un plus fort grossissement (d'après Lancereaux).

abondance, suivant l'état de la cellule hépatique du rouge brun et de l'urobiline.

L'héméralopie ou cécité nocturne est fréquemment observée dans le cours de la cirrhose paludéenne.

Dans la phase avancée de la maladie, on observe souvent des hémorrhagies par les différentes muqueuses.

La maladie évolue d'une manière très lente. LANCEREAUX lui reconnaît trois phases :

Une phase préictérique caractérisée par l'anémie, l'hypertrophie du foie et de la rate ;

Une phase ictérique pendant laquelle on observe des accès fébriles intermittents plus ou moins espacés.

Une phase cirrhotique qui se termine généralement dans le syndrome de l'insuffisance hépatique avec hypothermie, à moins que ne survienne une complication intercurrente.

Même à la phase de cirrhose, la maladie peut guérir à l'aide d'une médication rationnelle ; abandonnée à elle-même, elle aboutit fatalement à la mort.

4° Diagnostic. — La cirrhose paludéenne pourrait être surtout confondue avec la cirrhose de Laënnec dont elle se distingue par l'ictère, par la faible abondance de l'ascite, par le peu de développement de la circulation collatérale, enfin par les accès fébriles intermittents.

5° Traitement. — Malgré la spécificité de son origine, la cirrhose paludéenne ne relève pas du traitement par la quinine.

Même après la disparition des accès, l'hépatite évolue progressivement.

Pour enrayer cette évolution du processus, le meilleur traitement doit obéir aux indications suivantes :

1° Surveiller l'alimentation en supprimant l'alcool sous toutes ses formes et en prescrivant tous les excès alimentaires ;

2° Séjour à la campagne et surtout dans les montagnes pour combattre l'anémie et relever les forces du malade ;

3° Hydrothérapie sous forme de douches écossaises ;

4° Cure thermale à Vichy, Royat, Chatel-Guyon, Evian, Contréxeville. Ces cures doivent être rigoureusement surveillées ;

5° Comme médication interne, le fer, l'arsenic, l'iodure de

potassium, les préparations de quinquina ont donné les meilleurs résultats.

§ 11. — CIRRHOSE PAR ARTÉRIOSCLÉROSE

Je rappelle que l'artériosclérose est une affection caractérisée par une sclérose des parois artérielles ; elle atteint à des degrés divers la plus grande partie du système circulatoire, aussi bien les veines que les artères : d'où le nom d'angiosclérose proposée par quelques auteurs. L'artériosclérose est l'aboutissant de toutes les causes morbides, infectieuses ou toxiques, qui ont agi pendant la vie. Elle peut commencer dans le jeune âge ; elle ne fait presque jamais défaut chez l'adulte et chez le vieillard. Les artères frappées d'artériosclérose perdent leur élasticité ; elles deviennent rigides et n'assurent pas une circulation sanguine régulière dans les organes qu'elles pénètrent. Aussi se constituent des dystrophies cardiaques, cérébrales, rénales, pulmonaires ou hépatiques, ces dernières aboutissant à la constitution de cirrhoses. HANDFIELD JONES a constaté la cirrhose hépatique 26 fois sur 30 cas d'artériosclérose généralisée.

Tandis que la cirrhose alcoolique se traduit par l'altération scléreuse des branches intra-hépatiques de la veine porte ; que la cirrhose cardiaque, dans la conception classique, est une conséquence de la périphlébite sus-hépatique, la cirrhose par artériosclérose est surtout péri-artérielle. Elle est caractérisée par l'artérite, par l'atrophie de la cellule hépatique, par l'épaississement du stroma et la sclérose localisée de l'espace porte [1].

Au point de vue clinique, nous retrouverons les trois phases signalées dans la cirrhose de Laënnec : phase précirrhotique, préascitique et ascitique.

Aussi bien aucune raison ne s'impose pour justifier une des

---

[1] Voir HUCHARD, *Traité clinique des maladies du cœur et des vaisseaux*, 1893 ; H. BLANC, *Archiv. Générales de Méd. et de Pharmac. militaires*, 1891.

cription spéciale de la cirrhose par artériosclérose que son étiologie spéciale autorise seule à différencier.

ARTICLE III

CIRRHOSES BILIAIRES

Nous avons étudié les cirrhoses biveineuses essentiellement caractérisées : au point de vue anatomique, par la néoformation conjonctive ; — au point de vue pathogénique par le mode de pénétration de l'agent morbide empruntant soit la circulation générale, soit la circulation porte ; — cliniquement enfin par l'ascite et le développement de la circulation abdominale. Il nous reste à étudier les cirrhoses biliaires dans lesquelles les lésions conjonctives tiennent encore une place prépondérante, mais se distribuent différemment ; ces cirrhoses se compliquent en outre d'une angiocholite entrainant à la suite l'ictère qui devient le symptôme objectif le plus frappant de la maladie.

Deux variétés de cirrhoses biliaires doivent être différenciées ; la *cirrhose hypertrophique biliaire avec ictère chronique* ou *cirrhose de Hanot* et la *cirrhose biliaire par obstruction*.

§ 1. — CIRRHOSE HYPERTROPHIQUE BILIAIRE AVEC ICTÈRE CHRONIQUE (CIRRHOSE DE HANOT)

Isolée par HANOT en 1875 du groupe des cirrhoses hypertrophiques, la cirrhose hypertrophique biliaire avec ictère chronique est une affection essentiellement caractérisée par l'hypertrophie du foie et de la rate coïncidant avec un ictère chronique sujet à de fréquentes variations et par deux symptômes négatifs importants : l'absence d'ascite et de circulation abdominale complémentaire ; elle se termine généralement dans le syndrome de l'ictère grave secondaire.

1° Étiologie. — Plus fréquente chez les hommes que chez

l'adulte, rare chez l'enfant, elle se rencontre surtout chez l[es]
alcooliques, chez les anciens syphilitiques, les paludéens et l[es]
lithiasiques. A ces notions sommaires se réduisent nos connai[s-]
sances sur l'étiologie de cette affection.

2° Symptômes. — a. *Phase pré-ictérique.* — Elle ne présen[te]
rien de caractéristique et consiste surtout en troubles dyspe[p-]
tiques : anorexie, lenteur des digestions, pituites matinales ; [le]
malade accuse un développement anormal de la partie sup[é-]
rieure du ventre, une sensation de pesanteur dans l'hypocond[re]
droit, des épistaxis à répétition, un amaigrissement progress[if]
et la perte de ses forces. Cette phase peut durer de quelqu[es]
mois à un an.

b. *Phase ictérique.* — Alors apparaît le symptôme capita[l]
l'ictère qui, dans certains cas, peut constituer le symptôme in[i-]
tial de l'affection et s'accompagner de phénomènes d'embarr[as]
gastrique fébrile avec hyperthermie s'élevant à 38-40° (fig. 5[7].
Une fois constitué, l'ictère est sujet à des variations très notabl[es]
dans son intensité, à des rémissions temporaires jusqu'au jour [où]
devenu définitif il s'accuse de plus en plus. La teinte des tég[u-]
ments dépasse rarement le jaune verdâtre ; elle varie général[e-]
ment du jaune clair au jaune soufre. On peut observer du pr[u-]
rit ; les fèces sont le plus souvent boueuses ou liquides, jama[is]
complètement décolorées comme dans l'ictère par rétention.

Selon que la maladie s'aggrave ou rétrocède, la quantité d[es]
urines émises en vingt-quatre heures diminue ou augmente[nt],
suivant l'état d'intégrité de la cellule hépatique, elles contie[n-]
nent soit des pigments normaux, soit de l'urobiline presq[ue]
pure ; pour la même raison, la toxicité urinaire est sujette à d[es]
variations fréquentes d'un jour à l'autre (SURMONT).

Les variations que présentent les grands symptômes de [la]
phase ictérique, traduisent des oscillations corrélatives et enco[re]
mal connues dans la valeur fonctionnelle de la cellule hépatiqu[e].

Quand l'ictère est devenu définitif, la maladie entre dans [la]
période d'état et alors se surajoutent deux symptômes essentie[ls]
l'hypertrophie du foie et de la rate.

c. *Période d'état. Hypertrophie du foie.* — L'hypertroph[ie]

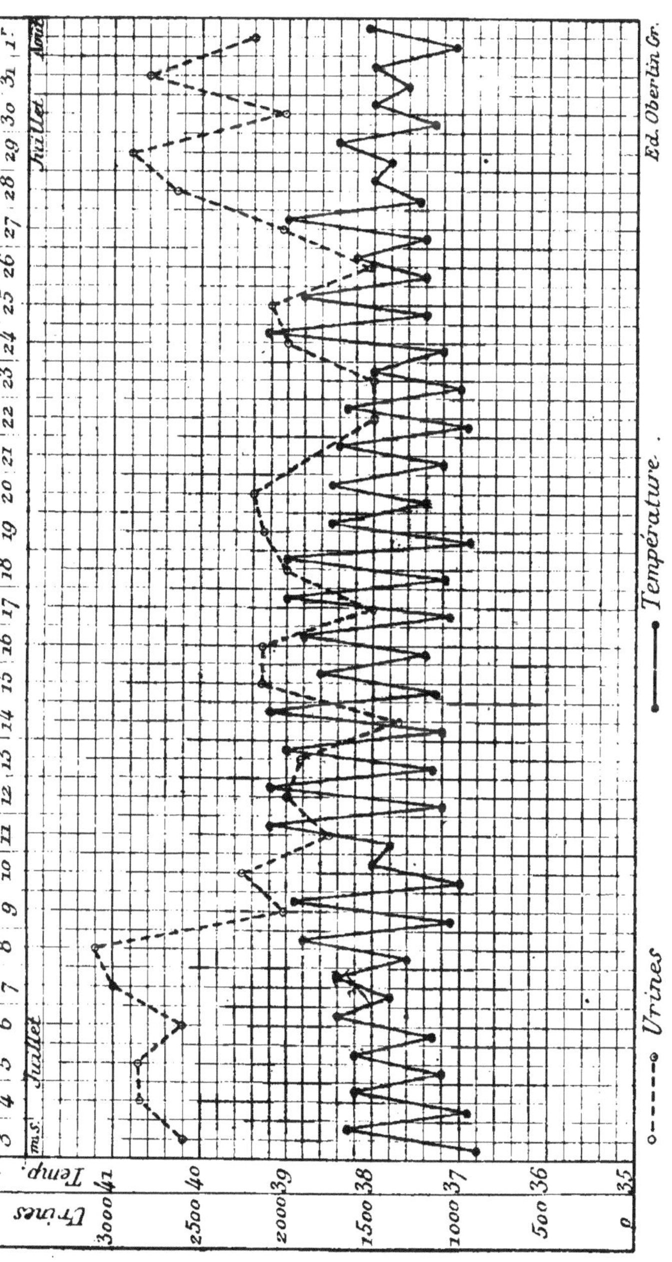

Fig. 57.

Courbe de la température et des urines dans un cas de cirrhose biliaire (d'après LEREBOULLET).

du foie peut être uniforme ou prédominer au niveau du lobe
gauche. L'organe peut occuper tout le flanc droit, descendre.

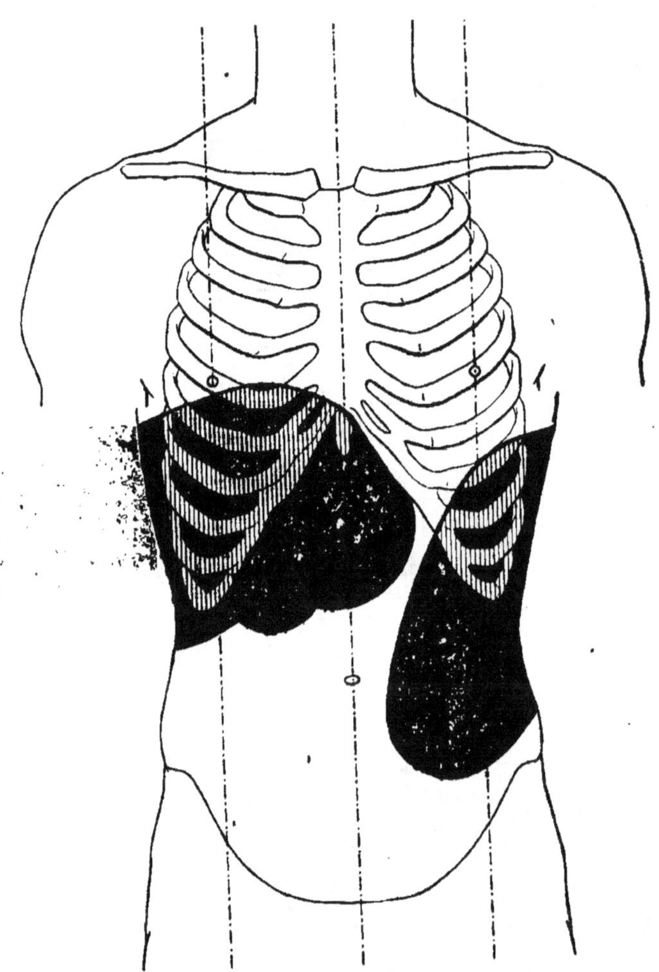

Fig. 58.
Cirrhose biliaire spléno-mégalique.

même jusque dans la fosse iliaque, tandis que la limite supérieure remonte presque vers la cinquième côte. Le foie hyper-

trophié est dur à la palpation; son bord antérieur est net et tranchant; sa surface accessible est lisse et régulière, à moins que la

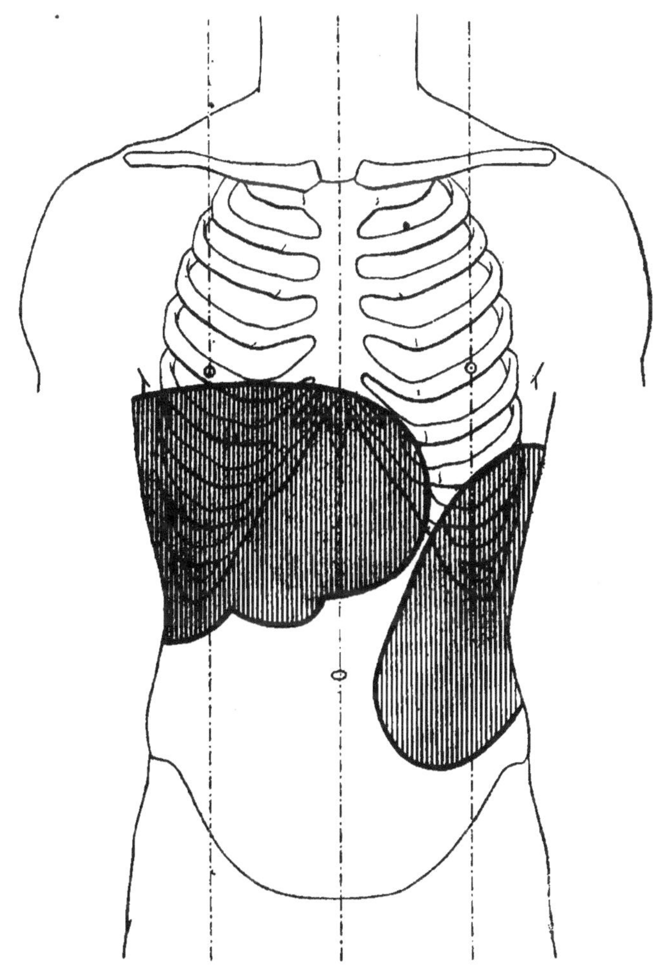

Fig. 59.
Cirrhose biliaire hypertrophique spléno-mégalique.

présence de fausses membranes dues à la péri-hépatite concomitante ne la rendent inégale. Le foie ainsi hypertrophié est

28.

souvent douloureux soit spontanément, soit par ébranlement ; la douleur est sourde, profonde, s'irradie rarement vers l'épaule

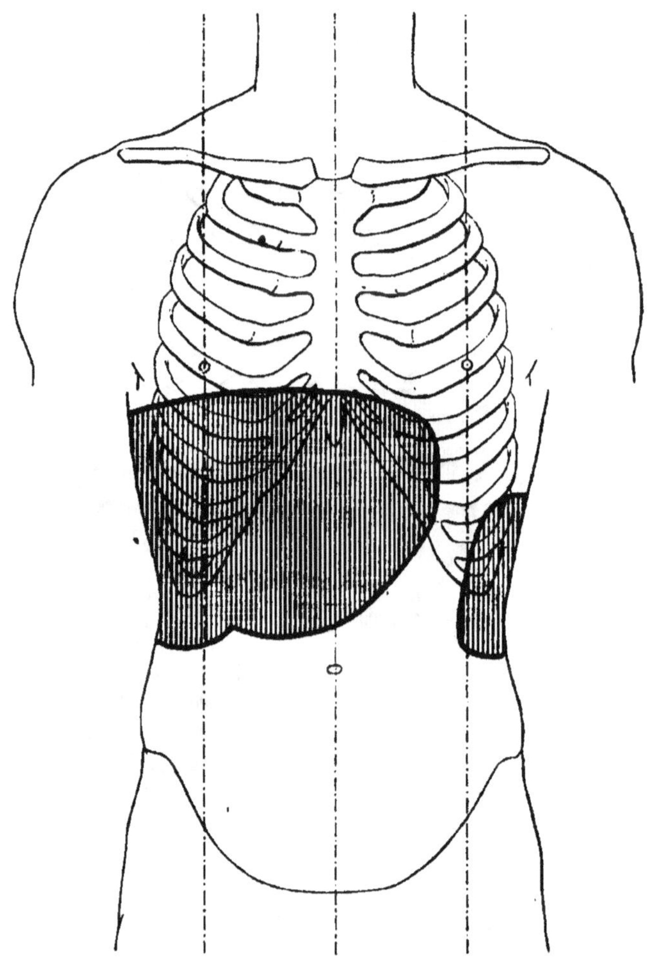

Fig. 60.

Cirrhose biliaire hypertrophique sans spléno-mégalie.

droite. Cette hypertrophie est définitive mais elle subit des recrudescences au moment des poussées d'ictère ; dans quelques cas, elle diminue pendant la période cachectique terminale (HANOT).

Hypertrophie de la rate (fig. 58, 59, 60, 61). — Aussi significa-

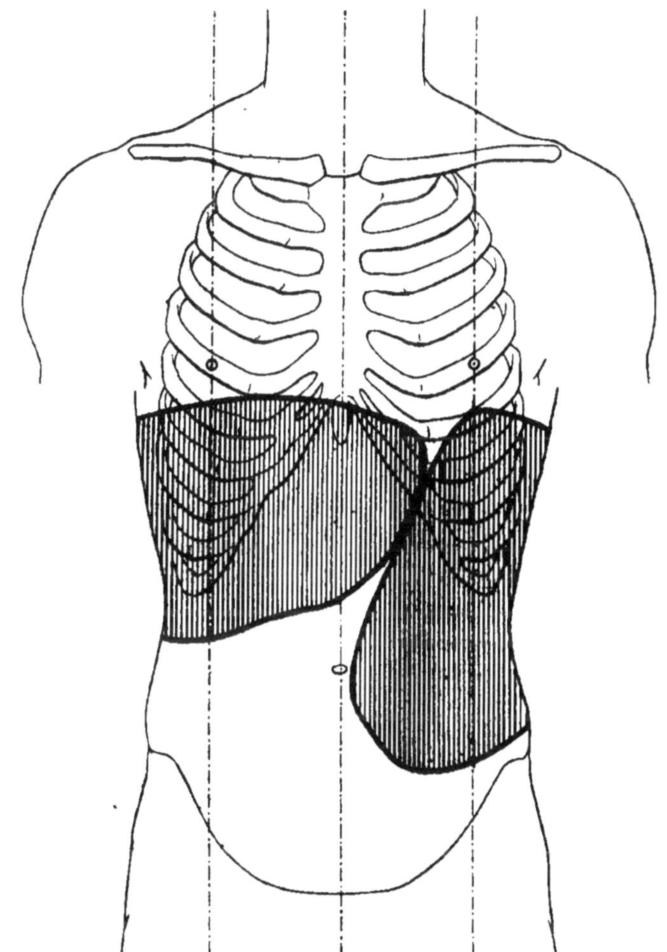

Fig. 61.

Type de cirrhose biliaire spléno-mégalique.

tive que l'hypertrophie du foie, elle peut atteindre des dimensions considérables; l'organe a conservé sa forme générale; il est dur, lisse et la péri-splénite en rend souvent l'exploration douloureuse. L'auscultation permet parfois d'entendre à son niveau un souffle systolique doux et profond analogue au souffle placentaire (souffle splénique de CHAUFFARD) ; le même souffle peut être perçu au niveau du foie. Cette hypertrophie de la rate qui marche généralement de pair avec l'hépatomégalie mais qui peut aussi la précéder est attribuée surtout par GILBERT à la stase veineuse porto-splénique.

A ces signes positifs viennent s'adjoindre deux symptômes négatifs d'une très grande valeur : *l'absence d'ascite et de dilatation des veines sont cutanées abdominales.*

Pendant toute la durée de cette période d'état, l'appétit peut être assez prononcé pour qu'il y ait une véritable boulimie (JACCOUD et CHAUFFARD) ; cependant l'amaigrissement fait des progrès constants.

Le pouls est généralement faible et mou ; le second ton pulmonaire claque plus fortement que le second ton aortique ; l'asthénie cardiaque peut conduire à une véritable asystolie, mais en général les œdèmes n'apparaissent qu'à la période ultime et relèvent de la cachexie. Les hémorragies peuvent par leur répétition créer un véritable danger ; les plus fréquemment observées sont l'épistaxis et les hémorrhagies gastro-intestinales ; les poussées de purpura cutané sont également fréquentes. La tension artérielle est le plus souvent normale. Parfois on observe une leucocytose marquée susceptible de porter le chiffre des globules blancs à 15.000 par millimètre cube.

Les urines sont acides, bilieuses ; la quantité des vingt-quatre heures oscille entre 1.200 et 1.600 grammes, sauf au moment des crises urinaires ; elle peut alors s'élever à 2.500 grammes et l'urée de 15 grammes en moyenne à 40 et au delà ; il est probable que ces crises urinaires sont en même temps hypertoxiques. L'indicanurie est rare ; la glycosurie expérimentale, même en forçant les doses de sucre absorbées est difficile ou impossible à provoquer ; l'élimination du bleu de méthylène est tantôt continue, cyclique, tantôt nettement intermittente ; le coefficient urotoxique est en général diminué.

D'après MM. GILBERT et LEREBOULLET (*Soc. Biol.* 9 mars 1901),

les urines des malades atteints de cirrhose biliaire au lieu d'être
éliminées en quantité maxima le jour et surtout dans les heures
qui suivent les repas sont surtout abondantes aux périodes de
jeûne. A ce phénomène ils ont donné le nom d'*opsiurie* (ὄψιος
« qui arrive ou se fait tard »). Chez ces mêmes malades et plus
généralement chez les ictériques, ils ont décrit en outre l'inversion
du rythme colorant des urines. Normalement, les urines émises
après les repas sont claires, celles du jeûne foncées, les plus
foncées étant en général émises le matin au réveil. Or, chez les
ictériques hépatiques les urines les plus foncées sont au con-

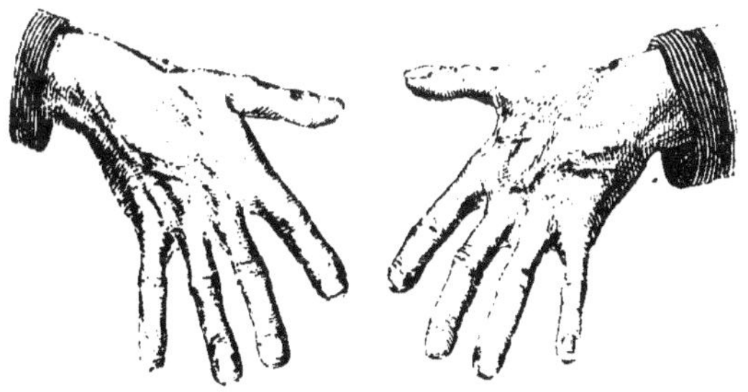

Fig. 62.

Troubles trophiques des mains (ostéo-arthropathie hypertrophiante)
chez un malade atteint de cirrhose de Hanot.

traire celles émises dans les quatre ou cinq heures qui suivent
les repas.

Les troubles respiratoires résultent du refoulement du cœur et
du diaphragme par le foie et la rate hypertrophiés.

Le système nerveux est en général peu profondément touché :
on ne constate aucun trouble objectif de la sensibilité ou de la
motilité. Les symptômes le plus souvent observés sont : l'asthénie intellectuelle, des modifications du caractère qui devient
irritable et capricieux, une grande inactivité, une tendance aux
idées noires, des crises de narcolepsie.

Différents troubles trophiques ont été observés au cours de
cette affection : pustules d'acné sur le dos et sur la face, kératite
diffuse et phlegmon de l'œil (Pitres), doigt hippocratique (Gilbert, Hanot et Bouchard) (fig. 62, 63, 64).

D'après GILBERT et FOURNIER, la cirrhose biliaire impose aux enfants qu'elle frappe, un arrêt de développement plus ou moins prononcé. Ce sont en général des enfants chétifs et maigres ; ils présentent parfois des dystrophies analogues à celles de la syphilis héréditaire, mais indépendantes de celle-ci ; c'est ainsi que GILBERT et FOURNIER signalent des troubles dentaires portant sur

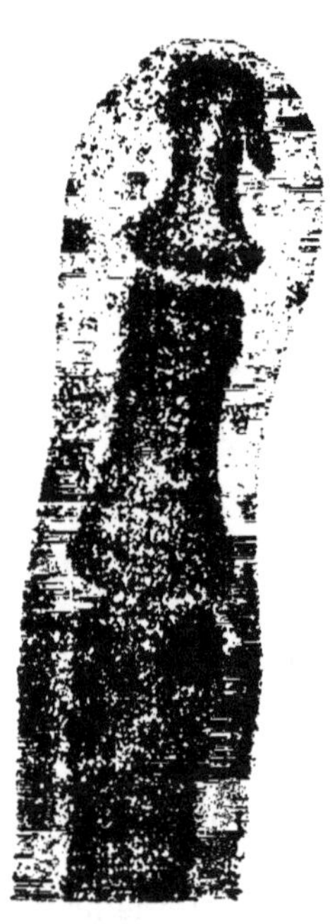 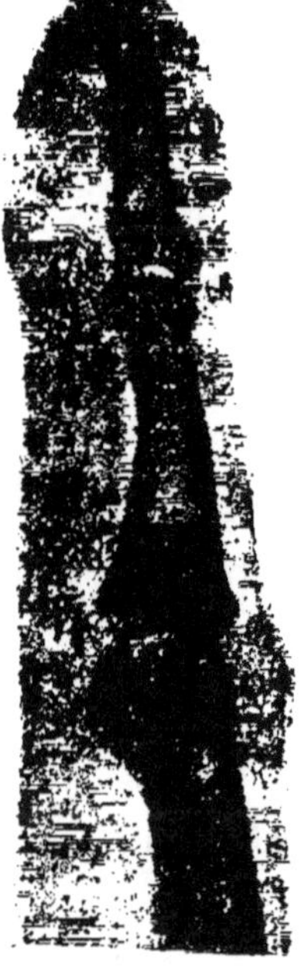

Fig. 63.   Fig. 64.
Radiographie de l'index droit.   Radiographie du pouce gauche.

Troubles trophiques des os dans un cas de cirrhose biliaire.
Examen radiographique (d'après LEREBOULLET).

les incisives : érosions cupuliformes, échancrures du bord libre comme dans la dent d'Hutchinson.

Cette période d'état présente une durée souvent fort longue, quatre, cinq, sept ans et plus ; elle est traversée par des poussées paroxystiques caractérisées par une recrudescence de l'ictère et de la tuméfaction douloureuse du foie, par des vomissements bilieux ; ces crises qui surviennent à l'occasion d'un excès de table ou d'une fatigue laissent chaque fois le malade plus affaibli, plus déprimé ; les paroxysmes deviennent de plus en plus intenses et rapprochés ; les accidents d'insuffisance hépatique avec oligurie, hypo-azoturie, apparaissent ; les hémorrhagies se multiplient ; le cœur se dilate ; enfin le malade succombe le plus souvent à un véritable ictère grave secondaire dans un état typhoïde que termine le coma. A la phase ultime, on peut assister, comme dans l'ictère grave, à une atténuation de l'ictère avec régression partielle du foie et décoloration des fèces ; il s'agit en somme d'acholie pigmentaire terminale par suppression de la fonction biligénique, d'asphyxie hépatique (JACCOUD).

La mort peut encore être le résultat d'une infection bronchique ou pulmonaire.

3° Anatomie pathologique. — *Macroscopiquement* on constate une hypertrophie du foie, uniforme ou prédominant sur le lobe gauche ; l'organe pèse 2.200 à 4.000 grammes. A la surface on trouve une série de granulations vert olive à faible relief, séparées par un stroma fibreux gris rosé ou gris de fer.

A la coupe, le foie est plus consistant qu'à l'état normal et présente un aspect de mosaïque marbrée de vert, jaune et gris. Vésicule biliaire généralement petite et libre de tout calcul. Perméabilité des voies biliaires complète. Plaques de périhépatite.

La rate pèse de 500 grammes à 1 kilogramme. Elle présente sa consistance et sa coloration normales. Périsplénite.

Les ganglions du foie et tout l'appareil lymphatique abdominal, voire les glandes axillaires et inguinales sont plus ou moins hypertrophiées (POPOFF, JACCOUD, BRISSAUD, PITRES, HAYEM, GILBERT).

La muqueuse gastro-intestinale ne présente pas de lésions notables ; parfois on observe des érosions œsophagiennes ou stomacales.

Le pancréas est en général normal. Dans un cas de GUILLAIN, il présentait une hypertrophie considérable.

Cœur mou et dilaté. Congestion des bases pulmonaires.

Les lésions des reins n'ont rien de spécifique ; elles sont en rapport avec l'infection biliaire ou l'infection terminale.

Au microscope et à un faible grossissement, sur des coupes du foie colorées au picro-carmin, on trouve de larges bandes roses de tissu fibreux circonscrivant des îlots de parenchyme hépatique colorés en jaune brunâtre ou teintés par la bile.

La cirrhose ne forme pas des anneaux comme dans le type bi-veineux : elle est *insulaire* sur les coupes, columnaires si on l'envisage dans la continuité de ses prolongements intra-hépatiques.

A un plus fort grossissement, on constate que les veines sus-hépatiques ainsi que les branches de la veine porte ne présentent aucune trace d'endophlébite ou de périphlébite ; même intégrité de l'artère hépatique.

La perméabilité vasculaire sanguine est donc complète.

Les principales lésions du système biliaire sont les suivantes : péri-angiocholite fibreuse des canaux biliaires interlobulaires associée à la sclérose uniforme de l'espace porte ; en certains points l'oblitération des canaux biliaires est complète et la lumière du canal a disparu. Au milieu du tissu fibreux on trouve, en outre, une multitude de petits canaux sinueux sans parois propres, tapissés par de petites cellules cubiques, à coloration rouge vif, assez volumineuses souvent pour remplir la cavité canaliculaire : ce sont des *néo-canalicules biliaires* qui, dans aucune espèce de cirrhose ne prennent un développement aussi considérable ; on les considère comme le résultat d'une transformation du l'épithélium trabéculaire. Parfois leur cavité se développe au point de former de véritables lacunes rappelant l'aspect de certains angiomes (angiome biliaire de SABOURIN) ; ces formations peuvent même devenir kystiques (angiome biliaire kystique). Dans certains cas on a constaté la présence d'abcès typiques.

La plupart des lobules hépatiques conservent leurs caractères morphologiques normaux ; les trabécules gardent leur ordination radiée ; non seulement la majeure partie des cellules hépatiques paraît saine, mais encore bon nombre d'entre elles son nettement hypertrophiées ; cette intégrité cellulaire qui contraste avec les dégénérescences graisseuses ou pigmentaires si habituelles dans les autres cirrhoses ne peut être observée que dans les cas où le malade a succombé à une affection intercurrente. En effet, quand la maladie suivant son évolution naturelle, s'est terminée par l'ictère grave, la plus grande partie des cellules sont fragmentées, dépourvues de noyau ou même en dégénérescence granulo-graisseuse.

L'anatomie pathologique rend compte des grands symptômes cliniques de la maladie : le foie est hypertrophié grâce à l'hyperplasie conjonctive ; l'ictère chronique résulte de ce fait que « les cellules hépatiques gardent longtemps l'intégrité de leur fonction biligénique et que l'angiocholite et la péri-angiocholite des canaux biliaires de moyen et de petit calibre empêchent le libre écoulement de la bile sécrétée ; enfin l'absence habituelle de l'ascite trouve son explication dans l'intégrité persistante du système veineux, et en particulier des veines sus-hépatiques[1]. »

4° Pathogénie. — Trois hypothèses ont été émises pour expliquer la pathogénie de la cirrhose de Hanot : dans la première, cette affection est considérée comme une maladie générale infectieuse mais avec localisation prédominante du virus infectieux sur la rate, le foie et les ganglions lymphatiques ; dans la seconde elle apparaît comme une maladie du foie à détermination primitivement splénique ; dans la troisième hypothèse, la maladie de Hanot constitue nettement encore une maladie locale, mais à détermination hépatique primitive.

La théorie *de l'infection générale*[2] à localisation hépato-splénique prédominante a été émise par KIENER en 1893. Il se basait, pour la soutenir, sur les lésions histologiques qu'il avait constatées dans un cas à évolution rapide, sur la cirrhose télangiectasique avec artérioles remarquables par la grosseur de leur calibre, leurs flexuosités, le volume exagéré de leurs cellules musculaires et endothéliales. Il mettait en évidence l'intégrité

[1] CHAUFFARD, *Tr. de médecine*, 2, 3, p. 876.
[2] Les cirrhoses biliaires. LEREBOULLET. Th. de Paris 1902.

des gros canaux biliaires, le caractère lymphogène de l'hypertrophie splénique ; l'existence d'une angiocholite primitive lui semblait peu probable. La cause pathogène, ajoutait-il, non seulement ne réside pas dans l'une des parties constituantes du foie, mais encore n'est pas localisée dans cette glande. KIENER croyait à une maladie générale que l'ensemble de ses manifestations cliniques et anatomiques rapprochait des maladies infectieuses. C'est à une conception analogue que se rattachait en 1894 HANOT qui avait cependant bien mis en lumière l'importance fondamentale de l'angiocholite. POPOFF (1895), KIRIKOW (1898), HAYEM (1902) ont également soutenu la théorie infectieuse générale de la cirrhose biliaire qui trouverait une importante confirmation dans les recherches d'ASCOLI : d'après cet auteur, en effet, la différence biologique du bilan azoté et calorique démontre que la cirrhose de Hanot relève d'un processus toxique ou toxi-infectieux avec porte d'entrée probable dans le sang ou dans la rate ; le foie ne serait atteint que secondairement.

La théorie de l'infection générale se heurte aux objections suivantes :

a. Inconstance des lésions artérielles ;

b. Intégrité relative de tous les organes sauf du foie, de la rate et des ganglions ;

c. Symptomatologie nettement biliaire.

Théorie splénique. — Pour CHAUFFARD, vu la constance et l'importance de l'hypertrophie splénique souvent la première en date, la lésion du foie serait subordonnée à une altération primitive de la rate. « L'infection causale qu'elle qu'en soit la nature encore ignorée, semble porter d'abord sur la rate et les ganglions lymphatiques et n'arriver au foie qu'en second lieu » ; d'après CHAUFFARD la splénopathie commande et dirige manifestement la lésion hépatique dans un grand nombre d'ictères infectieux splénomégaliques, mais surtout dans la maladie de Hanot. « Il semble, dit-il, qu'il y ait une famille naturelle de faits qui partant des splénopathies dites primitives de Gaucher, de Debove et Bruhl, sans réaction propre du foie, passe par les ictères infectieux chroniques splénomégaliques de Hayem, pour aboutir suivant l'orientation définitive de la lésion hépatique, soit aux formes atrophiques veineuses de la cirrhose (maladie de Banti), soit aux cirrhoses hypertrophiques biliaires ».

Telle est, acceptée par BOIX, la conception de CHAUFFARD qui, s'inspirant des idées fécondes de BANTI, met en relief l'importance capitale de la rate dans un grand nombre d'affections hépatiques.

A cette conception GILBERT et FOURNIER répondent que la rate se comporte comme un véritable ganglion du foie, qu'elle réagit aux infections hépatiques beaucoup plus souvent et beaucoup plus qu'elle ne réagit aux infections générales; enfin que cette réaction est bien plus fréquente que la réaction du foie devant la lésion splénique.

Théorie hépatique. — Elle est défendue par GILBERT et son école.

GILBERT considère la cirrhose de Hanot comme une angiocholite infectieuse ascendante primitive. Cette angiocholite est favorisée par une prédisposition familiale particulière qui consiste dans une vulnérabilité spéciale des voies bilaires de petit calibre aux infections ; pendant longtemps cette vulnérabilité se manifeste par une cholémie sans ictère, signe d'angiocholite latente. En somme, pour GILBERT toutes les cirrhoses biliaires ont pour condition première une prédisposition congénitale des voies biliaires qui facilite la pénétration des germes pathogènes venus de l'intestin.

Quelle est la nature de cette prédisposition? Est-elle due comme on l'a soutenu pour l'appendicite à une cause anatomique, à une malformation congénitale des voies biliaires? Non d'après LEREBOULLET qui n'a jamais trouvé dans le cholédoque rien d'analogue. Faut-il accuser une modification chimique de la bile facilitant la pullulation des germes, permettant leur ascension dans les voies biliaires ? C'est possible, peu probable, cependant. Il paraît plus simple pour GILBERT et LEREBOULLET de rechercher la raison d'être de cette *prédisposition* ou *diathèse biliaire* dans une modification de l'activité vitale des canaux biliaires. « La moindre résistance de ces cellules à l'infection serait analogue à ce que l'on tend à admettre actuellement en matière de prédisposition à la tuberculose pulmonaire [1]. »

La théorie de GILBERT soulève également de nombreuses objections.

Et tout d'abord les observations de KIRIKOW, de JANOWSKY, d'ERLANGER ne permettent pas de considérer comme constantes les modifications de l'épithélium des voies biliaires; dans plusieurs cas, la desquamation fut notée par places et seulement dans des conduits de gros calibre; il semble qu'il en eut été autrement si l'angiocholite devait être considérée comme la cause exclusive de la cirrhose biliaire.

De plus, l'existence de l'angiocholite et de la péri-angiocholite ne donne pas le droit de conclure que ces lésions sont primitives et causes de la maladie; elles peuvent en être la conséquence (HAYEM, KIRIKOW, CHARRIN, KRASKOW).

Au point de vue clinique, HAYEM objecte encore que la prédisposition héréditaire invoquée par GILBERT compte de nombreuses exceptions et de plus qu'on n'a pas l'occasion d'observer la transformation des différents ictères en cirrhose; tout au contraire, la cirrhose hypertrophique du foie avec ictère chronique atteint généralement les personnes qui, jusqu'alors, n'avaient eu aucune manifestation hépatique.

Aussi, pour expliquer la filiation des accidents dans les cas où la maladie débute par des lésions spléniques et évolue longtemps sans ictère, sans symptômes hépatiques, GILBERT est obligé d'admettre l'existence d'une *angiocholite primitive anictérique*; pour expliquer la splénomégalie il suppose l'existence d'un courant récurrent du sang hépatique qui, prenant les germes infectieux dans le foie, les apporterait dans la rate.

Il n'est donc pas possible d'accepter sans réserves l'hypothèse de GILBERT qui ferait en somme de la cirrhose hypertrophique biliaire l'aboutissant possible de toutes les variétés d'ictère.

De nouvelles recherches sont nécessaires pour éclairer la pathogénie de la maladie de Hanot, toutes les hypothèses émises se heurtant à des difficultés.

---

[1] LEREBOULLET. *Loc. cit.*, p. 220.

Quant à l'agent pathogène, il est complètement inconnu. Pour Boix, il serait analogue à l'agent du paludisme et aurait en tous cas une origine hydrique ; pour Chauffard, le parasite non microbien serait un protozoaire.

Une fois Gilbert a trouvé un bacille mobile et Gastou, chez deux malades, a rencontré dans les différents organes un diplocoque mal déterminé.

Expérimentalement on n'a jamais pu reproduire le type de la cirrhose de Hanot avec les lésions essentielles qui la caractérisent.

Pour expliquer la lente évolution de la cirrhose, l'absence ordinaire de la suppuration, alors que les germes de la maladie de Hanot seraient probablement les mêmes que ceux de l'angiocholite suppurative, Gilbert suppose une atténuation des agents microbiens et une résistance particulière du foie presque toujours atteint dans l'âge adulte.

5° Formes. — Suivant la prédominance de certains symptômes, suivant l'intensité de certains caractères objectifs et plus particulièrement de l'hypertrophie de la rate, on peut isoler différentes formes de cirrhoses biliaires, qui toutes ne présentent pas un égal intérêt.

Les unes constituent de véritables types anatomiques, les autres des types plus particulièrement cliniques.

A. Types anatomiques. — Ils sont au nombre de trois :

a. *Cirrhose biliaire hypersplénomégalique.* Décrite par Gilbert et Fournier en 1895, en 1898 et en 1900. elle se rapproche de la cirrhose de Hanot par l'analogie et la systématisation des lésions, par le mécanisme même de leur production ; elle s'en distingue par la prédominance d'une splénomégalie considérable et par la faiblesse de l'hypertrophie hépatique (voir p. 499).

Cliniquement, elle se rapproche de la cirrhose de Hanot et de *l'ictère infectieux splénomégalique* décrit par Hayem ; entre ces différentes affections, il n'y a qu'une question de degré.

b. *Cirrhose biliaire microsplénique ou asplénomégalique de Gilbert et Castaigne.* — Dans ces cas, la cirrhose biliaire ne s'accompagne pas d'hypertrophie splénique ; la rate peut même être atrophiée (voir p. 498).

c. *Cirrhose atrophique biliaire*. — Dans ces cas, l'hyperplasie des cellules hépatiques ne se produit pas ; ou peut même observer une atrophie du foie, tout comme dans la cirrhose biveineuse. Cliniquement, elle se traduit par des symptômes analogues à ceux des cirrhoses biliaires en général, mais son évolution est souvent plus rapide.

B. TYPES CLINIQUES. — En dehors du type classique, nous en distinguerons quatre .

a. *Cirrhose biliaire du nouveau-né et de la première enfance*. — Plusieurs cas ont été cités par d'ESPINE, HATFIELD, MANSON. En général, elle apparaît pendant la première dentition ou du septième au huitième mois : elle parcourt sa course fatale en trois ou quatre mois.

b. *Cirrhose biliaire de la seconde enfance*. — Indépendante de l'alcoolisme, elle affecte assez fréquemment le caractère familial et peut revêtir l'une des formes anatomiques déjà énumérées. En général, la splénomégalie et l'hypertrophie des ganglions sont particulièrement marquées.

c. *Cirrhoses biliaires anictériques*. — Dans cette variété, on observe généralement à la place d'un ictère franc, une cholémie souvent intense, mais qui peut aussi faire défaut. A part l'absence d'ictère, les cirrhoses biliaires anictériques se rapprochent par les symptômes et par l'évolution des autres cirrhoses biliaires.

d. *Cirrhoses biliaires à forme fébrile*. — L'intérêt de cette forme, c'est que la fièvre persistante peut faire croire soit au paludisme, soit à la tuberculose.

6° Diagnostic. — Comme le fait justement observer CHAUFFARD, le diagnostic de cirrhose hypertrophique biliaire ne peut pas être un diagnostic initial ; il ne se justifie que par l'allure même de la maladie toujours lente dans son évolution et présentant des alternatives de recrudescences et de rémissions.

A la période d'état, la cirrhose de Hanot pourrait être confondue avec les affections suivantes :

La cirrhose biveineuse atrophique et surtout hypertrophique, l'une et l'autre pouvant se compliquer de catarrhe des voies biliaires. Mais, l'absence d'ascite et de circulation collatérale dans la cirrhose de Hanot suffirait pour établir le diagnostic.

Dans *la cirrhose hypertrophique paludéenne,* on constate outre la fréquence des troubles digestifs, surtout de la diarrhée, une teinte bistrée de la peau avec mélanémie, des œdèmes, de l'ascite; l'ictère est rare.

Dans *la cirrhose hypertrophique par rétention biliaire d'origine lithiasique,* la similitude avec la cirrhose de HANOT peut-être aussi grande que possible, d'autant plus que la colique hépatique n'a pas toujours une grande intensité. Toutefois l'hypertrophie hépatique est rarement aussi considérable que dans la cirrhose de HANOT; en outre les fèces sont complètement décolorées.

L'ictère chronique consécutif à l'oblitération du cholédoque par un cancer des voies biliaires, de la tête du pancréas, du duodénum se distingue de l'ictère de la cirrhose de Hanot par les signes concomitants et par la cachexie rapide.

La syphilis hépatique grâce aux poussées de périhépatite qui surviennent comme dans la cirrhose de Hanot a donné lieu à de nombreuses confusions; mais en général, l'ictère est rare et de courte durée à moins qu'il ne soit dû à une oblitération du hile ou d'un canal biliaire volumineux par une cicatrice étendue à la face inférieure du foie; l'ascite est plus fréquente; le foie est moins hypertrophié. Mais étant données les incertitudes du diagnostic, il importe de rechercher avec soin, chez tous les malades atteints de cirrhose biliaire, les antécédents spécifiques et d'instituer le traitement étiologique qui a donné parfois des guérisons inespérées.

Dans le cancer nodulaire primitif ou secondaire du foie, les douleurs spontanées au niveau de l'hypocondre droit sont intenses; la surface du foie est irrégulière; enfin la cachexie s'installe rapidement.

Dans le cancer massif du foie, l'hypertrophie est lisse, mais s'accompagne d'ascite; outre la rapidité de la cachexie, on observe plutôt de l'acholie qu'un ictère vrai.

Kyste hydatique. Quand le kyste siégeant à la face antérieure du foie donne lieu à une tuméfaction limitée, l'erreur est difficile ; mais si le kyste siégeant à la face inférieure comprime un gros vaisseau biliaire, la confusion est possible ; elle a été commise par BOULEY, GUILLOT, etc.

Dans la cirrhose hypertrophique graisseuse alcoolique, les antécédents alcooliques, la conservation de l'embonpoint malgré les troubles digestifs, l'ascite peu abondante, mais à peu près constante, les troubles ataxo-adynamiques rapidement mortels permettront le plus souvent d'éviter toute confusion.

En fait, dans la discussion du diagnostic différentiel de la cirrhose de Hanot, il conviendrait de passer en revue tous les ictères chroniques à gros foie ; je me contente de signaler les causes d'erreurs les plus fréquemment observées.

7° Pronostic. — Jusqu'à ce jour, aucun fait ne démontre la possibilité de la guérison de la cirrhose de Hanot.

Il est rare que la durée de la maladie soit inférieure à deux ans ; la moyenne est de quatre ans ; souvent elle dure davantage (LEREBOULLET).

Elle peut être traversée par des crises fébriles, par des infections de gravité diverse (érysipèle, angines, parasidites, péricardites, etc.). Celles qu'on observe le plus souvent sont dues aux streptocoques et aux staphylocoques.

A sa période ultime, la maladie se termine dans une symptomatologie qui traduit la déchéance profonde de la cellule hépatique : oligurie, hypo-azoturie, vomissements, diarrhée, troubles nerveux (somnolence et délire), hémorrhagies, hypothermie.

Dans certains cas, l'évolution peut être, en quelque sorte, indéfinie ; telle est une observation de SCHACHMANN rapportée par LEREBOULLET et dans laquelle l'ictère existait depuis trente ans.

8° Traitement. — Il peut prolonger l'existence du malade en reculant l'échéance des accidents terminaux de l'ictère grave. Éviter toutes les causes de surmenage du foie en utilisant largement le lait associé à l'emploi de substances alimentaires suffisamment nutritives et peu fermentescibles telles que les œufs, les purées de légumes. L'antisepsie des voies biliaires sera réalisée par le salicylate de soude et le salol; le calomel à dose fractionnée a paru donner les meilleurs résultats. Enfin on évitera la constipation en utilisant surtout les purgatifs salins à faible dose.

Quelle est la valeur du *traitement chirurgical* récemment préconisé, du *drainage des voies biliaires*? Les différentes tentatives qui ont été faites n'ont pas été heureuses. Les cas rapportés par les chirurgiens (FAUCHET, BERNARD, GUILLOT, DELAGENIÈRE, TERRIER) sont si disparates, qu'il est difficile d'apprécier la valeur exacte de cette intervention. En établissant une fistule biliaire, on donne évidemment libre cours à une bile infectée qui, au bout de quelques semaines peut devenir aseptique; ce drainage prolongé devrait hâter la guérison de l'organe infecté; malheureusement l'opération est grave et pleine d'incertitudes; l'avenir montrera ce qu'on peut en attendre.

Quant à la splénectomie, elle ne paraît indiquée à aucun moment de la maladie; pratiquée même dans les débuts, elle n'arrêtera vraisemblablement pas l'évolution de l'affection hépatique; elle augmentera sûrement l'hypertension portale et multipliera les chances d'hémorrhagies gastro-intestinales souvent mortelles.

§ 2. — CIRRHOSE BILIAIRE PAR OBSTRUCTION

La cirrhose biliaire par obstruction peut survenir à la suite de toutes les obstructions intrinsèques ou extrinsèques des voies biliaires. Son type clinique est *la cirrhose calculeuse* due à l'oblitération permanente des voies biliaires par un calcul.

Tout récemment C. CATTANNO a rapporté un cas de cirrhose par oblitération congénitale des voies biliaires (*La Pediadria*. avril 1903). Il s'agissait d'un enfant de trois mois et demi, sans antécédents héréditaires; un frère aîné était venu au monde avec de l'ictère et était mort au bout de cinq jours avec du melæna et des vomissements noirs. Le petit malade, bien développé pour son âge, est ictérique depuis sa naissance. Ses urines sont fortement teintées de bile; ses fèces sont pâteuses et grisâtres. L'abdomen est distendu par un foie volumineux et dur. La rate est dure et tuméfiée. Le pouls, chose curieuse, est fréquent (160), mais régulier. A l'examen du sang. poïkilocytose ; 3.360.600 globules rouges, 41.000 blancs ; le sérum donne la réaction de Gmelin.

Admis à l'hôpital pour des épistaxis et des hémorrhagies sous-cutanées, l'enfant ne tarda pas à succomber à des hémorrhagies gastro-intestinales. Le diagnostic de cirrhose par oblitération congénitale des voies biliaires fut confirmé à l'autopsie : absence de vésicule ; canal hépatique unique, transformé, au voisinage de l'ampoule de Vater, en un cordon fibreux. A l'examen histologique du foie, on trouve les lésions suivantes : prolifération marquée du tissu conjonctif au pourtour des lobules ; pigmentation biliaire intense des cellules hépatiques ; nombreux néo-canalicules biliaires. Les cas analogues constituent des exceptions sur lesquelles il n'y a pas lieu d'insister.

Que l'obstruction des voies biliaires soit intrinsèque ou extrinsèque, elle aboutit aux mêmes désordres anatomiques, à la même expression clinique.

1° Anatomie pathologique. — Suivant que l'obstruction reste aseptique ou s'accompagne d'infection des voies biliaires, les lésions observées sont différentes.

Dans la cirrhose calculeuse aseptique par simple rétention chronique de la bile on observe les altérations suivantes : dilatation des canaux biliaires ; angiocholite chronique hypertrophique ; atrophie par refoulement du parenchyme hépatique ; transformation élastique des systèmes veineux du foie ; absence d'infiltration embryonnaire du tissu scléreux ; pas de formation de pseudo-canalicules biliaires. Comme résultat, *atrophie hépatique* et disparition des acini glandulaires. Sous l'influence de l'obstruction, la bile incessamment excrétée s'accumule dans les canaux biliaires et les dilate ; tantôt elle se transforme en un liquide muqueux à peine teinté en jaune ; tantôt au contraire les pigments se séparent de la partie liquide de la bile sous forme d'une *bouillie biliaire*, à grains noirâtres analogues à des grains de tabac : il en résulte une lithiase secondaire intra-hépatique, une véritable gravelle biliaire.

Si l'obstruction se complique d'infection biliaire, les lésions sont différentes.

La cirrhose biliaire persiste toujours, mais le tissu de sclérose est infiltré de nombreuses cellules rondes, indice d'un travail inflammatoire ; de plus les lobules sont dissociés par les prolongements intralobulaires du tissu scléreux et l'on constate une régression pseudo-canaliculaire des trabécules.

Le foie est moins atrophié que dans la forme aseptique ; il peut même être légèrement hypertrophié ; granuleux à sa surface, il présente une coloration vert olive et parfois une série d'abcès variant de volume d'un grain de mil à celui d'une cerise.

Deux caractères anatomiques essentiels distinguent en somme la cirrhose calculeuse de la cirrhose de Hanot : *la tendance à l'atrophie hépatique et l'altération rapide de l'élément parenchymateux.*

2° Symptômes et diagnostic. — Les symptômes sont ceux de la cirrhose de Hanot : ictère chronique, boulimie, poussées fébriles à intermittences plus ou moins longues, absence ordinaire d'ascite ; mais les fèces sont décolorées dès le début de la maladie et l'hypertrophie du foie ainsi que la splénomégalie quand elles existent ne présentent jamais la même intensité que dans la cirrhose biliaire.

La diminution graduelle du volume du foie suffira presque toujours pour mettre sur la voie du diagnostic et pour éviter de confondre la cirrhose par obstruction avec la cirrhose de Hanot.

Autant que possible on s'efforcera de déterminer la nature de l'obstruction. L'existence d'une colique hépatique antérieure préviendra en faveur d'une cirrhose lithiasique ; mais il ne faut pas oublier que l'obstruction calculeuse n'est pas toujours annoncée par une colique hépatique. C'est par une étude attentive des anamnestiques, par un examen complet des viscères abdominaux, que l'on éliminera successivement les différentes causes d'obstruction (kyste, tumeur, etc.) ; mais le diagnostic sera toujours difficile.

3º Marche, pronostic. — L'évolution de la cirrhose calculeuse est plus rapide que celle de la cirrhose de Hanot. Abandonnée à elle-même, elle se termine généralement par l'ictère grave.

4º Traitement. — Rétablir la perméabilité biliaire soit en désenclavant le calcul, soit en créant une voie de dérivation, telle est l'indication formelle.

Le choix de l'intervention sera laissé au chirurgien qui se guidera sur la nature de l'obstruction et sur les conditions anatomiques de la région où il opère.

Mais il appartient au médecin de fixer le moment de cette intervention qui doit être différée plus ou moins longtemps suivant la nature de l'ictère suivant le mode de variations de volume du foie; les indications sont celles que j'ai exposées à propos du traitement de la lithiase biliaire avec obstruction chronique (voir p. 327).

ARTICLE IV

MALADIE DE BANTI

(SPLÉNOMÉGALIE AVEC CIRRHOSE DU FOIE)

Sous ce nom, BANTI le premier décrivit en 1894, un ensemble symptomatique dont l'anémie, la tuméfaction de la rate, l'ascite et la cirrhose atrophique du foie constituent les éléments essentiels.

1º Nature et pathogénie. — Le mérite de BANTI est d'avoir démontré la relation qui existe entre ces différents symptômes et d'avoir fait comprendre comment s'établit cette relation. L'affection de la rate est primitive et c'est elle qui détermine la cirrhose du foie. Tandis que dans la cirrhose de Laënnec, l'hypertrophie de la rate apparaît comme un symptôme inconstant, tout au moins secondaire à la lésion hépatique; dans la maladie de Banti, l'hypertrophie splénique est constante; la rate est le siège primitif de la maladie dont la porte d'entrée se trouve dans l'intestin.

Les recherches de Banti pour découvrir et isoler l'agent pathogène n'ont abouti à aucun résultat. Sénator qui a récemment fait une communication importante sur ce sujet à la Société de médecine de Berlin, n'a pas été plus heureux malgré des examens réitérés du sang.

La filiation des phénomènes morbides où la détermination splénique commande la cirrhose du foie est de date toute récente; mise en lumière par CHAUFFARD cette subordination trouve son expression la plus typique dans la maladie de Banti. Cependant CHAUFFARD[1] écrivait en 1901 en étudiant les observations de la maladie qui nous occupe. « Ces faits incontestables en eux-mêmes ne soulèvent qu'une objection, c'est que nous les connaissons mal et qu'ailleurs qu'en Italie on n'a guère eu l'occasion de les signaler. » A quoi CHEINISSE[2] répond : « Depuis lors les choses ont quelque peu changé : la maladie de Banti a été maintes fois observée ailleurs qu'en Italie, sans qu'elle soit, du reste, mieux connue aujourd'hui qu'il y a quelques années. »

Plus récemment encore MM. GILBERT et LEREBOULLET[3] réunissant la plupart des observations publiées sous le nom de maladie de Banti prétendent qu'aucune d'elles n'apporte la démonstration de la préexistence de la splénomégalie à la lésion hépatique. Dans presque toutes on peut trouver les signes d'une altération ancienne du foie, d'origine veineuse ou biliaire qui, tout en entraînant une splénomégalie précoce, est restée longtemps latente. L'alcoolisme, le paludisme, la syphilis acquise ou héréditaire, sont dans quelques cas à son origine; dans nombre d'autres, il s'agit d'une des affections qui composent la famille biliaire; parfois c'est le diagnostic de cirrhose biliaire hypersplénomégalique ou celui d'ictère chronique splénomégalique ou hépatosplénomégalique qui doit être substitué à celui de maladie de Banti; d'autres fois, c'est celui de lithiase biliaire, et

---

[1] CHAUFFARD, *Des hépatites d'origine splénique*, Sem. méd., 1899, p. 177.

[2] CHEINISSE, *Sem. méd.* 16 septembre 1903.

[3] *Revue de médecine*, 10 décembre 1904.

surtout celui de splénomégalie méta-ictérique ou anictérique, affections qui, toutes, s'accompagnent d'angiocholite chronique.

Pas plus que la clinique, l'anatomie pathologique ne permettrait d'établir de différences tranchées entre les lésions spléniques décrites dans la maladie de Banti, et celles des affections hépatiques avérées.

Tel est l'état de la question. Il est incontestable que les observations publiées jusqu'à ce jour sont insuffisantes comme nombre et trop incomplètes en certains points pour entraîner une conviction formelle. Aussi bien, c'est moins dans le but de constituer une entité pathologique nouvelle, que dans l'intention de provoquer des recherches que j'ai cru devoir isoler la maladie de Banti.

2° Étiologie. — Jusqu'à présent, elle est inconnue. Tout ce que l'on peut dire de positif, c'est que dans les antécédents des malades observés par BANTI on ne trouve ni paludisme, ni syphilis, ni alcoolisme. Telle n'est pas cependant l'opinion de GILBERT, comme nous venons de le voir.

3° Symptômes. — La splénomégalie avec cirrhose du foie passe par trois étapes successives :

a. *Stade pré-ascitique ou anémique.* — Il est caractérisé essentiellement par une tuméfaction considérable de la rate qui dépasse le rebord des fausses côtes de plusieurs centimètres ; cet organe ne subit du reste aucune déformation ; mobile pendant la respiration, il est dur, lisse et indolore. Viennent ensuite des troubles gastro intestinaux et des symptômes anémiques (faiblesse croissante, pâleur des téguments, décoloration des muqueuses, dyspnée et palpitations au moindre effort, souffles extracardiaques, etc.). Cette phase de la maladie dure en général de trois à cinq ans, parfois même beaucoup plus longtemps.

b. *Stade intermédiaire ou de transition.* — Il s'annonce par des modifications dans l'état des urines : celles-ci deviennent moins abondantes, plus colorées, plus riches en urates et en urobiline ; en même temps les téguments prennent une teinte ictérique et les troubles gastro-intestinaux disparaissent. Toutefois l'ictere est loin d'être constant et les malades peuvent apparaître jusqu'à la fin comme de simples anémiques.

Ce stade se prolonge pendant plusieurs mois.

c. *Stade ascitique.* — Il se manifeste par la production d'un épanchement liquide dans la cavité péritonéale et par la diminution de volume du foie : on se trouve alors en présence du tableau classique de la cirrhose de Laënnec avec splénomégalie ; mais l'évolution est beaucoup plus rapide, le malade succombant la plupart du temps en moins d'une année.

Un symptôme très important que BANTI ne signale qu'en passant est la tendance aux hémorrhagies. Les hémorrhagies gastriques et intestinales ouvrent parfois la scène ; elles peuvent se renouveler dans le cours de la maladie et la terminer. D'après ses observations personnelles, SENATOR est porté à admettre que les hémorrhagies gastro-intestinales constituent un symptôme très fréquent : sur sept cas qu'il a pu suivre depuis 1896, il a vu ces hémorrhagies survenir dans six. D'autres hémorrhagies ont été observées (epistaxis, hémorrhagies des gencives, du corps vitré, hémoptysies, hématuries, purpura).

Les modifications du sang sont importantes. M. BANTI n'a signalé que la diminution du nombre des globules rouges et du taux de l'hémoglobine, c'est-à-dire des altérations qui caractérisent l'anémie chronique simple. Or, des recherches hématologiques plus minutieuses semblent indiquer que, sinon au début de l'affection, du moins au cours de son évolution ultérieure, la morphologie du sang présente des caractères particuliers qui, suivant M. SENATOR, permettraient de différencier la maladie de Banti des différentes formes d'anémie et de la leucémie. Ces caractères sont constitués par une diminution plus ou moins considérable du nombre des globules rouges, par un abaissement beaucoup plus marqué encore du taux de l'hémoglobine, par une diminution du nombre des leucocytes, tantôt sans aucun changement dans les rapports qui existent d'ordinaire entre les diverses variétés de globules blancs, tantôt avec une formule leucocytaire modifiée au désavantage des cellules polynucléaires neutrophiles. *En résumé, oligocytémie, oligochromémie et leucopémie, telle serait la triade hématologique propre à la maladie de Banti.*

4° Anatomie pathologique. — Les lésions portent principalement sur la rate et sur le foie, sur les ganglions lymphatiques, la plupart des autres organes restant indemnes à moins d'une complication ou d'une maladie intercurrente.

CAVAZZANI, ARURRINI, LITTEN font grand état des lésions de la rate pour établir l'autonomie de la maladie de Banti. Cet organe est toujours très hypertrophié. Son poids varie entre 1 kilogramme et 1.500 grammes. Au point de vue microscopique, tandis que, dans les cirrhoses, les lésions sont surtout congestives, avec dilatation des veines et des espaces lacunaires de la pulpe, dans la maladie de Banti, les lésions sont tout autres. Les veines de la pulpe ne sont pas ou sont à peine dilatées ; en revanche on observe une hyperplasie considérable du tissu conjonctif et des altérations régressives des corpuscules de Malpighi. La capsule et les cloisons qui en partent sont épaissies ; les filaments qui composent le réticulum de la pulpe sont plus gros qu'à l'état normal, circonscrivant des mailles plus étroites, renfermant peu d'éléments cellulaires ; les corpuscules de Malpighi subissent la transformation fibreuse, et, dans les cas avancés, sont en grande partie disparus, reconnaissables seulement çà et là, quoique rapetissés et déformés. Ce sont selon Banti des lésions de *fibro-adénie*, dont l'hyperplasie du tissu fibreux et la disparition progressive des corpuscules de Malpighi constituent les traits dominants. LITTEN insiste en outre sur la faible richesse en sang de la pulpe splénique, porportionnellement à celle d'une rate de stase, caractère qui suffit pour lui à séparer la rate de la maladie de Banti de celle des cirrhoses.

Pour GILBERT et LEREBOULLET au contraire, ces lésions ne suffisent pas pour édifier l'autonomie de la maladie de Banti ; dans la plupart des cas, on observerait surtout des lésions congestives telles qu'on les constate dans les cas de *rate hépatique*.

Le foie présente les altérations de la cirrhose de Laënnec.

5° Évolution, pronostic. — D'après les observations typiques recueillies par MM. BANTI, SILVA, CAVAZZANI, BONARDI, ASCOLI, RINALDI, GUICCIARDI, etc., la splénomégalie avec cirrhose du foie présenterait toujours une évolution essentiellement chronique. C'est précisément la durée plus ou moins longue de la phase pré-ascitique, pendant laquelle la splénomégalie existe seule, qui a permis d'établir la filiation clinique des phénomènes morbides et de rapporter le point de départ de l'affection à la rate.

MM. Oulmont et F. Ramond [1], W. Murrell [2] ont récemment décrit une maladie de Banti à évolution aiguë. La critique des deux observations publiées par ces auteurs a été magistralement faite par Cheinisse [3] ; il ne semble pas possible d'admettre l'existence d'une maladie de Banti aiguë.

Le pronostic n'est pas absolument défavorable, depuis que Banti a lui-même indiqué la splénectomie comme le meilleur moyen d'arrêter la marche de la maladie, ou de procurer une guérison de longue durée. La splénectomie offre, il est vrai, ses difficultés et ses dangers. Maragliano rapporte cependant 9 guérisons sur 11 cas.

On a obtenu par l'arsenic et par le fer une amélioration plus ou moins longue. Dans un cas présenté par Senator, il s'agissait d'un jeune homme portant une rate qui occupait la moitié de l'abdomen, et chez lequel on pouvait exclure une lésion du foie. Il existait chez le malade une ascite qui ne s'est pas reproduite après qu'elle eut été ponctionnée. L'examen du sang démontra une diminution des érythrocytes et de l'hémoglobine. L'amélioration par le traitement médical fut très sensible.

6° Diagnostic. — Le diagnostic de la maladie de Banti telle qu'elle a été décrite par le médecin de Florence est déjà très difficile ; il le devient plus encore si l'on tient compte des tentatives qui ont été faites pour élargir le cadre de cette affection. Ainsi, Senator propose de considérer comme maladies de Banti des cas d'anémie splénique accompagnés d'ascite, sans cirrhose

---

[1] P. Oulmont et F. Ramond, *Sur un cas de spléno-mégalie aiguë (maladie de Banti à évolution rapide)*, Bull. méd., 22 janvier 1902).

[2] W. Murrell, A case of acute Banti's disease. *Lancet*, 26 avril 1902, p. 1177).

[3] Cheinisse, *Loc. cit.*

hépatique nettement constatée. En s'inspirant des idées de M. SENATOR on a décrit encore sous le nom de maladie de Banti des affections très éloignées du type primitif et dans lesquelles il est difficile, pour ne pas dire impossible, de déterminer la nature des rapports qui unissent la splénomégalie et les lésions hépatiques.

En restant avec CHEINISSE dans la donnée classique, le diagnostic doit surtout être fait :

A la phase pré-ascitique avec la pseudo-leucémie splénique dans laquelle on trouve, comme dans la maladie de Banti, une augmentation des lymphocytes et des leucocytes. L'évolution ultérieure de la maladie permettra seule de formuler un diagnostic précis, car la formule hématologique de la maladie de Banti n'est pas assez caractéristique pour autoriser un diagnostic différentiel de valeur absolue. A cette période, le diagnostic peut encore rencontrer de grandes difficultés chez les enfants cachectiques qui présentent, avec une grosse rate, de l'ascite et des lésions analogues au syndrome de Banti ; l'examen réitéré du sang permettra de résoudre la question.

A la phase ascitique, la cirrhose du foie intervient seule dans le diagnostic ; ici on tiendra compte de la disproportion qui existe entre le volume de la rate et celui du foie ; une rate très volumineuse imposera le diagnostic de maladie de Banti.

7° Traitement. — Comme je l'ai indiqué, des améliorations plus ou moins durables ont été obtenues par le fer et l'arsenic ; mais la splénectomie seule aurait donné de véritables guérisons.

MM. QUÉNU et DUVAL ont observé en 1899 une femme atteinte de cette splénomégalie avec cirrhose du foie ; ils ont pratiqué la splénectomie et le résultat a été excellent. Ils ont eu en 1903 l'occasion de suivre, avec M. WIDAL, un second patient atteint de la même affection et ils ne l'ont pas opéré. C'est la comparaison de ces deux faits qui leur permet de discuter les indications du traitement chirurgical dans la maladie de Banti.

Parmi les cas traités chirurgicalement, il y en aurait seulement 4, dont celui de MM. QUÉNU et DUVAL, pour lesquels la lésion hépatique a été reconnue. Sur ces 4 cas, la splénectomie a donné 3 guérisons et une mort, celle-ci étant d'ailleurs indépendante de l'acte opératoire ; les résultats éloignés sont tous bons, car les trois malades ont été suivis respectivement pendant vingt mois, trente mois et trois ans. La splénectomie apparaît donc comme une thérapeutique active, susceptible d'assurer une guérison de longue durée, alors qu'il n'existe pas une observation de guérison de maladie de Banti, en dehors de l'intervention chirurgicale.

Chez le patient pour lequel MM. QUÉNU et DUVAL n'ont pas voulu faire la splénectomie, la rate, quoique très hypertrophiée, ne déterminait par elle-même aucun trouble, et l'état général ne leur sembla pas légitimer une intervention. L'indication opératoire principale paraît être, à l'heure actuelle, l'hypersplénomégalie, c'est-à-dire la tumeur splénique de volume considérable ; en dehors de cette éventualité, des désordres abdominaux ou une anémie profonde fournissent seuls des indications réelles à intervenir (*Rev. de chir.*, octobre 1903).

Il ne faut cependant pas se dissimuler les dangers d'une telle opération chez des sujets se trouvant sous le coup d'une diathèse hémorrhagique et dont les viscères hypertrophiés présentent souvent des adhérences multiples.

Pour GILBERT et LEREBOULLET, la splénomégalie étant le plus souvent conséquence et non cause de la lésion hépatique, et résultant avant tout de la congestion passive, la splénectomie n'est pas indiquée. L'hypertrophie de la rate aurait, d'après ces auteurs, une signification plutôt favorable ; enlever cet organe, serait augmenter encore l'hypertension portale.

Tout est donc à reprendre dans l'histoire de la *Maladie de Banti*, depuis l'étiologie, jusqu'au traitement.

CHAPITRE XIII

LÉSIONS PARENCHYMATEUSES DU FOIE

Sous l'influence des intoxications, des infections et plus généralement des traumatismes de toute nature qui l'irritent, la cellule hépatique réagit en modifiant sa nutrition. Tantôt, exagérant ses processus d'assimilation pour accroître son activité physiologique, elle se multiplie ou s'hypertrophie (*hyperbiose*) ; tantôt, vaincue dans la lutte, elle s'atrophie, disparaît après avoir subi différents phénomènes régressifs appelés dégénérescences (*hypobiose*).

L'hypertrophie cellulaire doit être considérée comme une réaction d'équilibre qui se produit constamment au cours de la vie normale ; il en est de même de l'atrophie et des dégénérescences car régulièrement des cellules épuisées meurent et sont remplacées par des éléments plus jeunes, fonctionnellement plus actifs. Mais ces processus normaux peuvent s'exagérer, dépasser la limite et aboutir à la constitution de véritables lésions anatomiques, d'*hépatites parenchymateuses*.

Tandis que dans les cirrhoses, les lésions prédominent sur le tissu conjonctif tout en s'accompagnant d'altérations cellulaires, dans les hépatites parenchymateuses le processus lésionnel atteint surtout l'élément cellulaire.

Parmi ces hépatites, les unes relèvent du processus d'hyperbiose, les autres du processus d'hypobiose ; les premières sont donc hyperplasiques par rapport aux secondes qui sont plutôt dégénératives.

En m'inspirant de la classification de Chantemesse et Podwyssotssky [1], j'étudierai les différentes hépatites dans l'ordre suivant :

I. — HÉPATITES PAR HYPERBIOSE (hyperplasiques ou régénératrices). . . . . .
Hépatite parenchymateuse diffuse.
Hépatite nodulaire parenchymateuse.

II. — HÉPATITES PAR HYPOBIOSE (dégénératives) . .
Atrophie simple
Dégénérescence albuminoïde. . — Tuméfaction trouble. Dégénérescence hyaline. Dégénérescence amyloïde.
Dégénérescence graisseuse.
Dégénérescence pigmentaire.

Mais, il ne faut pas oublier que les différentes formes d'hépatite parenchymateuse constituent moins des maladies distinctes, cliniquement définies que des processus généraux de réaction cellulaire, susceptibles de se combiner entre eux, de se mélanger à des lésions vasculaires ou conjonctives, notamment aux cirrhoses.

En fait, il n'existe pas plus de lésions hépatiques exclusivement parenchymateuses que de cirrhoses à détermination strictement conjonctive ; mais les lésions cellulaires prédominent dans certains cas à un tel degré qu'elles constituent le substratum anatomique essentiel de la maladie qui prend alors le nom d'*hépatite parenchymateuse*.

ARTICLE PREMIER

HÉPATITES PARENCHYMATEUSES HYPERPLASIQUES OU RÉGÉNÉRATRICES

(HÉPATITES PAR HYPERBIOSE)

Elles relèvent de deux processus distincts, de l'*hyperplasie régénératrice* et de l'*hypertrophie cellulaire*.

a. *L'hyperplasie régénératrice* consiste essentiellement dans

' *Les processus généraux*, 1901, Naud, éditeur.

une prolifération des cellules glandulaires du foie et dans une néoformation plus ou moins abondante de canalicules biliaires.

Expérimentalement, elle a été constatée par TIZZONI, CALUCCI, CORONA, CANALIS, PONFICK, CORNIL, CARNOT, etc., à la suite de plaies ou de résections plus ou moins étendues de la glande hépatique. La néoformation cellulaire se fait par karyokinèse et se produit plus particulièrement dans la périphérie des lobules conservés. D'après PONFIK on ne constate pas la création de nouveaux lobules, mais l'agrandissement des anciens : il s'agirait donc moins, d'après cet auteur de la régénération locale d'une partie enlevée que d'une hyperplasie compensatrice qui assure la permanence de la fonction physiologique. VON MEISTER a trouvé une preuve de cette restitution physiologique dans les dosages de l'Az urinaire. A la suite de l'ablation d'un large segment hépatique, le chiffre de l'Az s'abaisse ; plus la partie enlevée est volumineuse, plus le chiffre d'urée diminue ; onze à quinze jours après l'opération, le taux de l'urée s'élève progressivement et atteint bientôt le chiffre normal. Les *régénérations expérimentales* du foie ont encore été observées par LAPEYRE à la suite d'injections intra-parenchymateuses d'acide phénique et par JANSON de STOCKOLM après la ligature de l'artère hépatique.

Quant aux *régénérations pathologiques*, on les a constatées surtout dans les kystes hydatiques, (JOSIAS, REBOUL et VAQUEZ, TISSIER, PONFIK, HANOT, KAHN) dans la cirrhose alcoolique hypertrophique (HANOT et KAHN), dans la cirrhose hypertrophique biliaire de Hanot, enfin dans l'hépatite parenchymateuse des tuberculeux, des syphilitiques et des paludéens.

Comme dans les faits expérimentaux, il résulte qu'une partie détruite ne se reproduit généralement pas ; mais en différents points du foie se passent des phénomènes hyperplasiques ; de plus la partie détruite est compensée par une néoformation à distance.

b. L'*hypertrophie cellulaire* consiste simplement dans une augmentation de volume de la cellule hépatique correspondant à une hyperactivité fonctionnelle ; on la retrouve dans les maladies du foie les plus diverses, à condition que la cause morbide ne supprime pas d'emblée tout processus défensif.

Ces deux formes de l'hyperbiose nous permettent de concevoir la longue tolérance du foie, sa défense énergique contre les attaques qui le surprennent à tous les moments de notre existence.

Les *hépatites parenchymateuses hyperplasiques* se présentent sous deux grandes formes : *l'hépatite parenchymateuse diffuse* et *l'hépatite nodulaire.*

§ 1. — HÉPATITE PARENCHYMATEUSE DIFFUSE

A l'œil nu, on constate une coloration plus foncée du foie qui présente un état légèrement granuleux et une hypertrophie diffuse des différents lobules.

Au microscope, augmentation du volume de la travée correspondant à une hypertrophie de la cellule dont le protoplasma peut être trouble ou granuleux et dont le noyau est en voie de karyokinèse. A côté des cellules hypertrophiées on trouve des cellules jeunes, plus petites que les cellules normales. L'ordination trabéculaire est en général conservée. Cette hépatite parenchymateuse diffuse se rencontre dans tous les cas de congestion active du foie, notamment dans le foie paludéen; on l'observe plus généralement dans toutes les formes de cirrhoses hypertrophiques.

Cliniquement, elle se manifeste par une augmentation de volume du foie et par les signes de l'hyperfonctionnement cellulaire (*hyperhépatie* de GILBERT) caractérisé par l'hypercholie, l'hyperbiligénie, l'hyperazoturie, l'hyperglycémie, associées ou isolées.

§ 2. — HÉPATITE NODULAIRE PARENCHYMATEUSE

Cette lésion qui correspond à *l'hyperplasie nodulaire* de SABOURIN a été bien décrite pour la première fois par KELSCH et KIENER en 1878. On la rencontre surtout dans les cirrhoses des paludéens, des tuberculeux, des cardiaques et des cirrhotiques.

Le foie est mou et présente des granulations de coloration blanc jaunâtre dont le volume varie de la dimension d'un grain de mil à celui d'un pois ou d'une noisette. Dans ces granulations, les trabécules sont en *evolution nodulaire* suivant l'expression de KELSCH et KIENER.

Quant aux nodules, ils se composent de trabécules de volume inégal, irrégulières, flexueuses et qui tendent à se disposer non plus autour de la veine sus-hépatique comme centre mais autour de l'espace porto-biliaire. Les cellules hépatiques sont plus nombreuses qu'à l'état normal et augmentées de volume.

Au début les nodules sont en pleine activité nutritive; plus tard leur centre se nécrose ou subit la dégénérescence graisseuse; le nodule peut encore subir l'infiltration pigmentaire. Dans l'impaludisme, dans la tuberculose, l'hépatite nodulaire parenchymateuse évolue sous forme d'une cirrhose à marche rapide.

Parfois les îlots parenchymateux acquièrent la dimension d'un œuf de poule ou d'une pomme formant ainsi de véritables *tumeurs adénomateuses* à structure tubulée et entourées de tissu conjonctif scléreux. Ces adénomes suivant l'opinion de BRISSAUD, de HANOT, de GILBERT pourraient bien constituer de véritables productions cancéreuses; leur rapide diffusion dans certains cas plaide en faveur de cette conception.

Aussi longtemps que les hépatites par hyperbiose se traduisent par un hyperfonctionnement du foie, leur traitement se confond avec celui de l'hyperhépatie. Lorsque les éléments cellulaires hypertrophiés ou hyperplasiés dégénèrent, à la phase d'hyperhépatie succède la période d'hypohépatie : le traitement doit être alors modifié en conséquence; il devient celui de l'hépatisme par insuffisance fonctionnelle.

J'exposerai ces thérapeutiques différentes suivant les indications, à l'occasion du traitement des insuffisances hépatiques.

ARTICLE II

HÉPATITES PARENCHYMATEUSES DÉGÉNÉRATIVES OU PAR HYPOBIOSE

Les hépatites dégénératives comme les hépatites hypertrophiques sont diffuses ou localisées; leur topographie est cond tionnée soit par une action locale, telle que la compression ; soit par une cause toxi-infectieuse, l'agent morbide pouvant inonder séparément ou tous ensemble les différents territoires vasculaires de la glande hépatique.

Les altérations sont ou bien purement *quantitatives* (atrophie simple) ou *qualitatives* (dégénérescences vitreuse, amyloïde, etc., tuméfaction trouble).

§ I. — ATROPHIE SIMPLE

L'atrophie simple, c'est-à-dire « la diminution pure et simple des dimensions de la cellule » doit être considérée comme *physiologique* chez les vieillards et comme un processus favorable lorsqu'aux cellules en voie de disparition par l'usure se substituent des éléments plus jeunes, plus utiles à l'économie.

Les *atrophies pathologiques* reconnaissent comme cause ordinaire la compression du parenchyme soit par une tumeur (kyste hydatique), soit par une hypertrophie conjonctive (cirrhoses), soit enfin par la stase vasculaire (foie cardiaque) ; elles résultent encore d'une insuffisance nutritive générale qui étend son action sur toutes les cellules de l'économie, ou d'un défaut d'activité cellulaire, sous l'influence d'une cause morbide inhibant la fonction.

La cellule perd sa forme polyédrique, devient fusiforme mais garde longtemps ses réactions colorantes ; il n'y a donc pas de modifications du protoplasma.

Dans les atrophies pathologiques par défaut de fonctionnement, l'élément cellulaire peut diminuer de volume jusqu'à disparaître ; il est alors remplacé par du tissu conjonctif proliféré dont les mailles se chargent de gouttelettes graisseuses ; dans les atrophies par stase vasculaire, la cellule s'infiltre d'un pigment brun noirâtre qui donne au foie muscade des cardiaques sa teinte caractéristique.

L'atrophie quantitative ne constitue pas une maladie proprement dite, mais un processus qui complique nombre d'états pathologiques. Elle ne mérite donc pas une description symptomatique : quand elle se généralise, elle se traduit objectivement

par une régression constante du volume du foie, fonctionnellement par les désordres de l'hypohépatie, mais à condition que
n'interviennent ni l'hyperplasie, ni l'hypertrophie compensatrices.

Les atrophies quantitatives non compliquées comportent un
pronostic bénin : lentes dans leur évolution, elles donnent au
foie tout le temps de s'adapter en lui permettant de parer au
déficit momentané par l'hyperfonctionnement des éléments normaux.

§ 2. — TUMÉFACTION TROUBLE

Dans cette altération, le protoplasma cellulaire paraît épaissi
trouble, poussiéreux ; cet aspect est dû à la présence d'un grand
nombre de fines granulations albuminoïdes peu réfringentes
mais dont l'origine est encore inconnue. Après un certain temps
le noyau s'altère, ne fixe plus les colorants nucléaires habituellement employés, (hématoxyline, safranine, thionine) ou les
fixe d'une façon diffuse ; au lieu de présenter des contours nettement dessinés, il offre l'aspect d'un petit amas ratatiné. Quand
la cause morbide prolonge son action, la dégénérescence granulo-
albuminoïde se transforme en dégénérescence granulo-graisseuse
elle peut même aboutir à la désorganisation cellulaire complète
à la nécrobiose.

La tuméfaction trouble est particulièrement fréquente dans
l'inflammation des parenchymes glandulaires (foie, rein); ses
causes se ramènent à l'infection (scarlatine, fièvre typhoïde
érysipèle, etc.), et à l'intoxication (phosphore, arsenic, oxyde de
carbone, etc.). Dans les formes initiales de la tuméfaction
trouble la restitution *ad integrum* semble possible, lorsque la
désorganisation des matières albuminoïdes n'a pas été trop
profonde.

§ 3. — DÉGÉNÉRESCENCE VITREUSE OU HYALINE

Tandis que la tuméfaction trouble frappe surtout les éléments
parenchymateux, la dégénérescence hyaline atteint plus particu-

lièrement le tissu fibro-conjonctif. Elle consiste dans une transformation du protoplasma en une masse plus ou moins homogène, semblable à la substance fondamentale du cartilage hyalin ; on trouve alors dans le corps cellulaire des blocs d'une substance réfringente qui se laisse colorer par l'éosine et la fuschine.

La dégénérescence hyaline a été signalée dans la tuberculose du foie par M. PILLIET ; on peut l'observer dans les différentes infections ou intoxications.

§ 4. — DÉGÉNÉRESCENCE AMYLOÏDE

Elle peut se présenter sous forme de lésions parcellaires inégalement réparties dans un plus ou moins grand nombre de territoires hépatiques ou se généraliser, créant ainsi une véritable maladie autonome.

L'historique de la dégénérescence amyloïde du foie peut se résumer dans les étapes suivantes.

En 1842, ROKITANSKY décrit le *foie lardacé cireux* qui n'était autre que le foie amyloïde. En 1853, MECKEL découvre la réaction spécifique donnée par la teinture d'iode.

En 1854, WIRCHOW croyant que la substance amyloïde est un corps ternaire non azoté analogue à l'amidon lui donne son nom *amyloïde*.

En 1859, KÉKULÉ et FRIEDREICHS, SCHMIDT DE DORPAT démontrent que la substance amyloïde est un composé quaternaire de nature albuminoïde.

Ultérieurement, les travaux de CORNIL, de JÜRGENS, de KELSCH et KURCHMANN, de STILLING fixent les réactions de la substance amyloïde.

1° Anatomie pathologique. — Le foie est lourd, volumineux, non déformé, régulièrement hypertrophié dans toutes ses dimensions ; son bord est mousse. La capsule est lisse, parfois transparente sans traces de périhépatite. L'organe présente une consistance analogue à celle de la couenne de lard, d'où le nom de *foie lardacé* ; à la coupe, le parenchyme paraît exsangue, cireux, transparent sous une mince épaisseur. Au contact d'une solution iodée faible, toutes les parties dégénérées se colorent en brun acajou; elles passent successivement au bleu et au violet rougeâtre, si l'on fait agir en même temps l'acide sulfurique. Le violet de méthylaniline (fig. 65) colore la subs-

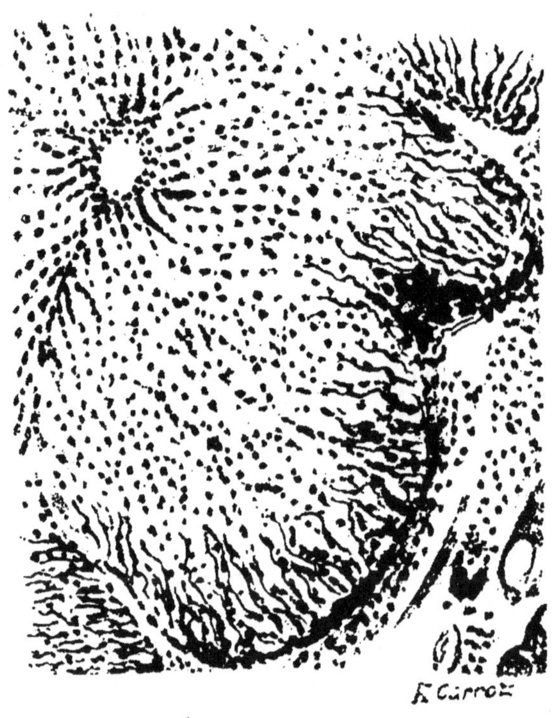

Fig. 65.

Dégénérescence amyloïde des capillaires intrabéculaires dans les préparations par le violet de méthylaniline. Les vaisseaux sont colorés en rouge tranchant nettement sur le fond bleu du reste de la préparation.

tance amyloïde en rouge, le fond normal de la préparation devenant bleu.

La dégénérescence amyloïde est une lésion à marche lente frappant d'abord les petits vaisseaux, artérioles et capillaires plus tard les cellules hépatiques subissent la dégénérescence graisseuse ou s'atrophient sous l'influence de la compression exercée par les capillaires infiltrés et tuméfiés. Les canaux biliaires ne participent pas au processus.

On considère la dégénérescence hyaline du protoplasma comme un stade précurseur de la dégénérescence amyloïde.

La substance amyloïde offre une grande résistance à l'action des agents chimiques; l'ammoniaque et les solutions alcalines en constituent les meilleurs dissolvants; par suite de son défaut de solubilité dans le plasma, elle est difficilement éliminable et ne se dépose pas dans les organes.

D'après les travaux récents de WAGNER, EBERTH, VOSSIUS, etc., les éléments cellulaires des organes parenchymateux ne subissent pas la dégénérescence amyloïde; ou s'expliquerait ainsi comment cette dégénérescence n'entrave que lentement les fonctions des organes qu'elle envahit.

Pour VERWORN, l'amyloïde serait sécrétée par les cellules elles-mêmes qui subiraient pendant cette sécrétion une nécrobiose progressive.

La dégénérescence amyloïde se généralise toujours à plusieurs organes; on la rencontre simultanément dans le rein, la rate, les ganglions lymphatiques, la muqueuse intestinale, etc., dans ces organes, comme dans le foie, elle débute par les petits vaisseaux.

2° Étiologie, pathogénie. — La formation de l'amyloïde est toujours en rapport avec un processus infectieux chronique; on rencontre surtout cette dégénérescence dans le cours des cachexies et des longues suppurations quelles qu'en soient l'origine et la localisation.

Expérimentalement elle a été reproduite par BIRSCH-HIRSCHFELD, BOUCHARD et CHARRIN, FRITSCH, etc. Les données cliniques et expérimentales sont concordantes; elles permettent d'affirmer que l'apparition de l'amyloïde est une conséquence de l'action des toxines microbiennes sur la matière albuminoïde des parois vasculaires.

La dégénérescence amyloïde détermine un rétrécissement des vaisseaux; cette oblitération vasculaire est une cause d'atrophie pour les éléments parenchymateux, de tuméfaction trouble ou de transformation graisseuse.

3° Symptômes, diagnostic et pronostic. — L'hypertrophie indolore, régulière et symétrique du foie avec épaississement du bord inférieur constitue le seul symptôme de la dégénérescence amyloïde. Pas d'ictère, pas d'ascite, pas de circulation collatérale.

Pendant très longtemps, la cellule hépatique conserve son intégrité fonctionnelle, aussi longtemps qu'elle échappe au travail de dégénérescence. Aussi bien la lésion peut évoluer sans provoquer d'urobilinurie, de glycosurie alimentaire ou de diminution de l'urée.

On ne peut donc que soupçonner la maladie ; le diagnostic se précise lorsqu'à l'altération hépatique se joint soit une amylose splénique qui se traduit par une hypertrophie indolente de la rate sans leucocythémie, soit une amylose rénale caractérisée par des urines pâles, abondantes, riches en albumine.

La marche de la maladie est lente ; dans des cas exceptionnels, elle n'a duré que deux ou trois mois. Mais le pronostic est toujours sévère ; le malade s'amaigrit, perd ses forces, se cachectise et finalement succombe dans le marasme.

4° Traitement. — Il doit s'adresser tout d'abord à la cause ; aussi convient-il de tarir au plus vite les foyers de suppuration. Bien que BARWELL ait prétendu observer la rétrocession de la dégénérescence amyloïde du foie à la suite d'interventions chirurgicales dirigées contre l'affection génératrice, certains auteurs considèrent cette dégénérescence comme un *noli me tangere* chirurgical lorsqu'elle est suffisamment étendue et généralisée pour donner lieu à l'ensemble clinique particulier qui permet d'en établir quelquefois le diagnostic (ACHARD).

Certains médicaments tels que le mercure et l'huile de foie de morue ont été accusés sans preuves suffisantes de favoriser l'amylose.

On soutiendra les forces du malade par les toniques, les ferrugineux, l'iode, les préparations iodo-tanniques, les bains salés, les inhalations d'oxygène.

A l'aide de ces agents thérapeutiques, on pourra peut-être reculer l'échéance de l'insuffisance hépatique terminale.

§ 5. — DÉGÉNÉRESCENCE GRAISSEUSE

La graisse fait partie intégrante de la constitution de la cellule hépatique ; le foie emmagasine celle qu'il reçoit de la veine porte ; il en fabrique avec les éléments hydrocarbonés et les substances albuminoïdes. Il existe donc une stéatose physiologique utile à l'organisme, stéatose sujette à des variations constantes et d'autant plus accentuée qu'on se rapproche davantage de la période digestive et que l'alimentation est plus riche en matières grasses. Une certaine partie de cette graisse est éliminée par la bile et peut être résorbée au niveau de la vésicule biliaire (Virchow); l'autre est utilisée par l'organisme selon les besoins.

1° Anatomie pathologique. — Sous certaines influences, cette adipose s'exagère au point de constituer un véritable état pathologique qui se présente histologiquement sous l'une des deux formes suivantes : l'infiltration et la dégénérescence graisseuse.

La *graisse d'infiltration* qui pénètre les éléments cellulaires en suivant les fibres conjonctives ne se forme pas sur place ; elle arrive là toute faite, apportée par le sang. Dans les actes de transport et d'accumulation de la graisse, un rôle important appartient aux leucocytes, aux cellules migratrices du tissu conjonctif et aux cellules fixes de ce même tissu qui ont été décrites par Polliakof sous le nom d'*adipophores* : par certains de leurs prolongements ces adipophores embrassent en partie les cellules adipeuses et par d'autres s'anastomosent avec les capillaires sanguins.

Dans la *dégénérescence graisseuse* au contraire les granulations graisseuses se forment aux dépens du protoplasma même de la cellule et s'accompagnent d'altérations nucléaires aboutissant parfois à la mort définitive de l'élément.

Comment distinguer l'infiltration de la dégénérescence? On

admet que dans le premier cas la graisse se réunit en gouttelettes d'un certain volume qui se fusionnent ensuite en grosses gouttes tandis que dans la dégénérescence on constate dans le corps du protoplasma de très fines granulations qui restent longtemps isolées. Mais, cette différenciation possible dans les stades initiaux devient de plus en plus difficile à mesure que la lésion progresse ; aussi bien, c'est surtout par l'analyse des troubles fonctionnels, par les signes de l'insuffisance hépatique que l'on peut distinguer la surcharge graisseuse de la dégénérescence. Cliniquement, la simple surcharge graisseuse du foie ne donne lieu à aucun trouble morbide, aussi longtemps que la cellule non dégénérée conserve ses aptitudes fonctionnelles.

Les cellules hépatiques augmentées de volume, renferment une graisse fluide, parfois des cristaux de margarine (VOGEL, LEREBOULLET, LANCEREAUX) ; elles sont réfringentes et leur contenu est facilement soluble dans l'éther et l'huile de térébenthine. Ces cellules continuent à vivre aussi longtemps qu'elles ne sont pas gênées dans leur trophicité par une accumulation trop considérable de graisse.

2° Étiologie, pathogénie. — La dégénérescence graisseuse reconnaît pour causes les facteurs suivants :

α) Les *intoxications* aiguës ou chroniques. Le phosphore est le type des poisons stéatosants ; à côté de lui prennent place l'arsenic, l'antimoine, l'iodoforme, le chloroforme, l'oxyde de carbone, l'hydrogène sulfuré, l'éther, la morphine.

Chez l'homme, dans l'intoxication phosphorée aiguë, la mort survient du cinquième au huitième jour avec tous les symptômes de l'ictère grave ; à l'examen microscopique on constate une dégénérescence granulo-graisseuse complète du parenchyme hépatique.

Dans l'envenimation, AUCHÉ[1] et son élève VAILLANT HOSSIUS ont constaté que les lésions de la cellule hépatique consistent surtout dans la dégénérescence graisseuse.

[1] AUCHÉ, *J. de méd. de Bordeaux*, 28 septembre 1902.

Mais de tous les toxiques stéatosants du foie, l'alcool est celui dont le rôle est le plus fréquemment observé.

β) Les *infections aiguës* : infections puerpérales et pyohémiques, variole, fièvre typhoïde, choléra, pneumonie, éclampsie, diphtérie, érysipèle, appendicite.

Les *infections chroniques* : impaludisme, tuberculose, syphilis, etc.

La stéatose d'origine infectieuse reconnaît vraisemblablement pour cause l'action locale des toxines sécrétées sur place par les colonies microbiennes intra-hépatiques ou apportées par la veine porte et l'artère hépatique.

γ) Les *troubles vasculaires* susceptibles d'entraver la nutrition de la cellule hépatique et reconnaissant pour cause des abcès, un cancer, des cicatrices du foie. Dans ces cas, la dégénérescence graisseuse est limitée, circonscrite.

δ) Le *ralentissement des combustions organiques* qui diminue l'utilisation des graisses.

Ainsi s'expliquent les stéatoses consécutives aux maladies du sang (chlorose, leucocythémie, purpura, etc.); celles qui surviennent au cours des maladies de l'appareil circulatoire (artériosclérose) et respiratoire (emphysème) ; enfin celles que l'on observe chez les sédentaires (adipose des obèses, des gros mangeurs et des cachectiques).

3° Formes anatomiques. — Avec Chauffard on peut décrire trois types anatomiques :

a. *Les gros foies gras à stéatose totale.* — Leur coloration se rapproche de celle du beurre et leur surface lisse est sillonnée d'arborisations veineuses ; ils pèsent en moyenne de 1.500 à 1.600 grammes, sont mous et ne saignent pas sur la coupe. La graisse remplit la cellule hépatique, refoule à la périphérie le noyau et le protoplasma qui ont conservé leurs aptitudes fonctionnelles et leurs affinités de coloration.

b. *Les foies à stéatose partielle*, dans lesquels l'infiltration graisseuse est limitée.

L'infiltration suit exactement les ramifications de la veine porte, encadrant ainsi complètement le lobule. Un peu plus tard, elle pénètre le lobule lui-même, mais les zones péri-sus-hépatiques sont toujours saines. Cette disposition s'observe surtout dans les foies gras des tuberculeux ; un des types le plus net est représenté par l'*hépatite nodulaire graisseuse partielle de Sabourin* dans laquelle l'infiltration graisseuse se montre sous forme de nodules adipeux développés autour d'un espace porto-biliaire ; les nodules peuvent constituer de véritables petites tumeurs à la surface du foie.

c. *Les dégénérescences granulo-graisseuses*, qui correspondent non plus à une infiltration graisseuse de la cellule hépatique, mais à une transformation graisseuse du protoplasma de cette cellule. Dans ces cas la dégénérescence graisseuse se complique des différentes formes d'altération cellulaire : tuméfaction trouble, dégénérescence granuleuse, vitreuse, hyaline. Au milieu du protoplasma modifié apparaissent de très petites granulations qui sont des triglycides d'acides gras. Cette forme anatomique s'observe dans toutes les infections et intoxications rapides ; plus ou moins intense, plus ou moins généralisée suivant la nature de l'agent pathogène, elle constitue la caractéristique du *foie infectieux* qui sera décrit séparément. La stéatose qui complique la cirrhose alcoolique et la tuberculose du foie doit être décrite avec ces affections.

4° Symptômes. — Il n'est pas possible de définir cliniquement chacune de ces variétés anatomiques. En se basant sur l'évolution de la maladie, on distinguera deux grandes formes de dégénérescence graisseuse : 1° la *forme lente* ; 2° la *forme aiguë*.

a. *Forme lente*. — Dans la forme lente, chronique, la symptomatologie est réduite au minimum et reste longtemps indécise.

Le malade accuse quelques troubles fonctionnels d'ordre digestif : digestions pénibles, diarrhée ou constipation, décoloration intermittente des fèces par acholie pigmentaire. Les urines sont parfois chargées d'urobiline, pauvres en urée, riches en urates. Ces modifications urinaires sont toujours tardives, en raison même de la longue période d'intégrité fonctionnelle de la cellule hépatique ; quand elles apparaissent, on constate en même temps une anémie progressive, de l'hydrémie et des hémorrhagies ; la figure est bouffie, les téguments sont décolorées, les jambes œdématiées. Peu à peu les forces s'épuisent et le malade succombe dans l'insuffisance hépatique.

Quand la stéatose est totale, on trouve à la palpation un foie gras, lisse, un peu mou, pâteux et indolore.

A cette forme, de symptomatologie si discrète dans son début, se rattache l'*hépatite graisseuse latente des alcooliques* récemment décrite par GILBERT et LEREBOULLET [1]. Compatible avec une santé en apparence satisfaisante, elle est en général méconnue. Les sujets qui en sont atteints sont des alcooliques avérés et ne présentent aucun signe apparent d'une altération hépatique : à peine une légère hypertrophie du foie s'accompagnant d'hypo-azoturie et de glycosurie digestive. Mais lorsque survient une affection intercurrente, pneumonie ou érysipèle, lorsque ces malades subissent un traumatisme accidentel ou chirurgical, apparaissent des accidents graves et souvent mortels qui sont sous la dépendance de l'altération hépatique.

C'est ainsi que la pneumonie présente les caractères classiquement attribués à la pneumonie des buveurs ; elle s'accompagne d'une hypertrophie notable du foie ; le délirium tremens y fait rarement défaut, quoique souvent à peine ébauché ; la mort est presque constante. A l'autopsie on ne trouve souvent qu'une pneumonie peu étendue, insuffisante, à elle seule, pour expliquer la mort. En revanche, le foie est le siège d'altérations profondes, d'une véritable hépatite graisseuse : il se distingue à l'œil nu par son hypertrophie et son aspect jaunâtre ; au microscope par la transformation graisseuse des cellules hépatiques, transformation plus ou moins marquée suivant les cas, mais ne s'accompagnant pas, en général, de cirrhose marquée. Ces lésions du foie sont évidemment antérieures à la pneumonie ; l'absence de lésions sérieuses des autres viscères en montre bien toute l'importance. Lorsque la pneumonie guérit, elle est, chez ces malades, riche en complications diverses et s'accompagne d'altérations persistantes et prolongées du chimisme hépatique.

[1] *Soc. méd. des hôpitaux*, 1902.

b. *Forme aiguë*. — L'hépatite graisseuse aiguë, c'est-à-dire la dégénérescence massive et rapide de la glande hépatique, se traduit par des symptômes beaucoup plus complets d'insuffisance hépatique et même par l'ictère grave avec lequel elle se confond cliniquement dans bien des cas : c'est ainsi, par exemple, que DIEULAFOY, MÉNÉTRIER et AUBERTIN ont pu décrire un véritable ictère grave appendiculaire présentant comme lésion essentielle la dégénérescence graisseuse des cellules du foie.

5º Pronostic. — Il est très différent suivant qu'il s'agit d'infiltration ou de dégénérescence ; il est toujours lié à l'état d'intégrité de la cellule hépatique, à l'étendue de la lésion. Dans quelques cas très rares, du reste, il semble que la stéatose aiguë soit susceptible de guérison (BARTH).

6º Traitement. — Le traitement des formes aiguës se confond en partie avec celui de la cause provocatrice ; il comprend en outre l'alimentation lactée exclusive et l'antiseptie intestinale.

La stéatose progressive du foie contre-indique formellement l'usage des graisses, notamment de l'huile de foie de morue dont on abuse si facilement dans le traitement de la tuberculose. L'emploi des cholalogues, des purgatifs, des alcalins est nettement indiqué ainsi que l'usage des eaux alcalines de Vichy, Carlsbad, Marienbad, à condition qu'il n'y ait aucune tendance à la diarrhée. Dans ce cas, LANCEREAUX préfère les eaux de Vals, d'Ems et de Royat.

§ 6. — FOIE INFECTIEUX

Il n'existe probablement pas de maladie infectieuse dans laquelle le foie ne soit atteint à un degré quelconque d'une *hépatite diffuse* caractéristique du *foie infectieux*.

1º Étiologie. — Les lésions du foie infectieux ont été décrites dans la fièvre typhoïde, le typhus et le choléra (ANDRAL, TARDIEU, JACCOUD, HANOT et GILBERT, KELSCH et CORNIL) ; dans la diphtérie (Roux et Yersin, Dubief et Bruhl, Loisel [1]), dans la pneumonie (Gilbert, Grandmaison, Grenet [2]), dans la gastro-entérite des nourrissons (Parrot, Lesage, Hervieu [3]), dans la variole [4] et les différentes fièvres éruptives, dans l'érysipèle [5], dans la dysentérie sporadique aiguë de l'enfance (Auché) [6].

2° Anatomie pathologique. — Les lésions du *foie infectieux* (*foie infecté de Gastou*), se traduisent essentiellement par des dégénérescences cellulaires et par l'infiltration leucocytique.

Les dégénérescences cellulaires varient suivant la nature de l'agent infectieux et l'âge de la lésion : au début, infiltration graisseuse sans altération nucléaire ; plus tard, transformation granuleuse avec vitrification du protoplasma et disparition du noyau, tuméfaction trouble, stéatose et nécrose de coagulation.

L'ordination trabéculaire est le plus souvent troublée (*dislocation de la travée*).

Les dégénérescences cellulaires prédominent à la périphérie des lobules, au voisinage de l'espace porte ; cette localisation tient, d'après Hanot, à ce que le poison arrivant avec le sang de l'artère hépatique à la périphérie du lobule épuise, pour ainsi dire, son action sur les premières cellules rencontrées et respecte dans une certaine mesure les cellules hépatiques centrales.

Tandis que les lésions parenchymateuses peuvent être légères et très limitées, l'infiltration embryonnaire est toujours prononcée dans la trame conjonctive du foie. Le tissu conjonctif qui entoure les vaisseaux et les canaux biliaires sont le siège d'une diapédèse active, d'une infiltration très serrée de petites cellules rondes embryonnaires, depuis la capsule de Glisson jusqu'aux plus fines travées interlobulaires. L'infiltration peut être diffuse, c'est-à-dire généralisée à tout l'organe ou nodulaire c'est-à-dire dispersée en îlots constituant des *nodules infectieux*

[1] *Le foie diphtérique*, Th. Paris, 1899.
[2] *Le foie pneumonique*, Th. Paris, 1899.
[3] Thèse Paris, 1899.
[4] Roger et Weill, *Soc. d'anat.* 3 novembre 1900.
[5] Roger et Garnier, *Rev. de méd.*, 10 février 1901.
[6] Auché, *J. de méd. de Bordeaux*, 20 novembre 1903.

dans ce dernier cas les îlots embryonnaires peuvent aboutir à la formation de foyers nécrotiques.

On observe assez souvent des lésions d'artérite et d'endophlébite prédominant au niveau de la veine porte.

Les canalicules biliaires sont généralement respectés.

La capsule de Glisson est souvent augmentée de volume.

Ces lésions d'hépatite diffuse ont été observées par Auché dans l'envenimation.

En résumé, infiltration embryonnaire plus ou moins diffuse des espaces portes et des capillaires, phlébite porte et plus rarement sus-hépatique, artérite, stéatoses et dégénérescences cellulaires variées, telles sont les lésions essentielles du *foie infectieux*.

Au point de vue macroscopique, le foie est en général augmenté de volume ; suivant l'intensité de la congestion, sa coloration varie du rouge brun au jaune chamois ; de consistance molle, il présente à sa surface les plaques blanches caractéristiques du foie infectieux (*taches blanches*) et constituées par des amas de cellules embryonnaires, par des cellules hépatiques en voie d'infiltration et de dégénérescence graisseuse.

Au cours des infections expérimentales du foie, CLAUDE et PHISALIX ont surtout observé une hépatite avec dégénérescence graisseuse et nécrose cellulaire qui débute toujours dans les zones péri-sus-hépatique pour s'étendre plus ou moins loin dans l'intérieur du lobule, mais en respectant constamment les cellules voisines des espaces portes. Ces lésions ont été provoquées chez le lapin par l'injection intraveineuse de cultures stérilisées du bacille de la septicémie du cobaye. La topographie des lésions n'est donc pas semblable à celle qui a été constatée dans le foie infectieux pathologique ; il est vrai que le mode de pénétration de l'agent infectieux n'est pas le même dans les deux cas.

Poursuivant ces expériences avec diverses toxines (diphtérique, tétanique, coli-bacillaire, streptococcique, staphylococcique, pyocyanique, ricine, abrine), de manière à déterminer des intoxications de durée et d'intensité très différentes, CLAUDE (Th. de Paris, 1897) a obtenu des hépatites semblables à celles que provoque l'inoculation des microbes et très analogues aux lésions expérimentales produites par la présence de poisons minéraux, végétaux ou animaux dans l'économie.

Si l'intoxication est profonde, mais passagère, non continue, les lésions d'hépatite peuvent se généraliser ou se localiser. Dans le premier cas, l'animal succombe et présente des altérations hépatiques dégénératives aiguës; dans le second cas, les lésions se localisent à certaines parties du foie et restent silencieuses au point de vue symptomatique; ces lésions peuvent se réparer ou continuant à évoluer, aboutir soit à une hépatite subaiguë, soit à une cirrhose.

Si l'intoxication est continue et progressive, deux cas peuvent également se présenter :

L'animal ayant acquis un état réfractaire peut n'offrir aucune lésion ou seulement quelques traces d'un processus antérieur éteint.

Ou bien l'animal offre des lésions à évolution progressive, avec localisation élective parfois sur les cellules, parfois sur les vaisseaux, parfois sur le tissu interstitiel.

J'ai tenu à rapporter le résultat de ces expériences qui confirment les faits d'observation clinique ; elles constituent une nouvelle démonstration de ce fait depuis longtemps admis que dans les maladies infectieuses les lésions du foie sont vraisemblablement d'ordre toxique.

3° Symptômes. — Les signes cliniques du foie infectieux ne présentent aucun caractère pathognomonique ; ils se réduisent aux symptômes d'une légère insuffisance hépatique caractérisée par l'hypertrophie du foie, du subictère, des éruptions hémorrhagiques ou prurigineuses, des œdèmes localisés sans albuminurie, une décoloration intermittente des fèces plus fétides qu'à l'état normal et par les modifications urinaires habituellement observées dans tous les cas d'insuffisance par hypofonctionnement (urobilinurie, glycosurie expérimentale, hypoazoturie, etc.).

Ces différents symptômes présentent évidemment une intensité variable suivant le degré d'altération de la cellule hépatique.

Parfois, comme BÉRARD l'a signalé le premier[1], le foie infectieux simule absolument l'abcès hépatique. Le foie peut acquérir un volume considérable, au point parfois de mesurer 20 centimètres de hauteur au niveau de la ligne mammelonnaire. Cette tuméfaction se développe quelquefois rapidement; elle peut s'accompagner de voussure manifeste, de douleurs vives irradiées dans l'épaule, de fièvre à grandes oscillations, de manifestations pleurales (pleurite sèche ou pleurésie avec épanchement). On conçoit que, dans ces conditions, le diagnostic d'abcès hépatique s'impose pour ainsi dire. Une intervention est décidée; on trouve le foie énorme, congestionné, parfois œdématié et presque fluctuant. Mais les ponctions pratiquées en tous sens ne donnent issue qu'à du sang noir. Il n'existe d'abcès nulle part.

J'ai eu l'occasion d'observer un fait analogue; le malade fut opéré par le Dr DUBOURG (de Bordeaux) : les ponctions furent blanches. A l'autopsie on se trouva en présence d'un gros foie infectieux sans abcès collecté.

BOZZOLO, REMLINGER[2] ont observé des faits analogues.

4° Pronostic, diagnostic. — Dans les cas bénins, le foie infectieux paraît susceptible de guérison par *restitutio ad integrum*. Les désordres cellulaires plus avancés peuvent aboutir à l'ictère grave, à l'hépatite purulente, à la cirrhose infectieuse enfin qui, pour GASTOU, constitue véritablement le foie infectieux[3].

On conçoit toutes les difficultés de diagnostic d'une affection fort commune et dont la symptomatologie indécise se confond absolument avec celle de la congestion du foie compliquée d'une insuffisance hépatique plus ou moins grave ; seuls les commémoratifs permettront d'en soupçonner l'existence.

[1] BÉRARD, *Soc. de méd. de Lyon*, 28 avril 1902, in *Lyon médical*, 18 mai.

[2] *Presse médicale*, 21 janvier 1903.

[3] Outre le foie infecté et infectieux, M. GASTOU a décrit un 3° état du foie qu'il appelle foie infectant. Il résulte de l'association du foie infecté aux hépatites et aux cirrhoses. Cliniquement, il se traduit par l'aggravation des affections hépatiques et l'apparition de phénomènes infectieux, pneumonie, pleurésie, endocardite, etc.

5° Traitement. — Il se confond avec celui de la maladie générale cause de la détermination hépatique et dans nombre de cas avec le traitement de l'ictère infectieux.

La saignée a donné d'excellents résultats qui, d'après REM-LINGER, s'expliquent moins par la décongestion mécanique de l'organe que par la soustraction directe de microbes et de toxines.

§ 7. — DÉGÉNÉRESCENCE PIGMENTAIRE

A l'état normal, la cellule hépatique contient des granulations pigmentaires de coloration jaune ou verdâtre et qui sont constituées par des pigments biliaires dont elles présentent les réactions chimiques. Dans les cirrhoses biliaires ces pigments peuvent s'accumuler en quantité plus considérable, déterminant ainsi une véritable surcharge pigmentaire.

A l'état pathologique, la cellule hépatique peut être infiltrée par des pigments qui tirent leur origine de l'hémoglobine mise en liberté par la destruction des globules rouges. Je ne m'occuperai que de cette pigmentation pathologique.

1° Anatomie pathologique. — Ces pigments pathologiques sont des composés ferrugineux qui se présentent sous forme de granulations rondes, de dimension et de coloration variables, tantôt brunes (*pigment mélanique*), tantôt jaune clair (*pigment ocre*). Ces granulations jouissent d'une grande mobilité que la chaleur à 120° laisse subsister et qui est analogue aux mouvements browniens ; elles présentent une résistance extrêmement marquée aux agents chimiques les plus énergiques (chlore, acide sulfurique, eau oxygénée), mais elles sont rapidement détruites par les leucocytes et les cellules du tissu conjonctif qui en opèrent la digestion intracellulaire.

En s'accumulant dans le protoplasma de la cellule hépatique, les granulations pigmentaires refoulent à la périphérie le noyau qui finit par s'atrophier et disparaître.

Des deux pigments principaux dérivés de l'hémoglobine (pigment ocre et pigment mélanique) le pigment ocre est le plus répandu. On le rencontre surtout dans l'impaludisme et dans le diabète ; mais, tandis que dans les cirrhoses paludéennes, le pigment ocre coexiste souvent avec le pigment mélanique, dans les cirrhoses diabétiques il se montre seul.

Dans les formes graves de l'infection palustre, on trouve non seulement dans le foie mais encore dans la rate, dans les ganglions lymphatiques, dans la moelle osseuse, dans le cerveau et en général dans les parois des capillaires de tous les organes, des sphères amorphes de pigment tout à fait noir. Le pigment existe soit à l'intérieur des leucocytes et des cellules endothéliales, soit à l'état libre dans le sang, d'où oblitération possible des capillaires par des embolies pigmentaires. L'accumulation du pigment peut atteindre un tel degré que certains organes prennent une coloration brun foncé ou noir (*mélanémie*).

En dehors du diabète, et de l'impaludisme, le pigment ocre peut se rencontrer, au niveau du foie, dans l'anémie pernicieuse progressive et plus généralement dans toutes les lésions graves du sang (hémoglobinurie paroxystique, fièvre biliaire hématurique, empoisonnement par le toluylènediamine, le sulfure de carbone, etc.), parfois même dans la cirrhose alcoolique et la tuberculose. Comme le pigment mélanique, le pigment ocre ne se localise presque jamais exclusivemennt dans le foie ; on le rencontre dans presque tous les tissus glandulaires, pancréas, glandes sudoripares, salivaires ; il est rare dans le sang.

La dégénérescence pigmentaire peut s'associer aux différentes sortes de cirrhoses et d'hépatites parenchymateuses : elle est elle-même un facteur de cirrhose, mais elle apparaît parfois isolément en dehors de tout processus d'hépatite ou de cirrhose.

2° Pathogénie. — La pathogénie de la dégénérescence pigmentaire est à peu près inconnue.

Pour HANOT et CHAUFFARD. le foie constitue le grand foyer de production des pigments pathologiques qui, par voie d'embolie, seraient transportés dans les différents tissus.

LETULLE, GILBERT et SURMONT combattent cette théorie.

GILBERT, CASTAIGNE et LEREBOULLET (*Soc. de biologie*, 19 mai 1900) en se basant sur la clinique, l'anatomie pathologique et l'expérimentation prétendent qu'une cellule hépatique ne peut emmagasiner du pigment ocre que dans les cas où son fonctionnement est au moins normal ; un foie insuffisant ne se pigmente pas, quels que soient les procédés expérimentaux mis en œuvre. Inversement, une cellule hépatique peut être infiltrée de pigments et cependant conserver son fonctionnement ; l'étude du chimisme hépatique chez l'homme et chez l'animal, a même montré à ces auteurs que l'hyperhépatie anatomique et fonctionnelle est fréquente, alors que toutes les cellules du foie sont bourrées de rubigine. Pour GILBERT, CASTAIGNE et LEREBOULLET, les infiltrations pigmentaires se produiraient dans deux circonstances : ou bien la cellule hépatique normale emmagasine le pigment ocre formé aux dépens du sang extravasé, ou bien le foie en état d'hyperhépatie produit de la rubigine aux dépens du sang non altéré. Dans les cas où seront associés, chez un même malade, l'hyperhépatie et une lésion du sang, la pigmentation du foie sera maxima ; c'est sans doute ce qui se passe au cours des cirrhoses pigmentaires dans lesquelles la richesse en rubigine est considérable.

Pour FURTH (*Centralblatt f. allg. Path.*, août 1904), les pigments sont probablement constitués par des corps de la série aromatique, préexistant dans la molécule d'albumine, et possédant le noyau indolique (scatol, tyrosine). Ils ne contiennent ni fer ni soufre. Ils se forment, par suite de l'activité métabolique des cellules, aux dépens de substances incolores. Cette formation se ferait en deux temps : 1° production de corps de la série aromatique par action d'un ferment autolytique ; 2° oxydation et transformation de ces corps en mélanine par un ferment assez analogue à la tyrosinose de Bertrand.

FURTH reconnaît que ses conclusions ne sont encore que des hypothèses très vraisemblables qui demandent de plus amples recherches.

3° Symptômes et diagnostic. — La dégénérescence pigmentaire constitue avant tout une lésion anatomique ; on peut en supposer l'existence dans les différentes affections que j'ai signalées à l'étiologie, mais on ne peut jamais en assurer le diagnostic, même quand elle se complique d'insuffisance hépatique.

4° Traitement. — Il n'existe pas de traitement spécifique de la dégénérescence pigmentaire. La thérapeutique se confond avec celle de l'affection causale ; il est surtout en rapport avec l'altération fonctionnelle du foie.

CHAPITRE XIV

LES CANCERS DU FOIE ET DES VOIES BILIAIRES

Sous le nom générique de cancers, on désigne des tumeurs malignes dont la nature nous échappe, que des idées théoriques parfaitement acceptables permettent de considérer comme relevant d'agents animés et qui sont remarquables par leur tendance à la généralisation. Pour le moment, les cancers doivent être nettement séparés des tumeurs tuberculeuses, morveuses, actinomycosiques dont nous connaissons l'agent pathogène et des tumeurs dues à la syphilis dont le virus est encore hypothétique.

Soit au point de vue de leur structure histologique, soit au point de vue de leur symptomatologie les cancers du foie et ceux des voies biliaires constituent en pathologie hépatique un chapitre nettement différencié.

ARTICLE PREMIER

CANCERS DU FOIE

Les cancers du foie appartiennent à trois grandes variétés histologiques : le cancer proprement dit ou *épithéliome*, le *sarcome* et le *mélanome*. Ils peuvent être *primitifs* ou *secondaires* à la carcinose d'un autre organe.

1° Étiologie. — L'étiologie du cancer *primitif* du foie est obscure comme l'étiologie de toutes les carcinoses viscérales : l'hérédité, les traumatismes hépatiques, la lithiase, l'alcoolisme,

31.

l'impaludisme ont été signalés dans les antécédents des malades sans que l'on soit en mesure de préciser l'importance de ces différents facteurs.

Le cancer *secondaire* plus fréquent que le cancer primitif, s'observe surtout comme une complication des carcinoses développées sur le trajet des branches d'origine de la veine porte (rectum, pancréas, intestin, estomac, voies biliaires); il est plus rare dans la carcinose des organes génito-urinaires, des testicules, de la prostate, de l'utérus et tout à fait exceptionnel dans les cancers des reins et du poumon.

Au point de vue de l'âge, sur 21 cas personnels, LANCEREAUX a constaté :

De 27 à 30 ans	. . . .	2 cas.
30	40 —	. . . .	2 —
40	50 —	. . . .	4 —
50	60 —	. . . .	7 —
60	70 —	. . . .	5 —
70	80 —	. . . .	1 —

La femme paraît moins fréquemment atteinte que l'homme, 5 fois sur 21 cas.

2° Anatomie pathologique. — J'étudierai isolément dans le cours de cette description les cancers primitifs et les cancers secondaires.

A. CANCERS PRIMITIFS. — Les cancers primitifs, comprennent : 1° les *épithéliomas*; 2° les *sarcomes*; 3° les *mélanomes*.

a. *Épithéliomas*. — Avec HANOT et GILBERT nous en décrirons trois variétés :

α) Le *cancer massif* dans lequel le foie lisse, sans bosselures, uniformément gros et hypertrophié, peut atteindre et dépasser le poids de 15 livres. Sur une section la substance hépatique est transformée en une masse blanchâtre, molle ou lardacée donnant au raclage du suc cancéreux. Le lobe droit est plus souvent envahi que le lobe gauche. Tantôt la masse cancéreuse arrive presque au contact de la capsule de Glisson; tantôt elle en est séparée par une bande de tissu sain (*cancer en amande*).

β) Dans le *cancer nodulaire* (fig. 66 et 67) la répartition des lésions

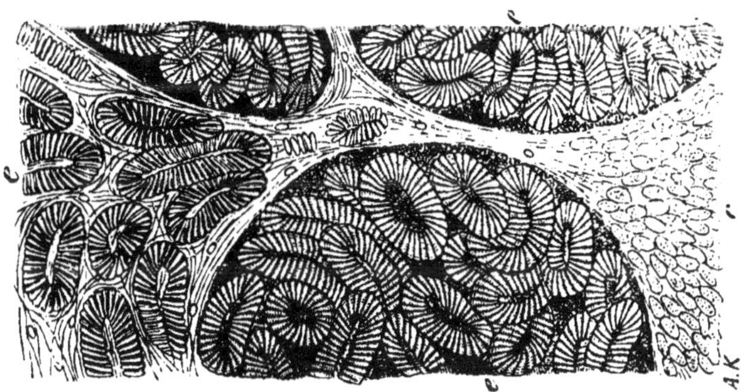

Fig. 66.

Coupe microscopique d'un épithélium cylindrique du foie (d'après LANCEREAUX).

eee, cellules glandulaires disposées en forme de tubes glandulaires.

est toute différente. La surface du foie présente de nombreuses saillies mamelonnées ; chaque nodosité peut acquérir le volume d'une mandarine ou d'une orange ; ces marrons cancéreux isolés ou cohérents, tantôt fermes au toucher, tantôt ramollis dans leur partie centrale sont séparés par des bandes de tissu hépatique congestionné ou imprégné de bile. Cette forme nodulaire est commune au cancer primitif et au cancer secondaire.

La lésion caractéristique est un épithélioma acineux ou glandulaire constitué par la végétation indéfinie des cellules propres ou glandulaires du foie. La cellule hépatique, point de départ de la néoplasie se divise, se multiplie ; les éléments proliférés contiennent un ou plusieurs noyaux possédant chacun un ou deux nucléoles ; ils se colorent par le carmin en rose tendre ou en rouge

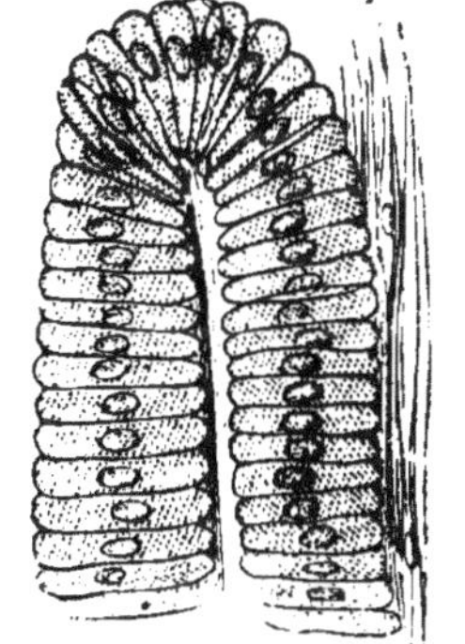

Fig. 67.

Coupe d'un épithélium cylindrique du foie (d'après LANCEREAUX). Vue à un plus fort grossissement.

vif, tandis que le protoplasma ordinairement granuleux, prend une coloration brunâtre, jaune rose ou jaune clair. Originairement, les éléments néoplasiques se disposent en colonnes séparées par du tissu conjonctif de nouvelle formation (*épithelioma trabéculaire*); plus tard, d'après LANCEREAUX, le tissu conjonctif devenant plus envahissant les trabécules cellulaires se trouvent sectionnées et la néoplasie devient *alvéolaire*. Cette transformation dont HANOT et GILBERT ont voulu faire une forme à part,

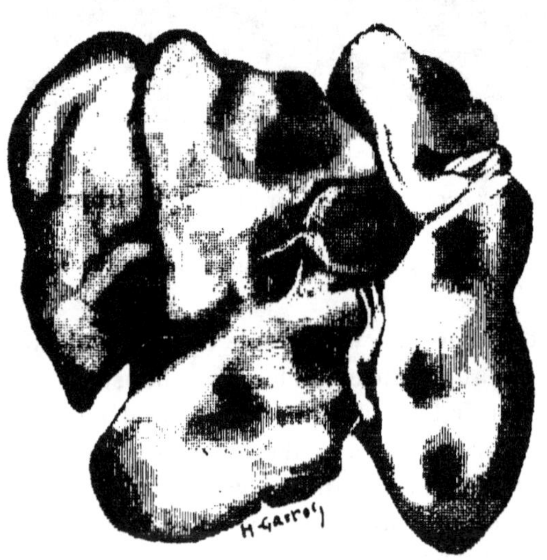

Fig. 68.
Foie atteint de mélanomes.

constituerait pour LANCEREAUX une phase plus avancée d'un seul et unique processus. Les cellules contenues dans les alvéoles peuvent devenir granuleuses ou graisseuses, se désagréger et même être résorbées.

γ) L'*adéno-cancer* ou *adénome* du foie constitue un type de transition entre les scléroses viscérales inflammatoires et les dégénérescences épithéliomateuses. Sous cette dénomination, on a compris tantôt des épithéliomes cylindriques, tantôt des épithéliomes glandulaires, tantôt enfin des portions de foie cirrhotique. Pour LANCEREAUX, l'adénome doit être défini : *une végétation*

*anormale et limitée des cellules glandulaires du foie avec tendance
à la transformation ou dégénérescence kystique.* Il coexiste généralement avec la dégénérescence kystique des reins et complique souvent la cirrhose atrophique, comme nous l'avons vu.

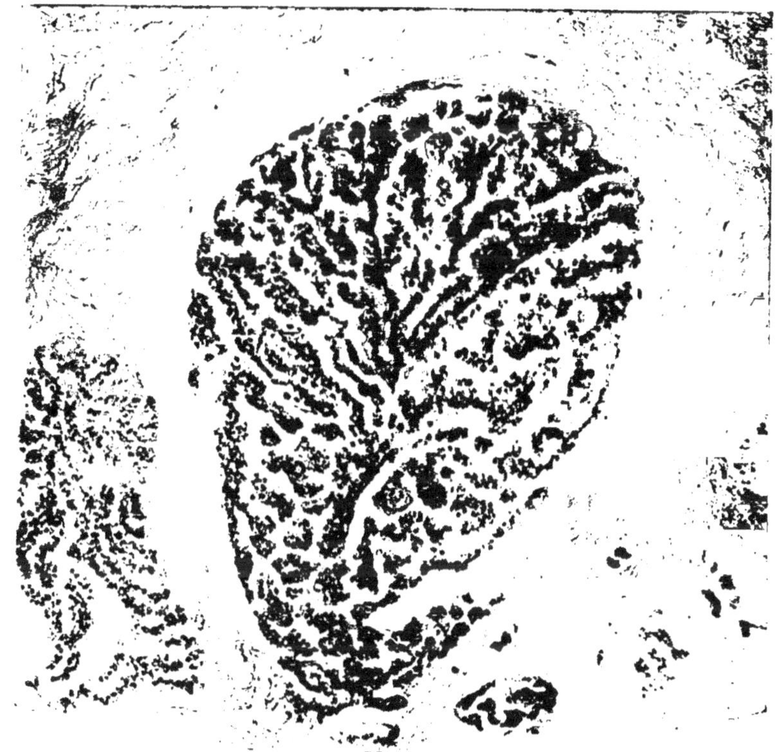

Fig. 69.

Coupe microscopique d'un foie atteint de cancer mélanique, d'après
LANCEREAUX.

b. *Mélanomes.* — Les mélanomes du foie sont des cancers
généralement de provenance épithéliale ; ils sont caractérisés par
la présence au sein des éléments néoplasiques de granulations
pigmentaires noirâtres constituées par la mélanie, substance
réfractaire aux acides les plus énergiques (fig. 68 et 69).

Ces tumeurs sont rarement primitives dans le foie. Le plus

souvent elles ont pour point de départ des dégénérescences mélaniques de la peau, siège de formation des pigments (abdomen, thorax et tête), et de la couche profonde de la choroïde. Les cellules pigmentaires détachées du foyer initial sont transportées dans la glande hépatique par le sang artériel.

Les épithéliomas mélaniques du foie apparaissent sous la forme infiltrée et sous la forme nodulaire, cette dernière étant de beaucoup la plus fréquente. Le foie présente alors à sa périphérie des masses noirâtres plus ou moins nombreuses, plus ou moins volumineuses et dont la constitution histologique rappelle celle de l'épithélioma, les cellules néoformées étant en outre infiltrées de mélanie. Un stroma conjonctif plus ou moins épais, circonscrit et pénètre ces éléments qui se trouvent ainsi contenus dans des alvéoles semblables à ceux de la plupart des épithéliomas.

Les épithéliomas du foie se généralisent comme tous les épithéliomes par la voie lymphatique; les dégénérescences les plus communes s'observent dans les ganglions du hile du foie, et dans ceux du médiastin.

La plupart des cellules voisines de la néoplasie sont hypertrophiées par irritation ou atrophiées par compression.

c. *Sarcomes.* — Appartenant à la classe des néoplasies conjonctives, ils se présentent sous la forme massive ou sous la forme nodulaire : ils sont constitués par des cellules embryonnaires rondes ou fusiformes.

B. CANCERS SECONDAIRES (fig. 70). — Au point de vue objectif, ils présentent les mêmes caractères que le cancer primitif, la forme nodulaire étant de beaucoup la plus fréquente. Les nodosités hépatiques reproduisent toujours la structure de la néoplasie initiale. Ils offrent donc les mêmes variétés que les épithéliums dont ils dérivent et se présentent sous les formes pavimenteuse, cylindrique, ou polyédrique. Les cancers secondaires, résultant d'un processus embolique au lieu d'être la conséquence d'une transformation carcinomateuse des cellules hépatiques, sont intracapillaires par rapport aux cancers primitifs extra-capillaires. Trois variétés anatomiques se présentent :

a) Des *épithéliomes* cylindriques glandulaires, plus exceptionnellement pavimenteux.

b) Des *sarcomes* beaucoup moins communs que les précédents, avec leurs différentes variétés : fuso-sarcome, globo-sarcome, lympho-sarcome, etc. La greffe sarcomateuse est presque toujours transportée au foie par la voie sanguine : d'après

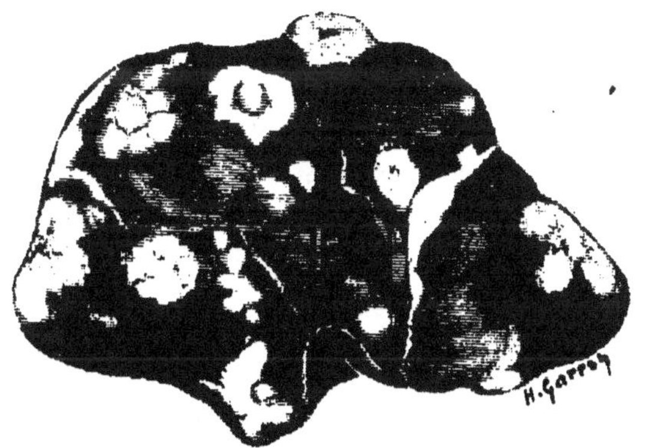

Fig. 70.

Épithelioma glandulaire secondaire du foie.

SCHÜPPEL le sarcome colloïde du péritoine se propagerait par la voie lymphatique.

c) Des *mélanomes* sous forme de mélano-épithéliomes, de mélano-sarcomes, de mélanomes simples ou d'infiltrations mélaniques pures.

Le cancer mélanique du foie, comme nous l'avons vu, est presque toujours secondaire à une lésion de même nature primitivement développée dans l'orbite ou dans la peau; il se présente sous la forme infiltrée ou sous la forme nodulaire. Dans la première forme, le foie lisse et dur ressemble au foie paludéen ou prend une apparence granitique (HANOT et GILBERT) par suite de l'alternance d'amas pigmentaires, d'ilots néoplasiques et de débris parenchymateux; dans la forme nodulaire il est parsemé de tumeurs grises ou noires; sur une coupe il semble truffé.

3° Symptômes. — Il faut encore distinguer le cancer primitif et le cancer secondaire :

A. Cancer primitif. — Les symptômes varient suivant que l'on se trouve en présence d'un cancer massif ou d'un cancer nodulaire.

a. *Cancer massif.* — Dans le cancer massif le début s'accuse par des troubles digestifs : anorexie, dégoût pour les viandes, constipation, décoloration des fèces; cette décoloration des selles est une conséquence de l'acholie pigmentaire et non de la rétention biliaire. Les urines sont très chargées en urobiline et l'hypo-azoturie à peu près constante atteint des chiffres extrêmes; elle peut s'abaisser jusqu'à 0,50 par vingt-quatre heures.

Pas d'ictère, pas d'ascite, pas de réseau veineux abdominal, pas d'albuminurie.

Parfois le malade accuse une vague douleur hépatique, sans irradiation scapulaire bien accentuée. Le ventre augmente très rapidement de volume : à la palpation on trouve un foie très hypertrophié surtout dans son lobe droit, à surface lisse et d'une consistance ligneuse. L'hypertrophie est régulière et progresse jusqu'à la fin. Pas de splénomégalie.

La fièvre peut être considérée comme constante, au moins à la période d'état ; elle dépasse rarement les environs de 39° et peut être considérée comme la conséquence d'une angiocholite infectieuse secondaire.

L'examen du sang (Sabrazès et Cauvin[1]) donne les résultats suivants : anémie très notable, abaissement de la valeur globulaire, polychromatophilie; hyperleucocytose (2 à 8 fois plus de globules blancs que normalement). Généralement l'augmentation porte sur les leucocytes polynucléés neutrophiles. Dans le cancer primitif on observe une leucocytose digestive; dans le cancer secondaire à un néoplasme de l'estomac, pas de leucocytose digestive.

L'état général des malades s'aggrave très rapidement ; leu teint devient pâle et terreux ; apparaissent les œdèmes et la

---

[1] Cauvin, *Hématologie des affections du foie et de la maladie de Banti*, Th. de Bordeaux, 1904.

mort survient comme conséquence de la cachexie progressive dans la prostration, le délire et le coma avec les autres symptômes de l'asystolie hépatique.

b. *Cancer nodulaire.* — Le cancer nodulaire se distingue tout d'abord de la forme précédente par les caractères physiques du foie qui, parsemé de nodosités, prend une consistance *marronnée* suivant l'expression classique.

La douleur dans l'hypocondre est plus constante et plus intense ; elle s'irradie fréquemment dans la région scapulaire et peut simuler une névralgie phrénique.

L'ascite le plus souvent séreuse ou fibrineuse, parfois sanglante existe dans 3/5 des cas (HANOT et GILBERT). Elle ne s'accompagne pas de circulation abdominale collatérale.

L'ictère qui manque dans un tiers des cas est presque toujours dû à la compression des voies biliaires par des marrons cancéreux intra ou extra-hépatiques ; il s'accompagne de décoloration des matières fécales.

Les urines rares, non albumineuses, sont chargées de pigments biliaires et renferment une faible proportion d'urée.

Les épistaxis sont fréquentes ainsi que le purpura, les hématémèses et le melæna.

La période de début présente les mêmes symptômes vagues et incertains que dans le cancer massif. Elle se manifeste par des troubles digestifs, par une diminution de l'appétit, par un dégoût électif pour les viandes, par des vomissements alimentaires ou bilieux.

Le *mélanome* se caractérise par une hypertrophie énorme du foie, dur comme du bois, lisse ou à peine bosselé. Les symptômes fonctionnels sont les mêmes que ceux observés dans les formes précédentes ; comme le mélanome est généralement secondaire, ils peuvent demeurer latents pendant des semaines et des mois, se trouvant éclipsés par les troubles qui ont pour point de départ l'organe primitivement atteint.

Le diagnostic du mélanome hépatique s'établira surtout par la coexistence d'une tumeur mélanique de la peau ou de l'orbite, parfois même d'une véritable mélanodermie diffuse ; dans certains cas les urines normales, au moment de leur émission, prennent, par oxydation au simple contact de l'air, une coloration noirâtre que l'on peut développer par l'addition de quelques gouttes d'acide nitrique.

Signalée par EISELT, cette modification de l'urine a été observée par nombre de cliniciens et 5 fois sur 4 cas par LANCEREAUX. Ce principe colorant, isolé en traitant de l'urine fraîche par l'acétate basique de plomb, se montre sous forme d'un dépôt blanc qui, soumis à l'action de la lumière et de l'air, revêt une teinte noire. PRIBRAM et GANGHOFER, supposent que la *mélanurie* est due au passage dans le sang de la matière colorante de la tumeur ; cette matière colorante subit dans le foie une réduction qui la transforme en substance incolore, après quoi elle est éliminée par l'urine.

B. CANCER SECONDAIRE. —Il constitue le plus souvent une surprise d'autopsie, car il ne s'accuse au début ni par l'hypertrophie hépatiqne, ni par l'ictère ; les troubles fonctionnels sont nuls.

Plus tard, au cours d'un examen systématique du foie, on perçoit à la surface de cet organe des bosselures plus ou moins saillantes, plus ou moins nombreuses et toujours extrêmement dures. Parfois le malade accuse des douleurs spontanées partant de l'hypocondre et s'irradiant vers l'épaule droite.

A une période encore plus éloignée surviennent des troubles digestifs, des vomissements, des hématémèses ; les selles peuvent être incolores par acholie pigmentaire ; on peut également observer l'ascite et l'ictère.

Le malade présente l'habitus général d'un cancéreux. Les symptômes varient dans leur intensité suivant le nombre des nodules secondaires disséminés dans le foie ; s'ils sont peu nombreux, ils sont perdus dans la symptomatologie générale qui accompagne la localisation primitive de la tumeur.

4° **Pronostic**. — Quelle que soit la variété de cancer primitif du foie, la maladie est toujours fatale et son évolution extrêmement rapide ; elle aboutit à la mort dans un temps moyen de trois à cinq mois.

5° Diagnostic. — Le *cancer massif* doit être distingué de tous les gros foies.

La cirrhose hypertrophique de HANOT se différencie assez nettement par l'ictère chronique pléiochromique ou polycholique, par son évolution beaucoup plus longue.

Par un examen attentif des antécédents, par l'étude des symptômes concomitants, on éliminera les gros foies paludéens, syphilitiques, lithiasiques, diabétiques.

L'existence d'une suppuration de longue durée, la persistance de l'albuminurie feront penser au foie amyloïde.

A la période de tumeur, les kystes hydatiques, par la déformation localisée qu'ils impriment à la région hépatique ne peuvent prêter à confusion.

La cirrhose hypertrophique graisseuse est d'un diagnostic plus délicat; on se basera surtout sur la notion étiologique (alcoolisme et tuberculose) et sur l'âge du malade.

Les mêmes difficultés de diagnostic se présenteront à propos du *cancer nodulaire* que l'on sera beaucoup plus exposé à confondre avec les tumeurs des organes voisins (voies biliaires, estomac, péritoine, pylore, etc.) ; c'est par une analyse minutieuse de tous les symptômes physiques et fonctionnels, par le mode de début qu'on parviendra à justifier les éliminations successives.

Le cancer est-il primitif ou secondaire ? il est plus intéressant que véritablement utile de chercher à préciser un diagnostic qui échappera dans bien des cas à cause de la rapide évolution de certains cancers nodulaires et du silence symptomatique absolu qui entoure souvent la localisation première de la tumeur.

Pour LANCEREAUX, le diagnostic des épithéliomas primitifs et secondaires du foie est en somme facile. « L'ictère et l'ascite, symptômes pour ainsi dire constants dans l'épithélioma primitif sont au contraire relativement rares dans l'épithélioma secondaire, tandis que la rate toujours augmentée de volume dans la première de ces affections, reste normale dans la dernière. »

5° Traitement. — Il est exclusivement symptomatique. La douleur sera calmée par le chloral et les préparations opiacées, par les piqûres de morphine, suprême ressource qu'il faut toujours tenir en réserve.

Contre les troubles digestifs, on devra lutter par l'emploi des laxatifs quotidiens ou des lavements.

Le lait constituera la base de l'alimentation ; lui seul est souvent toléré par la plupart des malades.

Si par son volume, l'ascite menaçait le malade d'asphyxie, on l'évacuerait par la ponction.

ARTICLE II

CANCERS DES VOIES BILIAIRES

L'étude du cancer des voies biliaires est de date relativement récente ; elle a présenté deux phases distinctes. Dans la première (1890-1894), on ne s'est occupé que des cancers de la terminaison du cholédoque qui sont presque tous des cancers secondaires dus à la propagation d'une tumeur de voisinage (pancréas, duodénum, etc...) L'état de la vésicule fut soigneusement relevé par COURVOISIER et TERRIER qui formulèrent cette loi : *dans l'oblitération du cholédoque d'origine cancéreuse la vésicule biliaire est distendue, alors qu'elle est rétractée si l'oblitération du cholédoque est d'origine calculeuse.*

Dans une seconde période, on se préoccupe du cancer des canaux hépatiques et cystiques dont une étude très complète a été faite par MM. DEVIC et GALLAVARDIN [1]. J'étudierai successivement le cancer de la vésicule biliaire, puis le cancer des voies biliaires intra et extra-hépatiques, enfin le cancer de l'ampoule de Vater.

§ 1. — CANCER DE LA VÉSICULE BILIAIRE

1° Étiologie. — Presque toujours primitif, il est plus fréquent chez la femme que chez l'homme ainsi que la lithiase et coïncide

[1] *Cancer primitif des canaux biliaires*, Rev. de médecine, 10 décembre 1903.

presque toujours avec la présence de calculs dans la vésicule
biliaire.

La lithiase par l'irritation qu'elle détermine au niveau de la
vésicule biliaire est-elle cause du cancer (VON SCHÜPPEL, RENDU,
CHAUFFARD), ou bien le cancer par l'obstacle qu'il apporte au
cours de la bile et par les infections ascendantes qu'il provoque
favorise-t-il l'apparition de la lithiase (DURAND-FARDEL, LEPERT,
CORNIL, LANCEREAUX et RANVIER) ? La question est encore discutée. Cependant, étant donnée la grande fréquence de la lithiase
chez la femme, la théorie de la lithiase précancéreuse paraît
plus probable.

2° Anatomie pathologique. — Le cancer de la vésicule
biliaire [1] est un cancer épithélial ; dans certains cas très rares,
la prolifération épithéliale présente les caractères de l'épiderme
dérivé du feuillet externe de l'embryon : prolongements intercellulaires semblables à ceux du corps muqueux de Malpighi,
imbrication des cellules avec formation de globes perlés, tendance à la dégénérescence cornée, intéressant d'ailleurs très
irrégulièrement les diverses cellules d'un territoire donné (FIR-
KET) PELS LEUSDEN a relaté un cas de papillome dont la mali-
gnité clinique ne put être expliquée par l'examen histologique
(1904).

Macroscopiquement, le cancer de la vésicule biliaire se présente sous l'une des formes suivantes : tumeur fongueuse remplissant plus ou moins complètement la vésicule ; — infiltration
totale ou partielle des parois vésiculaires ; — tissu squirrheux
rétractant ces parois, devenues plus épaisses.

La cavité vésiculaire est le plus souvent dilatée et contient,
outre les calculs, une bile verdâtre ou décolorée, parfois mélangée
de pus.

La tumeur peut se propager dans les canaux cystique et cholédoque, qu'elle oblitère plus ou moins complètement ; elle
devient alors une cause d'ictère.

Autour des petits canaux biliaires distendus par la rétrodila-

[1] M. DENUCÉ, Th. Agrégation, 1886.

tation on observe une sclérose porto-biliaire, des foyers d'apoplexie biliaire et des lésions dégénératives des cellules hépatiques.

Le cancer de la vésicule peut se propager au foie et aux organes voisins (côlon, duodénum, estomac, péritoine). Des métastases éloignées dans le poumon et le cœur ont été observées par CORNIL et RAUFFAST.

Le cancer de la vésicule peut être primitif ou secondaire à une infiltration cancéreuse de l'intestin, de l'estomac ou d'un organe de voisinage.

3° Symptômes. — Deux types cliniques peuvent être différenciés : un *type hépatique*, un *type biliaire*.

L'un et l'autre sont caractérisés au début par des douleurs sourdes dans la région de la vésicule biliaire sans coliques hépatiques vraies, par des troubles digestifs, par des dégoûts électifs, par la constipation.

Dans la *forme hépatique* le foie est hypertrophié ; sa surface est lisse et dure et dans la région de la vésicule souvent douloureuse à la pression, on trouve un épaississement ligneux ; pas d'ictère, pas d'ascite, pas d'hypertrophie de la rate. Cachexie rapide et mort dans l'hecticité ou par insuffisance hépatique.

La *forme biliaire* se caractérise par un ictère souvent précoce qui s'installe définitivement et progresse d'une manière continue ; il s'agit d'un ictère par rétention avec décoloration des fèces, dû soit à l'obstruction du cholédoque par la tumeur, soit à la compression de ce canal. La coexistence d'une angiocholite infectieuse avec ses accès de fièvre intermittente ou rémittente est d'observation courante. Comme dans la forme précédente, on constate l'existence d'une tumeur au niveau de la vésicule biliaire. Peu à peu le malade maigrit et se cachectise.

4° Diagnostic. — Le cancer de la vésicule peut être confondu avec la lithiase ou l'empyème vésiculaire ; seuls l'évolution de la maladie et l'âge du malade permettent de faire le diagnostic.

5° Traitement. — Un traitement chirurgical institué de

bonne heure pourrait peut-être intervenir efficacement ; mais le plus souvent lorsque le diagnostic s'impose et que la laparatomie est décidée, les organes voisins sont envahis.

§ 2. — Cancer des voies biliaires intra-hépatiques

Cliniquement, les symptômes sont ceux de tout cancer hépatique ; aussi bien, le diagnostic est à peu près impossible.

Pour VALDEYER, le cancer primitif du foie prendrait toujours naissance au niveau de l'épithélium des voies biliaires intra-hépatiques ; pour LANCEREAUX, au contraire, l'épithélium des canaux biliaires ne joue aucun rôle dans l'histogenèse des néoplasmes primitifs du foie. Sur une coupe microscopique, l'épithéliome canaliculaire se présente sous la forme de mailles ou de tubes de largeur inégale, tapissés par un revêtement régulier, simple ou stratifié de cellules épithéliales cubiques ou cylindriques. Les petites artères et les veines de voisinage sont épaissies et fréquemment dilatées, tandis que les cellules hépatiques sont comprimées et atrophiées. Les lobules étouffés par la néoplasie épithéliale interlobulaire, disparaissent peu à peu (LANCEREAUX).

§ 3. — Cancer des voies biliaires extra-hépatiques

1° **Étiologie**. — Le cancer primitif des voies biliaires extra-hépatiques n'est pas très fréquent ; DEVIC et GALLAVARDIN ont pu en réunir 55 cas (1903). Tandis que dans le cancer de la vésicule, les femmes sont plus souvent atteintes que les hommes (70 à 80 p. 100), les hommes paraissent le plus souvent prédisposés au cancer des voies biliaires (36 hommes pour 16 femmes). La lithiase n'est mentionnnée que dans 1/5 des cas.

2° **Anatomie pathologique**. — La tumeur peut se développer sur un point quelconque du tractus biliaire excréteur. Sur 53 cas, cette tumeur siégeait 22 fois sur le cholédoque, 15 fois au niveau du confluent cholédoco-hépatico-cystique, 16 fois sur l'hépatique et ses branches. Le canal envahi offre un aspect microscopique variable : il se présente rarement sous l'apparence d'une tumeur volumineuse ; il affecte le plus ordinairement la forme d'une virole néoplasique, d'une petite tumeur faisant saillie dans la lumière du canal, plus rarement celle d'un tube épaissi et rigide ; exceptionnellement il ressemble à un cancer villeux.

Cette tumeur qui pourrait créer un obstacle absolu au cours de la bile respecte souvent la perméabilité des conduits biliaires.

Elle présente peu de tendance à la généralisation (1/5 des cas seulement) qui se produit presque exclusivement dans le foie.

L'obstruction cancéreuse des voies biliaires n'obéit pas toujours à la loi de Courvoisier-Terrier.

3° Symptômes. — Le cancer primitif des canaux biliaires est essentiellement caractérisé par un ictère chronique à début insidieux, à marche progressive, accompagné ou non de quelques troubles digestifs, auxquels viennent rapidement s'ajouter des symptômes de cachexie ; la mort survient ordinairement entre deux et six mois.

Le syndrome abdominal révélé par l'exploration physique n'est ni aussi typique, ni aussi constant que dans le cancer de la tête du pancréas ; le foie est le plus souvent hypertrophié ; la vésicule peut être rétractée ; la rate peut être augmentée de volume. La tumeur primitive n'a jamais été perçue par l'exploration abdominale.

4° Diagnostic. — D'après les symptômes énoncés, il sera toujours très difficile : la confusion risque surtout de se produire avec la cirrhose hypertrophique biliaire, l'obstruction lithiasique du cholédoque et le cancer de la tête du pancréas.

Pour Devic et Gallavardin, auxquels nous empruntons les éléments essentiels de cette description, on serait autorisé à supposer l'existence d'un cancer du segment sous hépatique, lorsque dans un cas d'obstruction des canaux biliaires paraissant nettement d'origine cancéreuse, on ne constatera pas la dilatation de la vésicule biliaire.

5° Traitement. — Il ne peut être que chirurgical. Jusqu'à présent des interventions palliatives ont seules été tentées ; quant aux opérations curatives elles n'ont encore été réglées que théoriquement ; elles ne peuvent donc être l'objet d'aucune appréciation[1].

§ 4. — CANCER DE L'AMPOULE DE VATER

Le cancer limité à l'ampoule de VATER est très rare.

L'ampoule de Vater cancéreuse forme une tumeur saillante dans le duodénum, à surface villeuse et de consistance molle ; elle enserre les canaux cholédoque et pancréatique totalement ou partiellement oblitérés ; de cette disposition résulte une rétro-dilatation plus ou moins accusée du canal cholédoque, de la vésicule et des voies biliaires intra-hépatiques.

Quel est le point de départ de la tumeur ?

Pour BARD et PIC, il se trouve dans le pancréas ; pour RENDU, dans l'ntestin · pour ROLLESTON, dans le cholédoque ; pour HANOT, dans la paroi même de la cavité ampullaire.

Quelle que soit l'origine de la tumeur, le cancer de l'ampoule de Vater se présente avec la symptomatologie intégrale du cancer de la tête du pancréas : ictère chronique par obstruction, état argilleux et fétidité des fèces, diarrhée, prurit cutané ; assez souvent l'ictère présente des rémissions incomplètes, mais caractéristiques. Urines riches en pigments biliaires, dilatation de la vésicule biliaire (loi de COURVOISIER-TERRIER), hypertrophie lisse du foie. Pas de tumeur appréciable.

Dans la généralité des cas, l'affection dure tout au plus un an et les malades succombent dans la cachexie à moins qu'ils ne soient emportés par des hémorrhagies intestinales ou par une infection biliaire.

Le diagnostic est extrêmement difficile ; le cancer de l'ampoule de Vater sera le plus souvent confondu avec la lithiase biliaire ; dans quelques cas la confusion sera évitée par la constatation du signe de Courvoisier-Terrier.

Après avoir considéré le traitement du cancer des voies

[1] HERMANT, Th. de Bordeaux, 1902.

biliaires comme absolument inutile et susceptible seulement de jeter le discrédit sur la chirurgie biliaire, KEHR [1] a changé d'avis, la cure radicale ayant donné quelques résultats heureux. KORTE, MAYO-ROBSON et KEHR ont observé des guérisons durables par le traitement chirurgical du cancer de la vésicule et des voies biliaires ; comme la pancréatite chronique ne peut être différenciée du cancer du pancréas, si l'on n'opère pas de parti pris les occlusions du cholédoque par tumeur, « on laissera mourir bien des individus que l'on pouvait secourir facilement parce qu'ils étaient atteints de pancréatite simple. C'est pourquoi désormais j'opère toujours dans le secret espoir de tomber sur une pancréatite chronique au lieu d'un cancer du pancréas. » (KEHR).

L'impossibilité absolue d'un diagnostic certain et la mort fatale à brève échéance, si l'obstruction biliaire demeure, permettent d'accepter ces sages conclusions, d'autant plus que dans le cas de néoplasme diffus, l'anastomose cholédoco-duodénale peut être suivie d'un notable soulagement.

[1] HANS KEHR, A propos de l'observation que j'ai pratiquée sur M. Waldeck-Rousseau, Deutsche med. Woch., 25 août 1904, p. 1284-1287.

CHAPITRE XV

SYPHILIS HÉPATIQUE

A l'étude de la syphilis hépatique se rattachent les noms de RICORD (1839) qui découvrit les gommes du foie, de GUBLER qui décrivit les lésions de la syphilis héréditaire précoce, puis ceux de LEUDET, LANCEREAUX, VIRCHOW, HÉRARD, CORNIL et RANVIER, de LAVARENNE, RENDU, FOURNIER, MAURIAC, HUTINEL et HUDELO, HANOT, etc.

La syphilis hépatique doit être étudiée chez le fœtus, chez le nouveau-né, et chez l'adulte.

§ 1. — SYPHILIS HÉPATIQUE DU FŒTUS ET DU NOUVEAU-NÉ

1° Étiologie. — L'enfant peut naître infecté, si au moment de la conception l'un ou l'autre des parents est atteint de syphilis.

Des faits nombreux ont établi que la syphilis peut se transmettre du père à l'enfant sans que la mère soit elle-même infectée ; bien mieux l'organisme maternel est devenu réfractaire à la syphilis (loi de COLLES), de telle sorte qu'une femme qui a mis au monde un enfant syphilitique, alors qu'elle reste indemne, peut sans aucun danger de contamination allaiter son nourrisson.

En général la transmission par la mère est plus fréquente ; elle se produit tantôt par l'ovule imprégné de virus, tantôt par le sang infecté. D'après LANCEREAUX, le moment le plus favorable à cette infection serait la période secondaire ; la transmission de la syphilis peut cependant se produire dans la phase initiale et dans la période tertiaire, alors qu'il n'existe pas de lésions apparentes.

D'après Fournier, la proportion des enfants atteints est de 84 p. 100, quand la mère seule est malade et de 92 p. 100 quand les deux parents sont syphilitiques. Si la mère contracte la syphilis pendant les sept ou huit premiers mois de sa grossesse, l'enfant sera probablement atteint de la maladie : il peut y échapper, au contraire, si la mère n'est infectée que dans le cours du neuvième mois.

La syphilis du fœtus et du nouveau-né se manifeste constamment par des lésions hépatiques : ce fait ne doit pas surprendre puisque le foie auquel aboutit une partie du sang placentaire se trouve placé sur le chemin des infections d'origine maternelle, et qu'il est, aux premières périodes de l'existence, en état de suractivité fonctionnelle.

La syphilis hépatique héréditaire est presque toujours combinée aux lésions cutanées, muqueuses, osseuses, et viscérales de l'hérédo-syphilis.

2° Anatomie pathologique. — Le foie toujours hypertrophié, à bords mousses, peut être fortement congestionné ou présenter une coloration brun pâle demi transparente qui rappelle l'aspect de la pierre à fusil (*foie silex* de Gubler).

Sa surface est lisse ; sa consistance est ferme, élastique dans les cas de foie silex.

A la coupe s'écoule peu de sang, mais une sérosité albumineuse, jaunâtre ; l'organe crie sous le scalpel et sur la surface de section on distingue de petits nodules disséminés d'un blanc opaque, comparés par Gubler à des *grains de semoule* ; ce sont des *grains miliaires* de Wirchow. Dans certains cas ces productions gommeuses peuvent acquérir le volume d'une noisette.

La capsule de Glisson est généralement épaissie.

La rate est augmentée de volume ; dans la cavité péritonéale séreuse ou séro-sanguinolente on constate toujours une légère ascite. L'endophlébite porte est à peu près constante ; l'artère et les canaux biliaires sont relativement intacts.

Les lésions histologiques ont été particulièrement bien étudiées par Hutinel et Hudelo (1890) qui ont distingué *des lésions diffuses et des lésions nodulaires.*

Les premières consistent en une congestion marquée des capillaires sanguins et surtout en une infiltration embryonnaire diffuse ; les éléments leucocytaires séparent les cellules, segmentent les travées, formant des amas plus ou moins volumineux

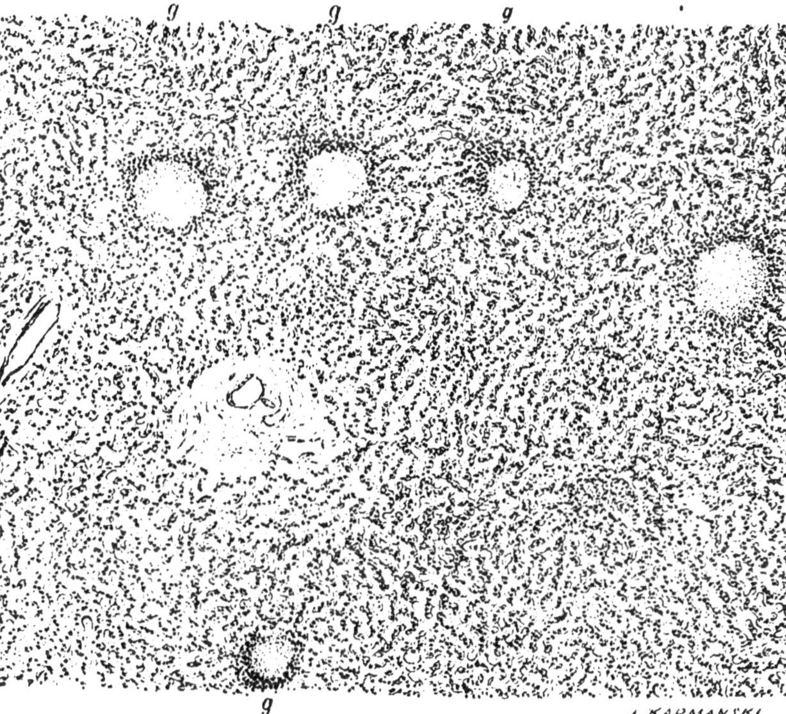

Fig. 71.

Coupe microscopique d'un foie d'enfant atteint de syphilis héréditaire (d'après LANCEREAUX). Dans l'épaisseur du parenchyme, on voit des petits amas d'éléments conjonctifs jeunes, des nodosités ou gommes en voie de régression.

soit dans les espaces portes, soit au sein des lobules ; les cellules hépatiques irrégulières dans leur forme, présentent des signes de multiplication active de leurs noyaux.

Dans la *forme nodulaire*, les nodules de volume très variable sont irrégulièrement semés soit en plein lobule, soit dans les espaces portes. Ils sont constitués par des leucocytes extravasés et par des cellules hépatiques en multiplication active. Parfois ils contiennent des cellules géantes et leur analogie avec le follicule tuberculeux devient alors complète.

Tout récemment Bosc de Montpellier (*Soc. de Biologie*, 30 janvier 1904) a fait une étude très complète des lésions hépatiques de la syphilis héréditaire, de celles qui correspondent plus spécialement au *foie silex avec granulations disséminées*.

Comme ses prédécesseurs, il a constaté une néoformation conjonctivo-vasculaire qui finit par dissocier cellule par cellule, la trabécule (dissociation mono-cellulaire), puis détruit complètement les cellules hépatiques sur une étendue de plus en plus grande ; les mailles de la néoformation conjonctivo-vasculaire s'infiltrent de cellules rondes, sans prolongement (fig. 71). Ainsi se forment des nodules qui s'agrandissent au centre à la périphérie par la destruction des fragments trabéculaires ; ces fragments répondent aux *grains de semoule* et correspondent d'après Bosc aux points d'activité maximum du virus syphilitique. Ils subissent, du centre vers la périphérie, un processus spécial de raréfaction avec aspect hyperchromatique et fragmenté des noyaux qui laisse penser à un processus dégénératif. Ils constituent ainsi des gommes miliaires.

Ces lésions n'ont rien de spécifique ; elles caractérisent toute cirrhose jeune qui peut év luer ultérieurement vers la sclérose diffuse ou nodulaire. Parfois, la plupart des éléments glandulaires se trouvent en contact avec le tissu fibreux, à tel point que la cirrhose est véritablement mono-cellulaire.

3° Symptômes. — D'une façon générale, la syphilis héréditaire est une des causes les plus fréquentes de mort du fœtus dans l'utérus ; le fœtus est alors expulsé en état de macération, flasque, mou, ridé, présentant une coloration feuille morte.

Pendant la vie intra-utérine, la localisation hépatique de la syphilis se manifeste par une véritable ascite extra-fœtale, dite hydramnios ; cette hydramnios due à l'augmentation de pression dans la veine ombilicale peut, par son volume, déterminer chez la mère des troubles physiques et fonctionnels graves : dyspnée, vomissements, cyanose, compression des viscères abdominaux.

des uretères, etc... L'hydramnios est une cause fréquente de mauvaises présentations, de procidence du cordon et d'inertie utérine après l'accouchement.

Chez le *nouveau-né*, la syphilis hépatique se présente sous deux aspects cliniques très différents.

Ou bien la syphilis s'affirme dès la naissance : l'enfant chétif, d'aspect vieillot, présente du pemphigus palmaire, parfois même une roséole légère ; il succombe très rapidement et à l'autopsie on trouve des lésions hépatiques déjà très avancées qui n'ont pas été reconnues pendant l'existence.

Ou bien la syphilis n'apparaît que dans les deux ou trois premiers mois et se manifeste d'emblée par des déterminations hépatiques. L'ictère et l'ascite sont assez rares ; les troubles digestifs, vomissement, diarrhée, inappétence plus constants. Les selles sont colorées et les urines ne contiennent pas de pigments biliaires. Le ventre ballonné, volumineux, attire surtout l'attention ; on constate alors une énorme hypertrophie du foie dont la surface est lisse et dont le bord tranchant est facile à percevoir. La palpation du foie est douloureuse ; en même temps que l'augmentation de volume de cet organe, on perçoit une hypertrophie de la rate, lisse, régulière et indurée.

D'après Lancereaux, la syphilis hépatique héréditaire, chez le nouveau-né aussi bien que chez l'adulte, s'annonce souvent par des hémorrhagies qui ont pour siège habituel les fosses nasales ou l'ombilic, mais qui peuvent se produire par la bouche, par l'intestin, par la verge, à la surface même de la peau sous forme de purpura localisé de préférence aux jambes. Sur 14 faits personnels de syphilis héréditaire, Lancereaux a constaté 12 fois des hémorrhagies.

L'état général languissant périclite très vite et les petits malades succombent dans la cachexie, après avoir présenté des vomissements incessants et de la diarrhée verte, si un traitement énergique n'intervient pas à temps.

4° Diagnostic, pronostic. — Lorsque tous les signes de l'hérédo-syphilis se résument dans l'hypertrophie du foie et de la rate (forme spléno-hépatique de Chauffard,) le diagnostic est des plus difficiles ; en effet le foie syphilitique peut être confondu avec la cirrhose tuberculeuse, la cirrhose hypertrophique alcoolique, l'hépatite paludéenne, dysentérique, leucocythémique. Le diagnostic ne peut être établi que par une enquête minutieuse sur les antécédents.

Mais dans nombre de cas le gros ventre et l'hypertrophie spléno-hépatique coïncident avec d'autres stigmates de l'hérédo-syphilis : facies vieillot, teint bistré de la peau sans ictère vrai. éruptions cutanées et muqueuses polymorphes, fissures des lèvres ou de l'anus, coryza, troubles oculaires, etc.

Des hémorrhagies répétées doivent attirer l'attention sur la syphilis hépatique ; pour Lancereaux, on a trop de tendance à rattacher ces hémorrhagies à l'hémophilie, « sans bien savoir ce qu'il faut entendre par ce mot ».

Le pronostic toujours très grave le devient d'autant plus que les accidents sont plus rapprochés du moment de la naissance ; il est plus grave chez le fœtus que chez le nouveau-né, plus grave chez le nouveau-né que chez l'adolescent et chez l'adulte.

5° Traitement. — C'est au mercure qu'il faut recourir, soit en utilisant la liqueur de Van Swieten à la dose d'une demi-cuillerée à café par jour, (3 à 5 grammes) mêlée au lait de la mère, soit en employant les frictions avec l'onguent napolitain ; ce dernier traitement est bien supporté par les enfants dont il ménage le tube digestif. On pratiquera une friction quotidienne avec l'onguent napolitain à la dose de 0,50 centigrammes à un gramme suivant la gravité des accidents ; on variera chaque jour le point d'application de la friction, et on lavera le matin avec de l'eau et du savon la place frictionnée la veille au soir. pour éviter l'irritation de la peau.

Ce traitement sera suspendu de temps en temps et remplacé par l'usage des toniques, surtout de l'iodure de fer.

Toutes les fois que cela est possible, l'enfant doit être allaité par sa mère qui elle-même suivra un traitement mercureux.

Il y a toujours de sérieux inconvénients à confier l'enfant à une nourrice saine.

Si l'allaitement maternel est impossible, on aura recours au biberon, avec toutes les précautions d'usage.

§ 2. — SYPHILIS HÉPATIQUE DE L'ADULTE

1° **Étiologie**. — La syphilis hépatique de l'adulte est surtout

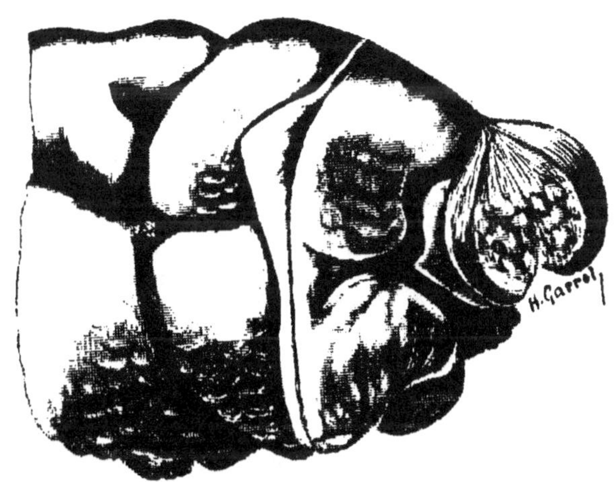

Fig. 72.
Foie ficelé syphilitique avec gommes.

répandue dans les grandes villes où la syphilis s'observe le plus fréquemment.

Elle atteint surtout les hommes et survient en général de trente à cinquante ans. Il est très difficile de fixer le moment auquel apparaît la syphilis hépatique après l'accident initial ; en laissant de côté les limites extrêmes comprises entre deux mois et trente ans, on peut admettre que l'hépato-syphilose apparaît en général de dix à vingt ans après le chancre.

La statistique de Fournier (1889) qui porte sur 3.429 cas de tertiairisme ne comprend que 9 cas de syphilis hépatique.

Les traumatismes de toute nature, l'alcoolisme, l'impaludisme, en général toutes les infections ou intoxications qui ont diminué la résistance du foie favorisent la localisation hépatique de la syphilis.

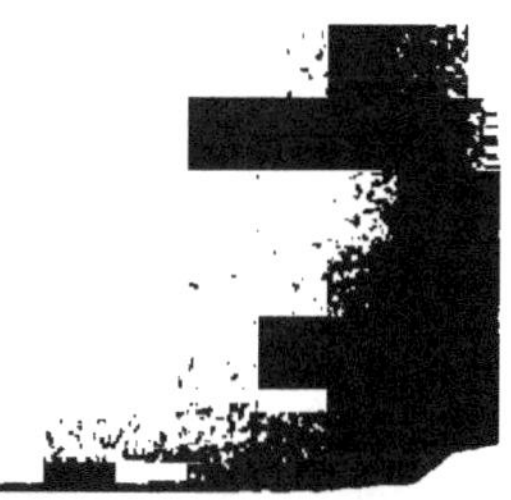

2° Anatomie pathologique et pathogénie. — Dans la syphilis hépatique de l'adulte, comme dans la syphilis héréditaire, les lésions apparaissent sous une *forme diffuse* ou sous une *forme gommeuse*.

Le type classique du foie syphilitique de l'adulte est le foie *scléro-gommeux* (*foie ficelé*) étranglé par de larges bandes

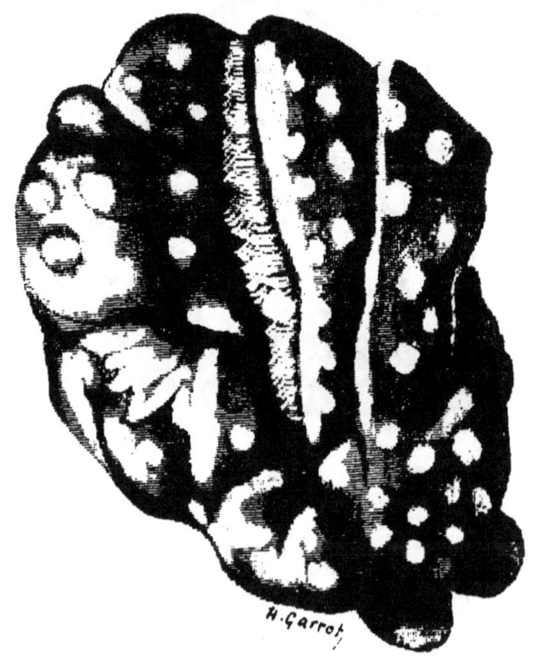

Fig. 73.

Foie atteint de gommes syphilitiques.

fibreuses qui le pénètrent et le dépriment (fig. 72 et 73). Le bord tranchant est échancré, déformé par des encoches : l'organe est farci de gommes grosses comme un grain de mil ou comme une noix, siégeant en plein foie, mais plus souvent dans les tractus fibreux. Ces gommes de coloration blanc jaunâtre comparables à la pulpe de marron d'Inde ont une tendance naturelle à l'enkystement et à la transformation fibreuse.

Parfois on ne rencontre que des gommes sans lésions fibreuses (*foie gommeux pur*).

Le foie scléro-gommeux de l'adulte, lobulé, mamelonné, surmonté d'îlots inégaux de substance hépatique, s'oppose donc tout naturellement au foie de la syphilis héréditaire précoce, gros, ferme, lisse, d'un brun silex, parsemé de petites gommes en miniature. Dans l'intervalle des cicatrices, le foie est plus ferme qu'à l'état normal ; au niveau des cicatrices il présente la résistance du tissu fibreux.

La capsule de Glisson est opaque et épaissie ; la rate est souvent hypertrophiée.

Au point de vue histologique, le *foie ficelé* présente des lésions de cirrhose dont la systématisation est des plus irrégulières : cette caractéristique est essentielle. Suivant les régions examinées, on trouve soit une cirrhose annulaire, soit une cirrhose portobiliaire simulant la cirrhose hypertrophique avec son hyperplasie cellulaire et ses néo-canalicules. Les cellules glandulaires sont presque toujours altérées, sinon au début, du moins à une période avancée de la maladie. Ordinairement atrophiées et granuleuses au voisinage des cloisons fibreuses, elles peuvent être infiltrées de graisse ou présenter un degré plus ou moins avancé de dégénérescence amyloïde qui atteint également les petits vaisseaux. Les rameaux portes sont atteints d'endo-périphlébite ; mais les lésions vasculaires les plus importantes siègent au niveau des artérioles hépatiques qui présentent d'énormes lésions de péri-artérite et d'endartérite bourgeonnante.

Les gommes sont constituées par des amas de cellules embryonnaires qui s'accumulent autour des artérioles, de la veine porte ou des canaux biliaires ; dans les plus volumineuses, le centre est en dégénérescence granuleuse par suite de l'oblitération du vaisseau qui a été le point de départ de la néoformation : à sa périphérie, la gomme s'encapsule dans une carapace conjonctive plus ou moins épaisse.

Mais la syphilis hépatique de l'adulte n'est pas toujours aussi « ficelante » et dans certains cas elle présente les lésions histologiques du foie infecté telles que nous les avons décrites : dilatation des capillaires dont les parois sont remplies de globules blancs, dislocation de la travée par l'infiltration leucocytaire, nombreux nodules embryonnaires; il s'agit surtout d'une *hépatite parenchymateuse*.

En résumé : *dans la syphilis héréditaire* du nouveau-né on observe des lésions d'hépatite diffuse avec prolifération embryonnaire; *dans la syphilis de l'adulte* les lésions peuvent être diffuses et ressembler à celles de la syphilis héréditaire, mais elles affectent plus généralement le type d'une cirrhose gommeuse. A quoi tiennent ces différences ? Avec HANOT et BOIX [1] il convient d'appliquer au foie la loi générale qui commande les processus infectieux dans leur déterminisme histologique. Si l'infection a été brutale, massive, la cellule est détruite sans avoir le temps de réagir et comme conséquence de cette hépatite parenchymateuse aiguë, on assiste à l'évolution de l'ictère grave syphilitique ; si l'infection a été « moins chaude », une réaction conjonctive légère aura le temps de se produire : des nodules infectieux se formeront comme dans le foie syphilitique de l'enfant et dans le foie syphilitique aigu diffus de l'adulte ; enfin, si l'infection est lente et graduelle, atténuée, le tissu conjonctif évoluera vers la sclérose et les cellules hépatiques pourront s'hypertrophier ou se régénérer.

La syphilis hépatique se complique le plus souvent d'autres lésions organiques : néphrite chronique avec gommes et dégénérescence amyloïde, endocardite, myocardite, altérations osseuses, etc.

3° Symptômes. — Au point de vue de l'évolution clinique, la syphilis hépatique de l'adulte peut se manifester sous deux formes : 1° *une forme aiguë* ; 2° *une forme chronique*.

A. FORME AIGUE. — Dans la forme aiguë sont compris l'*ictère simple*, l'*ictère grave syphilitique*, l'*hépatite syphilitique* de HANOT.

a. *Ictère simple syphilitique*. — Il survient dans le cours de la première année qui suit l'apparition du chancre, généralement

---

[1] BOIX, *Syphilis du foie chez l'adulte* (Archiv. gén. de médecine, n° 21, 26 mai 1903).

vers le deuxième ou troisième mois, en pleins accidents secondaires. C'est un ictère pléïochromique sans allure clinique spéciale ; la coexistence d'accidents syphilitiques, l'efficacité du traitement, l'absence des autres causes déterminantes de l'ictère constituent les seules bases du diagnostic. Cet ictère est-il vraiment un accident syphilitique ? est-il dû à une roséole du cholédoque, à une compression de ce canal par des ganglions lyn - phatiques, à une altération cellulaire par le virus de la syphilis ou bien la syphilis n'intervient-elle dans sa production qu'à titre de cause occasionnelle ? Nous n'en savons rien. Sa durée varie de trois semaines à trois mois ; il est sujet à récidiver si l'on supprime trop tôt le mercure.

b. *Ictère grave syphilitique.* —Il peut survenir à l'une quelconque des périodes de la syphilis ; véritablement syphilitique dans quelques cas, comme le prouve l'efficacité du traitement spécifique, il doit être le plus souvent préparé et non directement causé par la syphilis. Sauf la donnée étiologique il ne présente aucune particularité clinique [1]. C'est un ictère grave avec tous ses symptômes. Ses lésions sont celles de l'hépatite interstitielle et parenchymateuse diffuse.

c. *Hépatite syphilitique avec ictère chronique.* —Cliniquement, elle se confond avec la cirrhose hypertrophique biliaire de Hanot dont elle se distingue toutefois par l'évolution plus rapide et par l'heureuse influence, dans quelques cas, du traitement spécifique.

B. FORME CHRONIQUE. — Elle correspond à la cirrhose scléro-gommeuse et au foie simplement gommeux. Dans la *forme gommeuse*, les symptômes sont bien souvent aussi vagues que possible ; le foie tolère ces gommes qui constituent de véritables corps étrangers inoffensifs dont la présence ne s'accuse par aucune réaction physique ou fonctionnelle ; leur constatation est presque toujours une trouvaille d'autopsie. Aussi la description clinique de la syphilis hépatique de l'adulte ne peut guère se rapporter qu'à la forme *cirrhotique ou scléro-gommeuse.* Je

---

[1] FLOREA SIMONESCU, *Étude clinique sur l'ictère syphilitique*, Presse méd., 10 octobre 1903.

décrirai avec Boix une période de début et une période d'état.

a. *Période de début*. — Fonctionnellement, elle se manifeste par des troubles gastro-intestinaux sans caractères spécifiques, par une sensation de pesanteur dans l'hypocondre droit, par des douleurs hépatiques qui s'irradient rarement vers l'épaule droite et qui sont dues à l'existence d'une périhépatite.

Le foie hypertrophié se montre le plus souvent douloureux à la palpation ; parfois on assiste à des poussées d'ictère de médiocre intensité.

A cette période, le tableau symptomatique peut offrir toutes les modalités complexes de la précirrhose telles que je les ai décrites pour la cirrhose de Laënnec.

b. *Période d'état*. — Le foie presque toujours hypertrophié *présente des.changements fréquents de volume*, fait capital autour duquel gravite, d'après Caire, toute la symptomatologie de cette période. L'hypertrophie est irrégulière : le parenchyme hépatique est dur, bosselé, sillonné de dépressions profondes.

L'hypertrophie de la rate s'observe dans la plupart des cas ; due le plus souvent à la présence de gommes ou à une dégénérescence amyloïde, elle peut être la conséquence d'une périsplénite.

L'ascite se présente avec les mêmes caractères que dans la cirrhose de Laënnec. Généralement volumineuse, rebelle aux ponctions, elle reconnaît pour cause soit une gêne de la circulation porte, soit la périhépatite, soit enfin une pachypéritonite plus ou moins étendue. Cette ascite le plus souvent séreuse, peut être chyliforme (cas de Veil, Galvagni, Poljakoff), laiteuse ou hémorrhagique.

L'ictère vrai, orthopigmentaire est très rare, à tel point, dit Boix, « que sa présence plaide plus contre la nature spécifique de l'affection qu'en sa faveur ».

Les urines contiennent toujours de l'urobiline ; peu abondantes, elles sont généralement assez pauvres en urée ; leur toxicité n'a jamais été recherchée. La glycosurie alimentaire est la règle ; inconstance de l'albuminurie.

Le sang a été rarement examiné. Pour Einhorn, l'augmentation des cellules éosinophiles constitue un argument en faveur de la syphilis.

A ces troubles objectifs peuvent s'ajouter la *diarrhée*, les *hémorrhagies gastro-intestinales*, les *frottements péritonéaux* et plus rarement une *diminution de la mobilité du foie*.

A moins de lésions spécifiques individuelles, le poumon et le système nerveux ne présentent aucun trouble fonctionnel ; toutefois, la respiration peut être gênée par les adhérences qui unissent le foie et le diaphragme.

Dans certains cas, à la vérité fort rares, la fièvre a été observée par Gerhardt, Hirshberg, Raichline, Migliorato. « Il ne faut pas oublier, dit Gerhardt, qu'en raison de sa structure histologique et de ses propriétés physiologiques, le foie est une source fréquente de pyrexies : au point de vue anatomique, il faut tenir compte de la faible barrière épithéliale des voies biliaires et du chétif réseau conjonctif de l'organe ; au point de vue fonctionnel le foie représente le principal laboratoire de l'organisme et remplit les buts les plus divers. En effet, certaines affections, généralement apyrétiques, comme le cancer, peuvent produire, quand elles siègent dans le foie, des élévations de température passagères ou régulières. Aussi la fièvre qui s'établit parfois, quoique rarement dans la syphilis hépatique, acquiert-elle une certaine importance au point de vue du diagnostic entre cette affection et les abcès du foie ».

La syphilis hépatique non traitée aboutit à la mort dans la cachexie et le marasme, le malade présentant finalement l'aspect d'un véritable cancéreux. Une maladie infectieuse intercurrente, érysipèle, tuberculose, etc., des hémorrhagies ou bien des accidents spécifiques cérébraux peuvent brusquer le dénouement.

4° Formes cliniques. — Avec Gerhardt [1] on peut distinguer cinq formes cliniques :

a. *Le gros foie syphilitique* dur, hypertrophié, lisse, sensible à la pression, sans ascite, sans phénomènes de stase porte, sans ictère. C'est en somme dit Boix, le tableau de la maladie de Hanot, moins l'ictère chronique. L'hypertrophie de la rate est

[1] *La syphilis du foie chez l'adulte*, Sem. méd., 1898, p. 273.

constante. Cette forme peut présenter une longue durée, de deux ans et demi à huit ans.

b. *Forme pseudo-cancéreuse*. — Elle se rapproche de la précédente, mais le foie moins mobile présente à sa surface des tumeurs indurées.

c. *Formes atrophiques et hypertrophiques* répondant à la forme élastique du foie ficelé syphilitique.

d. *Foie lobé* caractérisé par la profondeur des échancrures qui déterminent la formation de lobes mobiles aberrants, simulant des tumeurs; ascite fréquente.

e. *Cirrhose syphilitique* se présentant avec l'allure de la cirrhose de Laënnec.

Boix propose de réduire ces cinq formes aux trois suivantes : le *gros foie syphilitique avec spléno-mégalie* ; le *foie ficelé* syphilitique pouvant simuler une tumeur ; la *cirrhose syphilitique*, simulant la cirrhose de Laënnec.

5° Diagnostic. — Il n'est peut-être pas de maladie aussi souvent méconnue que la syphilis hépatique ; cela tient d'une part à la symptomatologie peu nette de l'affection et d'autre part à ce fait que les malades, ignorant leur syphilis, la nient de très bonne foi ; aussi le médecin s'égare presque toujours, s'il ne parvient pas à découvrir la trace des accidents initiaux de la syphilis.

Dans son récent mémoire sur la syphilis du foie au point de vue chirurgical [1], Curmston (Ch.) rapporte vingt-neuf cas de syphilis hépatique; dans trois seulement la syphilis fut soupçonnée.

Dans ces conditions, il convient d'étudier avec soin le diagnostic de la syphilis hépatique en limitant la discussion aux hypothèses les plus probables.

Maladie de Hanot. — Elle peut être confondue avec le gros foie syphilitique spléno-mégalique ; la confusion sera surtout facile dans les cas où la syphilis hépatique s'accompagne d'ictère vrai chronique d'autant plus que les deux affections se caractérisent par l'absence d'ascite et de circulation collatérale.

[1] Curmston, Arch. f. klin., chir., 1903, LXX, 2.

Toutefois dans la cirrhose hypertrophique biliaire, on observe surtout des poussées polycholiques ou pleiochromiques, tandis que dans l'hépato-cirrhose l'hypocholie est la règle ; en outre l'ictère est moins intense et moins tenace.

En désespoir de cause, si les symptômes cliniques et l'anamnèse ne permettent pas de se prononcer catégoriquement entre les deux affections, étant donnés les services rendus par le calomel dans la maladie de Hanot, « le mieux sera d'entreprendre délibérément une énergique médication iodo-hydrargirique ». (Boix).

Dans le *cancer massif* du foie l'ictère est rare et l'acholie à peu près constante ; l'augmentation de volume du foie est beaucoup plus rapide et la cachexie plus précoce.

Dans le *cancer nodulaire* qui peut simuler la syphilis scléro-gommeuse, l'ictère et l'ascite sont plus constants ; la rate est presque toujours atrophiée (GERHARDT) ; enfin l'hyperleucocytose plus intense se produit surtout aux dépens des leucocytes polynucléés neutrophiles.

En dernière analyse, avant de se résigner au diagnostic de maladie incurable, on instituera toujours le traitement spécifique.

Le *foie cardiaque* en raison des anamnestiques, des variations extrêmes de volume du foie sous l'influence de la médication cardiaque sera difficilement confondu avec un foie syphilitique.

Le *foie ficelé tuberculeux*, anatomiquement comparable au foie ficelé syphilitique, s'accompagne toujours de fièvre ; en outre l'aspect extérieur du malade et la coexistence fréquente d'une tuberculose pulmonaire permettrait de trancher le diagnostic dans le plus grand nombre de cas.

La *cirrhose syphilitique atrophique* ressemble en tous points à la *cirrhose de Laënnec*. Si, dans le passé étiologique du malade on ne trouve aucune trace d'alcoolisme, aucune raison suffisante pour admettre l'existence d'une cirrhose dyspeptique, on acceptera l'hypothèse d'un accident syphilitique surtout si le foie atrophié dans son ensemble présente une hypertrophie partielle.

Une grosse gomme ramollie pourrait être prise pour un *kyste hydatique*, voire pour un *abcès du foie*. Mais ces erreurs doivent être exceptionnelles ; il ne convient pas de s'y arrêter sous peine de refaire toute la pathogénie du foie à l'occasion du diagnostic différentiel.

De l'ensemble de ces faits il résulte qu'il faut toujours penser à la possibilité d'une intervention de la syphilis dans les maladies du foie et qu'il est prudent d'instituer, dans bien des cas, le traitement spécifique même en l'absence de tout antécédent avéré ou de tout autre lésion syphilitique concomitante.

6° Pronostic. — La gravité de la syphilis hépatique est surtout une conséquence de la difficulté du diagnostic. En elles-mêmes, les lésions du foie syphilitiques ne comportent pas un pronostic très sérieux car elles sont la plupart du temps, circonscrites à une partie de la glande et peuvent disparaître même spontanément en laissant une perte de substance que compensera l'hypertrophie de la partie demeurée saine. D'une manière générale les gros foies syphilitiques comportent un pronostic moins sévère que les foies atrophiés.

7° Traitement. — Aussitôt que l'on a reconnu la syphilis hépatique, il faut instituer un traitement spécifique intensif. Gerhardt recommande surtout les frictions d'onguent napolitain.

A l'iodure, Boix préfère l'huile iodée.

Quant au traitement chirurgical il n'existe pas en réalité. Au cours d'interventions entreprises pour éclairer un diagnostic hésitant, pour lever un obstacle à l'excrétion de la bile ou pour reconnaître l'origine des douleurs à point de départ nettement hépatique on a seulement reconnu l'existence d'une syphilis hépatique.

Il en fut ainsi chez un de mes malades que M. le professeur Demons voulut bien opérer; les symptômes douloureux reconnaissaient pour cause l'existence d'une périhépatite syphilitique que l'état gommeux du foie ne permettait pas de mettre en doute. Après libération des adhérences, le ventre fut refermé et un traitement médical rigoureux acheva la guérison.

La résection opératoire de tumeurs scléro-gommeuses a pu donner quelques résultats encourageants, mais comme le fait justement observer Boix, « il n'est pas défendu de penser que le traitement médical eût abouti au même résultat. »

CHAPITRE XVI

LA TUBERCULOSE HÉPATIQUE

La tuberculose hépatique se présente anatomiquement sous les formes les plus diverses, car les voies par lesquelles le bacille tuberculeux pénètre dans cet organe sont très nombreuses : artère hépatique, système porte, lymphatiques, conduits biliaires ; en outre, les réactions hépatiques à l'égard du bacille de Koch diffèrent suivant le terrain. Aussi, outre les tubercules proprement dits, nous trouverons des lésions conjonctives aboutissant à la cirrhose et des lésions dégénératives dont les principales sont les dégénérescences graisseuse et amyloïde. De ces différentes lésions, deux sont surtout importantes à connaître, la dégénérescence graisseuse et la cirrhose.

Quelle que soit la forme anatomique, il s'agit presque toujours de lésions secondaires que l'on observe particulièrement chez les phtisiques et qui échappent à peu près complètement à l'action thérapeutique.

1° **Étiologie**. — *Primitive*, la tuberculose hépatique est exceptionnelle ; *secondaire* elle est très fréquente et s'observe dans les huit dixièmes des cas de tuberculose pulmonaire ou péritonéale.

Dans le foie comme dans le poumon, le bacille de Koch produit des altérations multiples : tubercules et cavernes, scléroses et dégénérescences diverses.

La prédominance de l'une ou l'autre de ces lésions dépend du mode de pénétration du bacille, de sa virulence, de ses associations, surtout de l'état général du sujet et de l'état antérieur du foie.

Ici encore, à côté de la graine, le terrain conserve son rôle prépondérant. C'est ce qu'ont établi les recherches d'Hutinel et Sabourin, celles de Hanot, Yersin, Gilbert, Sergent, Auché, Cadiot.

Le bacille de Koch peut parvenir au foie par des voies multiples.

L'apport par la *voie ombilicale* réalise le type de la tuberculose hépatique primitive. Né de mère tuberculeuse, le sujet infecté meurt peu après sa naissance ; son foie et sa rate sont criblés de tubercules. (Sabouraud). Ces faits constituent de véritables raretés.

L'infection par la *voie péritonéale* est autrement commune. Péritonite tuberculeuse et tuberculose hépatique sont fréquemment associées ; on le constate aussi bien en clinique qu'au laboratoire où les inoculations intra-péritonéales de produits tuberculeux constituent un procédé de tuberculisation hépatique journellement utilisé.

Le bacille peut encore arriver au foie par la *voie porte* : c'est ce qui se produit au cours de la tuberculose intestinale. Le foie joue alors le rôle d'un véritable filtre et protège ainsi le reste de l'organisme contre l'infection générale. Gilbert et Lion ont mis en lumière ce pouvoir de défense : une injection de bacille tuberculeux dans les veines mésentériques d'un lapin, détermine la tuberculisation du foie, mais laisse intacts les autres viscères.

L'infection par les *voies biliaires* est des plus rares. Sergent a tenté de la réaliser chez les animaux ; il n'a obtenu de résultats positifs qu'en déterminant une voie d'appel pour les bacilles de Koch, en créant une inflammation préalable ou concomitante des voies biliaires. En clinique, les canaux biliaires ne se tuberculisent que lorsqu'ils livrent passage aux produits caséeux déversés par les cavernes voisines.

La *voie artérielle* doit être un chemin souvent suivi par le bacille de Koch. Mais les altérations hépatiques ainsi déterminées sont mal connues cliniquement ; l'injection expérimentale de bacille dans l'artère hépatique est encore à réaliser.

Les altérations anciennes du foie, quelle qu'en soit l'origine, les diverses infections biliaires, la lithiase, les excès alcooliques constituent autant de causes prédisposantes.

2° Diverses formes anatomiques de la tuberculose hépatique[1] ; leur pathogénie. — L'injection de bacilles de Koch dans les veines auriculaires d'un lapin fournit, selon les conditions de l'expérience, des résultats tout différents.

Avec des doses massives et des cultures très virulentes, on provoque soit une granulie généralisée, soit une septicémie aiguë et l'animal meurt en quelques semaines. Dans le premier cas, le foie comme tous les viscères, contient des tubercules miliaires ; dans le second, les tubercules font défaut, mais dans le foie et la rate très augmentés de volume, les bacilles pullulent.

Avec des doses minimes et des bacilles à virulence atténuée, les tubercules apparaissent encore, mais ils sont rapidement étouffés par le tissu de sclérose et l'on observe en même temps une dégénérescence graisseuse plus ou moins avancée.

Les lésions obtenues varient encore d'une espèce à l'autre ; Chez les mammifères, les tubercules sont volumineux ; chez les oiseaux, ils ont l'aspect d'une fine poussière ; chez le faisan ils s'accompagnent de dégénérescence amyloïde, de nécrobiose vitreuse chez la poule. D'un animal à l'autre, les différences sont telles « que l'on pourrait être conduit à penser que les micro-organismes générateurs des lésions sont d'espèce différente. »

Virulence et abondance des bacilles, état du terrain sont donc les deux grands facteurs qui interviennent dans la production des formes si multiples et si dissemblables de la tuberculose hépatique.

Nous devons maintenant étudier les différentes formes anatomiques observées chez l'homme.

a. *Tubercules du foie.* — Ils constituent la forme habituelle de la tuberculose hépatique de l'enfance. Les gros tubercules sont rares ; les petites granulations hyalines, translucides sont plus communes ; elles sont perceptibles à la loupe et se détachent en blanc opaque après immersion du foie dans l'alcool (BRISSAUD et TOUPET).

[1] MOUISSET et BONAMOUR, Rev. de méd., 10 mai 1904.

On observe encore des tubercules ramollis et caséeux du
volume d'un pois et d'une noix, des cavernes de dimensions
variables en communication constante avec les canaux biliaires
(fig. 74). La présence de bile et de produits semi-purulents

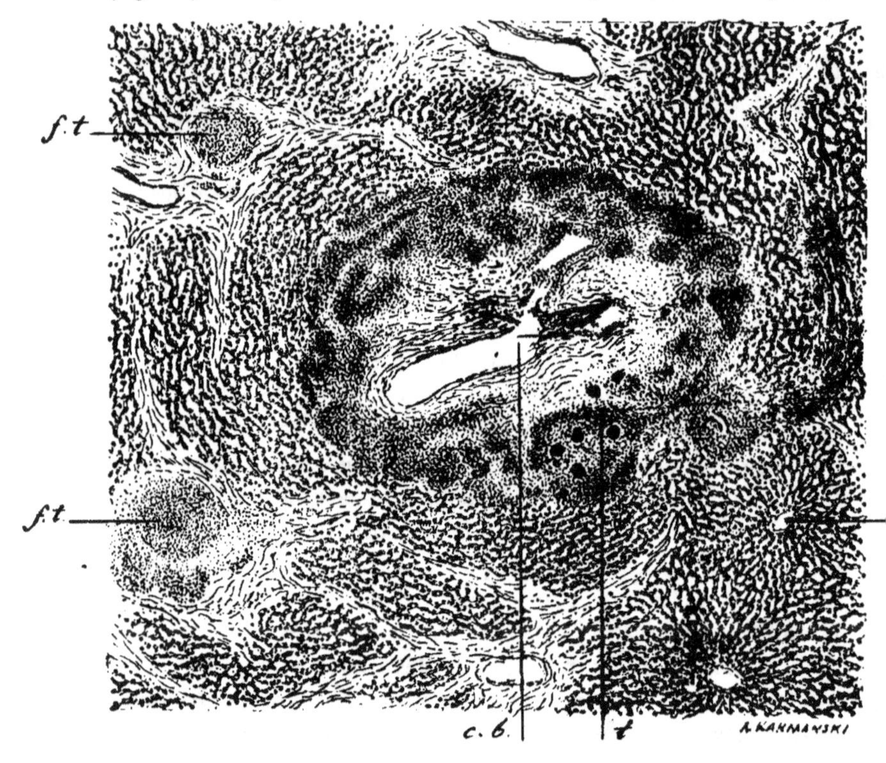

Fig. 74.

Coupe microscopique d'un foie tuberculeux (d'après LANCEREAUX).

t, masse tuberculeuse ou pourtour d'un canalicule biliaire cb. — rh, veine sus-
hépatique. — ft, tubercules disséminés dans les espaces portes.

dans l'intérieur de ces cavernes rappelle des abcès de l'angiocholite vulgaire ; mais l'erreur peut être prévenue grâce à l'existence de granulations bacillaires multiples au niveau des voies
biliaires communiquant avec la caverne. Pour CHAUFFARD, la
formation des cavernes n'est pas imputable au seul bacille de
Koch ; il faut qu'à son action s'ajoute celle des microbes pyo-

gènes venus de l'intestin par voie biliaire ascendante. Ainsi s'expliquerait la topographie péri-biliaire de ces cavernes.

Granulations et cavernes sont presque toujours associées à un léger degré de dégénérescence graisseuse ou à une ébauche de cirrhose. Ces lésions diverses sont en rapport avec les phénomènes réactionnels provoqués par le bacille de Koch au niveau des tissus environnants. Elles expliquent comment selon les cas, le foie apparaît gros, mou, d'aspect graisseux ou bien au contraire atrophié, ferme et résistant.

L'examen microscopique montre les tubercules disséminés un peu partout ; cependant, ils sont plus nombreux dans les espaces portes et dans les portions périphériques des lobules. Formés de cellules géantes, de cellules épithéloïdes et d'éléments embryonnaires, ils sont dus à la seule action des leucocytes accourus pour englober les bacilles ; les cellules nobles du foie ne prennent aucune part à leur formation.

Parfois le follicule n'est qu'ébauché ; il est alors constitué par un amas de cellules lymphoïdes en tout semblables à celles que l'on observe au cours des infections aiguës.

La recherche des bacilles aboutit à des résultats essentiellement variables. Ces germes pathogènes apparaissent parfois très nombreux au niveau des tubercules en voie de développement ; plus souvent ils font totalement défaut ou bien ils sont tellement clairsemés qu'il faut pour les découvrir les plus patientes recherches.

b. *Hépatites parenchymateuses tuberculeuses.* — Chaque fois qu'un processus pathologique quelconque, et la tuberculose est du nombre, tend à détruire lentement les cellules du foie, celles-ci aussitôt s'hypertrophient et prolifèrent : ainsi s'établit une véritable compensation par régénération cellulaire. Mais si elle est rapide, cette régénération n'est point toujours régulière. L'exagération de volume des cellules jeunes et les néoformations cellulaires entraînent une déséquilibration générale des travées nouvelles : leur orientation tend à se faire tout autour des espaces portes où s'observent les follicules tuberculeux, causes de ce processus défensif tout particulier.

Le foie tout entier peut être le siège de ces lésions d'hypertrophie et d'hyperplasie cellulaire; cette dissémination constitue l'*hépatite parenchymateuse diffuse*, affection très rare dont on a seulement signalé quelques cas (GILBERT et SURMONT).

Plus fréquente est l'*hépatite nodulaire tuberculeuse*. Dans cette forme, la régénération cellulaire reste localisée et aboutit à la production de granulations de nombre et de volume variables. Ces granulations dues à l'amoncellement des cellules hépatiques néoformées sont dures et résistantes au doigt; elles se ramollissent quand leur centre dégénère ou se transforme en un petit abcès. Il est alors difficile de les différencier des tubercules proprement dits, riches en bacilles. On doit recourir à l'examen microscopique.

L'hépatite tuberculeuse pure existe rarement; dégénérescence graisseuse ou amyloïde lui sont communément associées.

c. *Dégénérescence graisseuse tuberculeuse.* — Difficile à réaliser par l'expérimentation chez les animaux, le *foie gras tuberculeux* s'observe couramment chez les phtisiques. Mais il constitue une lésion latente, qui n'est le plus souvent reconnue qu'à l'autopsie.

La dégénérescence graisseuse se développe surtout dans le voisinage des tubercules (HANOT et LAUTH); mais elle prend naissance également autour des espaces porto-biliaires, pénètre dans les fissures de Kiernan et à la périphérie des lobules qu'elle envahit peu à peu tout entiers.

Le développement systématisé autour des espaces portes, donne naissance à la *forme nodulaire graisseuse des tuberculeux*. décrite par SABOURIN.

Si le processus reste partiel, tout en se combinant à la dégénérescence cirrhotique, on se trouve en présence de l'*évolution nodulaire partielle* signalée par CHAUFFARD.

d. *Dégénérescence amyloïde tuberculeuse.* — En raison du petit nombre de granulations tuberculeuses qui lui sont associées, on s'est demandé si elle n'était point due à une action exercée à distance par les toxines tuberculeuses et autres, sécrétées dans les poumons et dans les divers organes envahis par le bacille de Koch.

Facilement mise en évidence par le violet de méthyle B, elle se combine le plus souvent avec la dégénérescence graisseuse. Cette combinaison donne naissance au *foie en cocarde* lorsque couches graisseuses et amyloïdes alternent avec du tissu sain.

e. *Cirrhoses tuberculeuses.* — Elles existent au même titre que les scléroses pulmonaires tuberculeuses.

Fréquentes chez les alcooliques et les vieux hépatiques, elles sont cependant susceptibles d'apparaître même chez les enfants (LAURE et HONORAT, HUTINEL).

Faible virulence de la graine, médiocre réceptivité du terrain, sont les deux facteurs qui interviennent dans leur production : de nombreuses études expérimentales en témoignent.

Plusieurs variétés sont à étudier.

Dans la *cirrhose tuberculeuse simple*, le foie apparaît moins atrophié que dans la cirrhose alcoolique de Laënnec; sa consistance peut être normale ; plus souvent il crie sous le couteau et à sa surface apparaissent de nombreuses granulations jaunâtres d'où son nom de *foie granuleux tuberculeux* (HANOT et GILBERT).

D'autres fois la glande est découpée par de larges bandes de tissu fibreux qui circonscrivent des îlots multiples de parenchyme resté sain : c'est le *foie ficelé tuberculeux* de HANOT ET GILBERT.

Dans ces différents cas, le microscope montre des espaces portes élargis, limités de tous côtés par du tissu fibreux. De ce massif central partent de nombreux tractus secondaires qui garnissent les fissures et les travées hépatiques voisines. Quelques tubercules s'y découvrent à demi étouffés par le processus scléreux ou réduits à l'état de simples amas embryonnaires.

Quant aux cellules hépatiques voisines des îlots de sclérose, elles sont atrophiées, dégénérées ou au contraire en voie de régénération ; c'est là l'origine de formes complexes où se retrouvent associées cirrhose, dégénérescences et hépatite parenchymateuse.

La *cirrhose hypertrophique graisseuse ou hépatite tuberculeuse graisseuse hypertrophique* (HANOT et GILBERT) est une de ces formes.

Le foie pèse alors de 2.000 à 4.000 grammes ; il est jaune d'ocre ou verdâtre à la coupe, à la fois ferme et gras en raison des nombreuses petites zones conjonctives qui tranchent sur le processus général de la dégénérescence graisseuse.

L'examen microscopique montre l'existence d'une cirrhose porto-biliaire associée à la transformation adipeuse des cellules hépatiques.

On voit par cet exposé combien sont complexes et dissemblables les lésions produites par le bacille de Koch qui donne naissance tout aussi bien à des tubercules qu'à des dégénérescences cellulaires variées. C'est à la fois, nous ne saurions trop y insister, affaire de graine et de terrain. Peut-être faut-il aussi tenir compte de ce fait que le bacille n'agit pas toujours par action de présence ; il est possible que dans certains cas, suivant l'hypothèse émise par HANOT et LAUTH, les lésions soient déterminées non par le bacille mais par ses produits de sécrétion ; les toxines du bacille de Koch seraient à la fois sclérogènes pour le tissu conjonctif et stéatosantes pour la cellule hépatique.

3° Symptômes. — La plupart des altérations hépatiques déterminées par le bacille de Koch au cours de la tuberculose pulmonaire, intestinale ou péritonéale, telles que le foie gras des phtisiques, les gros tubercules et les cavernes hépatiques, la dégénérescence amyloïde et l'hépatite tuberculeuse, peuvent constituer des lésions parfois considérables, et cependant rester à l'état latent.

Pendant l'évolution de la tuberculose des grands viscères, le clinicien doit supposer, mais sans pouvoir les affirmer et encore moins les définir, les déterminations secondaires hépatiques qui n'attirent pas l'attention par des désordres fonctionnels bien caractérisés : un sentiment de pesanteur dans l'hypocondre droit, une légère augmentation de volume du foie et de la rate, constituent dans nombre de cas toute la symptomatologie.

Parfois, sans doute, apparaît du subictère ; les urines pauvres en urée se chargent d'urobiline, les selles sont légèrement, décolorées et la glycosurie expérimentale devient positive : mais ces symptômes très vagues ne se rencontrent-ils pas dans le cours de la plupart des états cachectiques sans participation capitale du foie ? Si bien qu'aux yeux du médecin, le malade n'est point un hépatique, mais un tuberculeux vulgaire dont le foie comme les autres organes a subi le contre-coup de l'infection générale ; seule l'autopsie révélera les lésions spécifiques du foie.

Le tableau clinique des *cirrhoses tuberculeuses* est peut-être plus précis ; toutefois, parmi les symptômes, il faut dégager ceux qui relèvent des lésions pulmonaires, péritonéales ou intestinales.

Le malade peut se présenter, dans la période de début, soit comme un alcoolique atteint de cirrhose, soit comme un tuberculeux pulmonaire ou péritonéal ; dans la première hypothèse, on observera des pituites, de l'anorexie, des vomissements, du tremblement, des épistaxis et des hématémèses ; dans la seconde, des hémoptysies, de la fièvre, des sueurs, un amaigrissement progressif, une ascite avec ou sans gâteaux péritonéaux.

A cette période, l'atteinte du foie se révèle déjà par des douleurs abdominales spontanées et provoquées à la pression, par une hypertrophie légère, par la splénomégalie ; lorsque l'ascite est la conséquence d'une péritonite tuberculeuse, elle devient tenace et résiste aux ponctions.

Cet état dure de quelques mois à un an ; puis brusquement, à l'occasion d'un écart de régime, d'un refroidissement, plus souvent sans cause, le tableau change et les phénomènes morbides se précipitent.

Les lésions pulmonaires progressent rapidement ; elles entraînent la fièvre à exacerbations vespérales, un amaigrissement profond, un état général précaire ; mais en même temps, les douleurs hépatiques augmentent, l'ictère s'établit, le plus souvent léger, mais définitif ; les urines pauvres en urée se chargent d'albumine et d'urobiline ; la glycosurie alimentaire apparaît constamment positive.

La constipation alterne souvent avec une diarrhée fétide symptomatique d'une entérite tuberculeuse ; le foie diminue de volume ; il ne dépasse plus les fausses côtes ; l'ascite enfin, qui peut manquer dans certains cas (cirrhose hypertrophique graisseuse), se reproduit, avec rapidité.

En quelques semaines, le malade devient un cachectique. A la fois hépatique et tuberculeux, il peut mourir comme un phtisique ; ou bien en proie à une toxémie profonde, il succombe dans l'ictère grave ; tout dépend de la localisation principale des lésions:

En somme, l'allure de la maladie est essentiellement variable et subordonnée au nombre et à l'intensité des autres tuberculoses viscérales.

4° Diagnostic. — Facile, si l'on a pu suivre le malade et assister à l'éclosion successive des symptômes hépatiques, pulmonaires ou péritonéaux, le diagnostic des cirrhoses tuberculeuses devient presque impossible, si l'on examine le sujet arrivé à la période d'état.

L'intensité des autres manifestations viscérales peut faire méconnaître les altérations hépatiques ; la cachexie peut tout aussi bien faire songer à une carcinose viscérale.

On n'oubliera pas enfin, que cirrhose alcoolique, péritonite et entérite tuberculeuses sont bien souvent associées à la tuberculose hépatique.

5° Pronostic. — Le pronostic est toujours grave ; une diarrhée incoercible, la persistance de la fièvre, la rapidité de la cachexie doivent faire redouter une fin prochaine.

6° Traitement. — Le traitement doit se conformer d'abord aux mesures d'hygiène et de diététique prescrites pour tous les tuberculeux ; mais la suralimentation présentera parfois des difficultés insurmontables qui imposeront la diète lactée intégrale ou mitigée suivant la tolérance du malade : quant à la médication symptomatique, la seule possible et pratique, il suffit de l'indiquer : révulsion hépatique et ponctions répétées aussi souvent que l'exigeront les troubles fonctionnels déterminés par l'ascite.

CHAPITRE XVII

ACTINOMYCOSE DU FOIE. — HÉPATITE LÉPREUSE

Dans ce chapitre, j'étudierai successivement l'*actinomycose du foie* et l'*hépatite lépreuse*.

Cette réunion est évidemment artificielle, car les deux affections ne se ressemblent que par leur rareté et la difficulté du diagnostic : à ce titre seul, elles peuvent figurer dans un même chapitre.

ARTICLE PREMIER

ACTINOMYCOSE HÉPATIQUE

L'actinomycose du foie est une affection rare puisque le travail d'Auvray, le plus récent sur la question, est basé sur l'analyse de 31 observations [1].

1° Étiologie, pathogénie. — L'actinomycose est une affection parasitaire due au développement dans l'organisme d'un champignon, l'*Actinomycès*. Ce champignon vit à l'état de saprophyte sur les végétaux et spécialement sur les graminées, C'est en broutant les plantes que les herbivores s'infectent. La maladie est surtout commune chez le bœuf; l'homme est parfois contaminé par les bovidés, exceptionnellement par un homme malade, presque toujours par des graines qu'il a mâchonnées ou avec lesquelles il s'est piqué.

Examinées dans les néoplasies dont ils ont provoqué la for-

[1] *Actinomycose du foie*, Auvray, Rev. de chirurgie, 10 juillet 1903.

mation, les actinomycès (fig. 75) se présentent sous l'aspect de petites masses visibles à l'œil nu, du volume d'un grain de lycopode à celui d'un grain de millet, arrondies, d'un blanc jaunâtre ou jaune de soufre, de consistance ordinairement molle. Leurs dimensions sont généralement comprises entre 0mm,1 et 1 millimètre. Dans le pus ou le liquide puriforme qui les renferme, elles donnent souvent l'idée de grains de sable disséminés.

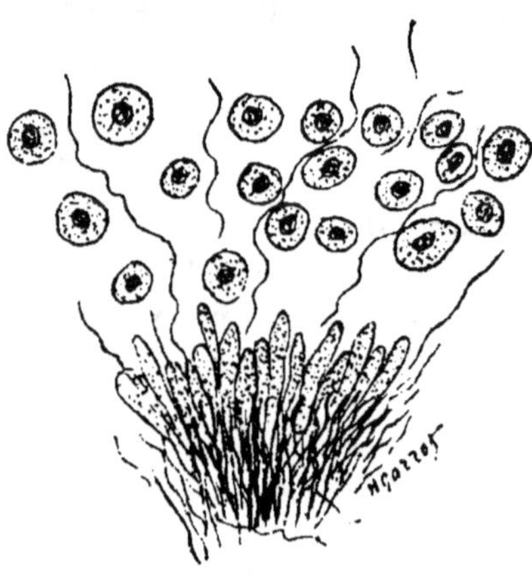

Fig. 75.

Actinomycose. Filaments de mycelium. Corps en massue. Globules blancs entre les filaments.

Pour examiner un de ces grains à l'état frais, on l'écrase sur une lame et on le regarde, après avoir fait agir sur lui la potasse ou l'acide acétique.

Chaque grain se compose d'une zone périphérique et d'une zone centrale. La zone périphérique est constituée par des corpuscules allongés dont une des extrémités est effilée et dirigée vers le centre de la masse, tandis que l'autre est arrondie et affleure la surface corticale; leur longueur est de 20 à 30 μ.

La zone centrale forme une masse jaunâtre représentant un feutrage fibrillaire très complexe constitué par l'entre-croisement de filaments qui mesurent 0 μ 5 à 2 μ de diamètre.

L'actinomycose du foie est *primitive* ou *secondaire*.

La forme *primitive* est de beaucoup la plus rare ; le parasite arrive au foie soit par la circulation générale à la faveur d'une solution de continuité de la peau ou des muqueuses, soit par l'intermédiaire de la veine porte qui a puisé l'agent pathogène au niveau de la surface intestinale.

L'actinomycose hépatique *secondaire* est due tantôt à la propagation par continuité d'une actinomycose intestinale, pulmonaire ou rénale, tantôt au transport par la voie sanguine.

presque toujours la veine porte, d'une infection siégeant le plus ordinairement sur le cæcum, l'appendice, le côlon ascendant et transverse, le rectum.

La recherche des causes prédisposantes n'a donné aucun renseignement de valeur : plus fréquente chez l'homme que chez la femme, l'actinomycose hépatique a été surtout observée chez des adultes qui, par leur condition sociale, ne semblaient pas prédisposés à l'infection.

2° Anatomie pathologique. — L'actinomycose du foie se présente toujours sous forme d'abcès multiples et de volume très inégal ; gros comme le poing, ils peuvent occuper tout un lobe ; dans certains cas l'organe est criblé d'abcès miliaires.

Le contenu de ces abcès est un pus blanc jaunâtre, grumeleux, fétide, exhalant parfois une odeur sui generis, *odeur actinomycosique* ; dans ce pus nagent de petites granulations sphériques de couleur jaunâtre ; l'examen microscopique de l'un de ces grains permet de voir facilement le parasite essentiellement constitué de la façon suivante : une partie centrale formée par un feutrage de filaments mycéliens qui irradient comme les rayons d'une roue et vont se terminer dans des renflements ou crosses, piriformes ou allongés en massue (fig. 75). Dans le pus on constate souvent des microbes d'infections secondaires : staphylocoques, streptocoques, coli-bacilles, etc.

Le foie est augmenté de volume, et présente des bosselures qui traduisent l'existence d'abcès intra-parenchymateux ; il est le plus ordinairement uni aux organes voisins par de solides adhérences. Sur une coupe il n'est pas rare de rencontrer de vastes cavernes dont les parois sont formées en partie par le parenchyme hépatique, en partie par les viscères de voisinage.

Les abcès actinomycosiques peuvent évoluer vers la paroi abdominale ou vers la cage thoracique ; dans le premier cas, ils s'ouvrent au dehors par des abcès fistuleux, multiples.

3° Symptômes. — Suivant la prédominance des symptômes, Ariboud[1] décrit trois formes principales :

[1] Th. Paris, 1897.

a. *Forme hépatique*. — Elle est caractérisée par une hypertrophie du foie, par l'existence de douleurs lancinantes dans l'hypocondre droit. Plus tard se forme une tumeur dont la physionomie clinique est celle des abcès du foie ; l'état général s'altère, la fièvre s'installe et le malade dépérit progressivement.

Lorsque l'abcès se développe du côté de la cage thoracique, il donne lieu aux symptômes pleuro-pulmonaires qui ont été décrits à propos des grands abcès du foie.

b. *Forme gastro-intestinale*. — Toute la symptomatologie évolue sous forme de troubles gastro-intestinaux, nausées, vomissements, inappétence, diarrhée, etc., qui n'ont absolument rien de caractéristique et ne permettent pas de faire le diagnostic.

c. *Forme pyohémique*. — Grands frissons, sueurs profuses, teinte terreuse des téguments, amaigrissement rapide ; ces symptômes sont ceux de toutes les pyohémies.

4º Marche, durée, terminaison. — Dans tous les cas observés, la mort a été la terminaison de la maladie ; résultant ordinairement de la suppuration prolongée, elle peut être hâtée par différentes complications, telles que la péritonite, la péricardite, ou la production d'abcès métastatiques dans les différents viscères.

On pense que la durée moyenne de la maladie est comprise entre six et neuf mois.

5º Diagnostic. — Il n'est possible que dans deux circonstances :

Ou bien la constatation d'un abcès hépatique conduit à la ponction exploratrice : l'examen du liquide permet alors, le plus souvent, mais pas toujours, de retrouver le champignon caractéristique.

Ou bien l'abcès s'est ouvert spontanément à l'extérieur par des trajets fistuleux. La peau devenue livide est amincie, soulevée, usée par l'éruption de petites nodosités qui se ramollissent de plus en plus, s'ulcèrent enfin et donnent issue à une sérosité louche entraînant avec elle des grains jaunes et des produits de désintégration cellulaire.

6° Traitement. — Le traitement médical par l'iodure de potassium à dose élevée (6 à 10 grammes par jour) préconisé contre l'actinomycose en général n'a donné aucun résultat favorable dans l'actinomycose hépatique.

Auvray a pu réunir six observations dans lesquelles l'intervention chirurgicale avait été pratiquée. La mort est survenue dans tous les cas.

ARTICLE II

HÉPATITE LÉPREUSE

1° Étiologie, pathogénie. — La lèpre, qui n'existe plus guère en Europe, est une affection caractérisée par le développement de néoplasies bacillaires au niveau de la peau, des muqueuses, des nerfs, dans les ganglions lymphatiques et dans quelques viscères. Les lésions viscérales de la lèpre sont peu connues ; elles se rencontrent surtout dans la rate et dans la moelle osseuse ; elles sont beaucoup plus rares dans le foie.

Maladie exclusive à l'homme, la lèpre est due à un bacille spécifique, *bacille de Hansen* long de 4 à 6 μ, large de 1 μ environ ; comme forme, comme dimension et au point de vue des réactions colorantes, il est très voisin du bacille de la tuberculose. Il se colore bien par la méthode d'Ehrlich et présente comme le bacille de Koch, un aspect granuleux tout spécial résultant de la succession de zones claires et de zones colorées ; mais il se colore beaucoup plus facilement que le bacille de la tuberculose dans la liqueur d'Ehrlich et résiste plus longtemps à la décoloration par l'acide azotique. Il fait donc partie du groupe des bacilles acido-résistants.

Comme tout microbe, le bacille de la lèpre ne peut se développer que sur un terrain favorable préparé par une insuffisance d'alimentation, par la fatigue et les excès de tout genre ; les conditions locales qui déterminent sa pullulation dans le foie ne sont pas connues.

2° Anatomie pathologique. — L'hépatite lépreuse comme l'hépatite syphilitique se manifeste sous deux formes : l'une *diffuse* ou *cirrhotique*, l'autre *tuberculeuse ou noueuse*.

Dans la première forme, le foie lisse, peu granuleux, grisâtre ou jaunâtre est à peine augmenté de volume. Sur une coupe, on trouve autour des artérioles des éléments de tissu conjonctif embryonnaire qui s'étendent plus ou moins loin dans l'intérieur du lobule et au sein desquels on rencontre le bacille spécifique.

Dans la seconde forme, le foie de teinte jaunâtre présente des tubercules de volume variable, le plus souvent ramollis et qui laissent échapper à l'incision, une matière jaune, épaisse, en contact immédiat avec le tissu hépatique à peu près normal ; parfois cependant les cellules ont subi la dégénérescence graisseuse.

3° Symptômes. — L'hépatite lépreuse ne se traduit par aucun symptôme spécifique ; les seuls signes que l'on puisse rattacher à cette affection, véritable trouvaille d'autopsie, sont l'hypertrophie du foie, plus rarement l'ascite et l'ictère.

4° Diagnostic. — Il n'est possible que lorsque l'on constate chez un lépreux des nodosités à la surface du foie ; cette apparence pourrait faire penser à la syphilis ; mais l'existence de nodules lépreux répandus sur tout le corps permettra d'éviter l'erreur.

5° Traitement. — Il se confond avec celui de la lèpre. Lancereaux pense que l'hépatite lépreuse pourrait être améliorée par l'emploi de l'iodure de potassium, le calomel et les préparations mercurielles.

CHAPITRE XVIII

DE L'INSUFFISANCE HÉPATIQUE
(HÉPATISME)

Que faut-il entendre par insuffisance hépatique ? La réponse paraît simple ; elle ne l'est pas en réalité, si bien qu'au Congrès de Toulouse de 1902, une discussion très vive s'est élevée sur la valeur de ce terme qui d'un commun accord a été jugé impropre, mais que l'on n'a pu remplacer par un autre meilleur.

Le foie n'est pas comme le cœur un organe simple, agissant en vue d'une fonction mécanique bien définie.. On conçoit très bien une insuffisance du myocarde ayant pour conséquence un ralentissement dans le cours de la circulation, une stase périphérique avec les complications qui en résultent. Mais, où commence l'insuffisance hépatique ? de quelle insuffisance veut-on parler ? de l'insuffisance glycogénique, uréogénique, antitoxique ou biligénique ? Sur chacune de ces fonctions nos connaissances sont encore trop élémentaires pour que nous puissions nous permettre d'en décrire isolément les modifications pathologiques ; de plus, aucune de ces fonctions n'est absolument indépendante ; elles sont subordonnées les unes aux autres, de telle sorte que l'insuffisance glycogénique entraine comme conséquence fatale une insuffisance de la biligénie, de la glycofixation, etc.

Force nous est donc quand nous parlons d'insuffisance hépatique de comprendre sous ce terme un ensemble d'insuffisances fonctionnelles du foie.

Sur la compréhension du terme, l'entente serait encore possible. Mais une difficulté plus sérieuse surgit : on s'aperçoit en effet, depuis quelque temps, que l'on rattache à l'insuffisance hépatique des symptômes qui relèvent incontestablement d'une hyperfonction du foie. De telle sorte que l'expression d'insuffisance a consacré cette idée absolument fausse, que tous les symptômes imputables à un mauvais fonctionnement du foie, sont dus à un déficit de la fonction, alors qu'il existe en réalité des troubles par suractivité fonctionnelle.

Par voie de conséquence logique, cette conception aboutissait à une simplification thérapeutique dont l'expérience a montré les multiples inconvénients.

Aussi plusieurs tentatives ont été faites pour substituer au terme d'insuffisance, une expression plus heureuse. GILBERT créa l'*hyperhépatie* et l'*hypohépatie*. Mais, comme le fait remarquer LINOSSIER, les hyperhépaties et les hypohépaties totales ou partielles ne constituent pas les seuls troubles fonctionnels possibles. Il y a place encore, suivant l'expression de BOIX, pour les *dyshépaties* dans lesquelles les fonctions du foie sont déviées de leur type normal, sans qu'on puisse dire si elles sont insuffisantes ou exagérées. Aussi, tout en reconnaissant la valeur de cette expression qui désigne aussi bien l'insuffisance que l'exagération fonctionnelle, je préfère le terme d'*hépatisme* emprunté à GLÉNARD parce qu'il est plus général et plus objectif.

Je rappelle que, pour GLÉNARD, l'hépatisme est constitué par une disposition du foie, constitutionnelle, héréditaire ou acquise à créer l'une des grandes maladies de la nutrition.

Dans les maladies relevant de l'hépatisme, GLÉNARD distingue deux groupes : l'un dans lequel on ne rencontre jamais, sauf complexité étiologique, de sténose intestinale et qui comprend le diabète, le rhumatisme chronique, la lithiase urique, la goutte, l'asthme et l'obésité (*hépatisme uricémique, anciennement arthritisme*); l'autre qui comprend la dyspepsie, la neurasthénie, la lithiase biliaire, l'entéroptose (*hépatisme cholémique*).

Une semblable dichotomie rappelle, dans une certaine mesure, les vieilles distinctions entre la *pléthore* et l'*anémie*, entre le tempérament sanguin et le tempérament bilieux ; elle évoque aussi des indications opposées, les diurétiques ou les purgatifs, la diète lactée ou la diète végétarienne, parfois la diète carnée.

Sans tenir compte de la question doctrinale, sans préjuger des rapports qui peuvent unir les maladies dites de la nutrition à l'altération hépatique, le terme d'*hépatisme* peut être employé avec sa signification très générale de perturbation fonctionnelle du foie.

M. GLÉNARD me pardonnera bien de restreindre pour le moment le sens d'une expression qu'il a si heureusement adoptée ; mon but est de simplifier, jusque dans les termes, une description difficile et qui resterait encore obscure, si je m'embarrassais d'une idée doctrinale dont les déductions thérapeutiques furent cependant des plus fécondes.

Dans l'*hépatisme* ainsi compris, il faut distinguer :

1º Le *petit hépatisme* à la description duquel GLÉNARD a particulièrement attaché son nom et qui se divise lui-même en *hépatisme cholémique* et en *hépatisme uricémique*.

2º Le *grand hépatisme* qui aboutit finalement à l'*insuffisance hépatique classique*.

§ I. — PETIT HÉPATISME

(Hépatisme de Glénard).

En décrivant la précirrhose et la prélithiase, j'ai déjà exposé la plupart des grands symptômes de cette forme de l'insuffisance hépatique sous ses deux modalités, *hépatisme uricémique, hépatisme cholémique*. Je les rappellerai très brièvement.

Mais entre les deux genres cholémique et uricémique de l'hépatisme, existe une équivalence telle, que ces tempéraments peuvent se succéder chez un même sujet, se transmettre l'un et l'autre à sa descendance. Un fond commun de symptômes les réunit.

1º Étiologie. — A l'origine du petit hépatisme nous trouverons les différents éléments étiologiques qui peuvent occasionner les maladies du foie proprement dites : l'hérédité, la puerpéralité, les écarts de régime, le surmenage nerveux (excès génitaux, chagrins, terreurs), certains toxiques (alcool, plomb, essences, etc.), les agents infectieux (malaria, influenza, dysenterie, rhumatisme, syphilis). De telle sorte, et telle est la pure conception de GLÉNARD, qu'il existe un hépatisme héréditaire, infectieux, toxique et névropathique.

2° Symptômes. — a. *Troubles digestifs.* — Les symptômes qui relèvent de l'appareil digestif sont les plus importants : anorexie ou exagération de la faim, pesanteur épigastrique, fatigue excessive après les repas, crises de gastralgie, vomissements à jeun ; périodicité quotidienne ou quoti-nocturne des malaises, en rapport avec la périodicité des actes digestifs ; relation entre ces troubles et la qualité ou la quantité des ingesta, surtout de l'alcool, des graisses et des farineux ; crises d'entérite muco-membraneuse fréquentes. Les malades sont sujets à l'embarras gastrique ; leurs selles sont habituellement fétides, tantôt bilieuses, tantôt acholiques, blanchâtres et dures ou diarrhéiques : cette insuffisance de coloration des selles s'observe fréquemment chez les enfants mal nourris ou nourris à l'excès ; elle est un signe certain de mauvais fonctionnement du foie.

b. *Troubles nerveux.* — Le plus caractéristique est constitué par l'état de somnolence qui surprend les malades après chaque repas ; ces malades sont souvent des neurasthéniques qui accusent une sensation de casque, de clou, de plaque ; ils sont sujets aux phobies, aux obsessions, aux céphalées périodiques, aux vertiges ; ils présentent souvent une irritabilité extrême et une tendance à l'hypocondrie.

c. *Troubles cardiaques.* — Palpitations survenant après les repas, fausse angine de poitrine, étouffements ; la pression épigastrique qui accuse la sensibilité du foie, provoque le retour de ces symptômes et réveille parfois une douleur à l'épaule droite, une sensation de constriction pharyngée et des crampes d'estomac.

d. *Troubles cutanés.* — Prurit, éruptions polymorphes, urticaire, xanthelama parfois même subictère plus ou moins intense.

e. *Modifications objectives du foie.* — Les plus constantes et les plus précieuses sont fournies par l'examen du foie pratiqué suivant le procédé du pouce. C'est ainsi que l'on peut observer avec GLÉNARD un foie hyperesthésié, un foie ptosé, une hypertrophie sensible, une hypertrophie indolente, souple ou indurée. Ces signes objectifs peuvent être limités à un seul lobe.

f. *Troubles urinaires.* — Les urines sont alcalines ou hyperacides (sels acides, acides de la série grasse) ; chargées en urates, parfois en peptones, elles contiennent souvent du sucre en abondance ; la glycosurie expérimentale peut être provoquée.

La réaction de Gmelin est négative, alors même que les malades présentent une teinte subictérique nettement accusée et que leur sérum sanguin contient souvent en quantité considérable des pigments normaux. En revanche, ces urines contiennent presque toujours de l'urobiline dosable suivant le procédé décrit par GILBERT, HERSCHER et POSTERNACK. Je rappelle que pour GILBERT cette urobiline résulte de la transformation au niveau du rein des pigments normaux en circulation dans le sang, tandis que pour GLÉNARD elle représente le produit d'une élaboration vicieuse des pigments biliaires par la cellule hépatique touchée dans sa fonction biligénique. Quoi qu'il advienne de la théorie, cette discordance entre les résultats hématologiques et urologiques explique l'expression d'*ictères acholuriques* donnée par GILBERT aux ictères purement cholémiques sans cholurie.

g. Le *sérum sanguin* de certains malades, de ceux notamment qui présentent du subictère contient, en effet, des pigments normaux facilement décelables par les procédés ordinaires. Les globules rouges ne présentent aucune modification appréciable.

Le petit hépatisme ou hépatisme de Glénard évolue sans modifications de la température, sans trouble apparent de la santé générale.

3° Pronostic. — Ainsi se présente le petit hépatisme, le plus fréquent, le moins connu, et cependant le plus utile à connaître, car, lié plutôt à une altération fonctionnelle du foie qu'à une lésion organique de cet organe, il est essentiellement curable par une thérapeutique simple. Il ne constitue pas un danger immédiat ; le malade qui en est atteint peut vivre longtemps si les conditions extérieures d'où dépendent la composition du milieu humoral et l'activité des échanges, restent invariables. Mais le moindre choc peut détruire cet équilibre instable ; un écart de régime, une fatigue physique ou cérébrale qui augmente les déchets en circulation, un refroidissement, une saute barométrique, une modification insaisissable dans l'état hygrométrique ou électrique de l'atmosphère suffisent pour faire passer à l'état aigu les troubles fonctionnels jusqu'alors presque latents : une affection grave brusquement se déclare et parfois tue le malade en quelques jours ; mais ce dénouement tout à fait exceptionnel est surtout à redouter dans le grand hépatisme.

Ces troubles primitivement fonctionnels de la cellule hépatique peuvent, s'ils ne sont pas traités, aboutir à la constitution d'une lésion organique du foie (cirrhose, dégénérescence parenchymateuse) ou conditionner l'une des grandes maladies de la nutrition suivant la doctrine de GLÉNARD.

4° Diagnostic. — La confusion est surtout possible avec les différentes formes de la neurasthénie cardiaque, intestinale, cérébrale, etc. Seule l'étude minutieuse des troubles fonctionnels et des modifications objectives du foie permettra d'éviter l'erreur si l'on veut bien songer à l'existence d'un état pathologique, encore mal connu cependant et surtout plus difficilement accepté.

Aussi bien, est-il indispensable d'examiner périodiquement le foie de tous les malades présentant le complexus symptomatique que je viens d'exposer dans ses grandes lignes, afin d'établir un diagnostic précoce et d'instituer la thérapeutique efficace.

Entre l'*hépatisme uricémique* et l'*hépatisme cholémique ou biliaire*, le diagnostic est relativement facile.

Dans le premier groupe évoluent des malades gros et gras, à ventre tendu et large intestin, à teint rose et de superbe apparence ; à l'*hépatisme cholémique* appartiennent les bilieux de l'ancienne école, généralement amaigris, à ventre flasque et intestin étroit, à teint olivâtre, plus irritables, plus dyspeptiques, très névropathes et généralement constipés.

5° Physiologie pathologique. — Pour GLÉNARD, chacune des causes énumérées à l'étiologie détermine tout d'abord une simple perturbation fonctionnelle du foie qui se traduit par un ou plusieurs symptômes du petit hépatisme. Lorsque cette perturbation, par de l'intensité par action ou persistance de la cause, a été suffisamment prolongée, la *restitutio ad integrum* de la fonction n'est plus possible ; l'hépatisme devient chronique ; l'état morbide aboutit alors soit à une lésion chronique du foie, soit à la constitution de l'une des maladies caractéristiques du groupe de l'hépatisme (diabète, goutte, obésité, asthme, lithiase, rhumatisme, etc.). La prédisposition est ainsi la conséquence d'une « perturbation des métamorphoses de la matière, de la formation et de l'accumulation dans les humeurs de matières peccantes » (GLÉNARD) occasionnées par le mauvais fonctionnement du foie.

Très différente la doctrine de MM. GILBERT et LEREBOULLET, qui du reste ne peut s'appliquer qu'au petit hépatisme biliaire, à la *diathèse biliaire*, à l'*ictère acholurique*.

D'après ces auteurs, la *diathèse biliaire* qui se confond incontestablement avec l'hépatisme biliaire de Glénard, peut être précédée ou suivie chez le sujet qui en est atteint, soit d'ictère vrai, soit de lithiase biliaire ; elle peut se terminer par une cirrhose du foie ; de plus chez les ascendants ou les collatéraux des sujets à teint bilieux, on rencontre fréquemment soit l'ictère acholurique, soit la lithiase ou la cirrhose biliaire, soit l'ictère vrai. Il existe donc dans ces familles un principe morbide, une diathèse spécialement localisée à l'appareil biliaire, le plus souvent héréditaire et caractérisée par une aptitude spéciale des canaux excréteurs à se laisser envahir par les infections ascendantes, à réaliser les seules maladies provoquées par ces infections.

Quelle que soit la valeur des théories, l'essentiel pour le clinicien est de connaître l'existence du petit hépatisme sous les deux modalités établis par GLÉNARD.

§ 2. — GRAND HÉPATISME

1° Étiologie. — Que le grand hépatisme se manifeste au cours d'une affection primitive du foie ; — qu'il apparaisse comme complication d'une maladie générale telle que la dothiénentérie, la pneumonie, l'érysipèle ; — d'une auto-intoxication d'origine gastro-intestinale ou bien d'une intoxication exogène dont le type nous est représenté par l'intoxication phosphorée, les symptômes sont les mêmes à quelques différences près ; l'intensité seule varie proportionnellement au degré d'altération subie par la cellule hépatique et suivant la nature du terrain sur lequel la cause morbide a porté son action.

2° Symptômes. — On peut dire sans exagération que dans toutes les infections et intoxications, même les plus bénignes la cellule hépatique subit le contre-coup de la maladie. Elle se surmène d'abord pour défendre l'organisme contre les causes de mort ; M. CASSAET[1] et moi-même avons mis en évidence la réalité du « *surmenage hépatique* » dont nous avons constaté l'existence dans l'embarras gastrique, dans les fièvres éruptives bénignes, dans la grippe atténuée. Ce surmenage se traduit par l'un des symptômes suivants isolés ou associés : glycosurie alimentaire, urobilinurie, hypo ou hyperazoturie, hyper ou hypotoxicité urinaire, diminution de l'excrétion urinaire, hypertrophie souvent douloureuse du foie. Les troubles fonctionnels sont à peu près nuls, de telle sorte que pour reconnaitre cette forme de l'hépatisme qui se traduit tantôt par une hyperfonction cellulaire (selles bilieuses, hyperazoturie, etc.), tantôt par une hypofonction (selles argileuses, hypoazoturie, hypotoxicité urinaire, etc.), il faut la rechercher systématiquement.

Les symptômes sont en général passagers ; dans la majorité des cas, ils disparaissent avec la maladie causale ; peut-être même, comme le prétendent certains auteurs, les lésions correspondantes disparaissent-elles sans laisser de traces. Mais parfois, l'altération cellulaire se diffuse et persiste ; les signes de l'hypofonction s'installent en permanence ; alors, mais alors seulement, il peut être question d'insuffisance hépatique.

Les phénomènes morbides sont tout à fait comparables quand on se trouve en présence d'une maladie chronique et primitive du foie en voie d'organisation, mais encore à son début. Je

---

[1] CASSAET et MONGOUR, De la facilité du surmenage hépatique, *Archives cliniques de Bordeaux*, novembre 1894.

ne reprendrai pas la description typique des troubles de la
période préascitique des cirrhoses conjonctives ; les symptômes
révélateurs traduisent tantôt une hyperfonction du foie (cirrhoses hypertrophiques), tantôt une hypofonction. La succession
de ces déviations fonctionnelles peut s'observer à plusieurs
reprises chez le même malade jusqu'au jour où le foie débordé
devient notoirement inférieur à sa tâche, réellement insuffisant.

L'*insuffisance hépatique* nous apparaît donc, en dernière analyse, comme l'expression symptomatique d'un désordre cellulaire irréparable, comme le dernier terme de tout hépatisme.

Décrire les symptômes de cette insuffisance en étudiant, organe
par organe, les différentes manifestations morbides qu'elle provoque serait une œuvre stérile, trop artificielle. Mieux vaut,
suivant les enseignements de la clinique, choisir des types différenciés dans les maladies ictériques et anictériques du foie.

Considérons en premier lieu un malade atteint d'ictère grave.
Pendant une période souvent fort longue, son affection se traduit par des poussées d'ictère pléiochronique ou polycholique,
symptômes d'une réaction cellulaire défensive. Peu à peu les
crises d'hypercholie s'espacent ; le malade qui avait conservé un
embonpoint relatif maigrit régulièrement ; l'appétit se supprime :
les vomissements tantôt alimentaires, tantôt glaireux apparaissent ; la langue d'abord saburrale devient sèche puis grillée. Les
modifications urinaires sont capitales : oligurie, hypo-azoturie,
urobilinurie abondante avec disparition progressive des pigments
normaux, albuminurie, intermittences dans l'élimination du
bleu de méthylène, glycosurie alimentaire. Surviennent des
troubles nerveux débutant par une céphalée tenace, un délire
monotone ou agité à prédominance diurne ou nocturne, des
convulsions toniques ou cloniques, des paralysies passagères ou
définitives, enfin le coma terminal. Ces différents symptômes
évoluent en même temps que les manifestations cardio-vasculaires : affaiblissement progressif de la pulsation radiale coïncidant avec un assourdissement des bruits du cœur ; hémorrhagies
sous forme de melæna, d'hématémèses, de métrorrhagies, de
purpura, de petéchies, d'ecchymoses ; œdèmes périphériques. La
respiration devient saccadée, haletante, affectant aux approches

de la mort l'un des types de Sheyne-Stockes. Si la maladie suit son évolution naturelle, si le dénouement fatal n'est pas brusqué par une affection intercurrente, les selles deviennent complètement incolores et cependant, signe en apparence paradoxal, l'ictère cutané disparaît en même temps que l'ictère urinaire : c'est que l'acholie pigmentaire est réalisée au maximum ; l'insuffisance biligénique coïncide avec l'insuffisance des autres fonctions de la cellule parenchymateuse. Le foie primitivement volumineux s'est rétracté au point de devenir atrophique aux approches de la mort.

Au cours des affections chroniques anictériques du foie, de la cirrhose de Laënnec par exemple, le tableau de l'insuffisance hépatique ressemble au précédent : troubles digestifs, troubles cardio-vasculaires et pulmonaires, troubles nerveux sont identiques. Quant aux modifications urinaires elles sont les mêmes, mises à part les différences qui proviennent du mode d'élaboration des pigments biliaires ; seule l'urobilinurie est constante. Finalement, les matières fécales se décolorent par acholie pigmentaire et le malade succombe dans l'hypothermie avec un foie atrophié, une ascite considérable et une circulation abdominale de plus en plus développée. Le foie régresse progressivement.

Le syndrome de l'insuffisance peut apparaître encore pendant l'évolution d'une maladie infectieuse aiguë ; il est en général lié à une dégénérescence aiguë du foie. LAIGNEL-LAVASTINE (*Pr. méd.*, août 1902) a particulièrement bien décrit cette insuffisance hépatique aiguë au cours de la dothiénentérie. Dans toutes les observations, le même groupement symptomatique se présente : vomissement bilieux, selles grises, érythèmes, hémorrhagies, troubles nerveux sous forme de convulsions ou de délire, chute brusque de la température, atrophie hépatique. Cette hypothermie soudaine, les vomissements verdâtres et les érythèmes constituent des signes constants.

En réalité, ce qui constitue la physionomie clinique de l'insuffisance, c'est l'association des symptômes fonctionnels et des modifications objectives du foie, c'est leur groupement dans le temps, c'est leur permanence.

3° Évolution, pronostic. — L'insuffisance hépatique peut évoluer sous une forme aiguë ou sous une forme lente.

Telle que je l'ai comprise, elle entraine un pronostic à peu près fatal ; mais il ne convient jamais de désespérer car l'organisme humain a des ressources inépuisables. Il faut bien se garder surtout de prononcer le mot d'insuffisance sur la constatation d'un seul symptôme, notamment de l'hypo-azoturie comme il est coutume de le faire. Le processus de formation de l'urée ne réside pas tout entier dans le foie. Les éléments azotés de l'urine, principalement l'urée et l'ammoniaque ne sont pas absolument fonction de la valeur fonctionnelle de la cellule hépatique ; ils varient avec l'état de la circulation et peut être aussi avec l'acidité des tissus (S. DE ROSSI, *Riforma med.*, 1904, n° 43).

L'état des fonctions rénales doit être pris en sérieuse considération pour la formule du pronostic. Des reins normalement perméables pourront suppléer pendant un certain temps à la fonction défaillante du foie ; mais cette suppléance aura ses limites souvent bientôt acquises, car les matières toxiques que le foie laisse circuler possèdent une action destructive sur les épithéliums rénaux. En dernière analyse, le syndrome de toute insuffisance hépatique parvenue à son terme traduit une *insuffisance hépato-rénale*.

4° Anatomie et physiologie pathologiques. — L'anatomie pathologique de l'insuffisance hépatique se confond avec la description des dégénérescences cellulaires dont le foie peut être atteint au cours des processus aigus ou chroniques.

Quant aux symptômes, ils relèvent d'une intoxication complexe par les produits mal connus d'une élaboration hépatique vicieuse, par les poisons intestinaux et microbiens sur lesquels le foie a perdu toute ou partie de son action, par les pigments et les sels biliaires dans les cas de cholémie.

Les tares organiques antérieures impriment à l'insuffisance des modalités fonctionnelles particulières : c'est ainsi que chez un cardiaque ou chez un névropathe, les troubles circulatoires ou nerveux occuperont une place prépondérante.

5° Diagnostic. — Il présente toujours de grandes difficultés en raison des modalités que peut revêtir l'hépatisme. Qu'il s'agisse en effet du petit hépatisme (hépatisme proprement dit de Glénard), du grand hépatisme ou de l'insuffisance, aucun des symptômes fonctionnels précédemment étudiés n'est assez caractéristique pour entraîner la conviction. Tous peuvent se rencontrer, isolés ou groupés dans une association quelconque, au cours des maladies organiques de l'estomac, de l'intestin, des reins, voire du système nerveux et du corps thyroïde. Pour les rapporter à une lésion hépatique, il faut de toute nécessité qu'ils soient accompagnés d'une modification objective du foie (douleur à la pression, rénitence, souplesse anormale, induration, tumeur, atrophie ou hypertrophie invariariables, etc.).

Le diagnostic est intimement lié à ces constatations qui permettront de différencier le petit et le grand hépatisme de la neurasthénie sous toutes ses formes, des névroses cardiaques ou gastro-intestinales, des troubles organiques ou fonctionnels du rein. Il en est de même pour l'insuffisance hépatique proprement dite si facile à confondre avec l'insuffisance rénale ; qu'en réalité l'insuffisance hépatique serait mieux dénommée, surtout si l'on se place au point de vue pathogénique, insuffisance hépato-rénale. Etudier dans tous ses détails le diagnostic différentiel équivaudrait à passer en revue toute la pathologie générale et spéciale : les dyspepsies, les atonies gastriques, les fausses sténoses intestinales, les dyspnées, les tachycardies, les crises angineuses, l'hypocondrie, etc., etc. En réalité pour chacun de ces désordres, il faut toujours songer à la possibilité d'une pathogénie hépatique qui s'éclairera à la lumière des constatations objectives.

Mais il ne suffit pas d'établir le diagnostic d'hépatisme ; au point de vue thérapeutique, il importe également de définir aussi rigoureusement que possible le sens de la déviation fonctionnelle du foie. Se trouve-t-on en présence d'une hyper ou d'une hypofonction ?

6° Hyper ou hypofonction. — Dans son remarquable rapport sur le régime dans les maladies du foie (Société de thérapeutique, 1904), Linossier déclare qu'il est presque impossible de savoir s'il existe une hyperactivité ou une insuffisance hépatique. L'opinion de Linossier me semble exagérée ; sans prétendre à la certitude, on peut tout au moins escompter une présomption.

a. *Signes de l'hyperfonctionnement.* — Urines acides, hautes en couleurs, riches en sulfo-conjugués et en urée, hypotoniques, contenant en abondance des matières colorantes et par intermittences de l'albumine composée exclusivement de globuline ; diminution du rapport du soufre neutre au soufre total (Robin) : exagération du pouvoir d'arrêt pour le sucre.

Cette suractivité fonctionnelle se traduit en outre par une congestion active du foie, gros, douloureux, surtout au niveau de son lobe moyen ou de son lobe gauche.

Selles généralement bilieuses.

L'opothérapie hépatique exagère les symptômes morbides (Gilbert).

Le type de l'hyperhépatie est réalisé au maximum dans la cirrhose hypertrophique biliaire de Hanot.

b. *Signes de l'hypofonctionnement.* — Urines pâles, neutres ou alcalines, pauvres en azote uréique ; glycosurie et lévulosurie alimentaire positives ; abaissement du rapport de l'azote de l'urée à l'azote total ; augmentation de l'excrétion des sels ammoniacaux, augmentation de la toxicité urinaire par suite de l'insuffisance de la fonction antitoxique.

Robin a signalé en outre comme un phénomène à peu près constant la présence dans les urines de l'uro-érythrine, matière colorante des dépôts uratiques briquetés qui rougit les urines alcalines ou hypo-acides de certains malades, après les crises de suspension momentanée du fonctionnement hépatique ; pour avoir une valeur, la présence de l'uro-érythrine doit être observée d'une manière constante, comme à la fin des cirrhoses. Mais Robin insiste surtout pour le diagnostic de l'hypohépatie sur la notion d'oxydation du soufre : un foie normal ou un foie excité qui transforme bien les albumines, fournit un résidu soufré à l'état de sulfates, tandis qu'un mauvais foie, insuffisant, laisse un déchet organique qui contient encore du soufre.

Abaissement du pouvoir lipolytique.

Par suite du ralentissement de la sécrétion biliaire, on

observe une constipation habituelle rarement entrecoupée de débâcles ; selles souvent acholiques.

L'opothérapie hépatique est suivie d'une amélioration (GIL-BERT).

Le type de l'hypohépatie est représenté au maximum par la cirrhose de Laënnec.

Il est certain que tous ces symptômes n'ont pas une valeur absolue. Plusieurs se rencontrent à la fois dans l'hyper et l'hypofonctionnement, telle la glycosurie alimentaire qui peut relever soit d'un hyperfonctionnement (le foie fabriquant aux dépens des éléments azotés une quantité exagérée de sucre), soit d'une diminution du pouvoir glycofixateur.

Il en est de même pour l'albuminurie dite hépatique (TEISSIER). Si le foie est en état d'exaltation fonctionnelle, la matière albuminoïde (globuline), dégagée de ses combinaisons premières du fait de la superdestruction globulaire passera dans l'urine; au contraire, si le foie est en état d'insuffisance fonctionnelle, les albuminoïdes non transformés en urée passent dans la circulation et de là dans l'urine.

Sous ces réserves, le diagnostic de l'hypo et de l'hyperhépatie doit toujours être essayé.

7° Traitement des différentes formes de l'hépatisme. —

Laissant de côté la thérapeutique du petit hépatisme de GLÉNARD longuement exposé à l'occasion de la précirrhose et de la prélithiase, j'étudierai simplement dans ses lignes essentielles, le traitement le plus discuté, celui du grand hépatisme. Pour ROBIN et pour la plupart de ceux qui ont pris part dans la discussion qui suivit le rapport de LINOSSIER, le régime lacté se trouve contre-indiqué dans tous les cas où le foie est en hypofonction parce que le lait diminue l'activité hépatique.

Ainsi dans la cirrhose atrophique où l'insuffisance hépatique est au maximum, ROBIN proscrit le lait, à moins que l'état de l'estomac ne soit tel que toute autre alimentation devienne impossible ; le lait doit être alors considéré comme un pis-aller momentané jusqu'à ce que l'on puisse revenir à une alimentation plus variée et plus stimulante.

Cette restriction du régime lacté admise dans l'hypofonction et dans tous les cas d'entérite muco-membraneuse par GLÉNARD est acceptée par le Dʳ BOULUMIÉ qui règle ainsi l'hygiène alimentaire dans cette variété d'hépatisme. Alimentation modérée, proportionnée aux besoins et aux possibilités. Nombre des repas réglé par tâtonnements, certains malades digérant mieux le repas du jour, d'autres le repas du soir. Pas ou peu de graisse. Toutefois le beurre frais sur du pain grillé, le beurre qu'on laisse fondre en quantité modérée sur des aliments cuits à l'eau, est rarement mal toléré. Viandes toujours très fraîches et toujours bien cuites. Les malades digèrent tout aussi bien et mieux le plus souvent le bœuf et le mouton que le veau et la volaille, surtout la volaille grasse. Comme poissons seuls les poisssons légers très frais.

Les légumes verts surtout paraissent être les aliments de choix, sauf cependant l'oseille et les épinards dont l'acidité due à l'acide oxalique est franchement défavorable. Tous les légumes doivent être cuits à l'eau et assaisonnés de beurre non cuit qu'on laisse fondre dessus seulement au moment où l'on sert. Féculents et sucres en quantité minime; exception faite cependant pour la pomme de terre bouillie qui contient beaucoup d'eau, beaucoup de sels alcalins et qui, assaisonnée de beurre cru, est généralement assez bien digérée par les hépatiques. Proscription des pâtisseries de toutes sortes.

Les fruits cuits doivent, comme les légumes, entrer dans le régime de ces hépatiques; les fruits frais très mûrs peuvent être permis et sont souvent utiles.

Les fromages forts à proscrire sans conteste tandis que les fromages frais et les laitages peuvent être employés ou tout au moins autorisés.

Comme boisson, rien ne vaut l'eau et surtout les eaux minérales légèrement laxatives et diurétiques modérément minéralisées. On peut cependant permettre parfois un peu de vin rouge ou blanc ou de bière, une bière peu alcoolique et surtout non alcoolisée, mélangée d'eau.

Dans l'*hyperfonction hépatique*, le lait constitue l'alimentation de choix, à condition que le malade le supporte.

Enfin dans les formes graves d'insuffisance hépatique compliqués d'urémie, tout le monde est d'accord ; rien ne vaut le régime lacté uni à l'usage répété des laxatifs pour s'opposer aux fermentations, aux putréfactions, aux intoxications intestinales. Je n'insiste pas sur les autres indications liées à l'état du cœur, du poumon, des reins et plus généralement des différents organes altérés par l'insuffisance hépatique.

TABLE DES MATIÈRES

ÉVREUX, IMPRIMERIE DE CHARLES HÉRISSEY